绿色生物制造新兴领域
"十四五"高等教育教材

新形态教材
生物技术与生物工程系列

免疫学原理与技术
（第2版）

主　编　王玉炯　邓光存
副主编　李　勇　苏　莉　李　敏　江文正　李　乐

编　委　（按姓氏笔画排序）

马兴元（华东理工大学）　　　　　　李　敏（宁夏大学）
王　珍（华中科技大学）　　　　　　李丰阳（吉林大学）
王　婷（郑州大学）　　　　　　　　杨发龙（西南民族大学）
王玉炯（宁夏大学）　　　　　　　　杨胜利（浙江工业大学）
王宏伟（南京大学）　　　　　　　　何玉龙（浙江理工大学）
邓光存（宁夏大学）　　　　　　　　张　瑞（西南民族大学）
卢　帅（中国科学院过程工程研究所）陈　祥（扬州大学）
田英芳（陕西师范大学）　　　　　　陈鲤翔（郑州大学）
刘瑞田（中国科学院过程工程研究所）罗海霞（宁夏大学）
关婉怡（河北师范大学）　　　　　　周学章（宁夏大学）
江文正（华东师范大学）　　　　　　孟　闯（扬州大学）
祁淑红（华中科技大学）　　　　　　赵宝华（河北师范大学）
苏　莉（华中科技大学）　　　　　　夏海滨（陕西师范大学）
李　乐（宁夏大学）　　　　　　　　曾　瑾（宁夏大学）
李　勇（宁夏大学）　　　　　　　　雷连成（吉林大学）

中国教育出版传媒集团
高等教育出版社·北京

内容提要

本教材共13章,内容包括免疫系统、抗原、抗体、细胞因子、主要组织相容性复合体、免疫应答、免疫调节、抗感染免疫、免疫病理、免疫防治、免疫学检测技术、抗原抗体制备技术等。在内容设置上,既传承传统教材的编写体系,又体现"反映前沿进展,联系技术、工程实践"的编写原则。本教材采用纸质教材配套数字课程的出版形式。纸质部分力求基本知识点突出、主线清晰、详略得当和内容精炼;数字课程内容包括知识拓展、发现之路、应用案例、微课讲解、动画讲解、自测题、教学课件和参考文献等数字资源,有效增加了知识的深度与广度。本次修订紧跟免疫学领域研究前沿,将最新研究进展融入各章节中,保证了教材内容的先进性、新颖性。

本书可作为高等院校生物技术、生物工程、生物科学、制药工程及相关专业的本科生教材,也可供相关科研工作者及生产技术人员参考。

图书在版编目(CIP)数据

免疫学原理与技术 / 王玉炯,邓光存主编. --2版. --北京:高等教育出版社,2024.8
ISBN 978-7-04-061506-7

Ⅰ. ①免… Ⅱ. ①王… ②邓… Ⅲ. ①免疫学－高等学校－教材 Ⅳ. ①R392

中国国家版本馆CIP数据核字(2024)第012741号

MIANYIXUE YUANLI YU JISHU

项目策划　吴雪梅　王　莉　单冉东

策划编辑　王　莉　靳　然　　责任编辑　靳　然　高新景　　封面设计　张志奇　　责任印制　沈心怡

出版发行	高等教育出版社	网　　址	http://www.hep.edu.cn
社　　址	北京市西城区德外大街4号		http://www.hep.com.cn
邮政编码	100120	网上订购	http://www.hepmall.com.cn
印　　刷	河北环京美印刷有限公司		http://www.hepmall.com
开　　本	889mm×1194mm　1/16		http://www.hepmall.cn
印　　张	17	版　　次	2016年9月第1版
字　　数	500千字(含数字课程)		2024年8月第2版
购书热线	010-58581118	印　　次	2024年8月第1次印刷
咨询电话	400-810-0598	定　　价	72.00元

本书如有缺页、倒页、脱页等质量问题,请到所购图书销售部门联系调换
版权所有　侵权必究
物　料　号　61506-00

新形态教材·数字课程（基础版）

免疫学原理与技术
（第2版）

主　编　王玉炯　邓光存

登录方法：
1. 电脑访问 http://abooks.hep.com.cn/61506，或微信扫描下方二维码，打开新形态教材小程序。
2. 注册并登录，进入"个人中心"。
3. 刮开封底数字课程账号涂层，手动输入 20 位密码或通过小程序扫描二维码，完成防伪码绑定。
4. 绑定成功后，即可开始本数字课程的学习。

绑定后一年为数字课程使用有效期。如有使用问题，请点击页面下方的"答疑"按钮。

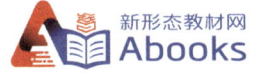

关于我们 ｜ 联系我们　　登录/注册

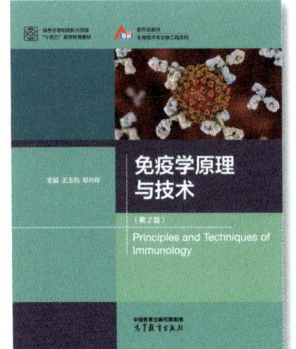

免疫学原理与技术（第 2 版）

王玉炯　邓光存

开始学习　　收藏

　　本数字课程与纸质教材一体化设计，紧密配合。数字课程包括知识拓展、发现之路、应用案例、微课讲解、动画讲解、自测题、教学课件、参考文献等板块，通过各种形式的媒体资源，丰富知识呈现形式，有效拓展教材内容，增加知识的深度与广度，有助于学生自主学习，重构学习方式，培养创新思维和创新能力。

http://abooks.hep.com.cn/61506

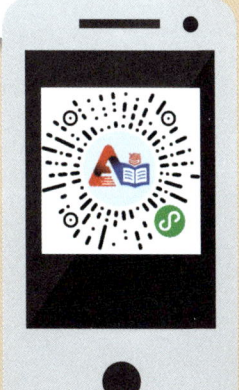

数字课程编委会

主　编　王玉炯　邓光存

副主编　李　勇　苏　莉　李　敏　江文正　李　乐

编　委　（按姓氏笔画排序）

丁向真（宁夏大学）　　　　　　　　李　敏（宁夏大学）
马兴元（华东理工大学）　　　　　　李丰阳（吉林大学）
王　珍（华中科技大学）　　　　　　杨发龙（西南民族大学）
王　婷（郑州大学）　　　　　　　　杨胜利（浙江工业大学）
王玉炯（宁夏大学）　　　　　　　　何玉龙（浙江理工大学）
王宏伟（南京大学）　　　　　　　　张　瑞（西南民族大学）
邓光存（宁夏大学）　　　　　　　　陈　祥（扬州大学）
卢　帅（中国科学院过程工程研究所）　陈鲤翔（郑州大学）
田英芳（陕西师范大学）　　　　　　罗海霞（宁夏大学）
刘瑞田（中国科学院过程工程研究所）　周学章（宁夏大学）
关婉怡（河北师范大学）　　　　　　孟　闯（扬州大学）
江文正（华东师范大学）　　　　　　赵宝华（河北师范大学）
祁淑红（华中科技大学）　　　　　　夏海滨（陕西师范大学）
苏　莉（华中科技大学）　　　　　　贾　浩（上海交通大学）
杜　军（宁夏大学）　　　　　　　　徐金瑞（宁夏大学）
李　乐（宁夏大学）　　　　　　　　曾　瑾（宁夏大学）
李　武（宁夏大学）　　　　　　　　雷连成（吉林大学）
李　勇（宁夏大学）　　　　　　　　魏凡华（宁夏大学）

出版说明

2020年，首届全国教材工作会议的召开和全国教材建设奖的设立，标志着我国进入了全面加强教材统筹管理，大力提升教材建设科学化水平的新时期，将各学科教材建设带入了"十四五"时期的新起点。

2013年起，教育部高等学校生物技术、生物工程类专业教学指导委员会与高等教育出版社在"本科教学工程"的背景下，共同组织实施了"高等学校生物技术与生物工程专业精品资源共享课及系列教材"建设项目。2015年以来陆续出版了适应生物技术与生物工程专业教育教学、反映教改成果和学科发展的理论课及实验课教材，合计20种，得到全国综合、理工、师范、农林和医药类高校的广泛使用及好评。

为实现生物技术与生物工程专业系列教材的持续建设与完善提高，积极促进新时期一流教材、一流课程、一流专业建设，2019年，教育部高等学校生物技术、生物工程类专业教学指导委员会与高等教育出版社在武汉共同举办了"生物技术与生物工程专业课程及新形态教材建设研讨会"，决定在"十四五"时期开展本系列教材新一轮的编写与出版工作。会议深入研讨了教材建设的新形势和学科教学的新需求，提出新时期本系列教材的编写指导思想：

1. 充分认识高校教材建设在落实立德树人根本任务、培养面向未来的高素质创新人才中的基础性地位，认真落实《普通高等学校教材管理办法》的有关要求，以更强的责任心与使命感投入教材编写与出版工作。

2. 针对生物产业发展和专业人才培养需求，编写内容注重介绍基本原理、关键技术及其应用实践，强调工程化应用的系统知识和技能，注意引入相关的新理论、新技术、新工艺和新产品，体现培养学生综合能力的导向，促进创新意识与创新能力的形成。

3. 采用"纸质教材+数字课程"的新形态教材出版形式，纸质教材内容精炼、主线突出，多种媒体形式的数字课程资源与纸质内容一体化设计、紧密结合，起到促进理解、拓展延伸、巩固深化等作用，形成立体化、网络化的课程综合知识体系。

4. 适应信息技术深度融入教育教学趋势下"教"与"学"方式的变化，强化前沿进展、应用案例、深入学习、习题自测等课程资源的建设与应用，引导学生自主学习与主动探索，支持翻转课堂、混合式教学等的开展，助力具有高阶性、创新性和挑战度的课程教学，有效支持一流课程建设。

感谢教育部高等学校生物技术、生物工程类专业教学指导委员会各位委员，本系列教材的各位编者及所在高校多年以来对教材建设的有力支持和倾力投入，使得本系列教材得以持续锤炼和不断完善。新一版生物技术与生物工程专业系列教材将在"十四五"期间陆续出版，诚挚希望全国广大高校师生继续关心本系列教材，提出更多宝贵意见与改进建议，以期共同为深化课程教学改革、提高课程教学质量、培养一流人才作出积极贡献。

高等教育出版社

2021 年 1 月

出版说明（2015 年）

第 2 版前言

"免疫学原理与技术"是生物技术、生物工程、生物科学及相关专业的一门专业基础课程。通过该课程的学习，学生将掌握免疫学的基本理论、基本原理和重要的免疫学技术，为后续课程的学习奠定基础。

《免疫学原理与技术》第 2 版是在"高等学校生物技术与生物工程专业精品资源共享课及系列教材建设项目"推出的系列新形态教材《免疫学原理与技术》基础上，进一步落实《教育部办公厅关于组织开展战略性新兴领域"十四五"高等教育教材体系建设工作的通知》（教高厅函〔2023〕3号）要求，落实立德树人根本任务，充分发挥教材作为人才培养关键要素的重要作用背景下进行的较为系统的修订版。本教材由来自宁夏大学、华中科技大学、华东师范大学、上海交通大学、南京大学、吉林大学、郑州大学、华东理工大学、陕西师范大学、河北师范大学、西南民族大学、扬州大学、浙江工业大学、浙江理工大学、中国科学院过程工程研究所等10余所高等学校和科研院所承担免疫学相关教学与科研工作的30余名一线专家学者共同编写修订完成。根据教育部高等学校生物技术、生物工程类专业教学指导委员会和高等教育出版社关于新形态教材建设的要求，本次修订突出了以下特点：

1. 第 2 版延续了第 1 版"兼顾基础性、前沿性和应用性，突出体现教学实用性"的特点。为便于学生学习，结合免疫学教学的一般规律和循序渐进式学习的要求，在内容设置上，既传承了传统教材的编写体系，又体现了"反映前沿进展，联系技术、工程实践"的编写要求，适度增加了免疫学技术的相关内容。本次修订紧跟免疫学领域研究前沿，将最新研究进展融入各章节中，保证了教材内容的先进性和新颖性。全书内容依据从基本理论到应用技术的知识主线共设置13章，即绪论、免疫系统、抗原、抗体、细胞因子、主要组织相容性复合体、免疫应答、免疫调节、抗感染免疫、免疫病理、免疫防治、免疫学检测技术、抗原抗体制备技术。各章内容既相对独立又相互联系，服务于整个知识主线。

2. 本书充分发挥新形态教材的优势，实现了内容与形式、教学理念与教学设计的统一。纸质教材的编写力求实现基本知识点突出、主线清晰、详略得当和内容精炼。同时，为了帮助学生建立整体的知识脉络，每章都绘制了知识导图，章节后附有开放性讨论题、思考题和推荐阅读，以开拓学生思路和辅助学习。在纸质教材配套的数字课程建设上，根据章节内容和最新研究进展，对各章节知识拓展、发现之路、应用案例、微课讲解、动画讲解、自测题、教学课件和参考文献等数字化拓展学习资源进行了更新或修订，同时，根据课程目标和培养学生解决问题能力的要求，构建了知识图谱，帮助学生建立完整连贯的知识体系，以满足具有高阶性、创新性和挑战度的课程教学需要。

教材编写修订过程中得到了高等教育出版社领导和编辑的指导和大力支持，保证了教材的编写修订质量，在此表示衷心的感谢！

本教材是全体编委共同辛勤劳动的成果，凝聚了编委们的集体智慧，同时也借鉴了国内外同行的宝贵经验。但受编者的学识水平、教学经验等因素的限制，本书编写难免存在疏漏之处，敬请各位同行和广大师生批评指正。

编 者

2023 年 9 月

目 录

1 绪论 ································· 1
  1.1 免疫学基本概念及免疫的功能 ········ 2
    1.1.1 免疫及免疫学基本概念 ·········· 2
    1.1.2 免疫的基本功能 ················ 3
    1.1.3 免疫应答的类型 ················ 4
  1.2 免疫学发展简史 ···················· 4
    1.2.1 经验免疫学时期（17—19 世纪）··· 5
    1.2.2 实验免疫学时期（19 世纪中叶—
        20 世纪中叶）················· 6
    1.2.3 现代免疫学时期（20 世纪中叶
        至今）························ 8
  1.3 免疫学在生命科学中的地位与作用 ···· 9
    1.3.1 免疫学与生命科学 ·············· 9
    1.3.2 免疫学的应用 ················· 10
    1.3.3 免疫学与生物技术产业 ········· 10

2 免疫系统 ··························· 12
  2.1 免疫器官 ························· 13
    2.1.1 中枢免疫器官 ················· 13
    2.1.2 外周免疫器官 ················· 15
  2.2 免疫细胞 ························· 19
    2.2.1 淋巴细胞 ····················· 19
    2.2.2 抗原提呈细胞 ················· 20
    2.2.3 其他免疫细胞 ················· 22
  2.3 免疫分子 ························· 22
    2.3.1 膜结合型免疫分子 ············· 22
    2.3.2 分泌型免疫分子 ··············· 24

3 抗原 ······························· 26
  3.1 抗原的概念及性质 ················· 27
    3.1.1 抗原的异物性 ················· 28
    3.1.2 抗原的特异性 ················· 28
    3.1.3 影响抗原诱导免疫应答的因素 ··· 28
  3.2 抗原表位 ························· 30
    3.2.1 线性表位和构象表位 ··········· 30
    3.2.2 T 细胞表位和 B 细胞表位 ······· 31
    3.2.3 共同抗原与交叉反应 ··········· 31
  3.3 抗原的分类 ······················· 32
    3.3.1 根据化学性质不同分类 ········· 32
    3.3.2 根据抗原与机体的亲缘关系分类 ··· 33
    3.3.3 根据诱生抗体时是否需要 Th 细胞
        参与分类 ····················· 34
    3.3.4 根据抗原的来源分类 ··········· 34
    3.3.5 其他分类 ····················· 35

4 抗体 ······························· 37
  4.1 抗体的基本结构与功能 ············· 38
    4.1.1 抗体的基本结构 ··············· 39
    4.1.2 抗体的功能 ··················· 42
  4.2 抗体的分类与多样性 ··············· 44
    4.2.1 抗体的分类 ··················· 44
    4.2.2 抗体的多样性 ················· 46
  4.3 免疫球蛋白超家族 ················· 49
    4.3.1 免疫球蛋白超家族的组成 ······· 49
    4.3.2 免疫球蛋白超家族的特点 ······· 49

5 细胞因子 … 53
- 5.1 细胞因子的分类 … 54
  - 5.1.1 白细胞介素 … 55
  - 5.1.2 集落刺激因子 … 55
  - 5.1.3 干扰素 … 55
  - 5.1.4 肿瘤坏死因子/淋巴毒素 … 57
  - 5.1.5 生长因子 … 57
  - 5.1.6 趋化因子 … 58
- 5.2 细胞因子受体 … 58
  - 5.2.1 细胞因子受体的分类 … 59
  - 5.2.2 细胞因子受体中的共有链 … 60
  - 5.2.3 可溶性细胞因子受体 … 60
- 5.3 细胞因子的生物学效应 … 61
  - 5.3.1 抗感染 … 62
  - 5.3.2 抗肿瘤 … 62
  - 5.3.3 促进免疫细胞和血细胞分化发育 … 62
  - 5.3.4 与神经系统和内分泌系统发生相互作用 … 63
- 5.4 细胞因子的检测及应用 … 64
  - 5.4.1 细胞因子的检测 … 64
  - 5.4.2 细胞因子的应用 … 66

6 主要组织相容性复合体（MHC） … 71
- 6.1 MHC 的分子结构 … 72
  - 6.1.1 MHC 分子的共性 … 72
  - 6.1.2 MHC Ⅰ类分子的结构 … 74
  - 6.1.3 MHC Ⅱ类分子的结构 … 75
  - 6.1.4 MHC 与多肽结合的结构基础 … 76
- 6.2 MHC 的基因簇及特征 … 78
  - 6.2.1 MHC 的基因簇 … 78
  - 6.2.2 MHC 分子表达的调控 … 79
- 6.3 MHC 的多样性与生物学意义 … 81
  - 6.3.1 MHC 分子的多样性 … 81
  - 6.3.2 MHC 的单倍体遗传和连锁不平衡 … 81
  - 6.3.3 MHC 分子多样性的生物学意义 … 82

7 免疫应答 … 85
- 7.1 固有免疫应答 … 87
  - 7.1.1 固有免疫系统的组成及其功能 … 87
  - 7.1.2 固有免疫应答的特点 … 90
  - 7.1.3 固有免疫应答与适应性免疫应答的关系 … 90
- 7.2 抗原的加工和提呈 … 91
  - 7.2.1 抗原提呈细胞 … 92
  - 7.2.2 抗原的加工和提呈 … 92
  - 7.2.3 MHC 分子的交叉提呈 … 95
  - 7.2.4 其他抗原提呈 … 95
- 7.3 适应性免疫应答 … 96
  - 7.3.1 T 细胞对抗原的识别 … 96
  - 7.3.2 T 细胞的活化 … 97
  - 7.3.3 T 细胞克隆性增殖与分化 … 100
  - 7.3.4 细胞免疫的应答效应 … 102
  - 7.3.5 B 细胞对 TD 抗原的免疫应答 … 103
  - 7.3.6 B 细胞对 TI 抗原的免疫应答 … 107
  - 7.3.7 体液免疫应答的一般规律和效应 … 107
- 7.4 补体与免疫应答 … 108
  - 7.4.1 补体系统概述 … 108
  - 7.4.2 补体系统的激活 … 110
  - 7.4.3 补体活化的调控 … 113
  - 7.4.4 补体的生物学作用 … 113
- 7.5 免疫耐受 … 115
  - 7.5.1 免疫耐受概述 … 115
  - 7.5.2 免疫耐受的诱导或形成条件 … 115
  - 7.5.3 免疫耐受形成的机制 … 116
  - 7.5.4 免疫耐受与临床医学 … 117

8 免疫调节 … 119
- 8.1 基因水平的免疫调节 … 120
  - 8.1.1 MHC 基因对免疫应答的调节 … 121
  - 8.1.2 非 MHC 基因对免疫应答的调节 … 121
- 8.2 免疫分子对免疫应答的调节 … 122
  - 8.2.1 抗原对免疫应答的调节 … 122
  - 8.2.2 抗体对免疫应答的调节 … 122
  - 8.2.3 补体对免疫应答的调节 … 124
  - 8.2.4 细胞因子对免疫应答的调节 … 124
  - 8.2.5 受体分子对免疫应答的调节 … 125
  - 8.2.6 独特型网络对免疫应答的调节 … 126
- 8.3 免疫细胞对免疫应答的调节 … 127
  - 8.3.1 巨噬细胞对免疫应答的调节 … 127
  - 8.3.2 树突状细胞对免疫应答的调节 … 128
  - 8.3.3 NK 细胞对免疫应答的调节 … 128
  - 8.3.4 T 细胞对免疫应答的调节 … 128

8.3.5　B 细胞对免疫应答的调节 ……… 129
8.4　神经-内分泌-免疫网络的整体免疫
　　　调节 …………………………………… 130
　　8.4.1　神经、内分泌系统对免疫系统的
　　　　　　调节 …………………………… 130
　　8.4.2　免疫系统对神经、内分泌系统的
　　　　　　影响 …………………………… 131
8.5　群体水平的免疫调节 ………………… 131
　　8.5.1　MHC 基因多态性的免疫调节 …… 131
　　8.5.2　抗原受体库多样性与免疫调节 … 132

9　抗感染免疫 ……………………………… 134
9.1　抗细菌感染免疫 ……………………… 135
　　9.1.1　抗胞外菌感染的免疫 …………… 136
　　9.1.2　抗胞内菌感染的免疫 …………… 138
9.2　抗病毒感染免疫 ……………………… 140
　　9.2.1　抗病毒感染的固有免疫 ………… 140
　　9.2.2　抗病毒感染的适应性免疫 ……… 141
9.3　抗真菌感染免疫 ……………………… 143
　　9.3.1　抗真菌感染的固有免疫 ………… 144
　　9.3.2　抗真菌感染的适应性免疫 ……… 145
9.4　抗寄生虫感染免疫 …………………… 146
　　9.4.1　抗寄生虫感染的固有免疫 ……… 146
　　9.4.2　抗寄生虫感染的适应性免疫 …… 147

10　免疫病理 ……………………………… 150
10.1　超敏反应 ……………………………… 151
　　10.1.1　Ⅰ型超敏反应 …………………… 152
　　10.1.2　Ⅱ型超敏反应 …………………… 155
　　10.1.3　Ⅲ型超敏反应 …………………… 156
　　10.1.4　Ⅳ型超敏反应 …………………… 158
10.2　自身免疫与自身免疫病 ……………… 159
　　10.2.1　自身免疫的发生与生理作用 …… 159
　　10.2.2　自身免疫病及其分类 …………… 159
　　10.2.3　自身免疫病的免疫损伤机制与
　　　　　　典型疾病 …………………………… 161
　　10.2.4　自身抗体及临床意义 …………… 163
10.3　免疫缺陷病 …………………………… 164
　　10.3.1　免疫缺陷病分类 ………………… 165
　　10.3.2　免疫缺陷病的特点 ……………… 167
　　10.3.3　免疫缺陷病的诊断和治疗 ……… 168
10.4　肿瘤免疫 ……………………………… 169

　　10.4.1　肿瘤抗原 ………………………… 170
　　10.4.2　肿瘤免疫机制 …………………… 170
　　10.4.3　肿瘤免疫诊断和治疗 …………… 172
10.5　移植免疫 ……………………………… 175
　　10.5.1　移植及移植排斥反应的类型 …… 176
　　10.5.2　移植排斥反应的机制 …………… 176
　　10.5.3　移植排斥反应的免疫防治 ……… 178

11　免疫防治 ……………………………… 180
11.1　免疫预防 ……………………………… 181
　　11.1.1　免疫预防概况 …………………… 181
　　11.1.2　免疫预防分类 …………………… 184
　　11.1.3　疫苗概述 ………………………… 185
　　11.1.4　疫苗的发展 ……………………… 185
　　11.1.5　疫苗的应用及前景 ……………… 188
11.2　免疫治疗 ……………………………… 190
　　11.2.1　免疫治疗分类 …………………… 190
　　11.2.2　分子免疫治疗 …………………… 191
　　11.2.3　细胞免疫治疗 …………………… 193
　　11.2.4　免疫调节剂 ……………………… 195

12　免疫学检测技术 ……………………… 198
12.1　血清学检测技术 ……………………… 199
　　12.1.1　免疫沉淀试验检测技术 ………… 199
　　12.1.2　免疫凝集试验检测技术 ………… 200
　　12.1.3　补体结合试验检测技术 ………… 202
　　12.1.4　中和试验检测技术 ……………… 202
　　12.1.5　免疫比浊分析 …………………… 202
12.2　免疫电泳技术 ………………………… 202
　　12.2.1　微量免疫电泳技术 ……………… 203
　　12.2.2　对流免疫电泳技术 ……………… 203
　　12.2.3　火箭免疫电泳技术 ……………… 203
　　12.2.4　交叉免疫电泳技术 ……………… 203
　　12.2.5　亲和免疫电泳技术 ……………… 203
　　12.2.6　免疫固定电泳技术 ……………… 204
　　12.2.7　免疫印迹技术 …………………… 204
12.3　免疫标记技术 ………………………… 204
　　12.3.1　酶免疫标记技术 ………………… 205
　　12.3.2　免疫荧光标记技术 ……………… 205
　　12.3.3　生物素-亲和素标记技术 ……… 205
　　12.3.4　免疫胶体金标记技术 …………… 205
　　12.3.5　放射免疫标记技术 ……………… 206

12.4 免疫组织化学技术 ……………… 207
　12.4.1 免疫荧光组织化学技术 ………… 207
　12.4.2 免疫酶组织化学技术 …………… 207
　12.4.3 亲和免疫组织化学技术 ………… 208
　12.4.4 免疫金银组织化学技术 ………… 209
　12.4.5 双重或多重免疫组织化学技术 … 210
12.5 免疫细胞分析技术 ……………… 210
　12.5.1 外周血免疫细胞的分离、纯化和鉴定 ……………………………… 211
　12.5.2 免疫细胞功能测定 ……………… 212
　12.5.3 免疫复合物的检测方法 ………… 215
12.6 其他免疫学检测技术 …………… 216
　12.6.1 免疫沉淀技术 …………………… 216
　12.6.2 免疫共沉淀技术 ………………… 217
　12.6.3 染色质免疫沉淀技术 …………… 217
　12.6.4 RNA 免疫沉淀 …………………… 217
　12.6.5 免疫 PCR 技术 …………………… 218

13 抗原、抗体制备技术 ……………… 220

13.1 抗原制备技术 …………………… 221
　13.1.1 天然抗原的制备与应用 ………… 221
　13.1.2 人工抗原的制备与应用 ………… 225
13.2 疫苗制备技术 …………………… 226
　13.2.1 疫苗制备概述 …………………… 226
　13.2.2 疫苗的基本制备技术 …………… 228
　13.2.3 传统疫苗的制备与应用 ………… 230
　13.2.4 基因工程疫苗的制备与应用 …… 232
　13.2.5 mRNA 疫苗的制备与应用 ……… 235
13.3 抗体制备技术 …………………… 236
　13.3.1 多克隆抗体的制备 ……………… 237
　13.3.2 单克隆抗体的制备 ……………… 237
　13.3.3 基因工程抗体的制备 …………… 238
　13.3.4 抗体的大规模制备 ……………… 242

附录 I　名词缩略语简表 ……………… 246

附录 II　索引 ………………………… 254

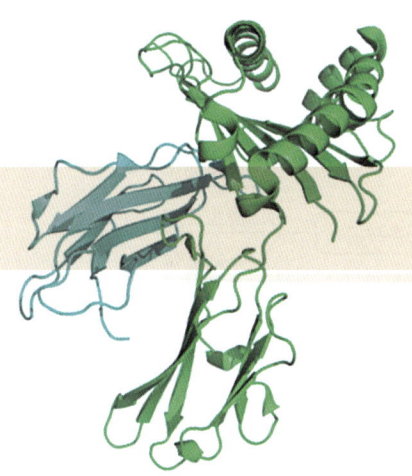

绪 论

- **1.1 免疫学基本概念及免疫的功能**
  免疫及免疫学基本概念；免疫的基本功能；免疫应答的类型

- **1.2 免疫学发展简史**
  经验免疫学时期（17—19世纪）；实验免疫学时期（19世纪中叶—20世纪中叶）；现代免疫学时期（20世纪中叶至今）

- **1.3 免疫学在生命科学中的地位与作用**
  免疫学与生命科学；免疫学的应用；免疫学与生物技术产业

免疫学是一门既古老又年轻的学科。人类对"免疫"的认识起源于发现自身对传染性疾病的抵御能力。人类应用免疫学方法防治传染病的历史，可以追溯到11世纪中国医学家用人痘苗预防天花的伟大实践。20世纪初，人们通过科学探索，形成了抗感染免疫、体液免疫和细胞免疫的基本免疫学概念。20世纪50年代，固有免疫耐受现象的发现和克隆选择学说的提出为免疫学的发展奠定了理论基础，免疫学也因此突破了传统的抗感染免疫概念的范畴，发展为生物机体对"自我"和"非己"的识别，以及维持机体平衡稳定的生物学概念。随着生物医学研究的发展，人们对免疫的本质及重要免疫学现象的机制有了更全面的认识。免疫学作为一门独立的学科，主要研究机体免疫系统的结构和功能，包括免疫系统的组织结构，免疫系统对抗原的识别及应答效应，免疫调节，免疫耐受的诱导、维持、破坏及其机制等。进入21世纪以来，免疫学已成为生命科学和医学领域的重要前沿科学。

知识导图

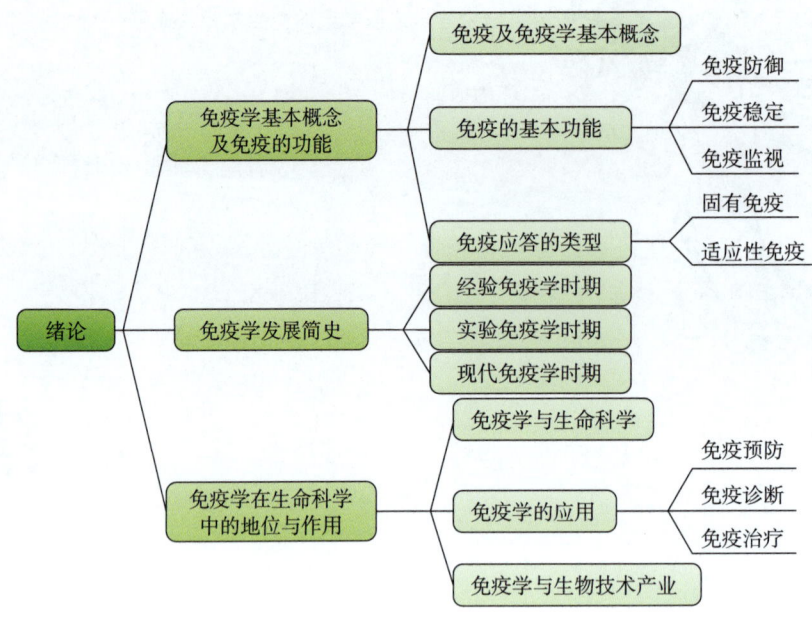

关键词

免疫　免疫学　免疫功能　免疫应答　免疫预防　免疫诊断　免疫治疗

1.1 免疫学基本概念及免疫的功能

1.1.1 免疫及免疫学基本概念

免疫（immunity）的概念经历了从传统免疫到现代免疫的演变过程。免疫一词来源于拉丁文"*immunitas*"，在古罗马时代，其原意是"免除服役"或"免除税收"。传统的免疫是指"免患瘟疫"之意，即机体对传染病的抵抗力以及对同种微生物再感染的特异性防御能力。但随着研究的深入，发现许多免疫现象与病原微生物的感染无关，如过敏反应、动物的血型、移植排斥反应以及自身免疫病等。因此，传统的免疫概念具有较大的局限性。

相比传统免疫概念而言，现代免疫概念认为，免疫是机体识别和排除抗原性异物，维持自身稳定和平衡的一种生理功能。执行这种功能的是动物在长期进化过程中形成的一个防御系统——**免疫系统**（immune system）。机体依靠这种功能识别"自己"和"非己"成分，从而清除进入机体的抗原物质或机体本身所产生的损伤细胞和肿瘤细胞等，以维持自身内环境的稳定。免疫通常对机体有利，但在某些条件下也可对机体造成损害。

免疫学（immunology）是研究机体免疫系统组织结构和生理功能的一门科学。涉及免疫系统的组成与结构特点、免疫系统识别抗原信号后发生免疫应答及清除抗原异物的规律，探讨免疫功能异常所导致的病理过程和疾病发生发展的机制，并为诊断、预防和治疗某些免疫相关疾病提供理论基础和技术方法。随着分子生物学等技术的发展，免疫学的研究已经进入分子水平时代，并在许多领域取得了重大突破，已经成为当今生命科学的前沿学科和现代医学的支撑学科之一（表1-1）。

表1-1 获得诺贝尔生理学或医学奖的免疫学相关成果

获奖年份	科学家姓名	国籍	成果
1901	Emil A. von Behring	德国	制备白喉及破伤风抗毒素，开创免疫血清疗法
1905	Robert Koch	德国	发现多种病原菌，创建了结核菌素试验
1908	Elie Metchnikoff	俄罗斯	创立细胞免疫学说
	Paul Ehrlich	德国	建立体液免疫学说
1913	Charles R. Richet	法国	发现过敏现象
1919	Jules Bordet	比利时	发现补体，建立补体结合反应
1930	Karl Landsteiner	奥地利	发现人类ABO血型系统
1951	Max Theiler	南非	研制开发了黄热病疫苗
1957	Daniel Bovet	意大利	发明了抗过敏反应的特效药
1960	Frank M. Burnet	澳大利亚	提出抗体形成的克隆选择学说
	Peter B. Medawar	英国	发现获得性免疫耐受
1972	Rodney R. Porter	英国	阐明免疫球蛋白的化学结构
	Gerald M. Edelman	美国	
1977	Rosalyn S. Yalow	美国	创立放射免疫测定法
1980	George D. Snell	美国	发现调节免疫反应的细胞表面受体的遗传结构
	Jean Dausset	法国	
	Baruj Benacerraf	美国	
1984	Georges Köhler	德国	建立杂交瘤技术，制备单克隆抗体
	César Milstein	英国	提出免疫网络学说
	Niels K. Jerne	丹麦	
1987	Tonegawa Susumu	日本	发现抗体多样性产生的遗传学原理
1990	Donnall Thomas	美国	发明应用于人类疾病治疗的器官和细胞移植术
	Joseph Murray	美国	
1996	Peter C. Doherty	澳大利亚	发现细胞介导的免疫防御特性
	Rolf M. Zinkernagel	瑞士	
2011	Bruce Beutler	美国	发现模式识别受体及其在固有免疫应答中的作用
	Jules A. Hoffmann	法国	
	Ralph M. Steinman	加拿大 美国	发现树突状细胞及其在适应性免疫应答中的作用
2018	James P. Allison	美国	通过抑制免疫负调节因子而实现肿瘤治疗
	Tasuku Honjo	日本	
2023	Katalin Karikó	匈牙利	发现了核苷碱基修饰，从而使得开发针对COVID-19的有效mRNA疫苗成为可能。
	Drew Weissman	美国	

🔍 发现之路1-1
结核菌素试验的创建

🔍 发现之路1-2
黄热病疫苗的研制

1.1.2 免疫的基本功能

机体的免疫系统除了识别和清除外来入侵的抗原（如病原生物）外，还可识别和清除体内发生突变的、衰老死亡的细胞或其他有害的成分。因此，免疫的基本功能包括以下 3 个方面。

（1）免疫防御

免疫防御（immune defence）是指机体免疫系统通过正常免疫应答，防止和清除病原微生物的感染和侵袭，即抗感染免疫作用。机体免疫功能正常时，可通过特异性和非特异性免疫应答消灭或清除侵入机体的病原微生物。如果免疫应答功能过于强烈，则在清除抗原的同时，也会造成组织损伤，即发生超敏反应（或称变态反应）。但若免疫应答功能过低或缺失时，则可发生免疫缺陷病或反复感染等。

（2）免疫稳定

正常情况下机体新陈代谢过程中会产生大量衰老或死亡的细胞，如果这些失去功能的细胞不能及时被清除，积累在体内会影响正常细胞的功能活动。机体免疫系统清除这些损伤或衰老的自身细胞，并进行免疫调节，以达到机体免疫内环境的稳定，这种功能称为免疫稳定（immune homeostasis），也称自身稳定。免疫稳定功能失调时，容易导致某些生理平衡的紊乱或者自身免疫病的发生。

（3）免疫监视

机体内的细胞常因一些致癌因素（物理因子、化学因子和病毒等）的作用突变为肿瘤细胞。机体免疫功能正常时可随时识别，并通过免疫反应及时清除这些肿瘤细胞，这种功能称为免疫监视（immune surveillance）。机体的免疫监视功能与肿瘤的发生和发展有密切关系。免疫监视功能低下时，易导致宿主发生恶性肿瘤和持续性病毒感染。

1.1.3　免疫应答的类型

免疫应答（immune response）是指免疫系统识别和清除"非己"物质的整个过程，可分为固有免疫和适应性免疫两大类。

（1）固有免疫

固有免疫（innate immunity）又称先天性免疫（natural immunity）或非特异性免疫（non-specific immunity），是生物在长期进化过程中逐渐形成的，是机体抵御病原体入侵的第一道防线。参与固有免疫应答的细胞主要有单核/巨噬细胞、树突状细胞、粒细胞、自然杀伤细胞（natural killer cell，NK 细胞）和自然杀伤 T 细胞（natural killer T cell，NKT 细胞）等，它们识别免疫原不像 T 淋巴细胞和 B 淋巴细胞那样具有高度的特异性，而是通过模式识别受体（pattern-recognition receptor，PRR）来识别病原微生物的病原体相关分子模式（pathogen associated molecule pattern，PAMP）。例如，许多革兰氏阴性菌细胞壁成分脂多糖（lipopolysaccharide，LPS），可被单核/巨噬细胞和树突状细胞等细胞表面的 Toll 样受体 4（Toll-like receptor 4，TLR-4）识别，从而诱发固有免疫应答。

（2）适应性免疫

适应性免疫（adaptive immunity）又称获得性免疫（acquired immunity）或特异性免疫（specific immunity），是指体内 T 淋巴细胞（简称"T 细胞"）、B 淋巴细胞（简称"B 细胞"）接受"非己"物质的刺激后，自身活化、增殖、分化为效应细胞，产生一系列生物学效应（包括清除抗原等）的全过程。与固有免疫相比，适应性免疫有 3 个主要特点，即特异性、耐受性和记忆性。

固有免疫和适应性免疫是相辅相成、密不可分的。固有免疫往往是适应性免疫的先决条件和启动因素，适应性免疫的效应分子也可促进固有免疫应答的发生。本书第 7 章和第 8 章将对固有免疫和适应性免疫及其调节进行进一步阐述。

1.2　免疫学发展简史

人类对免疫的认识以及免疫学的发展首先是从与传染病作斗争开始的。根据免疫学发展的阶段性特点，可将免疫学的发展时期分为经验免疫学时期、实验免疫学时期和现代免疫学时期。

1.2.1 经验免疫学时期（17—19世纪）

人类在同病魔抗争的过程中发现很多患传染病的患者恢复后一般不再患同样的传染病，具有对该疾病的抵抗能力，人们把这类现象称为免疫。最经典的例子就是患过天花康复的人以后就不再患天花。我国最早创立了预防天花的方法，即用人痘苗接种。根据古医书记载，在宋朝的真宗年间（998—1022），人们已经广泛通过将天花痂粉吹入正常人鼻孔的方法来预防天花（图1-1A），这是世界上最早的原始疫苗，通过人工轻度感染，达到了预防天花的目的。17世纪时，人痘接种方法传至日本、朝鲜、俄国、欧洲、印度及非洲北部等国家。这种接种预防天花染病的免疫预防是人类认识机体免疫的开端，也是用免疫技术防御疾病的先驱，是我国对预防医学的一大贡献。但人痘疫苗使用强毒接种，有很大的危险性。18世纪末，英格兰乡村医生Edward Jenner从挤奶女工多患牛痘但不患天花的现象中得到启示，并于1796年建立了接种牛痘预防天花的方法，称为牛痘苗接种法或种痘（图1-1B）。当时微生物学尚未发展起来，人们还不认识天花和牛痘的病原体，所以牛痘苗的成功并未得到理论上的升华。在此后一个世纪内，免疫学一直停留在这种原始的经验状态。

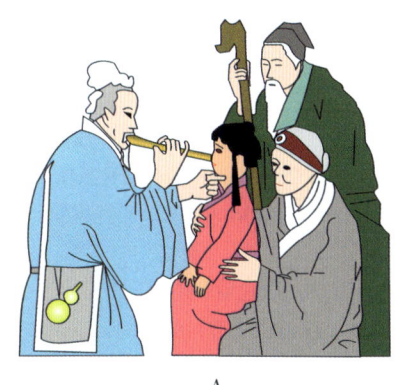
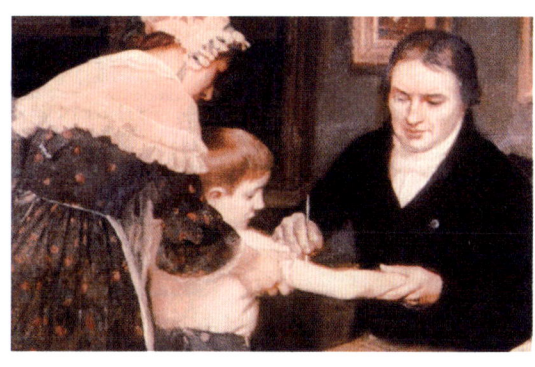

A　　　　　　　　　　　　　　　　　B

图1-1　中国古代接种人痘苗（A）和Edward Jenner第一次牛痘接种试验（B）

知识窗

天花暴发及消灭的历史

天花是一种由病毒引起的烈性传染病，是威胁人类生存的最严重传染病之一。死亡率达20%~30%，存活者会出现永久性的疤痕或失明。早在3000年前，古代中国、印度、埃及就有关于天花的相关记载。公元前1157年，统治古埃及的法老拉美西斯五世（Ramesses V）死于天花，年仅14岁。公元3—4世纪，罗马帝国出现大规模天花流行，人们饱受其肆虐之苦。18世纪，欧洲因天花死亡人数达1.8亿人以上；美洲每10人中约有1人死于天花，使得原先数万人口的印第安部落几乎灭亡。我国民间有句俗话说"生了孩子只一般，出了天花才算全"。

1948年，世界卫生组织（WHO）成立后，将天花定为应该控制的第一世界性疾病。在WHO的倡导下，全世界推广牛痘接种，由于各国的共同努力和国际合作，天花的流行得以控制。至20世纪50年代，天花在欧洲、北美洲和大洋洲等地区已被消灭。1979年10月26日，WHO正式宣布全球消灭了天花；1979年12月9日，来自19个国家的21位WHO委员正式签字证实全球消灭了天花。这是人类医学史上最辉煌、最伟大的时刻之一，这一例子充分证明免疫接种在控制烈性传染病方面的应用价值。

1.2.2 实验免疫学时期（19世纪中叶—20世纪中叶）

自 19 世纪中叶开始，由于显微镜放大倍率的提高，使得多种病原菌被发现，极大地促进了疫苗研制和使用。在此阶段，人们开始通过科学实验观察"免疫"现象并探讨其规律，免疫学进入实验免疫学时期。1850 年，德国科学家 Robert Koch 首先在患炭疽病的羊血液中观察到了炭疽杆菌。1880 年，法国微生物学家 Louis Pasteur 偶然发现接种陈旧的鸡霍乱杆菌培养物可使鸡兔受强毒株的感染，继而成功地创制了炭疽杆菌减毒疫苗和狂犬病疫苗（图 1-2），利用这些疫苗进行预防接种，有效预防了动物传染病的传播，也促进了人类健康。在随后的 20 多年时间里，越来越多的病原菌被确定，多种多样的疫苗也相继问世。从此开辟了人工主动免疫（active immunization）的时代。

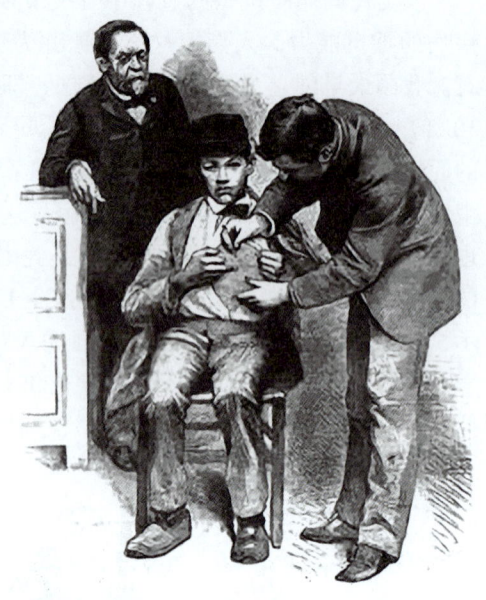

图 1-2　第一次狂犬病疫苗接种试验
1885 年，Louis Pasteur 给被患狂犬病的狗咬伤的 9 岁男童试用狂犬病疫苗并取得成功

1883 年，俄国动物学家 Élie Metchnikoff 发现了吞噬细胞的吞噬作用并提出了细胞免疫假说，即吞噬细胞理论。他推测，吞噬细胞是天然免疫中的重要部分，对获得性免疫至关重要，并提出炎症不单纯是一种损伤作用，也是保护机体的一种机制。1888 年，Émile Roux 和 Alexandre Yersin 发现白喉杆菌培养上清液中的白喉外毒素进入动物体后能引起典型的白喉病，这是第一次证明某些细菌引发的疾病是由其分泌的毒素造成的。在此基础上，德国细菌学家、免疫学家 Emil A. von Behring 和日本学者 Shibasaburo Kitasato 用减毒的白喉外毒素免疫家兔，发现家兔的血清中存在特异的抗毒素（antitoxin），具有中和毒素的作用即中和作用（neutralization）。如果将这种免疫血清转移给患者，可保护其免受外毒素的毒害作用，这种方法开创了人工被动免疫的先河，也兴起了体液免疫的研究热潮，Behring 也因此成为首届诺贝尔生理学或医学奖得主。在抗毒素发现后不久，科学家们又先后在动物免疫血清中发现了溶血素、凝集素、沉淀素等特异组分，并能在体内和体外与相应的细胞、微生物及其产物发生特异性结合。其后将血清中能与相应细菌或毒素反应的物质称为抗体（antibody），而将能刺激机体产生抗体的物质（细菌、类毒素）称为抗原（antigen），从而建立了抗原、抗体的概念，并陆续建立了体外检测抗原或抗体的多种血清学技术，在传染病的预防、治疗和诊断中发挥了重要的作用。20 世纪初，Karl Landsteiner 把芳香族有机化学分子耦联到蛋白质载体上用以免疫动物，研究抗原结构与所产生抗体之间的关系，发现抗原特异性是由抗原分子表面特定的化学基团所决定，这些化学基团后来被称为抗原决定簇或抗原表位。此后，Karl Landsteiner 进一步发现人红细胞表面糖蛋白所连接的糖链末端寡糖结构的差异决定 ABO 血型，并将此结果应用于临床，避免了不同血型输血引起的输血反应，极大地推动了临床医学的发展。

1937 年，Arne W. K. Tiselius 和 Alvin Kabat 利用电泳的方法，将血清蛋白分为清蛋白及 α1、α2、β 和 γ 球蛋白等不同组分，发现免疫血清中 γ 球蛋白水平显著升高，并具有明显的抗体活性。据此，他们提出抗体就是 γ 球蛋白。事实上，γ 球蛋白组分中富含抗体，而 α 和 β 球蛋白中也有部分抗体。

1959 年，英国生物化学家 Rodney R. Porter 和美国生物化学家 Gerald M. Edelman 各自对免疫球蛋白分子结构进行了研究，阐明了免疫球蛋白的单体是由一对重链借二硫键连接在一起，免疫球蛋白分子的氨基端组成了能与抗原结合的 Fab 或 F(ab')$_2$ 片段，不能结合抗原但易发生结晶的羧基端片段称为 Fc 段。进一步研究发现了抗体的可变区和恒定区，为以后抗体多样性形成机制的研究奠定了理论基础。

🔍 **发现之路 1-3**
吞噬作用的研究

🔍 **发现之路 1-4**
免疫血清疗法的创立

🔍 **发现之路 1-5**
ABO 血型系统的发现

🔍 **发现之路 1-6**
免疫球蛋白结构的研究

在过去的 100 多年中，人们为揭示机体免疫系统及免疫的本质，提出了多种学说和理论，对免疫学的发展产生了深远的影响。1897 年，Paul Erhlich 提出了抗体侧链学说（图 1-3），该学说认为抗体分子是细胞表面的一种受体，抗原进入机体后与这种受体可发生互补性的特异性结合反应，刺激细胞产生更多的抗体，当受体大量产生并脱落到血液中便成为循环抗体。从 Paul Erhlich 的学说中，我们似乎看到了当今关于 B 细胞识别抗原的 B 细胞受体，以及抗原刺激后 B 细胞分化为浆细胞产生大量特异性抗体这一理论的雏形。

1957 年，澳大利亚免疫学家 Macfarlane Burnet 基于对天然免疫耐受和人工免疫耐受实验结果的分析和思考，提出了克隆选择学说，成为免疫学发展史中最为重要的理论。该学说认为，全身的免疫细胞是由众多识别不同抗原的细胞克隆所组成，同一种克隆细胞表达相同的特异性受体，淋巴细胞识别抗原的多样性是机体接触抗原以前就预先形成的，是生物在长期进化中获得的。抗原进入机体只是从免疫细胞库中选择出能识别这种抗原的相应的淋巴细胞，并使其活化、增殖，扩增出许多具有相同特异性的子代细胞，产生大量特异性抗体。

克隆选择学说不仅阐明了抗体形成的机制，同时科学地解释了抗原的特异性识别、自身免疫耐受、免疫记忆及免疫应答等重要的免疫生物学现象。Burnet 因此于 1960 年获得了诺贝尔生理学或医学奖。其提出的一个细胞克隆产生一种特异性抗体的预见，在 1975 年被 Georges Kohler 和 César Milstein 所创立的 B 淋巴细胞杂交瘤技术和产生的单克隆抗体所证实。

1974 年，Niels K. Jerne 提出了抗体分子上的独特型和抗独特型相互识别而形成免疫网络。免疫网络学说认为，抗原刺激机体产生抗体，抗体分子上独特型决定簇在体内又能引起抗独特型抗体的产生，抗独特型抗体又可引起针对此抗独特型抗体的抗体，如此下去，在抗体和淋巴细胞中产生一个复杂的

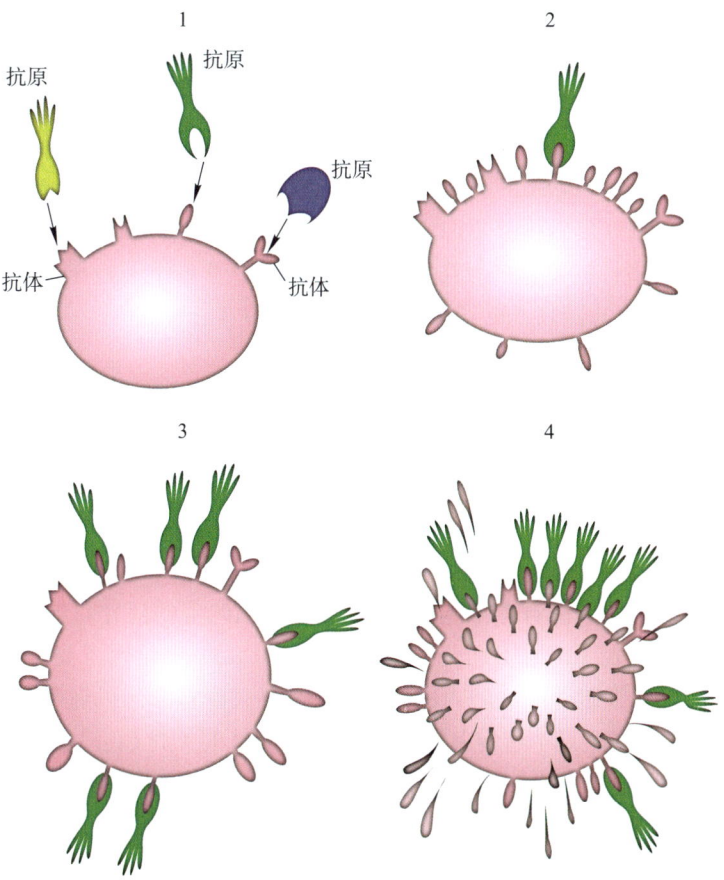

图 1-3　Paul Erhlich 提出的抗体侧链学说示意图

级联网络，在免疫应答调节中起着重要作用。该学说弥补了克隆选择学说中关于抗原诱导的免疫应答是针对该抗原的单一细胞克隆观点的局限性，提出了免疫系统不再是主要针对外来抗原和微生物，而是首先针对自身抗原，以其独特型-抗独特型为基本单元，构成动态的、立体的免疫网络，以应对外来抗原并维持自身稳定。

克隆选择学说提出后，T、B淋巴细胞迅速被发现，20世纪70年代以后，NK细胞、NKT细胞、γδT细胞等固有免疫细胞也相继被发现，人们对免疫系统开始有了全面的认识。经历了一个世纪的发展，在免疫学理论指导下，免疫学研究揭示了免疫系统组成及功能、固有免疫及适应性免疫以及免疫调节、免疫应答异常与疾病等，逐渐形成了独立的学科。

1.2.3 现代免疫学时期（20世纪中叶至今）

1953年，James D. Watson和Francis H. C. Crick揭示了DNA的双螺旋结构，开创了生命科学的新纪元。分子生物学的兴起，极大地推动了免疫学的发展，使人们对免疫应答的研究深入到基因水平和分子水平，分子免疫学应运而生。此后，免疫学的基础理论研究不断出现新突破，新型免疫学技术也不断涌现，同时免疫学与众多相关学科的相互交叉和渗透更为深入，对生物学、医学及兽医学发展均产生了深远的影响。

（1）抗体多样性和特异性的遗传学基础

1978年，日本分子生物学家Tonegawa Susumu应用基因重排技术，揭示了免疫球蛋白编码基因的重排。即编码免疫球蛋白C区和V区的基因是由胚胎期彼此分隔的数目众多的基因片段组成的，而V区包括了被分割的数目众多的V、D、J基因片段。V、D、J基因片段的重排是产生抗体多样性的最重要的一种机制。而C基因片段则决定了免疫球蛋白的类、亚类和型，相同的VDJ按一定顺序分别与不同的C基因片段的重组是免疫球蛋白类别转换的遗传学基础。Susumu对有关免疫球蛋白基因结构和重排的理论，阐明了抗体多样性和特异性的起源，对之后T细胞受体基因结构和重排的发现产生了重要影响。

发现之路 1-7 抗体多样性的研究

（2）T细胞抗原受体基因的克隆

1984年，Mark Davis和Chien Satio等成功克隆了T细胞受体（T cell receptor，TCR）的基因。研究发现TCR β链基因与免疫球蛋白重链基因、TCR α链基因与免疫球蛋白轻链基因的结构和重排有着惊人的相似。而且TCR的多样性数目可能比B细胞抗原受体（B cell receptor，BCR）还要多。在此基础上，T细胞杂交瘤和T细胞克隆技术的产生也是理所当然的事。

（3）细胞因子及其受体

20世纪80年代后，一系列具有重要生物学功能的细胞因子被发现，它们在造血、细胞活化、增殖和分化、免疫调节及细胞黏附等方面具有重要的生理功能，并与多种疾病的发生、发展过程密切相关。20世纪90年代以后，随着基因组计划的突飞猛进以及生物信息学的应用，人们对新的细胞因子及其受体结构和功能的研究达到了前所未有的速度，而且被迅速应用到临床实践中。

（4）免疫受体信号转导的研究

随着分子生物学的发展，人们对T细胞、B细胞和NK细胞等的活化机制及途径有了更深入的认识。这些免疫细胞通过其膜表面抗原识别受体（如TCR、BCR）、细胞因子受体、固有免疫识别受体、黏附分子受体等，感应来自细胞外或细胞内的各种刺激，通过受体介导的各种特定信号途径的级联反应过程，活化特定的转录因子，调节特定基因的表达。进入21世纪之后，固有免疫受体介导的免疫细胞活化及其信号转导机制的研究是生物医学领域的一个前沿热点。Bruce Beutler和Jules A. Hoffmann因发现模式识别受体及其在固有免疫应答中的作用，Ralph M. Steinman因发现树突状细胞及其在适应性免疫中的作用而共同获得2011年度的诺贝尔生理学或医学奖。

发现之路 1-8 固有免疫激活机制的发现

现代免疫学的发展使免疫应答的机制得到了更深刻的阐明，不仅开创了分子免疫学，更使免疫学进展到以基因活化及分子作用为基础，来理解免疫细胞的生命活动与功能，同时注重从免疫系统与机体整体间的功能来理解免疫应答的本质，极大地促进了医学和整个生命科学的发展。

1.3 免疫学在生命科学中的地位与作用

1.3.1 免疫学与生命科学

现代免疫学已成为生命科学的前沿学科。免疫学在消灭传染病、认识人类各种感染性及非感染性疾病以及在揭示生命活动基本规律等方面取得了辉煌的成就。免疫学理论和方法上的任何一次突破和进展均极大地促进了生命科学的发展。

（1）免疫学研究揭示了生命活动的基本规律

免疫学研究主要以基因活化及分子作用为基础，理解免疫细胞的生命活动与功能，理解细胞与细胞间及免疫系统与机体整体间的功能。免疫学研究中发现免疫细胞的"受体—配体"识别模式，即配体代表某种外部信号的刺激，通过与免疫细胞表面受体的特异性识别并结合，将信号传到细胞内部，通过一系列的胞内信号转导、分选、综合、放大过程，活化靶基因，产生免疫分子，表达免疫效应，发挥免疫功能。这种"受体—配体"模式，和"刺激—识别—活化—效应"的作用途径，可能是生命世界运转的普遍规律。因此，免疫学对免疫细胞的受体与配体的识别机制、信号转导的通路、免疫效应的作用机制的研究，必将深入阐明生命体正常运转的生理机制。

细胞坏死和凋亡是细胞死亡的两种方式，是生命体中的普遍现象。凋亡对维持体内正常细胞数量、维持机体内部的自稳状态至关重要，凋亡的异常与多种疾病相关。一种普遍表达在多种细胞表面的受体分子——Fas，不仅参与免疫杀伤性T细胞对靶细胞的杀伤，它介导的凋亡在特异性免疫调节中更起重要作用。在免疫学中关于Fas与肿瘤坏死因子（tumor necrosis factor，TNF）及其介导的细胞凋亡的研究，以及其他死亡信号分子的研究，可使人们更好地理解免疫自身稳定的机制。

从免疫学的角度去认识、理解衰老这一生命现象，并通过提高免疫系统的功能延缓衰老，将为人类寿命的延长提供新措施。此外，许多疾病的产生是由于免疫系统的功能低下、缺陷，或者不适当的免疫应答而引起。对免疫功能的类型、免疫应答的诱导、免疫效应的机制等方面的研究，将有助于对疾病的发生及免疫病理变化的全面认识。

由此可见，对免疫系统的深入研究将揭示生命体的生、老、病、死这一生命基本过程中一系列的根本问题与普遍规律。自1901年首届诺贝尔生理学或医学奖颁给了在免疫学领域有突出贡献的Emil A. von Behring以来，诺贝尔奖共有19次授予在免疫学研究中作出贡献的科学家。

（2）免疫学与多学科的交叉及相互发展

免疫系统、神经系统和内分泌系统被称为人体三大系统，在维持、调节人体自稳平衡中发挥着重要的作用。免疫系统虽无神经系统形态上的网络，但却存在功能网络。免疫系统自身的结构、功能、调控规律，以及与另两大系统的相互交叉调节，是机体本身重要的基本生命现象，事关机体自身稳定和与外界的适应性联系。

免疫学研究中发现的现象为生命科学提出了问题，而免疫学研究中的成果也为生命科学解决了问题。在生命科学中，信号转导、细胞发育分化和凋亡等很多生命活动的基本问题都是通过免疫学研究首先发现的。生命科学的发展也推动了免疫学的进步，如通过分子生物学对基因组的了解，使免疫学家揭示了抗体的基因重排，从而建立了抗体文库。基因重排又解释了人类基因组及蛋白质组学揭示的有限基因数目编码几乎无限蛋白质种类的原因。蛋白质分析技术、结构技术则进一步阐明免疫球蛋白分子的组成、结构，使免疫学家深入理解它们的功能和相互作用方式。人类基因组的研究，使免疫学发展产生了新的分支，即"反向免疫学"（reverse immunology），从基因入手，分析免疫原，进行实验性免疫应答，加速了免疫应答分析过程，亦揭示了免疫应答的复杂性。

免疫学理论和技术对其他生命科学分支学科的发展具有辐射作用，也具有平台作用。人类基因组计划的成功，将生物学带入到基因组学时代，直至现在的功能基因组学与蛋白质组学的后基因组学时代。一方面，基因组学促进了免疫学的发展，为免疫学提供了新思路，使多种免疫新分子相继被发现。如病原体全基因组测序信息，对设计有效重组疫苗、研制基因工程抗体及细胞因子提供了有力支持。另一方面，作为基因表达产物与功能体现的蛋白质，其功能需要利用免疫系统、免疫细胞功能、免疫与疾病的关系作为研究对象，进行分析。总之，免疫学作为一个极好的研究手段与模型系统，与基因组学、蛋白质组学、遗传学、分子生物学、细胞生物学、发育生物学、结构生物学、生物化学、生理学和生物信息学等多个前沿学科的结合，必将产生新的理论与应用上的突破，从而更好地理解生命生老病死的基本现象，揭示疾病的发病机制。

1.3.2　免疫学的应用

免疫学理论研究的发展促进了感染性疾病、超敏反应、移植排斥反应、自身免疫病、免疫缺陷病和肿瘤等疾病的发病机制研究，而基于免疫学理论建立的免疫学技术已广泛应用于疾病诊断、预防与治疗，为人类健康作出了卓越的贡献。

（1）免疫诊断

免疫诊断就是利用各种免疫学检测方法和技术对各种疾病进行诊断或对机体的免疫状态进行检测。免疫学诊断方法和检测技术包括凝集反应、沉淀反应、免疫标记技术、淋巴细胞和免疫分子检测技术等。这些诊断方法和技术已被广泛应用于感染性疾病、超敏反应、移植排斥反应、自身免疫病、免疫缺陷病和肿瘤等疾病的诊断和疗效评估。进入21世纪以来，随着免疫学和其他学科的不断交叉和融合，各种新的免疫诊断方法和技术不断涌现，并向着微量、快速和自动化方向发展，检测结果的特异性、敏感性和稳定性也越来越高。

（2）免疫预防

免疫预防是通过接种疫苗，预防乃至消灭传染病，它是免疫学的一项重要任务。例如，通过接种牛痘，使全球消灭天花是免疫学对人类最为重要的贡献。通过接种减毒活疫苗，全球消灭脊髓灰质炎已指日可待。由于重组疫苗的应用，乙型肝炎的发病得到了有效控制。我国对儿童的计划免疫，在控制多种传染病，尤其是儿童多发传染病方面已取得显著成绩。

（3）免疫治疗

免疫治疗是根据免疫学理论和疾病的发生机制，人为增强或抑制机体免疫功能，以达到治疗疾病的目的。例如，应用单克隆抗体在治疗肿瘤、移植排斥反应及某些自身免疫性疾病方面已取得突破性进展。应用多种细胞因子在治疗贫血、白细胞和血小板减少症、病毒性肝炎等疾病方面也取得了良好疗效。高效免疫抑制剂的应用则极大地提高了器官移植的临床成功率。

1.3.3　免疫学与生物技术产业

免疫学的迅猛发展对生物技术及其产业起到了巨大的推动作用，形成了极富生命力的"基础研究—应用研究—高科技开发"发展模式。从免疫学发展的历史来看，免疫学技术的每一次突破都会引发生物技术的重大发展。尤其是近30年来，现代免疫学在更深层次和更广范围内推动了生物技术产业的发展。免疫相关药物，包括各种疫苗、单克隆抗体、细胞因子、细胞制剂及诊断制剂等，是当今生物高科技产业的重要支柱产品，生物技术产业已成为具有巨大市场潜力的新兴产业。近年来，全球生物药物产业迅猛发展，市场规模不断扩大。截至2023年，全球生物药物的市场销售额已高达14 820亿美元，其中抗体市场规模为1 973亿美元。

随着免疫学的迅猛发展，人们在一些基本科学问题上，如天然免疫识别机制、新型免疫细胞亚群的功能特征、免疫耐受及免疫调控机制的研究方面不断取得新的突破，极大地推动了通过免疫学的视角和方法理解疾病的发生发展机制，并利用免疫学理论与技术预防、治疗重大疾病。近年来，新型免疫学技术不断涌现，为感染、肿瘤、器官移植免疫排斥、自身免疫性疾病与过敏性疾病等人类重大疾病的诊断与防治带来新的希望，推动了生物医药产业的发展。同时，免疫学与相关学科的交叉也更加广泛和深入，极大地促进了生命科学、生物技术及其产业的发展，尤其是疫苗、单克隆抗体、细胞因子和免疫抑制剂等免疫学技术的发展与应用，为生物高技术产业的发展创造了新的生长点。

开放讨论题

如何理解"免疫系统在维持和调节人体自稳平衡中发挥着重要作用"的说法？

思考题

1. 针对病原微生物的免疫应答总是对人体有益吗？
2. 为什么将19世纪中叶至20世纪中叶称为免疫学发展的实验免疫学时期？
3. 为什么说现代免疫学已成为生命科学的前沿学科？
4. 为什么说免疫学的迅猛发展对生物技术及其产业起到了巨大的推动作用？

推荐阅读

- MURPHY K, WEAVER C. Janeway's Immunobiology [M]. 9th ed. Abingdon：Taylor & Francis, 2017.

  点评：该书语言简洁，篇章组织合理，图文并茂，有助于读者理解免疫学的基本概念及理论。

- MALE D. Immunology：An Illustrated Outline [M]. 6th ed. Abingdon：Taylor & Francis, 2021.

  点评：该书通俗易懂，提供了很多交互式思考题，有助于启发读者的思维。

网上更多学习资源……

◆ 教学课件　　◆ 自测题　　◆ 参考文献

（王玉炯）

2

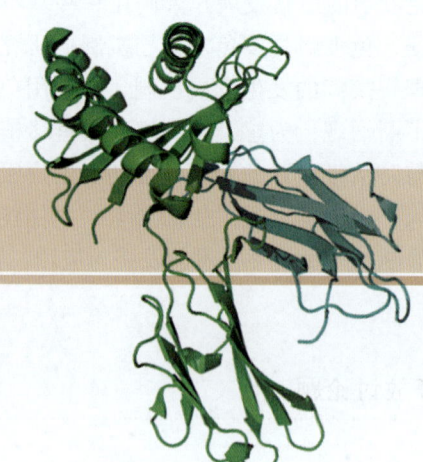

免疫系统

- 2.1 免疫器官
  中枢免疫器官；外周免疫器官

- 2.2 免疫细胞
  淋巴细胞；抗原提呈细胞；其他免疫细胞

- 2.3 免疫分子
  膜结合型免疫分子；分泌型免疫分子

免疫系统（immune system）主要由免疫器官、免疫细胞和免疫分子组成，是机体执行免疫功能的物质基础。各种免疫器官、免疫细胞和免疫分子既相互协作，又相互制约，使得机体的免疫应答在有效发挥作用的同时又能在可控制的范围内适度进行。

知识导图

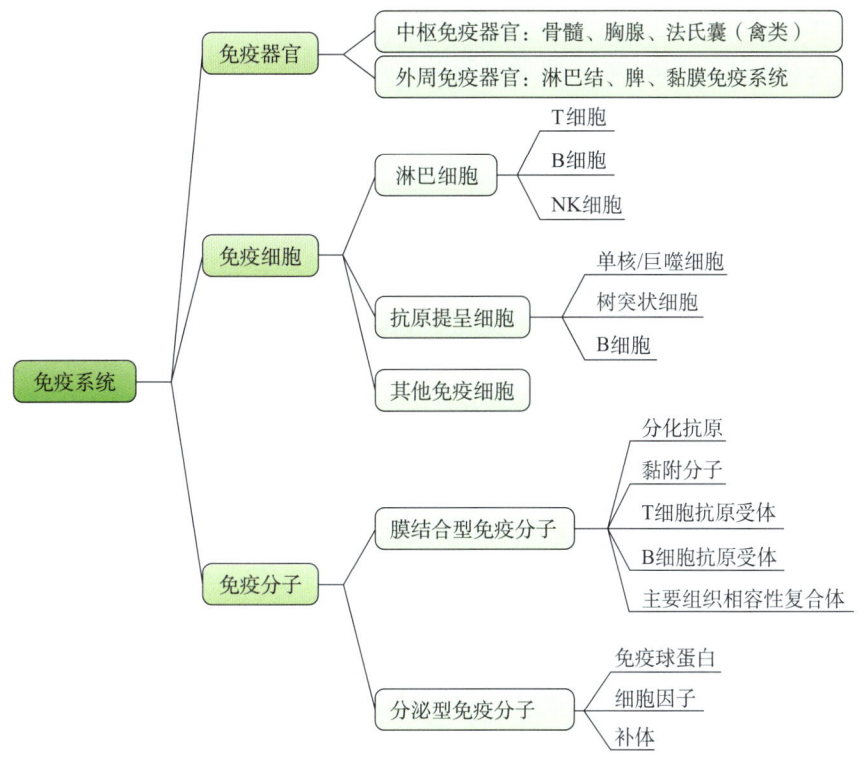

关键词

骨髓　胸腺　脾　淋巴结　T淋巴细胞　B淋巴细胞　NK细胞　免疫分子

2.1 免疫器官

免疫器官（immune organ）是免疫细胞发生、分化和成熟的场所，也是过滤和贮存抗原及免疫应答的场所。根据发生的时间顺序和功能差异，免疫器官可分为中枢免疫器官（central immune organ）和外周免疫器官（peripheral immune organ），两者之间通过血液循环和淋巴液循环相互联系。

2.1.1 中枢免疫器官

中枢免疫器官也称初级免疫器官（primary immune organ），是免疫细胞发生、分化和成熟的场所，对外周淋巴器官的发育起调节作用。中枢免疫器官包括骨髓、胸腺及禽类的法氏囊。

（1）骨髓

骨髓（bone marrow）是哺乳动物的主要造血器官，也是重要的免疫器官，是各种血细胞和免疫细胞发生和分化的场所。

① 骨髓的结构　骨髓存在于长骨（如肱骨、股骨）的骨髓腔和扁平骨（如髂骨）的松质骨间的网眼中，分为红骨髓和黄骨髓。红骨髓由造血组织和血窦构成，造血组织主要由造血细胞和基质细胞构成。人出生时，红骨髓充满全身骨髓腔，随年龄增长，红骨髓逐渐被脂肪细胞替代，变成黄骨髓，到

知识拓展 2-1
急性骨髓性白血病

老年时期几乎只有扁平骨中有红骨髓。但当机体严重缺血时，部分黄骨髓可转化为红骨髓，恢复造血功能。骨髓功能的发挥与其微环境有着密切的关系。骨髓微环境由基质细胞（stromal cell）、基质细胞分泌的细胞因子和细胞外基质组成。

② 骨髓的功能

a. 血细胞和免疫细胞发生的场所　骨髓中的多能造血干细胞（pluripotent hematopoietic stem cell，HSC）最初分化为定向干细胞，包括髓样干细胞（myeloid stem cell）和淋巴样干细胞（lymphoid stem cell）。髓样干细胞最终分化为红细胞、血小板、粒细胞、单核细胞等；淋巴样干细胞分化为祖B（pro-B）细胞和祖T（pro-T）细胞，它们分别在骨髓和胸腺内发育为成熟B细胞和成熟T细胞。树突状细胞（dendritic cell，DC）来自髓样干细胞和淋巴样干细胞。

b. B细胞和NK细胞分化成熟的场所　祖B细胞在骨髓微环境中，经历前B（pre-B）细胞、未成熟B细胞，最终发育为成熟B细胞；成熟B细胞随血液循环迁移并定居在外周免疫器官。部分淋巴样干细胞在骨髓中发育为成熟NK细胞。

c. 再次体液免疫应答发生的场所　骨髓是发生再次体液免疫应答和产生抗体的主要部位。同种抗原再次刺激机体后，外周免疫器官内活化的记忆B细胞经淋巴液、血液循环至骨髓，分化为浆细胞，产生抗体（主要是IgG，其次为IgA）并释放至血液，是血清抗体的主要来源。与外周免疫器官相比，发生再次免疫应答后，骨髓产生抗体较缓慢，但维持时间更持久、抗体量更大。

（2）胸腺

胸腺（thymus）的大小和结构随年龄和机体状态而变化。人的胸腺于胚胎第9周形成，在胚胎第20周发育成熟。胚胎后期及初生时，胸腺重10~15 g，是人一生中质量相对体重最大的时期。随年龄增长，胸腺继续发育，到青春期重30~40 g。此后胸腺逐渐退化，胸腺细胞减少，被含有大量脂肪细胞的脂肪组织所取代，至老年期仅有15 g。胸腺的萎缩始于皮质，皮质消失后仍可保留髓质。

① 胸腺的结构和组成　胸腺由被膜、皮质、髓质组成。胸腺外包被结缔组织称为被膜，被膜向内延伸将胸腺分成许多不完全分隔的小叶（lobulus）。小叶外层为皮质（cortex），内层为髓质（medulla）。皮质可分为浅皮质区（outer cortex）和深皮质区（inner cortex）。浅皮质区中有未成熟T细胞和一种特殊的胸腺上皮细胞，称为胸腺哺育细胞（thymus nurse cell，TNC），可产生促胸腺细胞发育的激素和细胞因子。深皮质区主要为体积较小的皮质胸腺细胞。胸腺髓质包含大量的胸腺上皮细胞（thymus epithelial cell，TEC）和疏散分布的、较为成熟的胸腺细胞（thymocyte）、巨噬细胞（macrophage）和树突状细胞。胸腺髓质含有的胸腺小体或赫氏小体（Hassall's corpuscle）是胸腺结构的重要特征，主要由聚集的上皮细胞呈同心圆状包绕排列组成。

胸腺的细胞组成主要包括胸腺细胞和胸腺基质细胞。由骨髓产生的前T细胞（pre-T）经血液循环进入胸腺，即成为胸腺细胞。不同分化阶段的胸腺细胞的形态学、表面标志各异，可依此划分为双阴性（double-negative，DN）细胞（$CD4^-CD8^-$）、双阳性（double-positive，DP）细胞（$CD4^+CD8^+$）、单阳性（single-positive，SP）细胞（$CD4^+CD8^-$ 或 $CD4^-CD8^+$）。胸腺基质细胞（thymus stromal cell，TSC）以胸腺上皮细胞为主，还包括巨噬细胞、树突状细胞及成纤维细胞等。

胸腺微环境由胸腺基质细胞、细胞外基质及局部活性物质组成，其在胸腺细胞分化过程的不同环节均发挥重要作用。胸腺基质细胞包括胸腺上皮细胞、巨噬细胞、树突状细胞等，其中胸腺上皮细胞是胸腺微环境的最重要组分，其通过分泌胸腺激素和细胞因子或与胸腺细胞直接接触参与胸腺细胞的分化。另外，细胞外基质也是胸腺微环境的重要组成部分，可促进上皮细胞与胸腺细胞接触，参与胸腺细胞在胸腺内的移行和成熟。

② 胸腺的功能

a. T细胞分化、成熟的场所　胸腺是T细胞分化、发育、成熟的主要场所。祖T细胞由骨髓经血液循环进入胸腺，即为胸腺细胞。胸腺细胞沿被膜下行至皮质再移行到髓质，经历复杂的选择性发育过程。胸腺细胞首先进入浅皮质区，此处未成熟的 T 淋巴细胞膜表面 CD4 和 CD8 分子均不表达；之后进入深皮质区，在胸腺上皮细胞分泌的胸腺素和胸腺生成素的作用下分化增殖；只有少数细胞（<5%）可进入髓质继续分化、发育、成熟，大多数细胞（95%）不久就会发生以凋亡为主的死亡；成熟的 T 细胞通过血液、淋巴液转移到外周免疫器官的胸腺依赖区。

b. 免疫调节功能　胸腺基质细胞分泌的胸腺激素与细胞因子，对胸腺细胞的分化和发育以及外周免疫器官和 T 细胞的成熟均具有调节作用。

c. 建立和维持自身耐受的功能　T 细胞在胸腺微环境发育过程中，通过 T 细胞抗原受体与胸腺基质细胞表面表达的自身抗原肽-MHC 复合物高亲和结合，引发阴性选择，启动细胞程序性死亡，使得自身反应性 T 细胞被抑制或清除，形成对自身抗原的中枢耐受。胸腺功能障碍时，由于 TCR 基因重排异常或阴性选择障碍，可能导致自身免疫病的发生。

d. 屏障作用　皮质内毛细血管及其周围结构具有屏障作用，阻止血液中大分子物质进入，此为血-胸腺屏障（blood-thymus barrier）。

（3）法氏囊

法氏囊（bursa of Fabricius）是禽类特有的中枢免疫器官。法氏囊位于泄殖腔后上方，又称腔上囊。法氏囊是 B 淋巴细胞分化和成熟的场所。来自骨髓的淋巴样干细胞分化为前 B 细胞，经血液循环进入法氏囊，分化为成熟的 B 细胞，参与体液免疫。

◆ 知识拓展 2-4
法氏囊的结构示意图

2.1.2 外周免疫器官

外周免疫器官是成熟淋巴细胞定居的场所，也是产生免疫应答的部位。外周免疫器官包括淋巴结、脾及黏膜免疫系统等。中枢免疫器官和外周免疫器官的比较见表 2-1。

表 2-1　中枢免疫器官和外周免疫器官的比较

	中枢免疫器官	外周免疫器官
器官种类	骨髓、胸腺、法氏囊	淋巴结、脾、黏膜免疫系统
主要功能	淋巴细胞等产生和分化的场所	淋巴细胞等定居和发生免疫应答的场所
发生位置	内外胚层连接处	中胚层
形成时间	胚胎早期	胎儿晚期
存在时间	青春期后退化	终生
切除后影响	淋巴细胞、免疫应答缺失	没有影响或仅有微小影响

（1）淋巴结

淋巴结（lymphoid node）是哺乳类动物特有的器官。分布在全身各处非黏膜部位，如腋下、腹股沟以及肠系膜等处。当微生物侵入机体时，淋巴细胞可产生淋巴因子和抗体，以有效地杀灭微生物，引发淋巴结内淋巴细胞和组织细胞反应性增生，使淋巴结肿大，称为淋巴结反应性增生。因此，肿大的淋巴结是人体的"烽火台"，是一个报警装置。

① 淋巴结的结构　淋巴结呈椭圆形或蚕豆形，由淋巴细胞集合而成。淋巴结表面有一层结缔组织被膜，被膜伸入淋巴结内形成小梁，构成淋巴结的支架，将淋巴结分成许多小叶（图 2-1）。

被膜下为淋巴结的皮质和髓质，两部分通过淋巴窦相连。皮质区由浅皮质区、副（深）皮质区和皮质淋巴窦（简称皮窦）构成。浅皮质区也称为非胸腺依赖区（thymus-independent area），是 B 细胞定居的场所，该区内有淋巴滤泡（或称淋巴小结）。淋巴滤泡分为两类：初级淋巴滤泡（primary lymphoid follicle）是未受抗原刺激的淋巴滤泡，无生发中心（germinal center, GC），主要含静止期的成熟 B 细胞；次级淋巴滤泡（secondary lymphoid follicle）是受抗原刺激的淋巴滤泡，出现生发中心，内含大量增殖分化的 B 细胞，后者可迁移至淋巴结髓质的髓索，分化为浆细胞并产生抗体。深皮质区位于浅皮质区与髓质之间，也称为副皮质区（paracortex），是 T 细胞定居的场所，称为胸腺依赖区（thymus-dependent area）。副皮质区含有自组织迁移而来的树突状细胞，高表达 MHC Ⅱ 类分子，是专职的抗原提呈细胞。副皮质区有较多由内皮细胞组成的、非连续的毛细血管后微静脉（post-capillary venule，PCV），也称高内皮微静脉（high endothelial venule，HEV），是沟通血液循环和淋巴循环的重要通道，血液中的淋巴细胞在此部位可进入淋巴结实质，表明 HEV 在淋巴细胞再循环中起重要作用。

髓质包括髓索和髓质淋巴窦（简称髓窦）。从输入淋巴管流入的淋巴液先进入皮窦再流向髓窦，最后经输出淋巴管离开淋巴结。髓索内含 B 细胞、T 细胞、浆细胞、肥大细胞及巨噬细胞。髓窦内巨噬细胞较多。

② 淋巴结的功能

a. 成熟 T 细胞和 B 细胞定居的场所　T 细胞主要分布于深皮质区，B 细胞主要分布于浅皮质区；髓质中 T、B 细胞均有分布，以 T 细胞为主。淋巴结内 T 细胞约占 75%，B 细胞约占 25%。

b. 淋巴细胞再循环基地　正常情况下，只有少数淋巴细胞在淋巴结内分裂增殖，大部分细胞是再循环的淋巴细胞。HEV 在淋巴细胞的再循环过程中起着重要作用。血液中的淋巴细胞通过 HEV 进入淋巴结副皮质区，然后再经淋巴窦汇入输出淋巴管，经胸导管进入左锁骨下静脉返回血液循环。

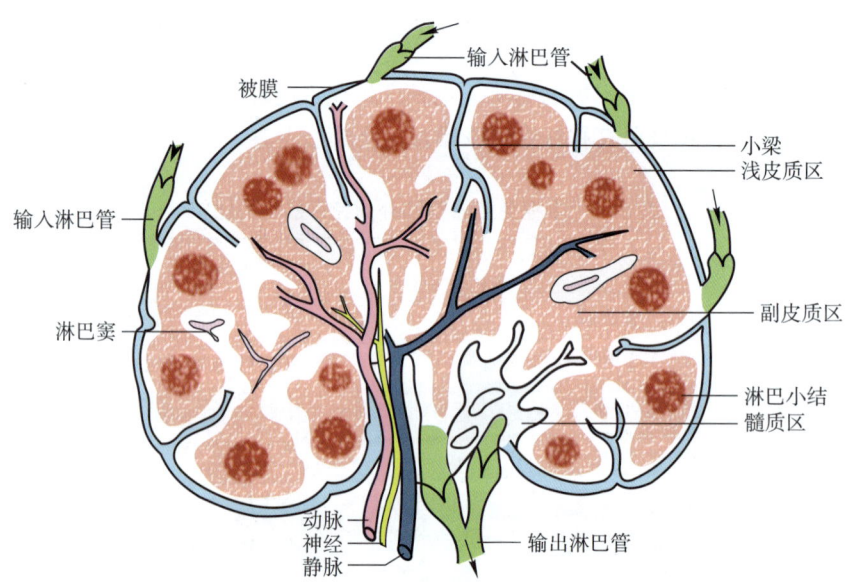

图 2-1　淋巴结结构示意图

c. 免疫应答的场所　抗原进入淋巴结后，巨噬细胞和树突状细胞可捕获、处理抗原，使相应特异性受体的淋巴细胞发生转化。识别抗原与细胞间协作的部位在浅皮质区与副皮质区交界处。引起体液免疫应答时，淋巴小结增多增大，髓索内浆细胞增多。引起细胞免疫应答时，副皮质区明显扩大，效应性 T 细胞输出增多。淋巴结内细胞免疫应答和体液免疫应答常同时发生，以哪一种为主视抗原性质而定。淋巴结实质内有许多神经末梢，但淋巴小结内尚未发现。淋巴细胞表面有多种神经递质受体，说明神经系统对淋巴结内的免疫应答有一定的调节作用。

d. 过滤清除异物　侵入机体的病原体或其他有害异物进入淋巴液，当缓慢流经淋巴结时，可通过巨噬细胞吞噬或其他机制得以清除。巨噬细胞对细菌的清除率可达 99%，但对病毒及癌细胞的清除率通常很低。清除率常与抗原的性质、毒力、数量及机体的免疫状态等密切相关。

> **知识窗**
>
> **淋巴细胞再循环**
>
> 淋巴细胞再循环（lymphocyte recirculation）又称淋巴细胞归巢（lymphocyte homing），指免疫器官中的淋巴细胞通过血液和淋巴循环进行有规律的迁移，是淋巴细胞在血液、淋巴液之间反复循环的过程。淋巴细胞表面的归巢受体（homing receptor）和高内皮微静脉表面的配体是参与淋巴细胞再循环的重要分子。参与再循环最频繁的是记忆T细胞和记忆B细胞（其中80%以上是T细胞）。淋巴细胞再循环的意义在于带有各种特异性抗原受体的T、B淋巴细胞通过再循环，可增加与抗原接触的机会，更有效地激活免疫应答，也可通过再循环系统不断更新和补充新的淋巴细胞。淋巴细胞再循环有多种途径：①经淋巴结途径，淋巴细胞随血液进入淋巴结，在深、浅皮质区交界处，穿过毛细血管后微静脉进入淋巴结内定居，随后移动向髓窦，经输出淋巴管进入高一级淋巴结，最后汇于胸导管返回血循环；②经脾途径，淋巴细胞随脾动脉进入脾窦，最后随脾静脉返回血循环；③在其他组织，淋巴细胞亦可随血流进入毛细血管，穿过毛细血管壁进入组织间隙，然后再随淋巴回流至淋巴结，最后经输出淋巴管进入胸导管和血循环。

（2）脾

脾（spleen）位于左上腹部、胃后方、横膈膜下方。脾是胚胎时期的造血器官，自骨髓开始造血后，脾演变成人体内最大的外周免疫器官。

① 脾的结构和组成　脾的表面有结缔组织被膜，实质比较柔脆，可分为白髓、红髓和边缘区（图2-2）。白髓是淋巴细胞聚集之处，沿中央小动脉呈鞘状分布，富含T细胞，相当于淋巴结的副皮质区。白髓中的淋巴小结是B细胞居留之处，未受抗原刺激时为初级滤泡，受抗原刺激后可出现生发中心，为次级滤泡。红髓位于白髓周围，由脾索和脾血窦组成。脾索为索条状组织，主要含B细胞、浆细胞、巨噬细胞和树突状细胞。脾索之间为脾血窦，其内为循环的血液。红髓与白髓之间的区域称为边缘区（marginal zone），内含T细胞、B细胞和较多的巨噬细胞，也是血液及淋巴细胞进出的重要通道。

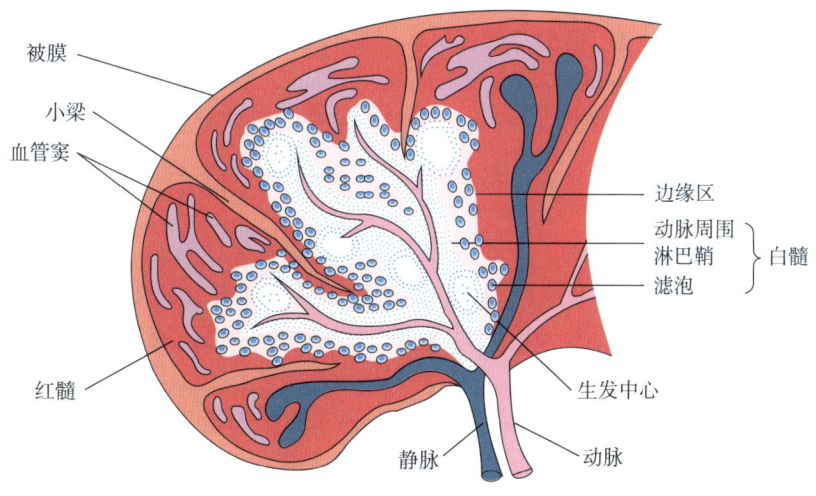

图2-2　脾显微结构示意图

② 脾的功能

a. 参与免疫应答的重要场所　脾中定居大量的淋巴细胞和其他免疫细胞，抗原一旦进入，脾可以发生T细胞和B细胞的活化和增殖，产生致敏的T细胞和浆细胞，分泌免疫球蛋白、补体等免疫组分，发挥免疫作用。与淋巴结相比，脾是对血源性抗原产生应答的主要场所。

b. 免疫细胞定居的场所　成熟的淋巴细胞可定居于脾。其中，B 细胞约占淋巴细胞总数的 60%，T 细胞约为 40%。

c. 合成生物活性物质　脾可合成并分泌某些重要的生物活性物质，如补体成分和干扰素等。

d. 血液滤过作用　大约 90% 的循环血液要经过脾，脾中的巨噬细胞、淋巴细胞可清理混入血液里的病原体、异物或自身衰老死亡的细胞等，从而对血液起滤过作用。

e. 造血功能　在胚胎期，脾是多能造血干细胞增殖分化的场所，具有造血功能。出生后，在严重贫血的情况下，脾也可以恢复部分造血功能。当人体休息、安静时，脾贮存血液；当处于运动、失血、缺氧等应激状态时，脾又将血液排送到血液循环中，以增加血容量。

（3）黏膜免疫系统

> 知识拓展 2-5
> 黏膜免疫系统结构示意图

黏膜免疫系统（mucosal immune system，MIS）也称为黏膜相关淋巴组织（mucosal-associated lymphoid tissue，MALT），是指存在于呼吸道、消化道、泌尿生殖道黏膜固有层和上皮细胞下散在的无被膜的淋巴组织，以及某些具有生发中心的淋巴组织，如扁桃体、小肠的派尔集合淋巴结（Peyer's patch）、阑尾等。目前认为，MIS 是发生黏膜免疫应答的主要部位。

① MIS 的组成　MIS 主要包括肠相关淋巴组织、鼻相关淋巴组织和支气管相关淋巴组织等。

肠相关淋巴组织（gut-associated lymphoid tissue，GALT）包括派尔集合淋巴结、淋巴小结（淋巴滤泡）、上皮间淋巴细胞、固有层中弥散分布的淋巴细胞等。GALT 的主要作用是抵御侵入肠道的病原微生物感染。GALT 靠近肠腔一侧，散布一种扁平上皮细胞，即 M 细胞（membranous cell 或 microfold cell），也被称为特化的抗原转运细胞（specialized antigen transporting cell），不表达 MHC Ⅱ类分子。M 细胞的基底部凹陷成小袋，其中容纳 T 细胞、B 细胞、巨噬细胞和树突状细胞等。M 细胞可通过吸附、胞饮或内吞而摄入抗原，并将抗原转运给巨噬细胞或树突状细胞，经二者之一识别抗原后至派尔集合淋巴结，激活 T、B 细胞，启动肠道黏膜免疫应答。激活的 T、B 细胞也可以进入肠系膜淋巴结并最终进入血液循环。因此，GALT 不仅参与局部免疫，而且与全身免疫系统密切相关，相互协调。

鼻相关淋巴组织（nasal-associated lymphoid tissue，NALT）包括咽扁桃体、腭扁桃体、舌扁桃体及鼻后部其他淋巴组织。NALT 与淋巴结的结构相似，其表面覆盖有上皮细胞，但无结缔组织被膜，也无输入淋巴管。抗原和异物陷入淋巴上皮隐窝中，然后被送至淋巴小结。淋巴小结主要由 B 细胞组成，受抗原刺激后增殖，形成生发中心。NALT 的主要作用是抵御经空气传播的病原微生物的感染。

支气管相关淋巴组织（bronchial-associated lymphoid tissue，BALT）主要分布于各肺叶的支气管上皮下，其结构与派尔集合淋巴结相似，滤泡中的淋巴细胞受抗原刺激后增殖，形成生发中心，其中主要是 B 细胞。

② MIS 的功能

a. 局部防御功能　以肠黏膜为例，经口腔进入体内的抗原穿过肠壁，引流至肠系膜淋巴结，激活局部淋巴细胞，后者可返回至固有层的细胞群体中。某些已被部分消化的蛋白抗原可能通过 M 细胞进入集合淋巴结，激活 T 细胞和 B 细胞，后者也可迁移至固有层，或进入肠系膜淋巴结并最终进入循环。

b. 产生分泌型 IgA　分泌型 IgA（secretory IgA，sIgA）在抵御消化道和呼吸道病原体侵袭中发挥关键作用。MIS 中的 B 细胞多为能分泌 sIgA 的 B 细胞，这是因为此类细胞主要趋向定居于派尔集合淋巴结和肠黏膜固有层。与淋巴结和脾相比，派尔集合淋巴结含有更多可产生大量 IL-5 的 Th2 细胞，而 IL-5 可促进 B 细胞分化并产生 sIgA。sIgA 可通过胞吞转运（transcytosis）的形式穿越上皮细胞分泌于黏膜腔，成为肠道局部黏膜免疫的主要效应分子。sIgA 在抵御病原体侵袭消化道、呼吸道和泌尿生殖道中发挥重要作用。这些产生 sIgA 的浆细胞的抗体的分泌量超过了脾、骨髓和淋巴结内浆细胞的抗体合成量的总和。

c. 口服抗原介导的免疫耐受　口服蛋白抗原刺激黏膜免疫系统后，常导致免疫耐受。其生物学意义在于：阻止机体对肠腔内共栖的正常菌群产生免疫应答；诱导机体对该抗原形成特异性无反应性，可能为治疗自身免疫病提供新途径。

2.2 免疫细胞

免疫细胞是指参与免疫应答或与免疫应答相关的细胞。免疫细胞可分为固有免疫细胞、适应性免疫细胞和抗原提呈细胞。固有免疫细胞包括巨噬细胞、中性粒细胞、自然杀伤细胞、肥大细胞等，适应性免疫细胞包括T淋巴细胞和B淋巴细胞，抗原提呈细胞包括树突状细胞、巨噬细胞和B淋巴细胞等。以上对于免疫细胞的分类只是相对的，而并非绝对，如B淋巴细胞既是适应性免疫细胞，也可执行抗原提呈的功能。

2.2.1 淋巴细胞

淋巴细胞（lymphocyte）由淋巴器官产生，是机体免疫应答功能的重要细胞成分。按其发生、迁移、表面分子和功能的不同，可分为T淋巴细胞、B淋巴细胞和自然杀伤细胞。T淋巴细胞和B淋巴细胞可以分为若干亚群，在免疫应答中起核心作用。淋巴细胞的膜表面分子可用于鉴定和区分其亚群，是研究淋巴细胞的重要工具。

（1）T淋巴细胞

T淋巴细胞（T lymphocyte）简称T细胞。T细胞在胸腺内分化成熟，又称胸腺依赖性淋巴细胞（thymus-dependent lymphocyte）。成熟后的T细胞移居于周围淋巴组织中，是血液和再循环中的主要淋巴细胞，在免疫反应中扮演着重要的角色。

① T细胞的分化成熟　源于骨髓的祖T细胞随血液循环到达胸腺，在胸腺微环境的影响下，T细胞的发育经历祖T细胞、前T细胞、未成熟T细胞、成熟T细胞等阶段。根据CD4和CD8的表达情况，将T细胞的分化和发育分为以下几个阶段：a. 刚刚进入胸腺浅皮质的T细胞表面表达CD2、CD3分子，不表达CD4、CD8，称为双阴性（DN）细胞，前T细胞以前的细胞均为DN细胞；b. DN细胞向深皮质区迁移，发育为表达$CD4^+CD8^+$的双阳性（DP）细胞；c. DP细胞经历阳性选择（positive selection），发育为只表达$CD4^+CD8^-$或$CD4^-CD8^+$的T细胞，称为单阳性（SP）细胞。经历阳性选择，细胞分别获得MHC Ⅰ类分子和MHC Ⅱ类分子限制性的识别能力；d. SP细胞离开深皮质区，向胸腺皮质与髓质交界处迁移，进行阴性选择（negative selection）。进行阴性选择的意义是清除自身反应性T细胞，保留多样性的抗原反应性T细胞，以维持T细胞的中枢免疫耐受。

经历上述阳性选择和阴性选择，胸腺细胞分化、发育为成熟T细胞。成熟T细胞的主要特征为：表达成熟抗原受体（TCR）；表型为$CD4^+$或$CD8^+$（即单阳性细胞）；具有主要组织相容性复合体（major histocompatibility complex，MHC）限制性的抗原识别能力；获得自身耐受性。成熟T细胞迁出胸腺，随血液循环迁移至外周免疫器官。

② T细胞亚群　关于T细胞亚群划分的原则和命名尚没有统一。根据TCR双肽链构成不同，T细胞分为$\alpha\beta$ T细胞和$\gamma\delta$ T细胞。根据表面标志和分化抗原的不同，$\alpha\beta$ T细胞分为$CD4^+$ T细胞和$CD8^+$ T细胞，人体外周血中二者比例约为2∶1，如果这个比例改变，很有可能表现为免疫缺陷疾病（如HIV）或自身免疫及免疫异常的疾病。$CD4^+$ T细胞根据其分泌的细胞和介导的功能不同可进一步划分为Th1和Th2细胞，其中Th1细胞主要分泌IL-2、IFN-γ、TNF-β，介导细胞免疫，Th2细胞主要分泌IL-4、IL-5、IL-6，介导体液免疫；$CD8^+$ T细胞主要为细胞毒性T细胞。根据所处的活化状态不同，T细胞分为初始T细胞、效应T细胞和记忆T细胞。按照功能的不同，T细胞分为辅助性T细胞（helper T cell，Th细胞）、抑制性T细胞（suppressor T cell，Ts细胞）、细胞毒性T细胞（cytotoxic T lymphocyte，CTL；或 cytotoxic T cell，Tc 细胞）和迟发型超敏反应 T 细胞（delayed-type hypersensitive T cell）。另外，T 细胞亚群还包括近年来研究热点的 CD4⁺ CD25⁺ 调节性细胞等。

（2）B 淋巴细胞

B 淋巴细胞（B lymphocyte）简称 B 细胞。胚胎早期 B 细胞最早分化的部位是卵黄囊，出生后在骨髓中发育成熟。禽类 B 细胞分化的场所是法氏囊，故 B 细胞又称骨髓依赖性淋巴细胞（bone marrow-dependent lymphocyte）或囊依赖淋巴细胞（bursa-dependent lymphocyte）。细胞表面的多种膜表面分子在 B 细胞的分化和功能执行中发挥重要作用。B 细胞既可发挥特异性的体液免疫功能，也是重要的抗原提呈细胞。

① B 细胞的分化成熟　哺乳动物 B 细胞的产生、发育和成熟均在骨髓中完成。B 细胞分化可分为两个阶段：抗原非依赖期和抗原依赖期。在抗原非依赖期，B 细胞分化与抗原刺激无关，主要在中枢免疫器官内进行。而抗原依赖期是指成熟 B 细胞经抗原刺激后，可继续分化为浆细胞的阶段，主要在外周免疫器官内进行。B 细胞在骨髓中发育经过祖 B 细胞、前 B 细胞、未成熟 B 细胞、成熟 B 细胞等阶段，再释放至外周淋巴组织，构成 B 淋巴细胞库，在此阶段接受抗原刺激后，可继续分化为浆细胞，合成和分泌抗体，同时形成记忆 B 细胞。

② B 细胞亚群　依据 B 细胞在增殖和分化时是否需要 T 细胞的辅助，将 B 细胞分为 B1 细胞和 B2 细胞两个亚群。

B1 细胞在个体发育早期出现，是不依赖 T 细胞的 B 细胞，主要分泌 IgM，在骨髓中发育成熟。一般识别微生物的多聚糖/脂质抗原，活化时不需要 T 细胞辅助。

B2 细胞是常规的 B 细胞，主要负责体液免疫应答。在骨髓中产生，是依赖 T 细胞的 B 细胞，即 B2 细胞在进行免疫应答时，需要 T 细胞辅助而活化，最终发育为产生 IgG、IgA 和 IgE 的浆细胞。

（3）自然杀伤细胞

自然杀伤细胞（natural killer cell，NK cell）是一类参与固有免疫的淋巴细胞，与 T、B 细胞不同的是，该细胞不表达特异的抗原受体。NK 细胞体积较大，含有胞浆颗粒，激活后颗粒明显增多，表明这些颗粒与杀伤活性有关，故又称为大颗粒淋巴细胞（large granule lymphocyte，LGL）。NK 细胞的数量较少，在外周血中占淋巴细胞总数的 5%~10%，在脾中占 3%~4%，在肺、肝和肠黏膜中也有 NK 细胞，但在胸腺、淋巴结和胸导管中罕见。NK 细胞在未经抗体预先致敏和没有特异性抗体或补体参与的条件下，就可以对多个肿瘤和病毒感染的靶细胞产生杀伤作用，尤其在病毒感染的早期。这说明 NK 细胞在机体抗肿瘤、早期抗病毒感染的免疫防御过程中起重要的作用。

NK 细胞也可来源于骨髓前体细胞，其发育地点和分化过程尚不明确。一般认为，来源于骨髓的 NK 祖细胞（NK progenitor，NKP）在骨髓中生成 NK 细胞特异表面标记，后迁移至胸腺、淋巴结、肝、脾等部位发育成熟。CD56 为 NK 细胞的表面标志。

2.2.2　抗原提呈细胞

抗原提呈细胞（antigen presenting cell，APC）是指能够摄取、加工、处理抗原，并将抗原信息提呈给 T 细胞的一类免疫细胞，其在免疫应答过程中发挥重要作用。此类细胞也称为辅佐细胞。

根据 APC 表面膜分子表达和功能的差异，可将其分为两大类：一类是通过 MHC Ⅱ 类分子提呈外源性抗原的 APC，该类细胞能够摄取、加工外源性抗原并以抗原肽 –MHC Ⅱ 类分子复合物的形式将抗原提呈给 CD4⁺ T 细胞，可分为专职 APC（包括单核/巨噬细胞系统的细胞、树突状细胞和 B 细胞）和非专职 APC（包括内皮细胞、上皮细胞、成纤维细胞等）。其中专职 APC 组成性表达 MHC Ⅱ 类分子、共刺激分子和黏附分子，具有直接摄取、加工和提呈抗原的作用；非专职 APC 通常不表达 MHC Ⅱ 类分子，但在炎症过程或某些细胞因子的作用下，可以诱导表达 MHC Ⅱ 类分子、共刺激分子和黏附分子，故加工和提呈抗原的能力较弱。另一类是通过 MHC Ⅰ 类分子提呈内源性抗原的 APC，此类 APC 能够降解、加工细胞内源性抗原并以抗原肽-MHC I 类分子复合物的形式将抗原提呈给 CD8⁺ T 细胞。

（1）单核/巨噬细胞

单核/巨噬细胞又称单核吞噬细胞系统（mononuclear phagocyte system），包括血液中的单核细胞（monocyte）和组织中的巨噬细胞（macrophage，Mφ）。这些细胞在形态和功能上相似，并且具有同源性。单核细胞从血管内移出并分布到全身各组织中，成为巨噬细胞。巨噬细胞在不同器官有不同的名称，如肝中的库普弗细胞、肺中的尘细胞、结缔组织中的组织细胞、神经组织中的小胶质细胞、脾和淋巴结中固定和游走的巨噬细胞等。

① 单核/巨噬细胞的表面标志　一类是 MHC II 类分子，所有的单核/巨噬细胞都可表达 MHC II 类分子，但在吞噬功能活跃时表达上调；FcR 和 CR 这两种受体通过与 IgG 及补体 C3b、C4b 等的结合活性，增强单核/巨噬细胞系统细胞的吞噬功能。另一类是趋化因子受体，可以感受趋化因子（chemotactic factor）的作用而促进单核/巨噬细胞趋向炎症区。还有一类其他受体，具有调节单核/巨噬细胞的活性作用，例如 GM-CSF 和 M-CSF 等造血生长因子，ILs 和 IFN 等细胞因子，胰岛素和甲状旁腺素等激素，都可通过相应的表面受体作用于单核/巨噬细胞。

② 单核/巨噬细胞的功能

a. 吞噬和清除作用　单核/巨噬细胞可吞噬消化异物、微生物及机体自身衰老、损伤的细胞，以及肿瘤细胞等。在机体的免疫预防、自身稳定和免疫监视中起重要作用。故单核/巨噬细胞被称为机体的"清道夫"。

b. 抗原提呈作用　单核/巨噬细胞是最重要的一类抗原提呈细胞，通过提供第一信号和共刺激信号而激活 T 细胞。

c. 细胞毒性作用　单核/巨噬细胞可以通过细胞毒的杀伤作用，将肿瘤细胞、感染的靶细胞杀伤，其杀伤机制主要为抗体依赖细胞介导的细胞毒作用（antibody-dependent cell-mediated cytotoxicity，ADCC），即当单核细胞或巨噬细胞与靶细胞接触后，细胞表面的 Ig FcR 可与靶细胞上特异性的抗体结合，促进细胞的氧化代谢，释放溶酶体酶，最终导致靶细胞的杀伤和溶解。

d. 介导炎症反应　募集至感染部位的巨噬细胞被活化，分泌多种生物活性物质，参与和促进炎症反应。此外活化的巨噬细胞可分泌多种细胞因子，参与免疫调节。

（2）树突状细胞

树突状细胞（dendritic cell，DC）起源于造血干细胞。未成熟的树突状细胞根据其来源可分为髓样 DC（myeloid dendritic cell，MDC，也称 DC1）和淋巴样 DC（lymphoid dendritic cell，LDC，也称 DC2）。未成熟 DC 摄取抗原后发生迁移，通过输入淋巴管进入局部淋巴结，并分化为成熟 DC，提呈抗原激发 T 细胞免疫应答。

DC 数量极少，不足人外周血单核细胞的 1%，但在人体中却广泛分布于除脑以外的全身各脏器。DC 胞质内无溶酶体，其他细胞器也少见，其表面组成型表达抗原提呈分子（MHC I 类、MHC II 类分子和 CD1 分子）、共刺激分子（B7-1、B7-2）和 CD40 分子。DC 是已知功能最为强大的 APC，能摄取、加工和处理抗原，也是唯一能激活初始 T 细胞的 APC，因而成为适应性免疫应答的启动者。同时，DC 还可以诱导免疫耐受，调节 T 细胞介导的免疫应答类型，在固有免疫中作为效应细胞抵抗微生物感染。因此，DC 成为连接固有免疫和适应性免疫的桥梁，在机体免疫应答中发挥重要的作用。

（3）B 细胞

B 细胞受到抗原刺激后可分化为浆细胞，分泌抗体，是体液免疫应答的重要细胞。同时 B 细胞也是重要的 APC。B 细胞高表达 MHC II 类分子，能摄取、加工、处理抗原，并将抗原肽-MHC II 复合物表达于细胞表面，提呈给 Th 细胞。一般情况下，B 细胞不表达共刺激分子 B7-1 和 B7-2，但受到刺激后可表达。B 细胞无吞噬作用，其摄取抗原的主要途径是：B 细胞表面 BCR 特异性识别和结合抗原，再进行内吞，此效应可以浓缩抗原，对摄取低浓度抗原有重要意义。另外，B 细胞也可通过非特异性的胞饮作用摄取抗原。

2.2.3 其他免疫细胞
免疫细胞还包括粒细胞、肥大细胞和红细胞等。

（1）粒细胞

粒细胞（granulocyte）来源于骨髓中骨髓样细胞，参与适应性免疫和固有免疫，在炎症反应中发挥作用。粒细胞分为中性粒细胞、嗜酸性粒细胞和嗜碱性粒细胞，主要分布于外周血中，占外周血总数的60%~70%。

（2）肥大细胞

肥大细胞（mast cell）存在于周围淋巴组织、皮肤的结缔组织（血液中即为嗜碱性粒细胞），特别是在血管周围、脂肪组织和小肠黏膜下组织中。与嗜碱性粒细胞相似，肥大细胞的细胞质内均含有许多嗜碱性颗粒，颗粒内含有组胺、白三烯、肝素等参与Ⅰ型超敏反应的介质。在IgE抗体作用下，可发生脱颗粒，引起Ⅰ型超敏反应。

（3）红细胞

近年来发现，红细胞（red blood cell）除有携带和运输氧气的功能外，还具有免疫功能，如红细胞表面具有C3b受体，可通过免疫黏附作用促进机体对病原微生物等抗原异物的吞噬和清理。

2.3 免疫分子

免疫分子的种类相当繁多，可分为膜结合型免疫分子和分泌型免疫分子两大类，前者主要包括分化抗原、黏附分子、T细胞抗原受体、B细胞抗原受体、主要组织相容性复合体等，后者主要包括免疫球蛋白、补体、细胞因子、抗原等。以上分类方式并不是绝对的，如对免疫球蛋白而言，既有膜型Ig（membrane Ig，mIg），又有分泌型Ig（secreted Ig，sIg）。其中，mIg是指B细胞抗原受体，而sIg主要存在于血液及组织液中，具有抗体的各种免疫功能。

2.3.1 膜结合型免疫分子
（1）分化抗原

分化抗原（differentiation antigen，DA）是白细胞（以及血小板、血管内皮细胞等）在分化为不同谱系和分化成熟的不同阶段及活化过程中，出现或消失的细胞表面标志。分化抗原种类繁多，分布广泛，除表达在白细胞外，还广泛分布于不同分化阶段的红细胞系、巨核细胞/血小板谱系和非造血细胞（如血管内皮细胞、成纤维细胞、上皮细胞、神经内分泌细胞等）表面。分化抗原大多是跨膜糖蛋白，含胞膜外区、跨膜区和胞质区，有些是以糖基磷脂酰肌醇（glycosyl phosphatidy linositol，GPI）连接方式锚定在细胞膜上，少数是糖类。

> 知识拓展2-7
> 部分CD抗原的分布及其性质

1982年召开的首届人类白细胞分化抗原国际协作组会议决定，应用以单克隆抗体（McAb）鉴定为主的聚类分析方法，将来自不同实验室的McAb所识别的同一分化抗原归为一个分化群，即白细胞分化抗原（cluster of differentiation，CD），统一以CD加上一个阿拉伯数字编号命名。CD是位于细胞膜上一类分化抗原总称，CD后的序号代表一个或一类分化抗原分子，如CD3代表一种抗原，抗CD3 McAb代表针对CD3抗原的抗体。目前，人CD的编号已从CD1命名至CD350。为了和其他动物CD区别，人的CD在其前加H，即"人类细胞分化分子"（human cell differentiation molecule，HCDM）。

① 分化抗原的分类　根据人白细胞分化抗原胞膜外区结构特点，分化抗原可分为不同的家族或超家族（superfamily），常见的有免疫球蛋白超家族（immunoglobulin superfamily，IgSF）、细胞因子受体

家族（cytokine receptor family）、C 型凝集素超家族（C-type lectin superfamily）、整合素家族（integrin family）、肿瘤坏死因子超家族（tumor necrosis factor superfamily，TNFSF）和肿瘤坏死因子受体超家族（tumor necrosis factor receptor superfamily，TNFRSF）等。

② 分化抗原的生物学作用　分化抗原参与细胞重要的生理和病理过程。主要的生物学作用包括：参与识别、捕捉抗原，促进免疫细胞与抗原或免疫分子间的相互作用；介导免疫细胞间、免疫细胞与基质间的黏附作用；在免疫应答的识别、活化及效应阶段均发挥重要作用；参与造血过程，调节造血细胞的分化；参与炎症的发生；参与细胞的迁移活动以及肿瘤的转移等。

（2）黏附分子

黏附分子（adhesion molecule，AM）是众多介导细胞间或细胞与细胞外基质间相互接触和结合分子的统称。它分布于细胞表面，以配体 – 受体相结合的形式发挥作用，使细胞与细胞间或细胞基质间发生黏附，参与细胞的识别、细胞活化、信号转导、细胞的增殖与分化、细胞的伸展与移动，是免疫应答、炎症反应、凝血、肿瘤转移及创伤愈合等一系列重要生理和病理过程的分子基础。

① 黏附分子的分类　按分子的结构特点分为以下 5 类：整合素家族（integrin family）、免疫球蛋白超家族（immunoglobulin superfamily，IgSF）、选择素家族（selection family）、钙离子依赖的细胞黏附家族（Ca^{2+} dependent cell adhesion molecule family，cadherin）、黏蛋白样家族（mucin like family）。此外，还有一些未归类的黏附分子，如 CD15、CD44 等。

> 知识拓展 2-8
> 黏附分子的分类

② 黏附分子的功能

在机体内，一种细胞可以同时表达多种黏附分子，一种黏附分子也可表达于多种不同的组织细胞，而细胞的相互黏附作用又可以由多对黏附分子受体/配体共同参与，完成体内某些生理或病理过程。黏附分子的功能包括：

a. 参与炎症过程中白细胞与血管内皮细胞的黏附　炎症过程的一个重要特征是白细胞黏附、穿越血管内皮细胞，向炎症部位渗出，该过程依赖于白细胞与血管内皮细胞黏附分子的相互作用。

b. 淋巴细胞的归巢　淋巴细胞归巢的分子基础是淋巴细胞与各组织器官血管内皮细胞黏附分子相互作用。

c. 参与免疫细胞识别　免疫细胞间的相互作用，以及杀伤细胞识别靶细胞的过程中，除了需要特异性抗原的识别作用外，还需要黏附因子的相互作用。

d. 参与胚胎发育　在胚胎发育过程中，不同类型的细胞按既定的规律，形成细胞与细胞之间及细胞与细胞外基质的有序组合，构成不同的组织和器官，这一过程黏附分子发挥重要作用。

e. 影响肿瘤浸润和转移　肿瘤的浸润和转移与黏附分子如 E-cadherin 表达的改变有关。一方面肿瘤细胞某些黏附分子表达的减少，可以使细胞间的附着减弱，肿瘤细胞脱离于其他细胞的附着，这是肿瘤浸润的第一步；另一方面，肿瘤细胞表达的某些黏附分子使已入血的肿瘤细胞得以黏附到内皮细胞上，造成血行转移。

f. 其他作用　黏附分子还与免疫缺陷病、自身免疫病、移植排斥的发生有一定关系。

（3）T 细胞抗原受体

T 细胞抗原受体（T cell antigen receptor，TCR）是 T 细胞特异性识别抗原的受体，是位于 T 细胞表面、能与抗原发生特异性结合的膜分子，是所有 T 细胞共同的特征性表面标志。TCR 是由两条不同多肽链通过二硫键连接而形成的异二聚体（heterodimer），构成 TCR 的肽链包括 α、β、γ、δ 4 种类型。根据所含肽链不同，TCR 分为 TCRαβ 和 TCRγδ 两种类型。机体大多数成熟的外周 T 细胞上表达 TCRαβ，少数 T 细胞表达 TCRγδ。

（4）B 细胞抗原受体

B 细胞抗原受体（B cell antigen receptor，BCR）即 B 细胞膜表面免疫球蛋白，是存在于 B 细胞表面的特征性表面标志。B 细胞接受抗原刺激后，BCR 特异识别抗原，在识别信号和共刺激信号的共同作用下，引起胞质内一系列生化改变及核内基因的活化、转录与表达，从而诱导 B 细胞活化、增殖、分化。BCR 以单体形式存在，能结合特异性抗原，但胞质区很短，不能直接将抗原刺激的信号传递到 B 细胞，须由其他分子辅助完成。

（5）主要组织相容性复合体

组织相容性抗原（histocompatibility antigen）指在同种异体组织器官移植中，导致移植排斥反应的抗原，即移植抗原（transplantation antigen）。组织相容性抗原包括多种复杂的抗原系统，其中能引起快而强的排斥反应者称为主要组织相容性抗原。编码主要组织相容性抗原的基因群称为主要组织相容性复合体（major histocompatibility complex，MHC），它是由染色体一系列紧密连锁的基因位点所组成的复合遗传系统或区域。人和动物均有 MHC，人类 MHC 又称为 HLA 复合体。MHC 的主要生物学功能体现在参与抗原提呈、约束免疫细胞相互作用、参与 T 细胞分化过程等。

2.3.2　分泌型免疫分子

（1）免疫球蛋白

免疫球蛋白（immunoglobulin，Ig）指血液和组织液中的一类糖蛋白，由 B 细胞接受抗原刺激后增殖分化为浆细胞产生，由两条相同的轻链和两条相同的重链所组成，是一类重要的免疫效应分子。免疫球蛋白根据结构的不同可以分为 IgG、IgA、IgM、IgD、IgE 5 类。如前所述，根据是否具有与膜结合的特性，也可将 Ig 分为 sIg 和 mIg。

（2）细胞因子

细胞因子（cytokine，CK）是免疫细胞和某些非免疫细胞经刺激诱导后合成并分泌的一类生物活性分子。细胞因子是相对分子质量低的可溶性蛋白质，是免疫应答和调控必不可少的成分。根据功能不同，可将细胞因子分为白细胞介素、干扰素、肿瘤坏死因子超家族、集落刺激因子、生长因子、趋化因子等。众多细胞因子在体内通过旁分泌、自分泌或内分泌等方式发挥作用，具有多效性、重叠性、拮抗性、协同性等多种生理特性，形成了十分复杂的细胞因子调节网络，参与人体多种重要的生理功能。

（3）补体

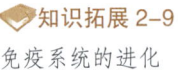

知识拓展 2-9
免疫系统的进化

补体（complement，C）是存在于正常人或动物血清中的一组不耐热、具有酶活性的球蛋白，激活后可溶解细胞，参与炎症反应，是迄今已知机体内最复杂的限制性蛋白酶解系统。补体系统在体内作为一种有效的识别和效应机制，广泛参与机体的抗微生物防御反应，扩大体液免疫功能，调节免疫应答的过程。同时，在补体活化过程中产生的多种水解片段，具有不同的生物学效应，广泛参与机体的免疫调节和炎症反应，并产生一些病理性损伤。在某些异常状态下，补体参与变态反应和自身免疫学疾病过程，导致机体自身组织损伤和功能紊乱。因此，补体系统具有重要的生物学意义和病理学意义。

开放讨论题

扁桃体切除后对免疫系统有影响吗？

思考题

1. 概述免疫器官的主要免疫学功能。
2. T 淋巴细胞和 B 淋巴细胞各有哪些亚群？各有什么免疫功能？
3. 抗原提呈细胞有哪些？在免疫功能方面各有何特点？

4. 什么是 TCR 和 BCR？它们在抗原识别上有何不同？

推荐阅读

- MILLER J F. Immunological function of the thymus [J]. Lancet，1961，2（7205）：748-749.

点评：Miller 利用切除胸腺的小鼠进行实验，发现胸腺是重要的免疫器官。

- DAËRON M. The immune system as a system of relations [J]. Front Immunol，2022，13（13）：984678.

点评：免疫细胞可以影响神经细胞，神经细胞可以影响免疫细胞，两类细胞发生相互作用。

- OCHANDO J，MULDER W J M，MADSEN J C，et al. Trained immunity—basic concepts and contributions to immunopathology [J]. Nat Rev Nephrol，2023，19（1）：23-37.

点评：训练有素的免疫力可以抵抗感染，但不当的内源性刺激会导致异常炎症。

- 郭斌丹，董文婷，霍金海，等. 黏膜免疫系统对肠-肺轴影响的研究进展 [J]. 中国医药科学，2022，12（16）：29-32.

点评：该论文从黏膜免疫、肠-肺菌群层面总结了肠-肺轴的联系，阐述了肺病肠治的科学依据。

- KLEIN WOLTERINK R G J，WU G S，CHIU I M，et al. Neuroimmune interactions in peripheral organs [J]. Ann Rev Neurosci，2022，8（45）：339-360.

点评：神经免疫如何协调宿主防御、组织修复、新陈代谢和产热等生理过程？解开这些错综复杂的关系对于探索神经免疫相互作用的治疗潜力是非常重要的。

网上更多学习资源……

- 教学课件   - 自测题   - 参考文献

（李敏、罗海霞）

3

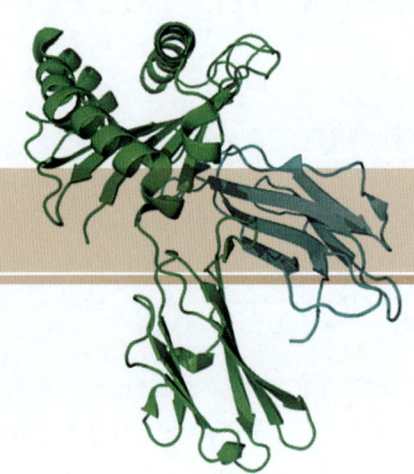

抗　　原

- **3.1　抗原的概念及性质**
  抗原的异物性；抗原的特异性；影响抗原诱导免疫应答的因素

- **3.2　抗原表位**
  线性表位和构象表位；T细胞表位和B细胞表位；共同抗原与交叉反应

- **3.3　抗原的分类**
  根据化学性质不同分类；根据抗原与机体的亲缘关系分类；根据诱生抗体时是否需要Th细胞参与分类；根据抗原的来源分类；其他分类

抗原是能诱导机体产生免疫应答反应，并且能与效应产物（抗体或致敏淋巴细胞）发生特异性结合的物质，蛋白质、多肽、多糖、核酸、脂质和小分子化学物质都可以作为抗原起作用。异物性和特异性是抗原的重要特性。抗原可依据化学性质、亲缘关系和作用方式等特征，分为多种类型。抗原表位是决定抗原特异性的化学基团，抗原表位的性质、数目和空间构型决定抗原的特异性。根据识别抗原表位的淋巴细胞种类不同，可将抗原表位分为T细胞表位和B细胞表位。

知识导图

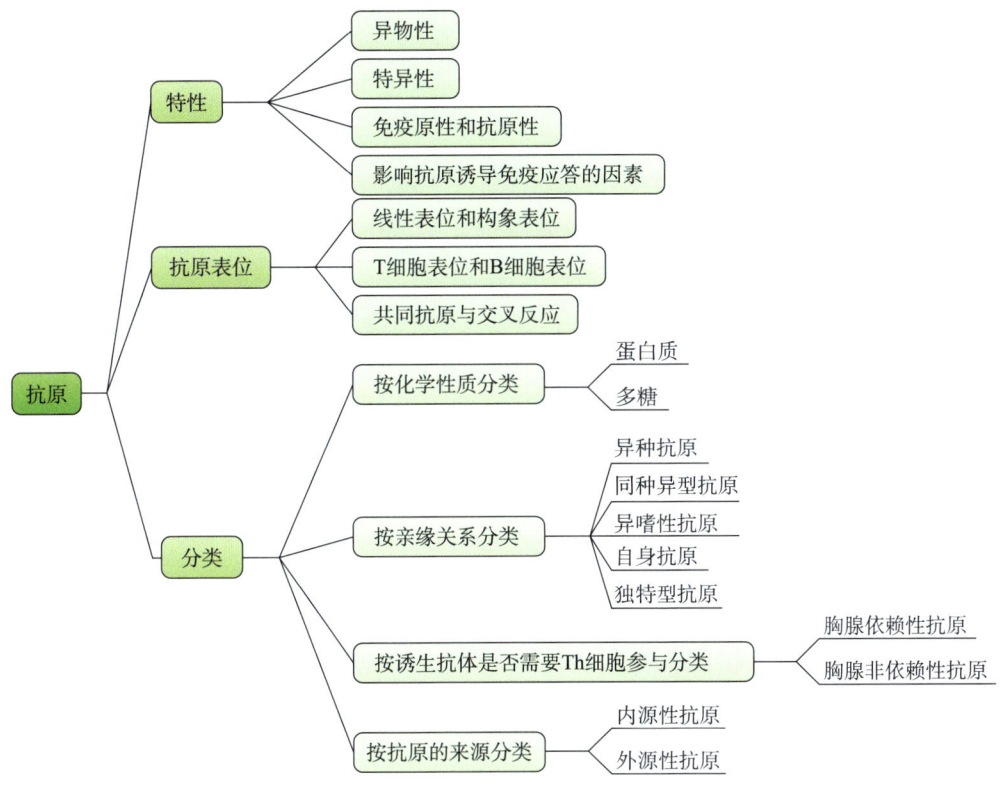

关键词

抗原　异物性　特异性　免疫原性　抗原性　免疫原　半抗原　胸腺依赖性抗原　胸腺非依赖性抗原　抗原提呈　抗原表位　共同表位

3.1 抗原的概念及性质

抗原（antigen）是指可被 T、B 淋巴细胞等免疫细胞识别，并启动免疫应答的物质，包括蛋白质、多糖、核酸、脂类及小分子化合物。抗原是诱导机体产生免疫应答的基本要素，机体免疫系统接受抗原的刺激，进而产生特异性抗体和致敏淋巴细胞的过程称为免疫应答。抗原一般具有两种性质：一是**免疫原性**（immunogenicity），即能与 B 细胞和 T 细胞表面受体结合，刺激细胞活化、增殖、分化，产生抗体和致敏淋巴细胞的能力；二是**抗原性**（antigenicity），即能特异性的与相应的免疫应答反应生成的抗体或致敏淋巴细胞结合的能力，又称为免疫反应性（immunoreactivity）。既具备免疫原性又具备免疫反应性的物质称为**免疫原**（immunogen），又称为完全抗原（complete antigen）。只具有免疫反应性而不具备免疫原性的物质称为**半抗原**（hapten），又称为不完全抗原（incomplete antigen）。当半抗原与大分子蛋白质或非抗原性的多聚赖氨酸等载体耦联或结合后，可获得免疫原性成为完全抗原，所形成的复合物具备了诱导发生免疫应答反应的能力。

3.1.1 抗原的异物性

抗原的**异物性**（foreignness）是抗原的重要特性，是指抗原能够被机体免疫系统识别为非己物质的特性。正常生理状况下，机体自身的组织和细胞不会引起免疫应答，只有异种物质才能诱导机体产生免疫应答。所以，异物性是一种物质成为抗原的重要条件。通常抗原来源与宿主种属关系越远，免疫原性越强；反之，种属关系越近免疫原性越弱。例如：各种病原体、动物蛋白质等对人是异物，是强抗原；鸭血清蛋白对家兔呈强免疫原性，而对鸡则呈弱免疫原性；啮齿类动物组织成分对小鼠是弱抗原，而对人则为强抗原。即使在同一种属中的不同个体之间也存在异物性，如不同人体之间的器官移植物具有很强的免疫原性。但异物性并不仅指异体成分，当机体自身成分发生改变的情况下，也可被机体视为异物而成为自身抗原；未发生改变的自身成分，若在胚胎期未与淋巴细胞充分接触，未诱导形成特异性免疫耐受，也具有免疫原性，如精子、脑组织、眼晶状体蛋白等在正常情况下被屏障隔离于免疫系统之外，但因外伤溢出接触淋巴细胞，也可被免疫细胞识别为异物。

知识窗

青霉素过敏反应

青霉素自身不具备免疫原性，是一种半抗原。其进入机体后形成的降解产物能够与机体内的组织蛋白质结合形成一种新的复合物——青霉噻唑蛋白。青霉噻唑蛋白是一种完全抗原，能够刺激人群中少数对其过敏的人体内产生特异性的抗体，进而诱导产生致敏反应。当青霉素再次进入机体后，即能够与抗体特异性结合，刺激肥大细胞和嗜碱性粒细胞释放一系列活性物质，诱发机体呼吸系统、循环系统和神经系统发生严重的功能障碍，严重时会导致死亡。

3.1.2 抗原的特异性

抗原的**特异性**（antigenic specificity）是指抗原刺激机体产生免疫应答及其与免疫应答产物发生反应所显示的专一性，即某一种特定的抗原只能刺激机体产生特异性的抗体或致敏淋巴细胞，且仅能与其诱导产生的抗体或淋巴细胞特异性结合。如接种伤寒疫苗（抗原）只能诱导机体产生针对伤寒杆菌的特异性抗体，这种抗体也只能与伤寒杆菌结合，而不能与结核分枝杆菌或者其他类型的抗原结合。抗原特异性是免疫学诊断与防治的重要理论依据。

3.1.3 影响抗原诱导免疫应答的因素

抗原诱导机体产生的特异性免疫应答的类型及强度受多种因素影响，但主要取决于抗原物质本身的理化特性、结构与构象及其作用于机体的方式等，也受机体遗传因素的影响。

（1）抗原分子的理化性质

① 化学性质　天然抗原大多数是大分子有机物。一般而言，蛋白质的免疫原性较强。多糖也是重要的抗原物质，纯化多糖、糖蛋白及脂多糖等都具有免疫原性。在自然界中，许多微生物有富含多糖的荚膜或胞壁，细菌内毒素也是一种脂多糖，一些血型抗原（如ABO血型）也是多糖。多糖结构复杂性取决于单糖的类型和数量。脂类和哺乳动物的细胞核成分如DNA、组蛋白等在通常情况下难以诱导免疫应答。但在某些特殊情况下，如肿瘤细胞或免疫细胞因过度活化发生凋亡后，其释放的染色质、DNA和组蛋白也具有免疫原性，能诱导生成相应的抗体。

② 相对分子质量大小　抗原的相对分子质量一般都在 10^4 以上，相对分子质量大于 10^5 的抗原为强抗原，相对分子质量小于 10^4 的抗原免疫原性较弱，甚至不具备免疫原性。一般而言，抗原的相对分子质量越大，结构越复杂，具备的免疫原性越强。

③ 结构的复杂性　相对分子质量大小并非决定免疫原性的绝对因素，分子结构的复杂性同样重

要。抗原的结构越复杂，其免疫原性也越强。明胶相对分子质量约为 1×10^5，但其免疫原性很弱，主要是由于明胶由直链氨基酸组成，缺乏芳香族氨基酸，分子稳定性差，如果在明胶分子中耦联上2%的酪氨酸，其免疫原性明显增强。胰岛素相对分子质量虽然仅为 5.7×10^3，但其序列中含有复杂的芳香族氨基酸，所以表现出很强的免疫原性。

④ 分子构象（conformation） 抗原分子的空间构象在很大程度上影响抗原的抗原特异性。某些抗原分子在天然状态下可以诱导生成特异性抗体，但在变性改变构象后，失去了诱导生成抗体的能力。例如，虽然氨苯磺酸、氨苯砷酸和氨苯甲酸在结构上相似，仅有一个基团的差异，均可诱导生成特异性抗体，但抗氨苯磺酸抗体仅与氨苯磺酸高度结合，与相似的氨苯砷酸和氨苯甲酸只发生中等和弱反应（表3–1），表明化学基团结构可影响抗原的抗原性。即使均为氨苯磺酸，但抗间位氨苯磺酸抗体只对间位氨苯磺酸产生强反应，对邻位氨苯磺酸和对位氨苯磺酸仅呈弱或无反应，提示化学基团的位置也影响抗原的免疫原性与抗原性（表3–2）。同样抗右旋、抗左旋和抗消旋酒石酸的抗体也仅对相应旋光性的酒石酸起反应，说明空间构象也显著影响抗原表位的免疫原性与抗原性。

表3–1 化学基团的性质对抗原特异性的影响

半抗原		反应强度
氨苯磺酸	(NH₂–C₆H₄–SO₃H)	+++
氨苯砷酸	(NH₂–C₆H₄–AsO₃H)	+
氨苯甲酸	(NH₂–C₆H₄–COOH)	+/–

表3–2 化学基团的位置对抗原特异性的影响

半抗原		反应强度
间位氨苯磺酸	(间位)	+++
对位氨苯磺酸	(对位)	+/–
邻位氨苯磺酸	(邻位)	++

⑤ 易接近性（accessibility） 是指抗原在空间上被B细胞受体（BCR）所接近的程度。抗原分子中关键氨基酸残基所处侧链位置的不同可影响抗原与BCR的空间结合，从而影响抗原的免疫原性。如图3–1所示，氨基酸残基在侧链的位置不同（A与B相比），其免疫原性也不同；B和C相比，因为氨基酸残基侧链间距不同，使BCR可接近性不同，所以免疫原性也不同。抗原氨基酸残基的位置和间距决定了该抗原的免疫原性。以多聚赖氨酸为骨架、以多聚丙氨酸、酪氨酸和谷氨酸为侧链，组成抗原分子，结果当酪氨酸和谷氨酸残基在侧链的外侧时，该抗原具有较强的免疫原性（图3–1A），而当酪氨酸和谷氨酸残基位于侧链内侧时，其免疫原性则较弱或无（图3–1B）；但是，若将各侧链的间距拉大，尽管酪氨酸和谷氨酸残基位于侧链内侧，但

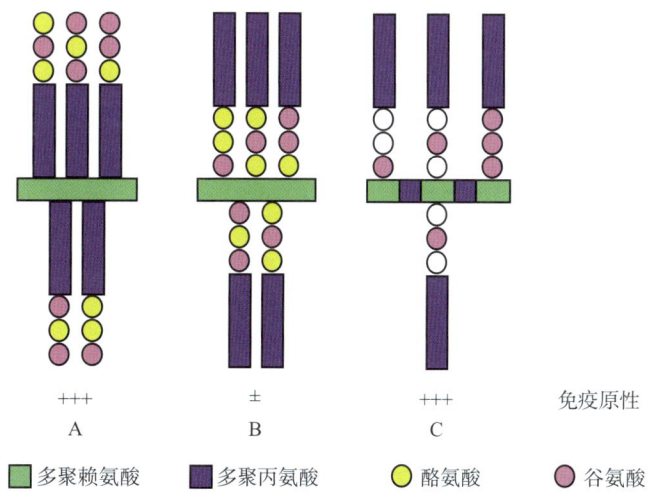

图3–1 抗原氨基酸残基的位置和间距与免疫原性的关系

其免疫原性仍较强（图 3-1C）。

（2）宿主方面的因素

① 遗传因素　机体对抗原的应答能力受多种遗传基因特别是主要组织相容性复合体（MHC）基因的控制。研究发现，不同遗传背景的小鼠对特定抗原的应答能力不同，对某一抗原呈高反应的小鼠品系对其他抗原可能呈低反应性。不同遗传背景的豚鼠对白喉杆菌的抵抗力各异，且有遗传性。多糖抗原对人和小鼠具有免疫原性，而对豚鼠则无免疫原性。在诸多遗传因素中，MHC 是控制个体免疫应答质和量的关键因素。MHC 基因多态性及其他免疫调控基因差异导致了个体对同一抗原的免疫应答与否及应答的程度不同。不同遗传背景的小鼠以及人群中的不同个体，由于 MHC 基因呈现高度多态性，导致对抗原分子的结合各异，进而导致 T 细胞与 B 细胞免疫应答的差异，显示对同一抗原的应答能力不同。

② 年龄、性别与健康状态　一般来说青壮年个体比幼年和老年个体对抗原的免疫应答强；新生动物或婴儿对多糖类抗原不应答，故易引起细菌感染。雌性比雄性动物诱导抗体的能力强，但怀孕个体的应答能力受到显著抑制，同时发生由自身抗体介导的自身免疫病的概率也增高。感染或免疫抑制剂都能干扰和抑制机体对抗原的应答。

（3）抗原进入机体的方式

抗原进入机体的数量、途径、次数、两次免疫的间隔时间，以及免疫佐剂的应用和佐剂类型等均可显著影响机体对抗原的免疫应答。一般而言，适中的抗原剂量可诱导免疫应答，而过低和过高的抗原剂量可诱导免疫耐受；皮内注射和皮下免疫途径容易诱导免疫应答，肌内注射次之，而静脉注射效果较差，口服免疫则易诱导免疫耐受。合理的间隔（如 1～2 周）免疫可诱导较强的免疫应答，频繁注射抗原则可能诱导免疫耐受。不同类型的免疫佐剂可显著改变免疫应答的强度和类型，例如弗氏佐剂主要诱导 IgG 类抗体产生，明矾佐剂则易诱导 IgE 类抗体产生。

3.2　抗原表位

机体免疫细胞对抗原的识别，以及免疫应答反应生成的效应产物与抗原的结合都决定于抗原分子中某些特殊化学基团，称之为**抗原表位**（epitope），又称抗原决定簇（antigenic determinant）。抗原表位是抗原分子决定抗原特异性的分子结构基础，是抗原与 T/B 淋巴细胞表面受体（TCR/BCR）或抗体特异性结合的最小结构与功能单位。表位通常由 5～17 个氨基酸残基组成，也可由 5～7 个多糖残基或核苷酸组成。一个抗原分子中能与抗体结合的抗原表位总数称为抗原结合价（antigenic valence）。天然蛋白质大分子通常为多价抗原，含多种、多个抗原表位，可诱导机体产生含有多种特异性抗体的多克隆抗体。一个半抗原相当于一个抗原表位，仅能与 TCR/BCR 或抗体分子的一个结合部位结合。

3.2.1　线性表位和构象表位

抗原表位一般是抗原分子通过共价结构（covalent structure）和非共价折叠（non-covalent folding，即构象）两种方式形成。因此，根据抗原表位的构成不同可将其分为线性表位（linear epitope）和构象表位（conformational epitope）。

线性表位又称为顺序表位，是由序列上相连接的一些氨基酸残基通过共价结构连接而成的（图 3-2 中 E1 和 E3）。线性表位多位于抗原分子内部，经抗原提呈细胞（APC）加工处理后，能以抗原肽-MHC 分子复合物的形式表达于 APC 表面，供 T 细胞识别。T 细胞识别的抗原表位均为线性表位。B 细胞也可识别线性表位，但是这种线性表位存在于抗原分子表面，而不是存在于抗原分子内部。

构象表位又称为非线性表位，是由序列上不相连续的多肽或多糖，通过空间构象形成的具有三维结构的表位（图 3-2 中 E2）。构象表位通常位于抗原分子表面，是 B 细胞和抗体识别结合的位点。构象表位在抗原分子降解后失去其功能性。糖类和磷脂类物质的抗原表位通常是通过共价结构连接形成的，归属于线性表位。而蛋白质类物质的抗原表位则通过两种方式构成，既有线性表位也有构象表位。抗体与抗原结合部位通常是由 6 个氨基酸残基构成的线性表位。位于天然蛋白质表面的线性表位易接近抗体，能够与抗体结合。但是大多数线性表位是位于天然蛋白质的内部，不易接近抗体，只有蛋白质变性后，才能与抗体结合。

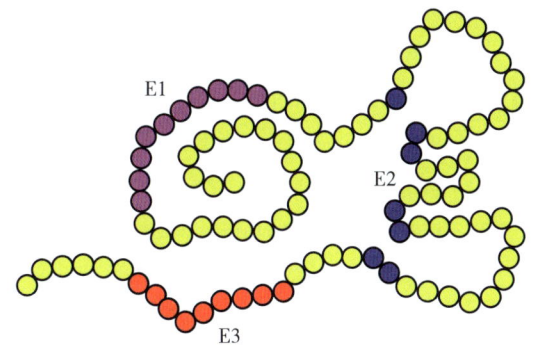

图 3-2　抗原分子中的线性表位和构象表位

3.2.2　T 细胞表位和 B 细胞表位

根据 TCR 和 BCR 对表位识别的不同，可将抗原表位分为 T 细胞表位和 B 细胞表位两类。能够被 TCR 识别的表位称为 T 细胞表位。T 细胞表位是通过 MHC 分子提呈的，$CD8^+$ T 细胞表达的 TCR 所识别的表位由 MHC I 类分子提呈，而 $CD4^+$ T 细胞表达的 TCR 所识别的表位由 MHC II 类分子提呈。能够被 BCR 识别并与特异性抗体结合的表位称为 B 细胞表位。T 细胞表位和 B 细胞表位的区别见表 3-3。

表 3-3　T 细胞表位和 B 细胞表位的比较

	T 细胞表位	B 细胞表位
识别表位受体	TCR	BCR
MHC 分子参与	必需	不需要
表位性质	主要是线性短肽	天然多肽、多糖、脂多糖、有机化合物
表位大小	8～12 个氨基酸（$CD8^+$ T 细胞） 12～17 个氨基酸（$CD4^+$ T 细胞）	5～15 个氨基酸，或 5～7 个单糖、核苷酸
表位类型	线性表位	构象表位或线性表位
表位位置	抗原分子任意部位	抗原分子表面

3.2.3　共同抗原与交叉反应

天然抗原为多价抗原，有多种功能性抗原表位。不仅同一种抗原分子存在相同的表位，不同种抗原分子（两种或两种以上）之间也存在某些相同或相似的抗原表位，那么由这两种抗原刺激机体产生的抗血清（抗体）不但能与诱导它们产生的抗原特异性结合，而且能与含有相同或相似抗原表位的其他抗原发生反应，但反应强度明显减弱。免疫学中，将这种不同抗原分子间具有的相同或相似的抗原表位称为共同抗原（common antigen）或交叉抗原（cross antigen）。出现于亲缘关系很近的生物之间的共同抗原称为类属抗原（group antigen），出现于不同种属生物之间的共同抗原称为异嗜性抗原（heterophil antigen）。某种抗血清（抗体）与具有某种相同或相似抗原表位的其他抗原发生的反应，称为交叉反应（cross reaction）。例如，A 族溶血性链球菌刺激机体产生的抗体不但能够与 A 族溶血性链球菌的表面成分结合，还可以与肾小球基底膜等自身组织发生结合，引起 II 型超敏反应，导致急性肾小球肾炎。此外，人接种牛痘疫苗预防天花的机理就在于共同抗原和交叉反应的存在，由于牛痘病毒与人天花病毒之间存在共同抗原，可引起免疫交叉反应，所以接种牛痘病毒后刺激机体产生的抗体可以与人天花病毒结合进而诱导杀伤天花病毒。

发现之路 3-1
牛痘疫苗的发现

3.3 抗原的分类

抗原的种类繁多，来源广泛，化学组成性质各异，物理性状不一，诱导产生免疫应答反应途径也不同。根据不同分类原则可将抗原分为不同种类。

3.3.1 根据化学性质不同分类

构成完全抗原的化学物质主要为蛋白质和多肽及其类似物，部分大分子多糖也属于完全抗原。而构成半抗原的物质则相对复杂，大多数相对分子质量较小的多糖和类脂都属于半抗原。此外，核酸和小分子化合物属于半抗原。根据抗原化学性质的不同，可将抗原分为以下几类。

（1）蛋白质

此类抗原常见于异种动物血清、细菌外毒素、病毒蛋白质、移植抗原、Rh血型抗原和肿瘤抗原等。

临床上常用的抗毒素，如破伤风抗毒素、白喉抗毒素等即为异种动物血清制品，一般都是以其类毒素免疫马后分离血清得到的。抗毒素血清自身对于人而言具有良好的免疫原性，在中和进入机体的相应的类毒素的同时，也会作为抗原刺激机体产生免疫应答反应，诱导生成IgE。当机体再次接触到马血清时，可发生血清过敏性休克等，严重时会导致死亡。

外毒素（exotoxin）是某些细菌在生长代谢过程中分泌到菌体外的毒性物质，其化学成分为蛋白质，具有良好的免疫原性，会对机体产生较强的毒性。外毒素经过甲醛处理后，会失去毒性而保留免疫原性和抗原性，即为类毒素。以类毒素刺激机体能够诱发免疫应答反应，生成相应的抗毒素抗体，所以类毒素可以作为免疫原用于免疫预防接种。

病毒蛋白质是病毒的主要组成成分，具有较强的免疫原性，能够刺激机体产生免疫应答反应。病毒进入机体后可被B细胞识别，主要识别抗原为病毒的包膜糖蛋白、衣壳蛋白和核心蛋白等多种病毒蛋白质成分。病毒蛋白质经蛋白酶水解后生成的抗原肽可被MHC I类分子提呈给T细胞，诱发细胞免疫应答反应，清除病毒及其感染的细胞。

Rh血型抗原是表达于人类红细胞上的一种跨膜蛋白。由于与恒河猴（*Rhesus macacus*）红细胞上的跨膜蛋白分子同源，所以称为Rh抗原。我国汉族人口99%以上为Rh阳性血型。Rh抗原具有较强的免疫原性，特殊情况下会导致严重的新生儿溶血反应。

> 知识拓展 3-1
> 新生儿Rh血型不合溶血病

肿瘤抗原是指肿瘤发生、发展过程中出现的新抗原（neoantigen）物质的总称。肿瘤发生和发展过程中由于基因突变或正常沉默基因的激活都可以产生新的蛋白质分子。这些蛋白质在细胞内降解后，某些降解的短肽可与MHC I类分子在内质网中结合，表达于细胞表面，成为被$CD8^+$ T细胞识别和杀伤的肿瘤特异性抗原。此外，某些肿瘤细胞在恶变后，可使正常情况下处于隐蔽状态的抗原表位暴露出来，成为肿瘤相关抗原，可被B细胞识别产生抗肿瘤抗体。目前已在动物自发性肿瘤和人类肿瘤细胞表面都发现了肿瘤抗原。一般将肿瘤抗原分为肿瘤特异性抗原和肿瘤相关抗原两类。肿瘤特异性抗原（tumor specific antigen，TSA）是指只存在于某种肿瘤细胞表面而不存在于正常细胞的新抗原，它们只能被$CD8^+$ T细胞所识别，而不能被B细胞识别，因此是诱发T细胞免疫应答的主要肿瘤抗原。肿瘤相关抗原（tumor associated antigen，TAA）是指一些肿瘤细胞表面糖蛋白或糖脂成分，它们在正常细胞上有微量表达，但在肿瘤细胞表达明显增高，此类抗原一般可被B细胞识别并产生相应的抗体。

（2）多糖

多糖抗原可以多种形式存在。例如，可独立存在的细菌荚膜多糖，以肽聚糖、脂多糖形式存在的细菌细胞壁组分，以多肽寡糖形式存在的血型抗原等。

细菌的荚膜多糖一般含有多个重复的B细胞表位，免疫原性较弱，可直接激活B细胞生成相应的抗体。肽聚糖则多见于革兰氏阳性细菌中，是其细胞壁的主要组成成分，具有较强的免疫原性。脂多糖则是革兰氏阴性细菌细胞壁的主要组成成分，由类脂、核心多糖和特异性多糖组成。脂多糖进入机体后可引起发热反应。B 细胞表面受体识别脂多糖并与其结合后，可激活 B 细胞，诱发免疫应答反应，生成相应的抗体。

人类的 ABO 血型抗原是一种多肽寡糖抗原，表达于红细胞表面，其抗原表位存在于寡糖链上，决定抗原的特异性。而连接在寡糖链上的多肽起到抗原载体的作用，决定了寡糖链抗原表位的免疫原性。人类 ABO 血型抗原的合成受到 A、B 和 H 这 3 个复等位基因的控制，A 和 B 基因为显性，H 基因为隐性。在 ABO 血型抗原的多肽骨架上有一个共同的寡糖前体物，在 H 基因编码的 L-岩藻糖转移酶催化下，可将岩藻糖（Fuc）连接到寡糖前体物末端的 D-半乳糖（Gal）残基上，从而产生 H 特异性，形成 H 血型物质，此时为 O 型血。当 H 物质形成后，A 和 B 基因才能分别发挥各自的作用。A 基因编码 N-乙酰半乳糖胺转移酶，可将 N-乙酰半乳糖胺（NAGA）附加到 H 血型物质的 D-半乳糖残基上，从而形成 A 血型物质（A 抗原），此时个体为 A 型血。B 基因可编码半乳糖转移酶，能将另外一个 D-半乳糖连接到 H 血型物质的 D-半乳糖残基上，从而形成 B 血型物质（B 抗原），此时个体为 B 型血。若红细胞上同时具有 A 和 B 血型物质（A 和 B 抗原），则为 AB 型血。ABO（H）血型物质不仅存在于人红细胞膜上，还存在于胃、十二指肠、胰腺、胆囊等组织细胞上。此外，在唾液、精液和胆汁等体液中也有检出。

3.3.2 根据抗原与机体的亲缘关系分类

根据抗原与机体的亲缘关系，可将抗原分为以下几类。

（1）异种抗原

异种抗原（xenogeneic antigen）是指来自不同种属的抗原，如病原微生物及其代谢产物、动物器官和组织、动物抗血清（抗体）及植物蛋白质等，对人而言均为异种抗原。以病原微生物为例，如细菌、病毒、衣原体和螺旋体等，虽然其结构简单，但是其化学组成成分比较复杂，含有多抗原表位的蛋白质复合体，所以对人体有很好的免疫原性，将其以疫苗方式进行预防注射，可诱导机体对相应病原微生物感染产生有效的免疫保护。

（2）同种异型抗原

同种异型抗原（allogenic antigen）是指同一种属中不同个体间存在的不同抗原，也称为同种抗原或同种异体抗原。人类中常见的同种异型抗原有血型（红细胞）抗原和人主要组织相容性抗原（即人白细胞抗原，HLA）。目前已发现有 40 余种红细胞血型抗原系统，其中与临床关系密切的有 ABO 系统和 Rh 系统。HLA 是人体最为复杂的同种异型抗原系统，在人群中具有高度多态性，成为个体区别于他人的独特的遗传标志，是介导人体间组织器官移植排斥反应的主要因素。

> 知识拓展 3-2
> ABO 血型不合引起的输血反应

（3）自身抗原

自身抗原（autoantigen）是指能够诱导机体发生免疫应答或免疫性疾病的自身组织成分，主要包括隐蔽或改变的自身抗原。正常情况下，机体对自身组织细胞表达的抗原不会产生免疫应答，即自身耐受。但是在感染、理化因素、某些药物等影响下，自身组织细胞抗原发生改变和修饰，或者外伤导致的免疫隔离抗原的释放，可使自身来源抗原成为自身抗原，诱导特异性自身免疫应答。

a. 隐蔽抗原（sequestered antigen） 正常情况下，体内与免疫系统相对隔绝，即从未与免疫细胞接触过的某些自身组织成分。在外伤、感染或手术不慎等情况下，隐蔽抗原释放，进入血液或淋巴液后，被相应 T、B 淋巴细胞识别，即可产生针对隐蔽抗原的自身免疫应答或诱发自身免疫性疾病。例如，精子与血液接触后可刺激机体产生抗精子抗体，从而引发自身免疫性睾丸炎，导致男性不育。

b. 改变或修饰的自身抗原 在病原微生物感染和某些物理因素（如辐射）和化学因素（如药物）影响下，自身组织结构发生改变，形成新的抗原表位或使隐蔽抗原表位暴露成为功能性表位，即可刺激机体产生免疫应答，重者可引发自身免疫性疾病，如服用甲基多巴类药物引起的自身免疫性溶血性贫血等。

（4）异嗜性抗原

异嗜性抗原（heterophilic antigen）是指存在于人类及其他动物，以及微生物等不同种属之间的共同抗原。最初由 J. Forssman 发现，所以也称为 Forssman 抗原。例如，溶血性链球菌的表面成分与人肾小球基底膜及心肌组织存在共同抗原，故链球菌感染机体产生的抗体可与具有共同抗原的心、肾组织发生交叉反应，导致肾小球肾炎或心肌炎；大肠杆菌 O_{14} 型脂多糖与人结肠黏膜存在共同抗原，可导致溃疡性结肠炎的发生。

（5）独特型抗原

独特型抗原（idiotypic antigen）是一种特殊的自身抗原，存在于抗体分子的超变区。某种抗原刺激机体 B 细胞产生的抗体，也可能刺激机体内其他 B 细胞产生抗体，即具备了免疫原性，这是由于抗体（IgG）或 TCR/BCR 的可变区内存在具有独特空间构型的氨基酸序列，称为互补决定区（CDR）。每种特异性抗体、TCR、BCR 的 CDR 各不相同，因此也可作为抗原诱生特异性抗体。抗体中这种独特的氨基酸序列所组成的抗原表位称为独特型抗原，由这种抗原所诱生的抗体（即抗抗体）称为抗独特型抗体。

3.3.3 根据诱生抗体时是否需要 Th 细胞参与分类

根据抗原刺激机体产生抗体时是否需要 Th 细胞的辅助，可将抗原分为两类：胸腺依赖性抗原和胸腺非依赖性抗原。

（1）胸腺依赖性抗原

胸腺依赖性抗原（thymus dependent antigen，TD-Ag）刺激 B 细胞产生抗体时依赖于 T 细胞辅助，故又称 T 细胞依赖抗原。绝大多数蛋白质抗原如病原微生物、血细胞、血清蛋白等均属 TD-Ag。B 细胞通过 BCR 识别抗原的 B 细胞表位，内吞并将抗原降解成短肽，通过与 MHC Ⅱ类分子结合，提呈给 Th 细胞识别，为 B 细胞活化提供刺激信号。诱导 B 细胞活化可产生免疫记忆。先天性胸腺缺陷和后天性 T 细胞功能缺陷的个体，TD-Ag 诱导机体产生抗体的能力明显低下。

（2）胸腺非依赖性抗原

与 TD-Ag 不同，**胸腺非依赖性抗原**（thymus independent antigen，TI-Ag）刺激机体产生抗体时不需要 T 细胞的辅助，又称 T 细胞非依赖性抗原。TI-Ag 可分为 TI-1 Ag 和 TI-2 Ag。TI-1 Ag 具有 B 细胞多克隆激活作用，如细菌脂多糖（LPS），成熟或未成熟 B 细胞均可对其产生应答；TI-2Ag，如肺炎球菌荚膜多糖、聚合鞭毛素等，仅能刺激成熟 B 细胞。婴儿和新生动物 B 细胞发育不成熟，故对 TI-2 Ag 不应答或低应答，但对 TI-1 Ag 仍能应答。TD-Ag 与 TI-Ag 的区别详见表 3-4。

表 3-4 TD-Ag 与 TI-Ag 的特性比较

	TD-Ag	TI-Ag
组成	B 细胞和 T 细胞表位	重复 B 细胞表位
T 细胞辅助	必需	不需要
免疫应答类型	体液免疫和细胞免疫	体液免疫
抗体类型	多种	IgM
免疫记忆	有	无

3.3.4 根据抗原的来源分类

根据抗原是在抗原提呈细胞内合成的还是来自外源的不同来源方式，可将抗原分为内源性抗原

(endogenous antigen)和外源性抗原(exogenous antigen)两类(图3-3)。

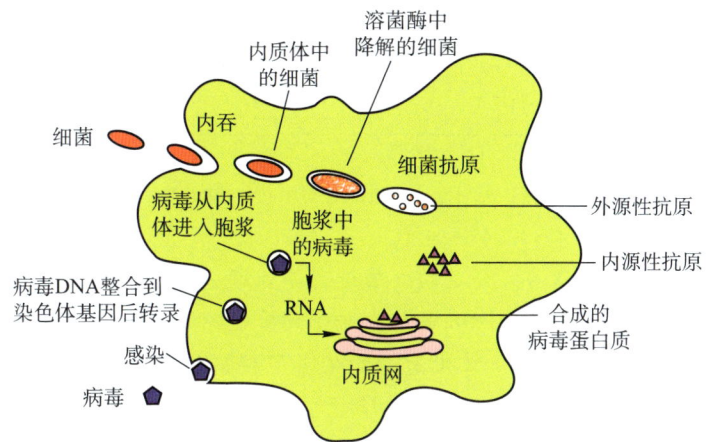

图3-3 外源性抗原和内源性抗原的产生

内源性抗原是指在抗原提呈细胞(APC)内新合成,存在于胞质内的蛋白质抗原。此类抗原在胞质内被加工处理为抗原肽,与MHC Ⅰ类分子结合成复合物,提呈于APC表面,被CD8$^+$ T细胞的TCR所识别。病毒感染细胞和肿瘤细胞等靶细胞可用这种方式将病毒抗原和肿瘤相关抗原提呈给CD8$^+$ T细胞,刺激其活化并杀伤靶细胞。因此,该类抗原也被称为MHC Ⅰ类分子提呈的抗原,其抗原识别受到MHC Ⅰ类分子限制。

外源性抗原是指抗原提呈细胞从胞外摄取,存在于细胞囊膜系统内的蛋白质抗原。细菌蛋白质等外来抗原通过胞吞、胞饮和受体介导内吞等作用进入机体APC细胞内,在溶酶体中被降解为抗原肽并与MHC Ⅱ类分子结合为复合物,提呈于APC表面,被CD4$^+$ T细胞的TCR所识别。经专职抗原提呈细胞摄取、处理、提呈的外源蛋白质都属于此类,其抗原识别受到MHC Ⅱ类分子限制。

3.3.5 其他分类

除上述抗原分类方式之外,根据抗原产生方式的不同,可将抗原分为天然抗原和人工抗原;根据物理性状不同,可分为颗粒性抗原和可溶性抗原;根据抗原来源及其与疾病的相关性,可分为移植抗原、肿瘤抗原、自身抗原等,能诱导变态反应(过敏反应)的抗原又称为变应原(allergen)或过敏原;可诱导机体产生免疫耐受的抗原又称为耐受原(tolerogen)。

开放讨论题

1. 肿瘤相关抗原和肿瘤抗原表位多肽如何应用于肿瘤治疗和诊断?
2. 基于共同抗原和交叉反应开发的疫苗有哪些?

思考题

1. 总结抗原的基本特性。
2. 试述决定抗原特异性的结构基础。

3. 为什么抗原氨基酸的位置和间距不一样，免疫原性就会有差异？
4. 试述如何从肿瘤细胞中分离得到特定肿瘤相关抗原。

📚 推荐阅读

- STREBHARDT K, ULLRICH A. Paul Ehrlich's magic bullet concept: 100 years of progress [J]. Nature Reviews Cancer, 2008, 8 (6): 473-480.

  点评：该论文对近百年来肿瘤治疗药物的发展进行了回顾。近年来，随着分子生物学和基因诊断技术的飞速发展，肿瘤治疗的"个性化"方案越来越受到重视，而个性化治疗的基础之一就是肿瘤特异抗原和肿瘤相关抗原个体表达差异。该文有助于读者了解抗原的重要性及其在临床研究中的重要作用。

- DOOLAN D L, SOUTHWOOD S, FREILICH D A, et al. Identification of *Plasmodium falciparum* antigens by antigenic analysis of genomic and proteomic data [J]. Proc Natl Acad Sci, 2003, 100 (17): 9952-9957.

  点评：该论文通过基因组学和蛋白质组学方法对疟原虫抗原进行了全面鉴定和分析，确定了在疟疾发病中起到关键作用的多种抗原。该文能使得读者对目前抗原研究的方法和手段有初步了解，加深对疾病相关抗原的认识。

网上更多学习资源……

◆ 教学课件　　◆ 自测题　　◆ 参考文献

（陈鲤翔、王婷）

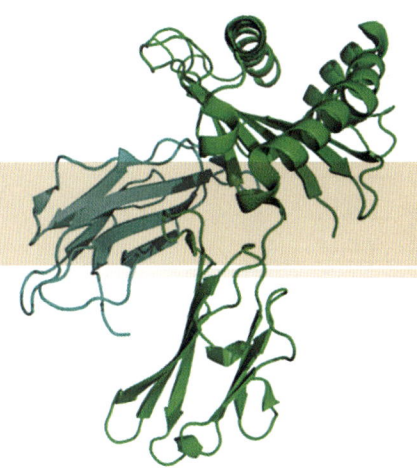

4 抗 体

- 4.1 抗体的基本结构与功能
  抗体的基本结构；抗体的功能

- 4.2 抗体的分类与多样性
  抗体的分类；抗体的多样性

- 4.3 免疫球蛋白超家族
  免疫球蛋白超家族的组成；免疫球蛋白超家族的特点

抗体是介导体液免疫的重要效应分子，是B细胞接受抗原刺激后增殖、分化为浆细胞产生的糖蛋白。抗体的基本结构为由2条轻链和2条重链组成的"Y"字形的四肽链，可被蛋白酶水解为不同片段，如Fab、Fc或F(ab')$_2$。抗体可变区的功能为识别及结合抗原，且决定抗体识别的特异性；而恒定区则与抗体的效应功能相关。抗体分为IgG、IgM、IgA、IgD和IgE 5类，其中IgG是血清抗体的主要成分，能够穿过胎盘。抗体多样性的基础主要源于免疫球蛋白胚系基因不同片段的重排。

免疫球蛋白超家族成员是指一类氨基酸组成存在一定同源性，结构与免疫球蛋白折叠结构相似，广泛参与细胞间相互识别、结合及黏附的蛋白质分子的总称。这些成员可能从同一原始祖先基因经复制和突变衍生而来。

知识导图

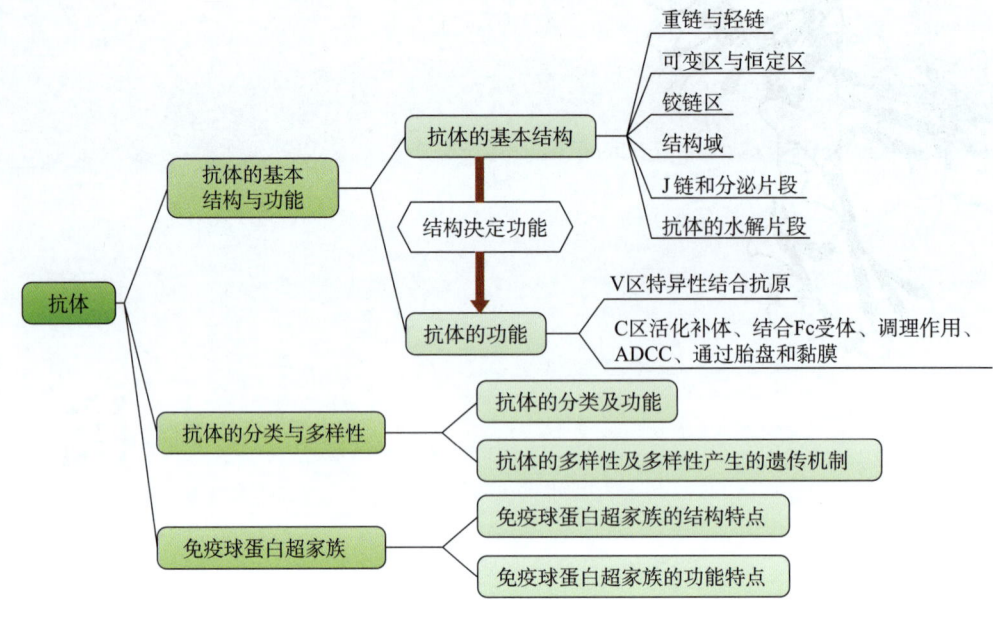

关键词

抗体　免疫球蛋白　可变区　恒定区　免疫球蛋白超家族　同种型　同种异型　独特型

4.1 抗体的基本结构与功能

抗体（antibody，Ab）是 B 细胞接受抗原刺激、增殖分化为浆细胞后所产生的糖蛋白，是介导体液免疫的重要效应分子，主要存在于血清和组织中。

早在 1890 年，德国科学家 Emil A. von Behring 和日本科学家 Shibasaburo Kitasato 用白喉外毒素（diphtherotoxin）给动物注射后，动物产生了对白喉毒素的抵抗力；研究发现，在动物血清中存在一种能中和外毒素的物质，命名为抗毒素（antitoxin）。将这种血清注入另一正常动物，可使该动物免受白喉毒素的侵害，随后引入"抗体"一词来泛指抗毒素类物质。1937 年，A. Tiselius 和 E. A. Kabat 用电泳方法将血清蛋白分为清蛋白、α1、α2、β 及 γ 球蛋白等组分，发现抗体活性主要存在于 γ 区，故相当长一段时间内，抗体又被称为 γ 球蛋白。1968 年，世界卫生组织和国际免疫学会联合会决定，将具有抗体活性或化学结构与抗体相似的球蛋白统一命名为**免疫球蛋白**（immunoglobulin，Ig）。Ig 有分泌型（secreted Ig，sIg）和膜型（membrane Ig，mIg）两类，前者主要存在于体液，具有抗体的各种免疫功能；后者构成 B 细胞的抗原受体（BCR）。所有的抗体都是免疫球蛋白，但并非所有的免疫球蛋白都具有抗体的功能与活性。例如，骨髓瘤蛋白，巨球蛋白血症、冷球蛋白血症患者血清中存在的异常免疫球蛋白，以及正常人天然存在的免疫球蛋白亚单位等，其化学结构虽然与抗体相似，但不具有抗体的活性。免疫球蛋白的概念着重于强调化学结构，而抗体的概念则偏重于生物学功能。除了上述特例的免疫球蛋白外，抗体和免疫球蛋白这两个术语习惯上是通用的。

> 知识拓展 4-1
> 正常人血液电泳图

4.1.1 抗体的基本结构

（1）重链与轻链

X射线晶体衍射结构分析发现，免疫球蛋白分子的基本结构是四肽链，即由两条相同的相对分子质量较小的轻链（light chain，L链）和两条相同的相对分子质量较大的重链（heavy chain，H链）组成。L链与H链通过二硫键连接形成一个四肽链分子，称为Ig分子的单体，为"Y"字形结构，是构成免疫球蛋白分子的基本结构（图4-1）。免疫球蛋白中4条肽链两端游离的氨基或羧基的方向是一致的，分别被命名为氨基端（N端）和羧基端（C端）。

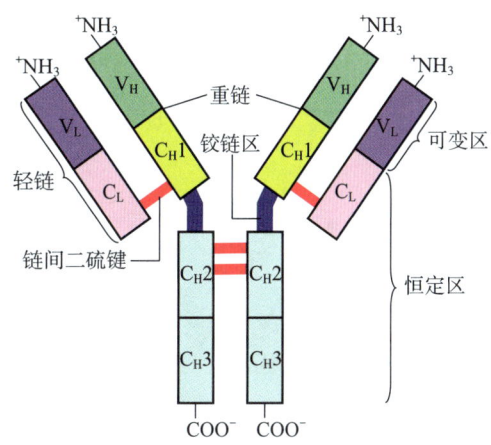

图4-1 免疫球蛋白的基本结构

① 重链 重链的相对分子质量为$(55 \sim 75) \times 10^3$，大小约为轻链的2倍，含450~550个氨基酸残基。不同免疫球蛋白由于其H链恒定区氨基酸组成和排列顺序的不同，其抗原性也不相同。据此，可将免疫球蛋白的H链分为5种，即γ链、μ链、α链、δ链和ε链，H链的抗原性决定了免疫球蛋白的类（class）或同种型（isotype），这5种H链分别与不同的L链（κ或λ链）组成完整免疫球蛋白分子的类或同种型，分别是IgG、IgM、IgA、IgD和IgE。

知识窗

抗毒素的发现

1901年，首届诺贝尔生理学或医学奖授予了德国科学家Emil A. von Behring，因其发现了"抗毒素"，并用动物血清治疗白喉患者取得巨大成功。"抗毒素"即免疫学上"抗体"概念的雏形。

Behring是德国细菌学家和免疫学家，从事结核、白喉等传染病的研究。与同事合作研究发现，给动物注射白喉毒素，并逐渐加大剂量后，动物血清中会产生一种能抵抗白喉的特异性物质，具有中和毒素的作用，称为抗毒素。1891年，他用白喉抗毒素血清治疗白喉患儿并获得成功，该方法很快得到推广，开创了血清疗法的先例，使白喉死亡率大为降低。他还证明，用非致死量的破伤风毒素多次给动物注射后，其血清对破伤风毒素有特异性中和作用，将此血清注射给其他动物也可使之对破伤风获得免疫，据此他又研制成功破伤风免疫血清，并于第一次世界大战期间用于战伤，获得良好效果。

② 轻链 轻链的相对分子质量约2.5×10^4，约含210个氨基酸残基。轻链可分为两种：κ（kappa）链和λ（lamda）链，这两种轻链决定了Ig的型别（type）。一个天然的Ig分子2条轻链总是相同的，但在同一个体内可存在分别带有κ或λ链的抗体分子。5类免疫球蛋白中的每一类都可以具有κ或λ链，两型轻链在功能上没有差异。不同种属生物体内两型轻链的比例不同，正常人血清免疫球蛋白κ链：λ链约为2:1，而在小鼠的比例为20:1。同一物种中κ链：λ链比例的异常可能是免疫系统异常的一个标志。

（2）可变区与恒定区

氨基酸序列分析表明，同类重链和同型轻链的近N端约110个氨基酸序列的变化很大，其他部分的氨基酸序列相对恒定。将氨基酸序列变化相对较大的区域称为**可变区**（variable region，V），氨基酸序列较保守的区域称为**恒定区**（constant region，C）。

① 可变区 H和L链上都有可变区，分别称为重链可变区（variable region of heavy chain，V_H）及轻链可变区（variable region of light chain，V_L）。V_H和V_L分别占重链的1/4和1/2，V_H和V_L各有3

个区域的氨基酸组成和排列顺序高度变化，称为高变区（hypervariable region，HVR）或互补决定区（complementarity determining region，CDR），分别为CDR1、CDR2和CDR3。CDR以外区域的氨基酸组成和排列顺序相对不易变化，称为骨架区（framework region，FR）。V_H和V_L共组成4个FR（分别为FR1、FR2、FR3和FR4）和3个CDR。V_H和V_L的3个CDR共同组成Ig的抗原结合部位（antigen-binding site，ABS），识别及结合抗原，并决定抗体识别的特异性（图4-2）。

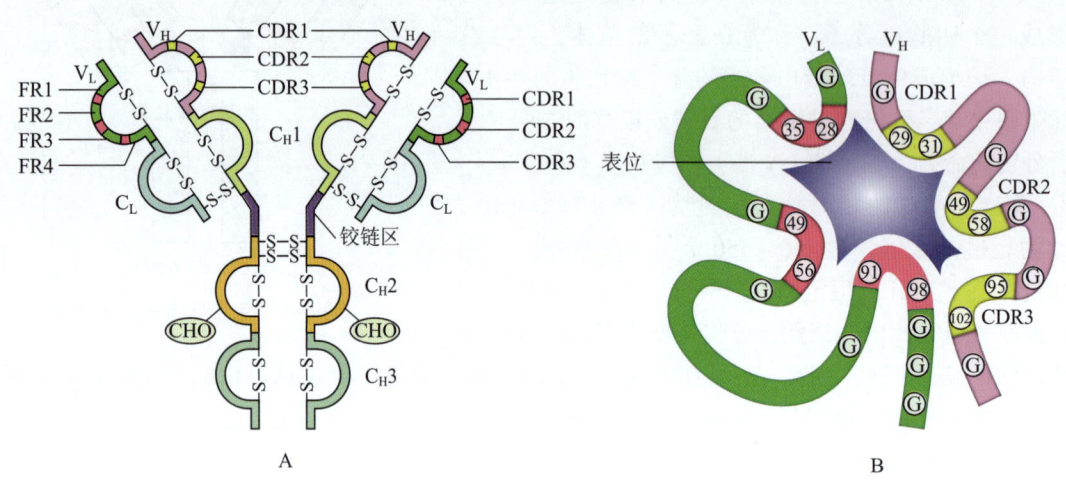

图4-2　免疫球蛋白的可变区

A. 免疫球蛋白的高变区；B. 高变区结构模式图

② 恒定区　恒定区位于L链靠近C端的1/2和H链靠近C端的3/4区域，分别称为轻链恒定区（constant region of light chain，C_L）及重链恒定区（constant region of heavy chain，C_H），是与抗原结合的部位。同一种属的动物，针对不同抗原产生的同一类别免疫球蛋白，尽管在V区各异，但在这个区域氨基酸的组成和排列都比较恒定，也就是说，其免疫原性相同。针对不同抗原产生的免疫球蛋白抗体，其V区不同，保障了免疫球蛋白可以对抗原进行特异性识别并结合；C区相对恒定，均含有γ链，可保障与抗IgG抗体结合，启动补体或细胞介导的免疫反应。如人抗白喉外毒素IgG与人抗破伤风外毒素的抗毒素IgG，它们的V区不相同，只能与相应的抗原发生特异性的结合，但其C区的结构是相同的，即具有相同的抗原性。马抗人IgG第二抗体（或称抗抗体）均能与这两种人抗不同外毒素的抗体（IgG）发生结合反应。C区是制备第二抗体的重要基础，人们可以用荧光、酶、同位素等来标记这些第二抗体，并将它们广泛应用于基础实验研究中。C区与抗体的效应功能相关，可激活补体，介导穿过胎盘和黏膜屏障，结合细胞表面的Fc受体，从而介导调理作用、抗体依赖细胞介导的细胞毒作用（antibody-dependent cell-mediated cytotoxicity，ADCC）和Ⅰ型超敏反应。

（3）功能区

免疫球蛋白分子的H链与L链可通过链内二硫键折叠成若干球形功能区，每一功能区约由110个氨基酸组成。在功能区中氨基酸序列有高度同源性。L链的两个功能区分为L链可变区（V_L）和L链恒定区（C_L）。在5类免疫球蛋白中，IgG、IgA和IgD的H链有4个功能区，即V_H、C_H1、C_H2和C_H3。IgM和IgE的H链有5个功能区，即V_H、C_H1、C_H2、C_H3和C_H4。轻链均有两个功能区，即V_L和C_L。这些结构域或功能区的功能虽不相同，但结构类似。每个功能区各形成一个免疫球蛋白折叠（immunoglobulin fold，Ig fold），由3至5条多肽链折叠组成含有两个大致反向平行、由二硫键连接的β片层结构（beta pleated sheet）。可变区中的高变区在Ig折叠的一侧形成高变区环（hypervariable loop），是与抗原结合的位置，由于免疫球蛋白分子用这些高变区环以表面互补的方式结合抗原，因此这些高变区又称为互补决定区（CDR），不同重链、轻链的CDR组合决定了抗体对抗原的特异性。各个功能区的主要功能有：V_H 和 V_L 是抗体特异性结合部位；$C_H1 \sim C_H3$ 和 C_L 是 Ig 遗传标志所在处；IgG 的 C_H2 和 IgM 的 C_H3 是补体（Clq）的结合部位，可参与补体激活；IgG 的 C_H3 和 IgE 的 C_H4 有亲细胞活性，能被相应的细胞表面受体所识别。

（4）铰链区

铰链区（hinge region）位于 Ig 分子伸出的两臂和主干（C_H1 和 C_H2）之间可弯曲部位，包括 H 链间二硫键。由于富含脯氨酸，易发生伸展弯曲以及转动。当 V_L、V_H 与抗原结合时铰链区发生扭曲，可改变两个结合抗原的 Y 型臂之间的角度与距离，从而使抗体分子的两臂易于与抗原表位结合（图 4-3）。铰链区对木瓜蛋白酶、胃蛋白酶敏感，当用这些蛋白酶水解免疫球蛋白分子时，此区常发生裂解。IgM 和 IgE 缺乏铰链区，因而不易发生弯曲。

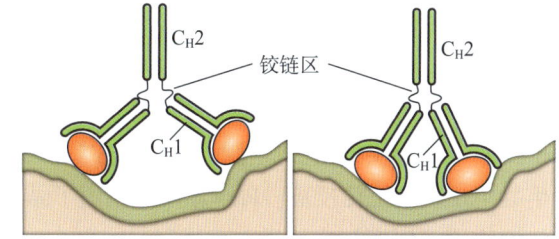

图 4-3　免疫球蛋白的铰链区

（5）免疫球蛋白的其他成分

除上述基本结构外，某些类别的免疫球蛋白还含有其他的辅助成分，包括 J 链（joining chain）和分泌片（secretory piece，SP）。

① J 链　J 链是一条富含半胱氨酸的多肽链，主要功能是连接单体 Ig 分子使其成为多聚体，IgA 由二硫键相互连接形成二聚体，单体 IgM 由二硫键相互连接，并通过二硫键与 J 链连接形成五聚体（图 4-4）。

② 分泌片　分泌片又称为分泌成分（secretory component，SC），是分泌型 IgA 分子上的一个辅助成分，为一种含糖的肽链，以非共价形式结合到 IgA 二聚体上（图 4-4A）。具有保护分泌型 IgA 的铰链区免受蛋白水解酶降解的作用，并介导 IgA 二聚体从黏膜下到黏膜表面的转运。

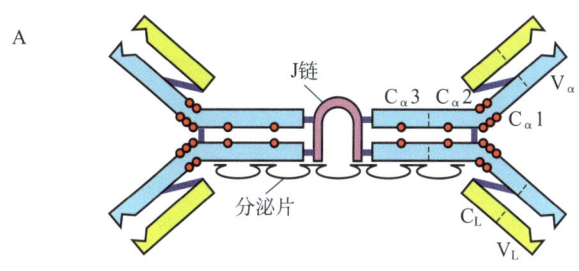
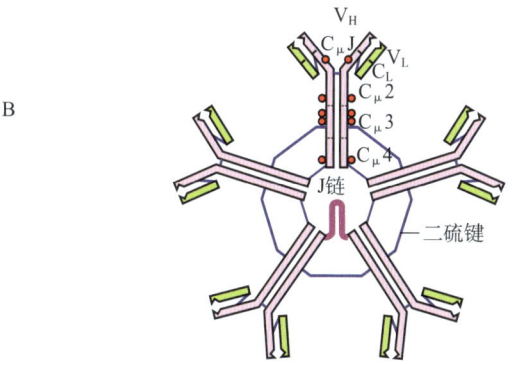

图 4-4　J 链和分泌片
A. IgA 与 J 链及分泌片的结构；B：IgM 和 J 链的结构

（6）免疫球蛋白的水解片段

在一定条件下，免疫球蛋白分子肽链会被蛋白酶水解为各种片段。木瓜蛋白酶（papain）和胃蛋白酶（pepsin）是最常用的两种免疫球蛋白水解酶，并用于研究免疫球蛋白的结构和功能。

① 木瓜蛋白酶（papain）的水解片段　木瓜蛋白酶水解免疫球蛋白的部位是在铰链区的重链链间二硫键近 N 端，可将 Ig 裂解为两个完全相同的抗原结合片段（fragment of antigen binding，Fab）和一个可结晶片段（fragment crystallizable，Fc）（图 4-5）。Fab 由一条完整的 L 链和一条约 1/2 的 H 链组成，Fab 相对分子质量约为 5.4×10^4；一个完整的 Fab 为单价，可与抗原结合，但不发生凝

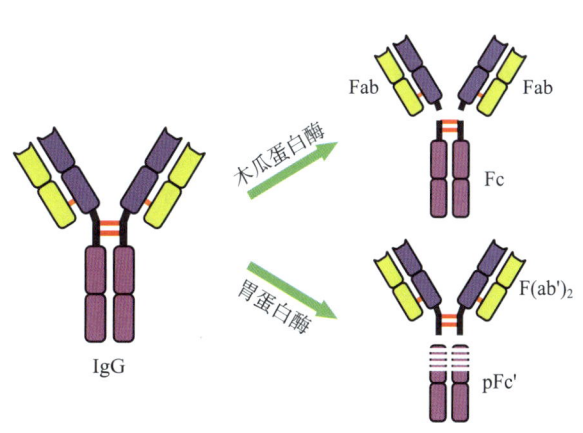

图 4-5　免疫球蛋白的水解片段示意图

集反应或沉淀反应。Fc 相当于 Ig 的 C_H2 和 C_H3 结构域。Fc 没有抗原结合活性，是 Ig 与效应分子或细胞相互作用的部位。

② 胃蛋白酶（pepsin）水解片段　胃蛋白酶作用于铰链区的重链间二硫键近 C 端侧，水解 Ig 后可获得 1 个 F(ab')$_2$ 片段和一些小分子肽碎片 pFc'（图 4-5）。F(ab')$_2$ 是由 2 个 Fab 及铰链区组成，由于 Ig 分子的两个臂仍由二硫键连接，因此 F(ab')$_2$ 片段为双价，可同时结合两个抗原表位，故与抗原结合可发生凝集反应和沉淀反应。F(ab')$_2$ 片段保留了结合相应抗原的生物学活性，又避免了 Fc 抗原性可能引起的副作用，因而被广泛用作生物制品，如白喉抗毒素、破伤风抗毒素经胃蛋白酶水解后精制提纯的制品，因去掉了 Fc 段而减少超敏反应的发生。胃蛋白酶水解 Ig 后所产生的 pFc' 最终被降解，无生物学作用。

> **知识窗**
>
> **抗体结构的发现**
>
> 1972 年，英国科学家 Rodney R. Porter 和美国科学家 Gerald Edelman 因发现抗体的化学结构，并提出 Y 型分子结构的模型，获得了诺贝尔生理学或医学奖。
>
> Porter 于 1948 年获剑桥大学哲学博士学位，研究方向为蛋白质化学。研究生期间，受 Karl Landsteiner 对抗体抗原作化学研究的影响，Porter 对免疫学产生了浓厚的兴趣，当时 Landsteiner 已开始研究兔的抗体结构，利用木瓜汁的一种酶把 IgG 分解成更小片段。1948 年，Porter 博士毕业后就开始研究抗体的结构，但是直到去伦敦 Mill Hill 国家医学研究所与 A. J. P. Martin 合作，他才找到蛋白质裂解的方法，并在此基础上发明了层析裂解法，为以后的抗体结构的研究奠定了基础。1958—1959 年，Porter 利用木瓜蛋白酶水解抗体，获得抗体的 3 个水解片段，其中两个类似的称为抗原结合片段（Fab），可与抗原分子结合；另一个片段呈结晶状，称为可结晶片段（Fc），不能与抗原结合。Porter 敏感地意识到，由于晶体容易由相同的分子形成，所以组成 Fc 片段的重链的这一半或许在所有的抗体分子中都是相同的，而抗体的复杂性主要来自 Fab 片段。通过用木瓜蛋白酶裂解抗体分子，Porter 获得了抗体分子基本结构的证据，他在 1959 年发表论文阐述构成抗体分子的 3 个片段，并于 1962 年提出抗体的多肽链结构。
>
> 在 Porter 对抗体结构研究的同时，美国洛克菲勒研究所的 Edelman 也在以不同的方式研究抗体分子，并已分离得到抗体蛋白质的 4 个氨基酸链。1962 年，Porter 把自己的研究与 Edelman 的研究相结合，创立了抗体的 Y 型分子结构模型。1963 年，Porter 首先提出 IgG 的化学结构模式图。后来的许多研究表明，其他种类的免疫球蛋白也都适用于这一模式。

4.1.2　抗体的功能

微课讲解 4-1
抗体的功能

Ig 是体液免疫应答中最主要的免疫分子，免疫球蛋白所具有的功能是由其分子中不同功能区的特点所决定的。免疫球蛋白 V 区和 C 区的功能各异：V 区的主要功能是特异性结合抗原，从而中和毒素、阻止病原菌入侵；C 区则在 V 区与抗原特异性结合后，通过激活补体及与靶细胞表面的 Fc 受体结合，发挥调理作用、ADCC 效应、介导超敏反应和穿越胎盘等作用（图 4-6）。

（1）V 区功能：特异性结合抗原

特异性地识别并与相应的抗原结合是免疫球蛋白最主要的生物学功能。Ig 的这种特性是由其 V 区（尤其是高变区 CDR）的空间构成所决定的（见图 4-2）。Ig 的抗原结合槽借助静电、氢键及范德瓦耳斯力等次级键与相应抗原上的表位互补结合。免疫球蛋白可以识别并结合细菌、病毒、寄生虫、某些药物或侵入机体的其他异物，具有中和病毒、中和毒素及阻止病原体黏附于宿主细胞等免疫防御功能。这类与相应抗原蛋白结合后可以发挥阻断抗原蛋白生物学功能的免疫球蛋白抗体又称为中和抗体（neutralizing antibody）。Ig 结合抗原表位的数目称为抗原的结合价，抗体分子可有单体、双体和五聚体，因此结合价也不相同。单体Ig（如IgG、IgD、IgE）为2价，双体分泌型（IgA）为4价，五聚体（IgM）理论上应为10价，但实际上由于立体构型的空间位阻，一般只有5个结合点可结合抗原（见图4-7）。

知识窗

中和抗体

中和抗体是指在病原体感染过程中，可以与病原体（如病毒）及其产物特异性结合，发挥中和作用阻止病原体与宿主细胞表面受体相互结合，从而使病原体不能与靶细胞黏附，防止病原体侵入宿主细胞的抗体。前面提到的抗毒素就是一类具有中和毒素功能的中和抗体。病毒感染过程中产生的大多数抗体属于普通的结合抗体，这些抗体虽然也可以与抗原结合，激发细胞免疫反应，但因为结合部位并不干扰病毒与宿主细胞表面受体的结合，故不能阻止病毒感染宿主细胞；而中和抗体与病毒结合后，可以直接阻断病毒的进一步感染，这一功能不需要通过激活T淋巴细胞系统就可以完成。由于具备以上特性，中和抗体在疫苗和抗体药研发中起着重要的作用。

新型冠状病毒（SARS-CoV-2）是具有包膜的正链RNA病毒，其表面刺突蛋白（spike protein）是新型冠状病毒表面重要的受体结合位点，具有与宿主细胞表面病毒特异性受体血管紧张素转换酶2（angiotensin-converting enzyme 2，ACE2）结合、介导病毒外膜与细胞融合、病毒吸附及穿膜等作用。因而，在针对新型冠状病毒感染的药物研发中，筛选出可以识别病毒表面刺突蛋白的中和抗体，可阻断病毒与细胞表面特异性受体的结合，从而发挥抗病毒作用。中和抗体通常来源于疫苗诱导和病原体感染的人群。

（2）C区功能

C区通过激活补体及靶细胞表面的Fc受体，发挥调理作用、ADCC效应、介导超敏反应和穿越胎盘等作用（图4-6）。

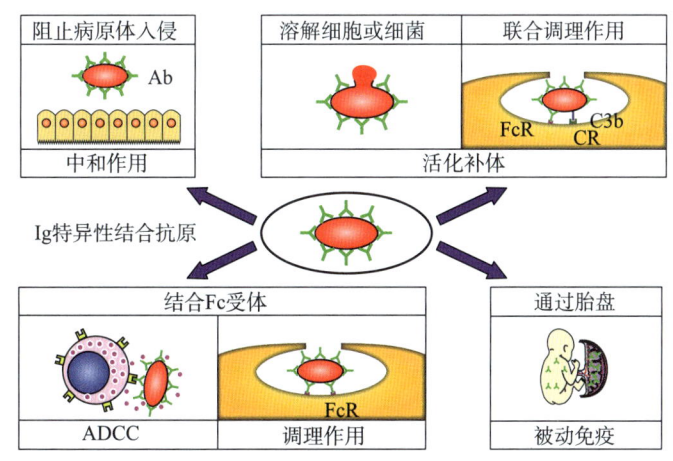

图4-6　免疫球蛋白的功能

① 活化补体　IgM、IgG1、IgG2和IgG3可通过经典途径活化补体。当抗体与相应抗原结合后，IgG的C_H2和IgM的C_H3可因结构改变而暴露出补体结合点，启动补体活化。凝聚的IgA、IgG4和IgE等可通过替代途径活化补体。

② 结合Fc受体　细胞表面具有不同Ig的Fc受体，当Ig与相应抗原结合后，由于构型的改变，其Fc段可与具有相应受体的细胞结合，从而发挥不同的生物学作用。

③ 调理作用（opsonization） IgG（尤其是人IgG1和IgG3）的Fc段可与中性粒细胞、巨噬细胞上的Fc受体结合，从而促进吞噬细胞的吞噬作用。抗体的调理机制一般认为是：抗体在抗原颗粒和吞噬细胞之间"搭桥"，从而加强了吞噬细胞的吞噬作用；抗体与相应颗粒性抗原结合后，改变抗原表面电荷，降低吞噬细胞与抗原之间的静电斥力；抗体可中和某些细菌表面的抗吞噬物质如肺炎双球菌的荚膜，使吞噬细胞易于吞噬；吞噬细胞的FcR结合抗原抗体复合物，吞噬细胞可被活化。

④ 抗体依赖细胞介导的细胞毒作用（ADCC） 当IgG抗体与带有相应抗原的靶细胞结合后，其Fc段可与有FcγR的杀伤性细胞如中性粒细胞、单核细胞、巨噬细胞、NK细胞等效应细胞结合，发挥抗体依赖的细胞介导的细胞毒作用，直接杀伤靶细胞。

⑤ 介导Ⅰ型超敏反应 IgE为亲细胞抗体，变应原刺激机体产生的IgE可与嗜碱性粒细胞、肥大细胞表面高亲和力IgE Fc受体结合，刺激细胞脱颗粒，致敏并释放组胺。当相同的变应原再次进入机体时，可与已固定在致敏细胞膜上的IgE结合，引起Ⅰ型超敏反应。

⑥ 通过胎盘 在人类，IgG是唯一可通过胎盘从母体转移给胎儿的免疫球蛋白。位于胎盘母体一侧的滋养层细胞能表达一种IgG输送蛋白质新生Fc段受体（neonatal FcR，FcRn）。IgG能选择性地与滋养层细胞的FcRn结合，转移到滋养层细胞的吞饮泡内，并主动外排到胎儿血循环中。IgG通过胎盘的作用是一种重要的自然被动免疫，对于新生儿抗感染具有重要作用。

> **知识窗**
>
> **血胎屏障**
>
> 血胎屏障（blood placental barrier）又称胎盘屏障（placental barrier）是机体的内源性免疫屏障之一，由母体的子宫内膜的基蜕膜和胎儿绒毛膜共同组成，此屏障不会影响母子间的物质交换，但在一般情况下可防止母体内的病原菌进入胎儿体内，使胎儿免受感染。血胎屏障的发育与妊娠期有关，在妊娠头3个月内，该屏障尚未发育完善，此时若母体患风疹等病毒性感染，则病原体可通过胎盘进入胎儿体内，可造成胎儿畸形、流产或死亡。IgG是唯一能通过胎盘屏障的抗体，在婴儿出生后3个月内的抗感染免疫中发挥着重要的作用。

4.2 抗体的分类与多样性

4.2.1 抗体的分类

知识拓展4-2
人免疫球蛋白的主要理化性质和生物学功能

根据免疫球蛋白H链恒定区抗原性的不同，可将免疫球蛋白的H链分为5种，即γ链、μ链、α链、δ链和ε链，这5种H链分别与不同的L链（κ或λ链）组成完整的免疫球蛋白分子，分别是IgG、IgM、IgA、IgD和IgE（图4-7）。

（1）IgG

IgG是血清中免疫球蛋白的主要成分，占血清中免疫球蛋白总量的75%~80%。IgG能通过胎盘，并存在母乳中，因此对新生儿抵抗感染起重要作用。婴儿出生后3个月开始合成IgG，3~5岁以后血清中IgG可达到成人水平，40岁后逐渐下降。正常人的IgG分为4个亚型，即IgG1、IgG2、IgG3、IgG4，其中IgG1含量最高。IgG是机体再次体液免疫应答产生的主要抗体，由于IgG较其他类免疫球蛋白更易扩散到血管外的间隙内，因而在结合补体、增强免疫细胞吞噬病原微生物、中和细菌毒素等方面具有重要作用，这是对机体有利的一面。但在某些自身免疫病中，如自身免疫性溶血性贫血、血小板减少性紫癜、红斑狼疮及类风湿等，由于机体自身产生的异常抗体都是IgG，一旦IgG与相应的自

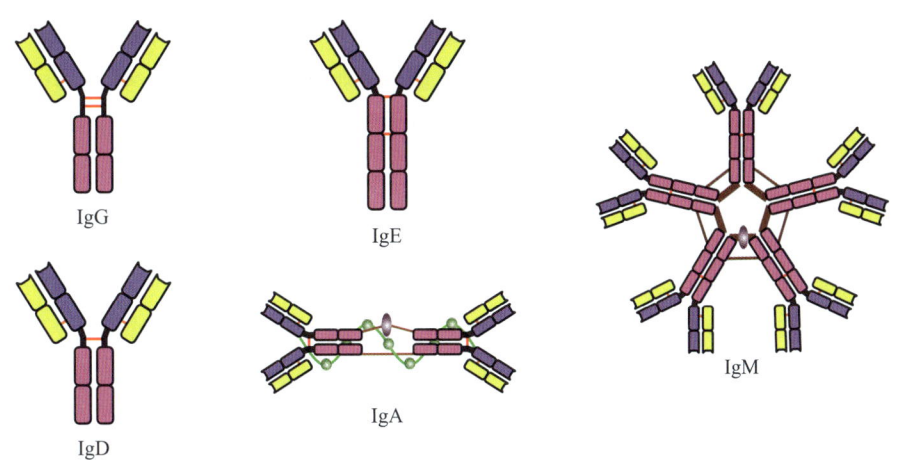

图 4-7　5 种免疫球蛋白的结构

身细胞结合，则会加剧对组织的损伤作用。

（2）IgM

IgM 占血清免疫球蛋白总量的 5%～10%。单体 IgM 以膜结合型（mIgM）表达于 B 细胞表面，构成 B 细胞抗原受体（BCR）。分泌型 IgM 为五聚体，各单位间由 J 链和二硫键形成"星状"五聚体，是相对分子质量最大的 Ig，沉降系数为 19S，因此又称为巨球蛋白（macroglobulin），一般不能通过血管壁，主要存在于血液中。五聚体 IgM 含 10 个 Fab 段，具有很强的抗原结合能力；含 5 个 Fc 段，比 IgG 更易激活补体。IgM 是个体发育过程中最早合成和分泌的抗体，在胚胎发育的晚期，胎儿即可产生 IgM。母体的 IgM 不能通过血胎屏障，故如果在胎儿脐带血中检测到针对某种病原微生物的 IgM，则提示胎儿宫内感染。IgM 也是初次体液免疫应答中最早出现的抗体，是机体抗感染的"先头部队"，血清中检出 IgM，提示新近发生感染，可用于感染的早期诊断。

（3）IgA

IgA 有血清型和分泌型两种形态。血清型为单体，主要存在于血清中，由肠系膜淋巴组织中的浆细胞产生，仅占血清免疫球蛋白总量的 10%～15%。分泌型 IgA（secretory IgA，sIgA）由两个 IgA、一条 J 链和一个分泌片借二硫键链接形成单体。IgA 和 J 链均由黏膜固有层中的浆细胞合成，在分泌出浆细胞之前两者已连接在一起。分泌片由黏膜上皮细胞合成，当 IgA 双体分泌出浆细胞，经过黏膜上皮细胞时，与分泌片结合，形成完整的 sIgA，分布于黏膜表面及相应部位的分泌液中。sIgA 存在于唾液、泪液、乳汁，以及呼吸道、消化道、泌尿道的分泌液中和黏膜表面，sIgA 是外分泌液中的主要抗体类别，参与局部黏膜免疫，通过与相应病原微生物结合，阻止病原体黏附到细胞表面，是机体局部黏膜抗感染免疫的重要因素。sIgA 在黏膜表面也有中和毒素的作用，可以中和霍乱弧菌素和大肠杆菌毒素等。新生儿易患呼吸道、胃肠道感染，可能与 sIgA 合成不足有关。婴儿从母亲初乳中获得的 sIgA，提供了重要的自然被动免疫。

（4）IgD

正常人血清 IgD 浓度很低，仅占血清免疫球蛋白总量的 0.2%。IgD 的铰链区在 5 类 Ig 中相对较长，易被蛋白酶水解，故其半寿期很短（约为 3 d）。IgD 分为两型：血清 IgD 的生物学功能尚不清楚；膜结合型 IgD（mIgD）构成 BCR，是 B 细胞分化发育成熟的标志。未成熟 B 细胞仅表达 mIgM，成熟 B 细胞可同时表达 mIgM 和 mIgD，称为初始 B 细胞（naive B cell）。活化的 B 细胞或记忆 B 细胞其表面的 mIgD 会逐渐消失。

（5）IgE

IgE 在正常人血清中含量最少，仅占 Ig 总量的 0.02%，因而在正常人血清电泳分离图上甚至不能对其定量。IgE 主要由黏膜下淋巴组织中的浆细胞分泌，相对分子质量为 1.6×10^5。IgE 的重要特征为亲细胞抗体，其 C_H2 和 C_H3 结构域可与肥大细胞、嗜碱性粒细胞上的高亲和力 $Fc\varepsilon RI$ 结合，使细胞处于致敏状态。当再次与相应的过敏原或变应原作用时，即可引发 I 型超敏反应。此外，IgE 可能通过介导 ADCC 反应，参与机体抗寄生虫免疫。

4.2.2 抗体的多样性

（1）抗体的多样性

抗体的组成极为复杂，不同的抗体在形状、大小、结构及氨基酸的组成和排列上，既相似，又有差别，即抗体具有异质性与多样性。由于有差别，同时由于抗体具有与抗原决定簇相对应的结合部位（抗原结合簇），所以抗体与抗原的结合具有特异性。

另外，抗体本身作为一种蛋白质，具有独特的氨基酸组合和空间结构，对于异种生物而言，它又是抗原。因此，抗体的特异性又可以称为免疫球蛋白的免疫源性。免疫球蛋白的免疫源性同样表现为氨基酸组成和空间结构上的异质性。抗体的异质性表现为：不同抗原表位诱导产生不同类型的 Ig，其识别抗原的特异性不同（V 区不同）；同一抗原表位诱生不同类型的 Ig，其识别抗原的特异性相同，但恒定区可以不同（C 区不同，V 区相同），即重链类别和轻链类别有所不同。免疫球蛋白作为抗原，同样包含不同的抗原表位，并可以通过特异性抗体（抗抗体）识别，成为免疫球蛋白的血清型。免疫球蛋白的血清型包括：同种型、同种异型和独特型 3 种。

① **同种型**（isotype） 同种型是指同一物种内所有正常个体共同具有的免疫球蛋白抗原特异性结构。同种型为种属型标志，存在于 Ig 的 C 区。即同种型抗原存在种属差异，可刺激异种个体产生相应的抗体。同种型抗原决定簇位于 Ig 的 C_H 区和 C_L 区，人的 Ig 分为 5 大类（IgM、IgG、IgA、IgD、IgE），两个型（λ 型和 κ 型），以及若干亚类、亚型、群和亚群等。但是，抗体和抗原结合的特异性与抗体的类、亚类、型别等无关，即如果用同一种抗原去免疫家兔和小鼠，它们各自产生的抗体的可变区特异性相同，但恒定区不同，根据恒定区抗原性的不同，可将免疫球蛋白分为不同的类或者亚类、型或亚型。

类：根据重链恒定区（C_H）氨基酸组成和排列不同，有 γ、μ、α、δ、ε 5 种重链，分别组成 IgG、IgM、IgA、IgD 和 IgE 5 类 Ig。

亚类：同一类 Ig 根据铰链区氨基酸组成、H 链二硫键数目和位置的差别，可分为亚类，如 IgG1~4，IgA1~2。

型：根据轻链恒定区（C_L）氨基酸组成和排列不同，分为 κ 型和 λ 型。

亚型：根据 λ 链恒定区个别氨基酸的差异，分为 λ1~4 亚型。

② **同种异型**（allotype） 同种异型是指同一物种内不同个体间的免疫球蛋白在抗原上的差异，其表位广泛存在于抗体的恒定区和可变区。由同一座位不同等位基因以共显性形式编码，如分属于 IgG、IgA、IgE 及 κ 型轻链的 Gm、Am、Em 和 κm 因子。这些同种异型抗原与人类 ABO 血型抗原类似，可以为人类某些个体所共有，但不会为所有成员所共有。

③ **独特型**（idiotype） 独特型是指在同一个体内，由不同的单一 B 细胞克隆产生的 Ig 分子独有的抗原性。每一个体抗体形成细胞是由多克隆组成，所以独特型特异性为数极多。独特型抗原决定簇主要是在重链和轻链的可变区，特别是在可变区的超变区中。独特型决定簇是由 Ig 分子超变区内所特有的氨基酸序列和构型所决定的，并且与抗原决定簇形成结构互补关系，决定抗体的特异性。

任何正常人血清中的抗体都是含有多种多样的、具有各种独特型抗原性的免疫球蛋白分子混合物。κ 链和 λ 链可以和各类、各亚类配合，重链、轻链本身又有各种异型，所以每一克隆产生的 Ig 又具有自身的独特型。

知识窗

免疫球蛋白检验的临床意义

免疫球蛋白是检查机体体液免疫功能的一项重要指标。人类的免疫球蛋白中IgD和IgE含量很低,故我们常规所测定的免疫球蛋白主要为IgG、IgA、IgM 3项。血清中主要出现3类免疫球蛋白的异常。

1. IgG

正常参考值:7~16 g/L。

生理性变化:胎儿出生前可从母体获得IgG,在孕22~28周间,胎儿血IgG浓度与母体血IgG浓度相等,出生后IgG逐渐减少,到第3—4月胎儿血IgG降至最低,随后随着胎儿逐渐开始合成IgG,血清IgG逐渐增加。

病理变化:IgG增高是再次免疫应答的标志。IgG增高常见于传染性肝炎(急性)、肝硬化、狼疮样肝炎、系统性红斑狼疮、类风湿性关节炎、结核、亚急性细菌性心内膜炎、传染性单核细胞增多症、性淋巴肉芽肿等。单纯性IgG增高主要见于免疫增殖性疾病,如IgG型分泌型多发性骨髓瘤等。IgG下降常见于各种先天性和获得性体液免疫缺陷病、联合免疫缺陷病、重链病、轻链病、肾病综合征、病毒感染及服用免疫抑制剂的患者,还可见于代谢性疾病,如甲状腺功能亢进和肌营养不良也可有血IgG浓度降低。

2. IgA

正常参考值:0.7~4.0 g/L。

生理性变化:儿童的IgA水平比成人低,且随年龄的增加而增加,到16岁前达成人水平。

病理性变化:IgA增高常见于传染性肝炎(急性)、肝硬化、狼疮样肝炎、系统性红斑狼疮、类风湿性关节炎、IgA骨髓瘤。IgA降低常见于无γ球蛋白血症、选择性IgA缺乏症、抗IgA血症、肾病综合征、IgA骨髓瘤、巨球蛋白血症、急慢性淋巴细胞白血病。

3. IgM

正常参考值:0.4~1.3 g/L。

生理性变化:从孕20周起,胎儿自身可合成少量IgM,胎儿和新生儿IgM浓度是成人水平的10%,随年龄的增加而增高,8~16岁前达成人水平。

病理性变化:IgM增高常见于传染性肝炎(急性)、肝硬化、狼疮样肝炎、系统性红斑狼疮等疾病。由于IgM是初次免疫应答中的免疫球蛋白,因此单纯IgM增加常提示为病原体引起的原发性感染。宫内感染可能引起IgM浓度急剧升高,若脐血中IgM质量浓度>0.2 g/L时,表示有宫内感染。此外,在原发性巨球蛋白血症中,IgM呈单克隆性明显增高。IgM降低常见于IgG型重链病、IgA型多发性骨髓瘤、先天性免疫缺陷病、免疫抑制剂疗法后、淋巴系统肿瘤、肾病综合征及代谢性疾病(如甲状腺功能亢进、肌营养不良)等。

(2)抗体多样性的遗传机制

由于抗原抗体的反应具有特异性,针对某一种特定的抗原,就会有特异的抗体与之相对应。也就是说,外界存在有多少种抗原,在体内就会产生相应的抗体。据估计,在人体内具有产生超过1亿种抗体的潜在能力。

抗体的多样性受B细胞系统的遗传基因控制,抗体的可变区和恒定区分别由两类基因编码。编码恒定区的基因(C基因)的数目及变化是有限的,它可以决定Ig分子的类和亚类,但恒定区的基因不是造成Ig分子多样性的主要原因。造成免疫球蛋白分子多样性的主要原因在于可变区的异质性,可变区是由V基因编码的,而V基因的数目很多,目前仍不清楚具体数目。

对于抗体多样性的遗传机制有3种学说。①种系学说(又称胚系学说):抗体形成细胞(B细胞)具有编码Ig分子的全部基因,即有限数量的C基因和未知数量的V基因,是在长期进化过程中形成并通过生殖细胞从亲代传给子代。②体细胞突变学说:在生殖细胞内只继承了数量有限的V基因,体细胞在发育过程中发生突变或基因重组从而产生许多不同的V基因,形成了Ig分子多样性,即体细胞突变可能对Ig分子的多样性发生具有重要作用。③V区基因相互作用学说[图4-8所示V(D)J重组]：Ig基因之间的重排主要通过重组酶（recombinase）的作用实现。V(D)J基因的重组对Ig分子多样性的产生是极为重要的。Ig的多样性不可能简单地归因于上述的某一学说，它可能与上述多种机制有关，还可能与基因片段连接点上的连接多样性，以及V_L和V_H链的不同配对有关。

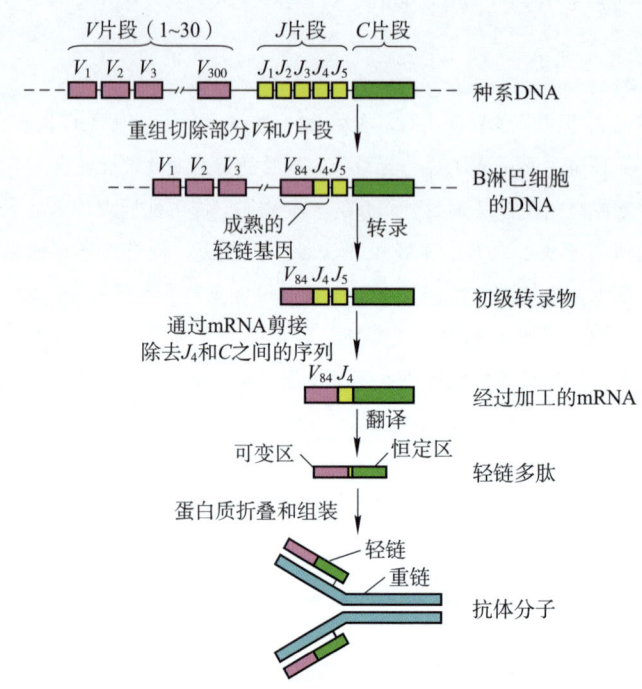

图4-8　人类免疫球蛋白κ链的V(D)J重组

（3）免疫球蛋白的VDJ重组机制

编码Ig的基因由多个区域组成，Ig分子可变区是由V、J和D基因片段组成，IgL由V、J、C片段组成。在胚系细胞中，染色体上的V、D、J基因片段互相分离，各自的多个基因片段可在重组时形成不同的组合，在完成重组之前，无转录活性。在B细胞发育过程中，V、D和J通过重组连在一起，形成V(D)J连接，再与C基因片段连接，才能编码完整的Ig多肽链（图4-8）。

V(D)J重组是B细胞特有的，决定了表达Ig的B细胞特异性。不同V、D、J基因片段的组合形成了免疫球蛋白V区的多样性。例如，人类IgH的基因、Igκ基因和Igλ的基因各自有大约300个V片段，但多数是失活的假基因。按照有活性的基因片段估算，人类IgH的基因大约有51个V、27个D和6个J，可产生$51 \times 27 \times 6 = 8262$种组合。Igκ基因有40个V和5个J，可形成$40 \times 5 = 200$种组合，Igλ基因有30个V和4个J，可形成$30 \times 4 = 120$种组合。H链与L链的组合可达$8262 \times (200 + 120) = 2.64 \times 10^6$种组合。因此，免疫球蛋白的V(D)J重组是产生抗体多样性的主要机制。免疫球蛋白的V(D)J重组有高度的序列特异性，在每个V、D和J基因片段的两侧都有高度保守的重组信号序列（recombination signal sequences，RSS）。RSS包括两个含回文结构的七聚体碱基序列，两个九聚体碱基序列和中间的12 bp或23 bp的间隔。具有12 bp间隔的RSS只能与23 bp间隔的RSS重组，称12/23规则。这一规则的限制，保证了在IgH重组中，D基因片段只与J基因片段重组，V基因片段只与D基因片段重组（图4-9）。

免疫球蛋白进行V(D)J重组时，首先，由重组激活基因1/2（recombination activating gene-1/2）表达的重组激活酶1/重组激活酶2复合体（RAG1/RAG2）与RSS结合。接着，复合体使编码序列与重组信号序列之间的双链断裂，编码序列的末端形成发夹结构。随后，RSS形成环状结构并脱离复合

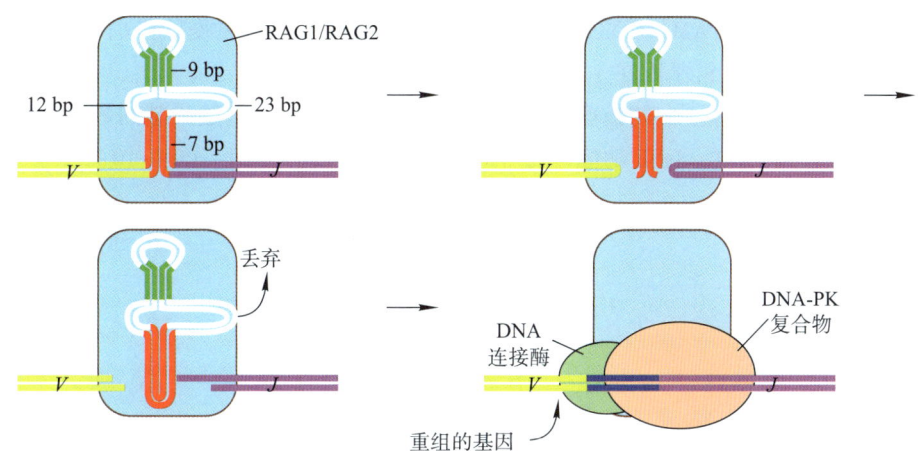

图 4-9　免疫球蛋白的 V（D）J 重组中的 RSS 和 RAG1/RAG2 的作用

体。连接位点经过切割加工，形成两个黏性末端。最后，由 DNA 依赖性蛋白激酶（DNA-PK）和 DNA 连接酶填补缺口，连接切口，完成重组（图 4-9）。由于在连接前连接位点可以进行多样化的切割加工，进一步增加了免疫球蛋白的多样性。

4.3　免疫球蛋白超家族

应用 DNA 序列分析和 X 晶体衍射分析等研究表明，在参与细胞间相互识别、相互作用的黏附分子中，有许多分子具有与免疫球蛋白 V 区或 C 区相似的折叠结构，其氨基酸组成也有一定的同源性，它们可能从同一原始祖先基因（primodial ancestral gene）经复制和突变衍生而来，编码这些多肽链的基因称为免疫球蛋白基因超家族（immunoglobulin gene superfamily），这一基因超家族所编码的产物称为**免疫球蛋白超家族**（immunoglobulin superfamily，IgSF）。

4.3.1　免疫球蛋白超家族的组成

近年来，由于细胞表面标记、单克隆抗体及基因工程研究的发展，发现归属于 IgSF 的成员已达近百种，主要包括 T 细胞、B 细胞抗原识别受体和信号转导分子，MHC 及相关分子，Ig 受体，某些细胞因子受体，神经系统功能相关分子，以及部分白细胞分化抗原（cluster of differentiation，CD）。其中，MHC Ⅰ类和Ⅱ类抗原参见第 6 章"主要组织相容性复合体（MHC）"。

◆知识拓展 4-3
免疫球蛋白超家族成员

4.3.2　免疫球蛋白超家族的特点

（1）IgSF 的结构特点

IgSF 的成员均含有 1~7 个 Ig 样功能区，每个功能区的二级结构是由 3~5 股反平行的 β 折叠形成的 β 片层的平面，每个反平行 β 折叠由 5~10 个氨基酸基组成，β 片层内侧的疏水性氨基酸起到稳定 Ig 折叠的作用，大多数功能区内有一个二硫键，垂直连接两个 β 片层，组成二硫键的两个半胱氨酸间有 55~75 个氨基酸残基，使之成为一个球形结构，肽链的这种球状折叠方式称为免疫球蛋白折叠（Ig fold）。

不同 IgSF 分子穿膜区结构差异较大（图 4-10），Thy-1 缺乏胞浆部分，通过一个 GPI 锚连接在细胞膜上，而 PDGFR 分子在胞浆区含有 543 个氨基酸残基，同时具有酪氨酸激酶的结构。除 CD4 第一个功能区和 NCAM 分子外，Ig 超家族中的一个功能区通常由一个外显子编码。有些 Ig 超家族成员的基因连锁在一起，如 Thy-1，NCAM，CD3 γ、δ、ε 链的基因在 11q23。免疫球蛋白 Fc 段受体 FcγR Ⅰ、FcγR Ⅱ、FcγR Ⅲ 和 FcεR Ⅰ α 链基因在 1q23-q24。

根据 IgSF 功能区中免疫球蛋白的折叠方式、两个半胱氨酸之间氨基酸残基的数目，以及与免疫球蛋白 V 区或 C 区同源性的程度，IgSF 功能区可分为 V 组、C1 组和 C2 组（图 4-10）。

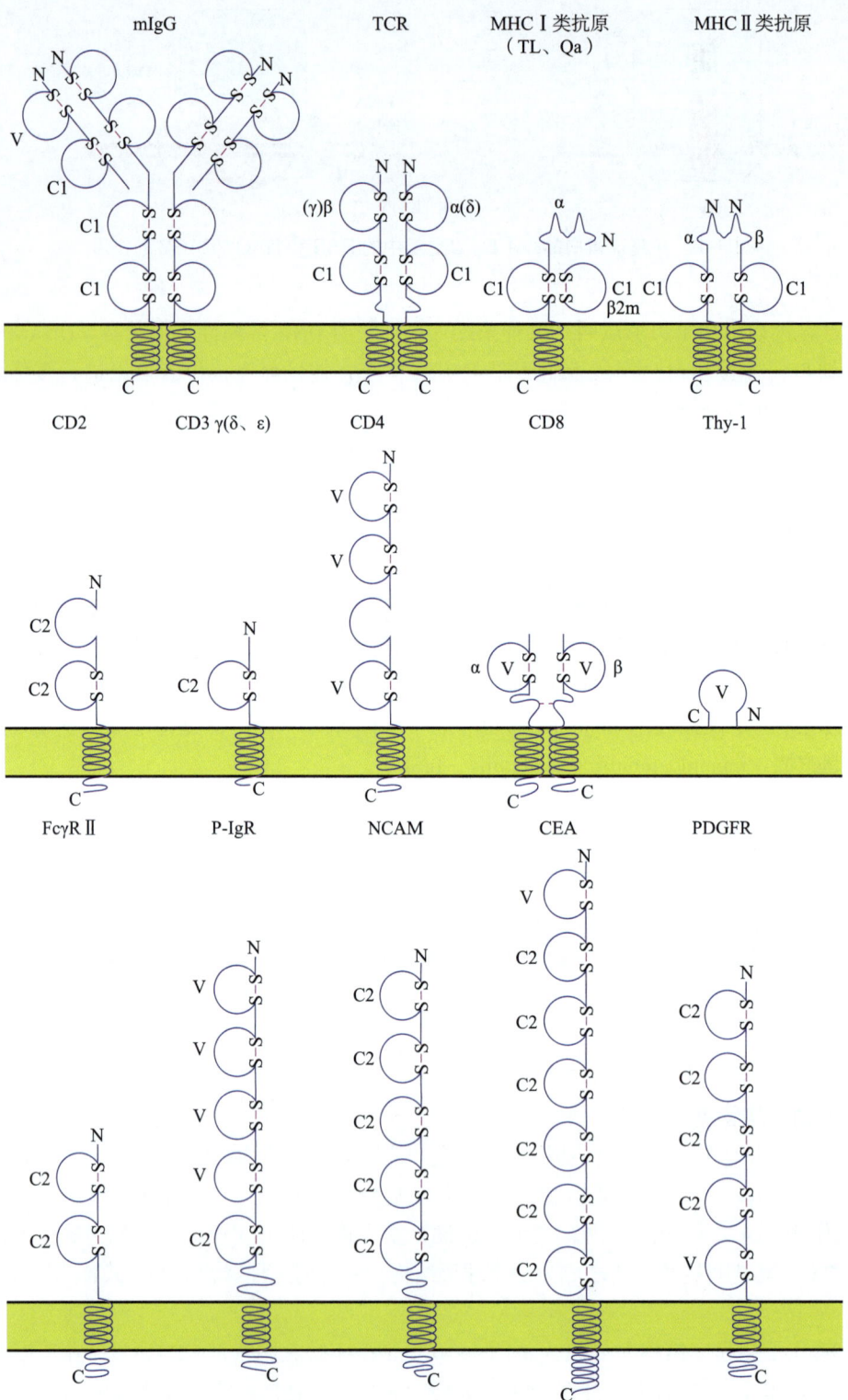

图 4-10　免疫球蛋白超家族 V 组、C1 组和 C2 组结构模式图

V 组功能区的两个半胱氨酸之间含 65~75 个氨基酸残基,有 9 个反平行的 β 折叠,如 Ig H 链和 L 链 V 区,TCR β、γ、δ 链 V 区,CD4 V 区,CD8 α、β 链 V 区,Thy-1,pIgR 和分泌成分(SC)N 端 4 个功能区,CEA N 端第一个功能区,PDGFR 靠近胞膜的功能区等。

C1 组又称 C 组。C1 组功能区两个半胱氨酸之间含 50~60 个氨基酸残基,有 7 个 β 折叠,如 Ig H 链和 L 链 C 区(γ、δ 和 α 链的 C_H1 ~ C_H3 或 μ 和 ε 链的 C_H1 ~ C_H4),TCR α、β、γ、δ 链 C 区,MHC I 类分子重链 α3 功能区,β2m,MHC II 类分子 α2 和 β2 功能区,CD1、Qa 和 TL 靠近胞膜功能区等。

 知识窗

免疫球蛋白超家族的演化

已有的研究表明,免疫球蛋白超家族(IgSF)已经包括 100 多个基因,并且这些基因从低等的原核生物到高等的真核生物都有分布,科学家已经在海绵、昆虫、鱼类、鸟类及哺乳动物中都检测到了 IgSF 成员。这些发现提示 IgSF 成员在生物免疫系统形成和进化中具有重要作用。由于绝大多数 IgSF 成员具有黏附特性,参与同型和异型分子之间的相互作用,人们推测最初的 IgSF 是一种具有单一的免疫球蛋白结构域且具有黏附功能的细胞外蛋白质。

IgSF 糖蛋白可能参与无脊椎动物群体同种识别的最早期的演化过程,在原始的无脊椎动物——腔肠动物水螅(*Hydra vulgaris*)和多孔动物海绵(*Geodia cydonium*)中,酪氨酸激酶受体通过其胞外免疫球蛋白分子样结构域介导识别。由此可以推断,脊椎动物免疫系统中复杂的细胞核分子间的相互作用(由 IgSF 成员介导)实际上可能是原始的同种相互识别作用的外延。

C2 组又称 H 组。C2 组功能区的氨基酸排列的顺序类似 V 组,但形成二硫键的两个半胱氨酸之间所含氨基酸残基数为 50~60,有 7 个 β 折叠,这种结构介于 V 组和 C1 组之间,如 CD3 γ、δ 和 ε 链,CD2 和 LFA-3(CD58),pIgR 靠近胞膜功能区,FcγR I、FcγR II、FcγR III、FcεR I α 链、FcαR,ICAM-1,CEA 第 2 至 7 功能区,IL-6R、M-CSFR、G-CSFR、SCFR、PDGFR 第 1 至 4 功能区,以及 NCAM、CD22、CD48 分子等。

不同类别(功能)的 IgSF 的功能区的类型和数目有以下特点:

① 抗原识别和信号转导组中,Ig μ、γ、δ、ε 和 α 重链各含 1 个 V 区和 3~4 个 C1 区;Ig κ、λ 轻链各含 1 个 V 区和 1 个 C1 区;TCR α、β、γ 和 δ 链各含 1 个 V 区和 1 个 C1 区;CD3 γ、δ 和 ε 链只含 1 个 C2 区。

② MHC 抗原及相关分子只含 1 个 C1 区,Qa/TL 或 CD1 与 β2m 组成异源二聚体与 MHC I 类抗原结构相似,MHC I 类分子 α1、α2 结构域,MHC II 类分子 α1、β1 结构域具有多态性,但其结构不属于 IgSF。

③ 免疫球蛋白 Fc 受体基因均定位于 1 号染色体,除 pIgR 外,其余 Ig Fc 受体的 Ig 结构域为 2~3 个 C2 区。

④ IL-6Rα 链、gp130 和 G-CSFR 的胞膜外结构除 N 端各含有 1 个 C2 样区外,靠近胞膜侧各有一个红细胞生成素受体超家族结构域,此外,还有 2~4 个纤黏连素结构域。

⑤ 与神经组织细胞黏附有关的黏附分子中绝大多数含有 5~6 个 C2 区。

(2)IgSF 功能特点

IgSF 的主要功能是以识别为基础的,因此又称为识别球蛋白超家族(cognoglobulin superfamily)。IgSF 可以识别抗原、细胞因子受体、Ig Fc 段受体、细胞间黏附分子及病毒受体等不同的功能区。IgSF 识别的基本方式有以下几种:

① IgSF 和 IgSF 相互识别 同嗜性相互作用,如相同神经细胞黏附分子(NCAM)之间的相互识别,血小板内皮细胞黏附分子 -1(PECAM-1、CD31)的相互识别;异嗜性相互作用,如 CD2 与 LFA-

3，CD4 与 MHC Ⅱ 类分子的单态部分（α2 和 β2），CD8 与 MHC Ⅰ 类分子的单态部分（α3），pIgR 与多聚 Ig，FcγR Ⅰ（CD64）、FcγR Ⅱ（CD32）、FcγR Ⅲ（CD16）与 IgG Fc 段，FcγR Ⅰ 与 IgE Fc 段，FcαR（CD89）与 IgA Fc 段，CD28 与 B7/BB1（CD80）等之间的相互识别。

② IgSF 和整合素（integrin）相互识别　如 ICAM-1（CD54）、ICAM-2（CD102）与 LFA-1（CD11a/CD18），VCAM-1（CD106）与 VLA-4（CD49d/CD29）之间的相互识别。

③ IgSF 和其他分子的相互识别　包括 TCR 识别 MHC Ⅰ 类或 Ⅱ 类分子与抗原复合物，细胞因子受体识别细胞因子等。

开放讨论题

讨论抗体在科学研究及临床实践中的应用。

思考题

1. 简述抗体与免疫球蛋白的区别和联系。
2. 简述免疫球蛋白的主要生物学功能。
3. 简述免疫球蛋白的结构、功能区及其功能。

推荐阅读

- CHEN Y, ZHAO X, ZHOU H, et al. Broadly neutralizing antibodies to SARS-CoV-2 and other human coronaviruses [J]. Nat Rev Immunol, 2023, 23 (3): 189-199.

点评：中和抗体可以与新型冠状病毒表面刺突蛋白上的受体结合域特异性结合，从而阻止病毒通过与宿主细胞表面病毒特异性受体 ACE2 结合而进入宿主细胞。本论文系统介绍了针对新型冠状病毒广谱中和抗体的研发策略和研究进展。

- ERICKSON J J, ARCHER-HARTMANN S, YARAWSKY A E, et al. Pregnancy enables antibody protection against intracellular infection [J]. Nature, 2022, 606 (7915): 769-775.

点评：母体中的抗体可以通过胎盘传递给胎儿，从而使新生儿获得抗体抵御细胞外感染，但抗体对细胞内的感染（如李斯特菌感染）的保护作用却很小。本论文揭示了孕期特异性的母体抗体转录后修饰可以保护新生儿免于细胞内感染的现象，拓展了母体抗体介导的保护作用。

- ZHANG X, ZHANG Y, BA Z, et al. Fundamental roles of chromatin loop extrusion in antibody class switching [J]. Nature, 2019, 575 (7782): 385-389.

点评：B 细胞通过一系列重排突变实现抗体多样性，其中包括 $V(D)J$ 重组和交错转换重组（cross switch recombination，CSR）。抗体分子的免疫球蛋白重链（IgH）和轻链（IgL）通过 $V(D)J$ 重组实现可变区多样性，进而可以识别多样的抗原。IgH 通过 CSR 实现恒定区重组，产生特定的抗体类型（如 IgG、IgE、IgA）进行应答反应。本论文揭示了黏连蛋白介导的染色质环挤出过程在 B 细胞 CSR 中的重要作用。

网上更多学习资源……

◆ 教学课件　　◆ 自测题　　◆ 参考文献

（夏海滨、田英芳）

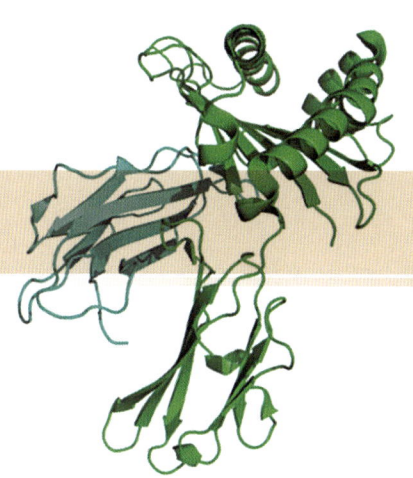

5 细胞因子

- 5.1 细胞因子的分类
  白细胞介素；集落刺激因子；干扰素；肿瘤坏死因子/淋巴毒素；生长因子；趋化因子

- 5.2 细胞因子受体
  细胞因子受体的分类；细胞因子受体中的共有链；可溶性细胞因子受体

- 5.3 细胞因子的生物学效应
  抗感染；抗肿瘤；促进免疫细胞和血细胞分化发育；与神经系统和内分泌系统发生相互作用

- 5.4 细胞因子的检测及应用
  细胞因子的检测；细胞因子的应用

细胞因子（cytokine）是机体中的分泌型免疫分子，其分泌方式有自分泌（autocrine）、旁分泌（paracrine）和内分泌（endocrine），主要在调节免疫、促进免疫细胞分化发育、刺激造血等方面发挥重要作用。细胞因子有很多种类，一般将其划分为白细胞介素、集落刺激因子、干扰素、肿瘤坏死因子、生长因子和趋化因子6大类。细胞因子受体包括Ⅰ型细胞因子受体家族、Ⅱ型细胞因子受体家族、Ⅲ型细胞因子受体家族、免疫球蛋白超家族、IL-17受体家族和趋化因子受体家族6大家族。细胞因子可被相应的细胞因子受体特异性识别并与之结合，从而发挥特有的生物学效应。近年来，随着对细胞因子功能的深入研究，细胞因子在疾病预防、诊断和治疗中的作用越来越重要。

知识导图

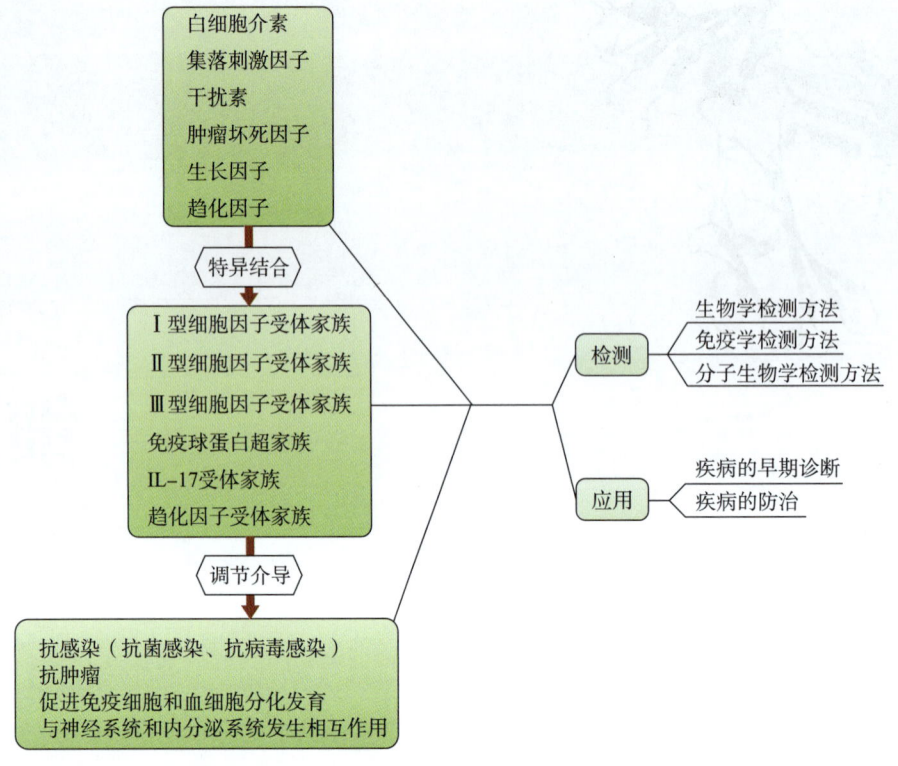

关键词

细胞因子　白细胞介素　集落刺激因子　干扰素　肿瘤坏死因子　生长因子　趋化因子

5.1 细胞因子的分类

细胞因子是由免疫细胞和某些非免疫细胞产生的，具有调节免疫、促进免疫细胞分化和发育、刺激造血等广泛生物学活性的小分子蛋白质，其相对分子质量为 $6\times10^3 \sim 7\times10^4$，编码基因通常为单拷贝基因，一般由 4~5 个外显子和 3~4 个内含子组成。细胞因子也参与调控机体多种生理和病理过程的发生和发展。

细胞因子种类繁多，已在人体中发现 200 余种。其功能复杂，目前对其尚无统一的分类方法。按照来源的不同，可将其分为淋巴因子（lymphokine）、单核因子（monokine）和其他细胞产生的细胞因子；按照其作用靶细胞的不同，可将其分为巨噬细胞因子、淋巴细胞因子、中性粒细胞因子和其他细胞因子；按照主要生物学功能的不同，可将其分为介导与调节固有免疫的细胞因子、介导与调节适应性免疫的细胞因子、刺激造血的细胞因子和刺激上皮细胞或神经细胞发育成熟的细胞因子。在本章中，综合上述分类方式，将细胞因子分为白细胞介素、集落刺激因子、干扰素、肿瘤坏死因子 / 淋巴毒素、生长因子、趋化因子 6 类。

5.1.1 白细胞介素

白细胞介素（interleukin，IL），简称白介素，是一类由淋巴细胞、单核/巨噬细胞和其他免疫细胞产生的，介导白细胞和其他细胞间相互作用的细胞因子。目前已发现 41 种白介素：IL-1~IL-41，其主要作用包括激活与调节免疫细胞，介导 T 细胞和 B 细胞活化、增殖与分化，介导炎症反应等。由此可见，免疫系统的功能在很大程度上依赖于白细胞介素的作用，若出现白细胞介素缺陷通常会导致自身免疫疾病或者免疫缺陷。目前，白细胞介素的种类还在不断增加，一些主要的白细胞介素来源和功效不同（表 5-1）。

表 5-1 主要的白细胞介素的来源及功效

种类	来源	主要作用
IL-1	单核-巨噬细胞	刺激急性期蛋白质的合成，促进 T 细胞增殖，是引起发热的内生物质
IL-2	$CD4^+$ Th1 细胞	T 细胞活化因子，激活 B 细胞分泌抗体
IL-3	T 细胞	造血干细胞和肥大细胞的生长因子
IL-4	$CD4^+$ Th2 细胞、肥大细胞	促进 B 细胞、T 细胞的增殖和分化，诱导 MHC II 类分子的表达，促进 IgE 和 IgG 的产生
IL-5	$CD4^+$ Th2 细胞	促进 B 细胞增殖及抗体的分泌，诱导嗜酸性粒细胞增殖和分化
IL-6	$CD4^+$ Th2 细胞、成纤维细胞	诱导合成急性期蛋白，促进 T 细胞的活化和造血干细胞的增殖，参与炎症反应
IL-7	成纤维细胞、内皮细胞、T 细胞	前体 B 细胞及 T 细胞的增长刺激因子
IL-10	$CD4^+$ Th2 细胞、单核细胞	促进 B 细胞增殖，分泌 IgG，刺激胸腺细胞、肥大细胞增殖，拮抗炎性介质
IL-17	$CD4^+$ T 细胞（尤其是 Th17 亚群）、$CD8^+$ T 细胞、γδ T 细胞、NK 细胞、上皮内淋巴细胞和一些其他细胞	促进上皮细胞、内皮细胞和成纤维细胞分泌促炎细胞因子（IL-1、IL-6、TNF-α、G-CSF、GM-CSF，以及能吸引单核细胞和中性粒细胞的趋化因子），从而促进炎症

5.1.2 集落刺激因子

集落刺激因子（colony stimulating factor，CSF）也可称作髓系细胞造血因子，该类细胞因子可以在体内或体外有选择地刺激造血干细胞增殖、分化并形成某一类细胞集落（图 5-1）。根据其作用范围不同，可将集落刺激因子分为粒细胞集落刺激因子（granulocyte-CSF，G-CSF）、巨噬细胞集落刺激因子（macrophage-CSF，M-CSF）、粒细胞-巨噬细胞集落刺激因子（GM-CSF）、多重集落刺激因子（multi-CSF）、干细胞生长因子（stem cell factor，SCF）、红细胞生成素（erythropoietin，EPO）和血小板生成素（thrombopoietin，TPO）等。主要功能包括刺激造血干细胞的增殖、抑制细胞凋亡、促进中性粒细胞的分化和抑制吞噬细胞的分化等。

5.1.3 干扰素

干扰素（interferon，IFN）是一类由白细胞、成纤维细胞、活化的 T 细胞和 NK 细胞分泌的，具有广泛的抗病毒、抗肿瘤和增强免疫作用的细胞因子（图 5-2）。IFN 是于 1957 年由 Alick Isaacs 和 Jean Lindenman 最早发现的细胞因子。IFN 属于诱生蛋白，一般机体内不会自发产生。当机体受到 IFN 诱生剂刺激后，可激活被抑制的 IFN 基因并合成 IFN。根据干扰素的来源、性质及生物学活性，可将其分为 I 型干扰素、II 型干扰素和 III 型干扰素。I 型干扰素包括 IFN-α、IFN-β、IFN-ε、IFN-κ 和 IFN-ω 等，具有抑制病毒复制、抑制多种细胞增殖、刺激免疫细胞的杀伤活性和参与免疫调节等作用。II 型干扰素仅包括 IFN-γ，又称作免疫干扰素，由活化的 T 细胞及 NK 细胞产生，主要参与抗病毒、抗肿瘤

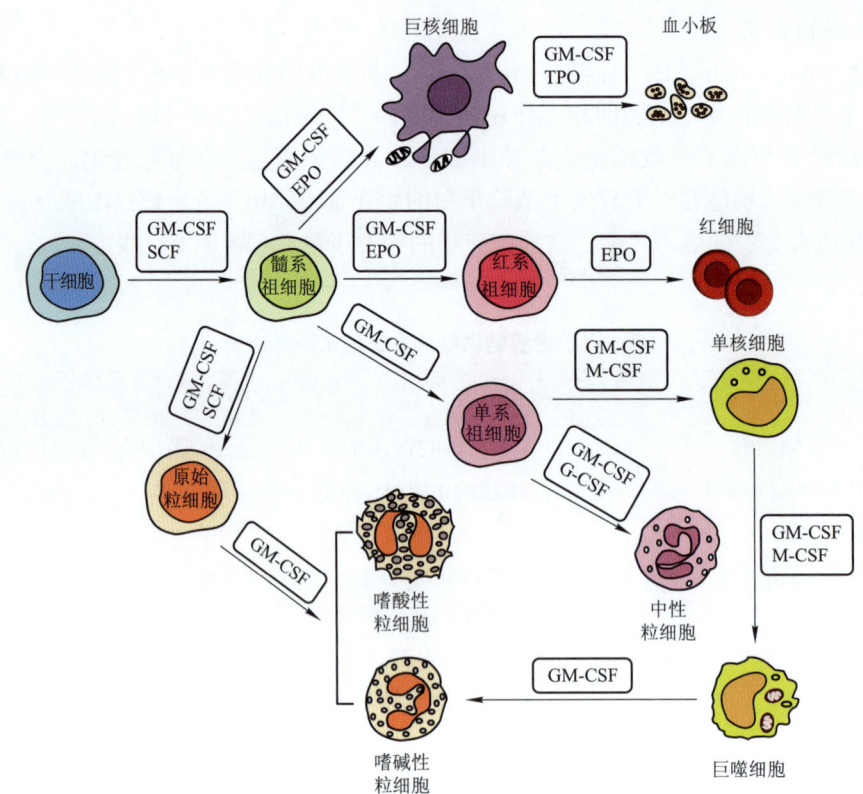

图 5-1　集落刺激因子的生物学功能

和免疫调节作用。Ⅲ型干扰素包括 IFN-λ1（IL-29）、IFN-λ2（IL-28a）和 IFN-λ3（IL-28b），在抗病毒、抗肿瘤和免疫调节中也发挥着重要作用。

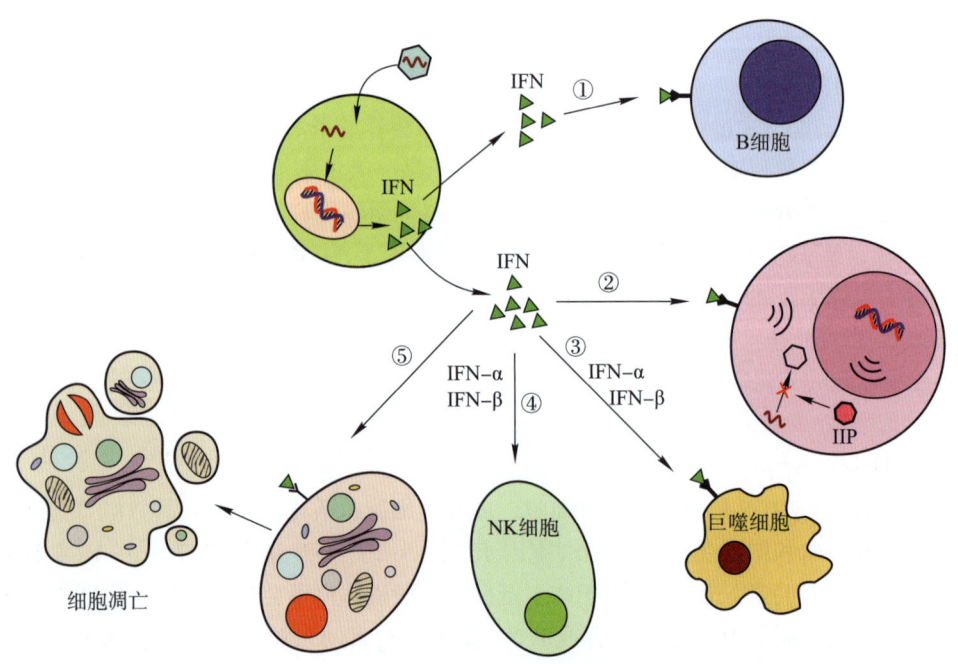

图 5-2　干扰素的生物学功能

①促进 B 细胞的分化；②刺激细胞产生干扰素诱导蛋白（IIP），阻止病毒壳蛋白合成，抑制病毒增殖；③激活免疫细胞，发挥免疫作用；④激活 NK 细胞的杀伤作用；⑤诱导细胞凋亡

> **知识窗**
>
> **干扰素大事记**
>
> 干扰素因干扰病毒复制而得名，目前因其广泛的生物学活性，已广泛应用于临床治疗和基础研究。自 1957 年发现至今，人们一直没有停止对干扰素的研究。1957 年，英国医生 Alick Isaacs 在进行流感病毒试验时，发现鸡胚中注射灭活流感病毒后生成了一种物质，这种物质具有"干扰"流感病毒感染的作用，于是 Isaacs 将这种物质称为"interferon"，也就是今天我们所说的干扰素。在 1966—1971 年，美国医生 Robert M. Friedman 发现干扰素对病毒的抑制作用主要是干扰了病毒 mRNA 功能从而抑制了蛋白质的合成。从此，关于干扰素抗病毒的作用机理的深入研究才逐渐展开。与此同时，美国科学家 Samuel Baron 与 Isaacs 的共同研究证实了干扰素在机体免疫系统抗病毒感染中起着非常重要的作用，为干扰素的临床应用提供了更多的证据，并为干扰素抗病毒的双重作用机理奠定了基础。直到 1978 年，干扰素被纯化到均一状态，使得对其进行化学、生物化学及免疫学的分析和表征成为可能。
>
> 1980 年，美国科学家 Sidney Pestka 成功克隆出了干扰素 cDNA，为后来干扰素的工业化生产奠定了基础。同样在 20 世纪 80 年代，美国病毒学家 Derek C. Burke 利用人类白细胞对干扰素进行量化生产，虽然这种生产方式无法与基于基因工程技术的生产方式相比，但对干扰素从实验室成功地走向临床却有着非常重要的意义。1986 年，通过基因工程技术获得的 IFN-α 用于毛细胞白血病的治疗获 FDA 认证，从此拉开了干扰素在临床应用方面的序幕。目前通过 FDA 认证并用于临床的 IFN 包括：IFN-α，用于治疗毛细胞白血病、恶性黑色素瘤、滤泡性淋巴瘤、生殖器尖锐湿疣、艾滋病相关的 Kaposi 肉瘤，以及慢性乙肝和丙肝；IFN-β，用于治疗多发性硬化症；IFN-γ，用于治疗慢性肉芽肿性疾病和恶性骨硬化病。

5.1.4 肿瘤坏死因子/淋巴毒素

肿瘤坏死因子（tumor necrosis factor，TNF）/淋巴毒素（lymphotoxin，LT）家族由 3 种非常相似的因子构成：TNF-α（也写作 TNF）、LTα 和 LTβ。TNF-α 主要由活化的单核-吞噬细胞和其他多种细胞产生，是一种呈特异性抗肿瘤活性的可溶性多效细胞因子，能直接杀伤肿瘤细胞，使肿瘤发生出血性坏死，此外，还具有其他生物学活性，如参与免疫调节、发热和炎症反应等。能够产生 LTα 和 LTα1β2 复合物的细胞相对较少，包括 CD4 和 CD8 T 细胞、B 细胞，以及淋巴组织诱导（lymphoid tissue inducer，LTi）细胞。LT 在次级淋巴器官的发育过程中起关键作用。在自身免疫、移植排斥、动脉粥样硬化、微生物感染及一些肿瘤的慢性免疫刺激当中，LT 还能诱导出三级淋巴器官（tertiary lymphoid organ，TLO），即在非淋巴器官积累一些细胞，是一些异位淋巴组织。此外，BAFF（B cell activating factor of the TNF family，TNF 家族 B 细胞活化因子）、APRIL（apoptosis-inducing ligand，凋亡诱导配体）、CD40L 和 Fas 配体（FasL 或 CD95L）也属于 TNF 家族。与其他细胞因子不同，该家族的细胞因子经常牢固地锚定在细胞膜上，其胞外区负责与受体结合。如果将胞外区切下，也可以可溶形式发挥作用。不管是膜结合形式还是可溶形式，均需要组装成三聚体才具有活性。

> 🔍 **发现之路 5-1**
> TNF/LT 家族的发现及命名

5.1.5 生长因子

生长因子（growth factor，GF）是一类多效细胞因子，通过与特异的、亲和力高的细胞膜受体结合，刺激不同类型细胞生长与分化，并发挥其细胞功能，主要由自分泌和旁分泌产生，对不同细胞具有特定的专一性。根据其作用靶细胞的不同，可分为转化生长因子 β（transforming growth factor-β，TGF-β）、表皮生长因子（epithelial growth factor，EGF）、神经生长因子（nerve growth factor，NGF）、胰岛素样生长因子（insulin-like growth factor，IGF）、成纤维细胞生长因子（fibroblast growth factor，FGF）、血小板源生长因子（platelet-derived growth factor，PDGF）、血管内皮细胞生长因子（vascular endothelial cell growth factor,VEGF)等。

> **知识窗**
>
> ### TGF-β
>
> 人类TGF-β超家族（包括生长分化因子、骨形成蛋白、激活素及其他重要的细胞因子）包含38种生长因子。TGF-β在许多组织的发育和维持稳态中起重要作用。例如，在伤口愈合、免疫、肌肉分化、骨生长和细胞增殖的控制中都起重要作用。然而，如果没有控制好，TGF-β也可破坏很多组织，如肝硬化、肺纤维化、关节炎、肌营养不良、主动脉瘤、阿尔茨海默病、炎症和癌症都与TGF-β的过度活跃有关。因此，关于TGF-β的研究很热门，但是其众多的可能的激活分子使得其研究复杂化。
>
> TGF-β以复合体的形式分泌，必须通过分子激活，使其从复合体中释放出来，才能与细胞表面的高亲和力受体结合，启动相应的信号通路。许多分子都被暗示可能介导这一激活过程，但在TGF-β的体内代谢中，只有有限的分子被证明具有激活TGF-β的功能。
>
> 进化上，在后口动物中就有TGF-β样的生长因子出现，它的激活应该是由当时已经存在的因子来完成的。在已经了解激活机制的因子当中，整合素（integrin）最有可能是早期的TGF-β激活剂。在进化上晚于TGF-β出现的分子在TGF-β的激活过程中所起的作用可能就不太重要。因此，从进化的角度可以确定某种特定的TGF-β激活剂的重要程度。对激活过程的清晰了解可能提示某种特定的TGF-β激活剂可作为药物靶点，使我们可以更好地治疗相关的疾病。

5.1.6 趋化因子

趋化因子（chemokine）是一类由多种白细胞和其他类型的细胞产生，并能诱导白细胞及其他类型的体细胞定向迁移和活化的细胞因子。目前发现该家族成员多达47个，成为细胞因子家族中规模最大的一支。趋化因子的三级结构的维持依赖于一些高度保守的二硫键，根据该家族成员分子N端半胱氨酸的数目及其间隔，可分为CXC（α）、CC（β）、C（γ）和CX_3C 4个亚族（C代表半胱氨酸，X代表除半胱氨酸以外的其他氨基酸）。趋化因子是基于其结构进行系统命名的，即在其亚族的名称后面加上字母"L"（表示配体），再根据该基因发现的先后顺序，加上数字，如CXCL1~16、CCL1~28、CX_3CL1；但C亚族的趋化因子例外，还需要在C前面加上字母"X"，如XCL1~2。趋化因子除在炎症反应中发挥主要作用外，还在促进体液和细胞免疫，调节细胞黏附、血管生成、白细胞移动和归巢，参与淋巴细胞和血细胞生成、胚胎发育、固有免疫和适应性免疫的发育、癌症转移等方面发挥其生物学效应。

总之，尽管细胞因子多种多样，但它们具有几个共同的特性：①都属于相对分子质量低的抗原特异性糖蛋白，多数以单体形式发挥作用，少数为二聚体形式，如IL-5、IL-12和M-CSF，极少数为三聚体，如TNF家族的细胞因子；②都是受到抗原刺激物刺激后分化合成的，通过自分泌、旁分泌和/或内分泌发挥作用；③都能迅速进入免疫应答过程中，机体不会贮存多余的细胞因子；④拥有一个短暂的半衰期，其作用途径较短，免疫作用发挥后就丧失了生物活性；⑤具有多效性、重叠性（冗余性）、协同性、拮抗性和网络性。

5.2 细胞因子受体

细胞因子是免疫系统细胞之间的信使分子。细胞因子与其相应的**细胞因子受体**（cytokine receptor，CKR）结合后，才能发挥其广泛的生物学活性。细胞因子受体主要以跨膜蛋白的形式存在于多种细胞

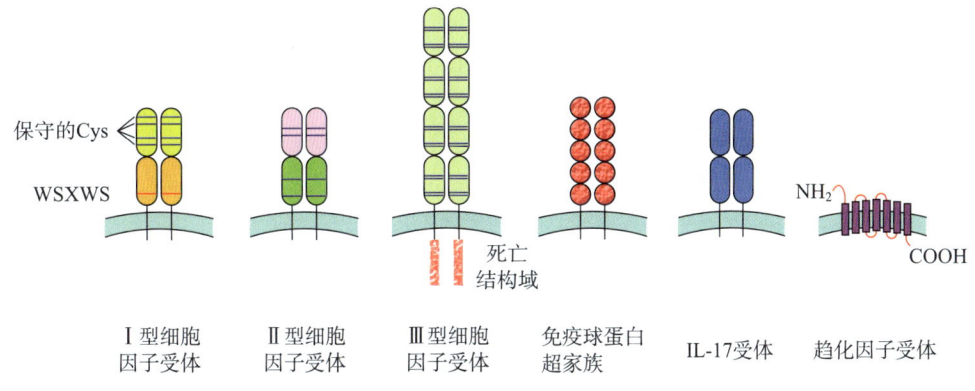

图 5-3 细胞因子受体的分类示意图

的细胞膜上，为膜结合细胞因子受体（membrane-bound cytokine receptor，mCKR），由胞外区、跨膜区和胞内区组成，其产生生物学效应的过程是：首先胞外区与细胞因子特异性识别并结合，从而使受体的胞内区构象改变，进而引起一系列信号转导，最终改变细胞的基因转录。

5.2.1 细胞因子受体的分类

根据细胞因子受体的结构和其信号转导途径，将其分为Ⅰ型细胞因子受体家族、Ⅱ型细胞因子受体家族、Ⅲ型细胞因子受体家族、免疫球蛋白超家族、IL-17受体家族和趋化因子受体家族（图 5-3）。

（1）Ⅰ型细胞因子受体家族

Ⅰ型细胞因子受体家族也称为红细胞生成素受体家族或造血因子受体家族。该家族成员一般是跨膜糖蛋白，其胞外区含有约 200 个氨基酸的同源序列，包括 4 个保守的半胱氨酸残基、WSXWS（Trp-Ser-X-Trp-Ser）基序及纤连蛋白Ⅲ型结构域。然而，生长激素受体的胞外基序为 WGEFS（Trp-Gly-Glu-Phe-Ser）。Ⅰ型细胞因子受体家族包括绝大多数细胞因子的受体，主要有 IL-2、IL-3、IL-4、IL-5、IL-6、IL-7、IL-9、IL-11、IL-12、G-CSF、GM-CSF、EPO 和 TPO 等的受体。该受体家族通过 JAK-STAT 信号通路发挥功能。

（2）Ⅱ型细胞因子受体家族

Ⅱ型细胞因子受体家族又称为干扰素受体家族，为同型二聚体，其胞外区含有 4 个不连续的半胱氨酸残基，但不具有 WSXWS 基序。Ⅱ型细胞因子受体家族包括 IFN-α、IFN-β、IFN-γ 和 IL-10 等的受体。该受体家族通过 JAK-STAT 信号通路发挥功能。

（3）Ⅲ型细胞因子受体家族

Ⅲ型细胞因子受体家族也称为 TNF 受体超家族或神经生长因子受体超家族。该家族成员都是Ⅰ型膜蛋白，其胞外区均存在 3~6 个重复的富含半胱氨酸的结构域。此外，该家族的一些受体在其胞内区均含有一个由 80 个氨基酸构成的"死亡结构域"，死亡结构域对凋亡信号的产生至关重要。Ⅲ型细胞因子受体家族包括 TNF-α 和神经生长因子的受体，以及一些重要的分子（如 CD40、CD27、CD30 和 Fas 等）。该受体家族可采用 FADD-caspase-8 通路转导凋亡信号，也可激活 TRAF-NF-κB、TRAF-JNK 等通路，激活促炎细胞因子的表达。

（4）免疫球蛋白超家族

免疫球蛋白超家族（immunoglobulin superfamily，IgSF），又称 IL-1 受体家族，其大部分成员是整合膜蛋白，存在于淋巴细胞的表面，其胞外区富含半胱氨酸残基，并有免疫球蛋白样功能区，参与各种免疫活动。该家族主要包括 T 细胞、B 细胞抗原识别受体和信号转导分子，MHC 及相关分子，Ig 受体，某些细胞因子受体，神经系统功能相关分子，以及部分白细胞分化抗原（CD）。该受体家族通过 IRAK-NF-κB 或 IRAK-AP-1 信号通路发挥功能。

（5）IL-17受体家族

IL-17受体家族的成员均为整合膜蛋白，都是由IL-17RA、IL-17RB、IL-17RC、IL-17RD和IL-17RE这5个亚基构成的同源或异源二聚体或三聚体。该家族成员具有纤连蛋白结构域和胞内SEFIR（成纤维细胞生长因子和IL-17）受体结构域，后者介导IL-17受体信号转导途径中的蛋白质-蛋白质相互作用。该受体家族通过NF-κB、MAPK或C/EBPβ和C/EBPδ信号通路发挥功能。

（6）趋化因子受体家族

趋化因子受体家族又称为G蛋白耦联受体超家族。该家族成员具有1个胞外N端和1个富含丝氨酸和苏氨酸残基的胞内C端，中段有7个疏水性跨膜α螺旋结构域以及3个胞外环和3个胞内环。这些受体与细胞外特异的趋化因子结合后，趋化因子受体引发钙离子内流而产生细胞趋化反应，从而诱导细胞到生物体的特定部位。该受体家族主要由趋化性细胞因子受体家族的成员构成，如CXCR1~CXCR7、CCR1~CCR10、XCR1和CX3CR1等。该受体家族可通过激活Ras、PKC或PLCβ，并最终激活AP-1或NF-κB通路，从而改变基因转录；或者激活Rho，启动肌动蛋白聚合和细胞运动。

5.2.2 细胞因子受体中的共有链

Ⅰ型和Ⅱ型细胞因子受体家族的大多数受体均由多个亚基（即多肽链）构成，其中的1个或2个亚基与细胞因子特异性结合，为细胞因子结合亚基，另1个亚基负责信号转导，为信号转导亚基。单独的结合亚基与相应的细胞因子之间亲和力较低，但是结合亚基与信号转导亚基非共价结合后，就形成对细胞因子具有高亲和力的受体。信号转导亚基往往被多个细胞因子受体共用，即为细胞因子受体共有链（common chain，C），使得多种细胞因子产生相同的信号（即冗余性），其生物学功能具有一定的重叠性。例如，共享受体γ链（γ_c）的细胞因子IL-2、IL-4、IL-7、IL-9、IL-15和IL-21对T细胞、B细胞、NK细胞和肥大细胞均表现出共同的促进发育、维持细胞正常生理功能的作用。然而，当X染色体上的γ链基因缺陷时，由上述细胞因子受体介导的信号转导会发生严重障碍，可导致X连锁重症联合免疫缺陷病（X-linked severe combined immunodeficiency disease，XSCID）。其他的受体链共用现象还包括IL-3、IL-5和GM-CSF共用受体β链，IL-6家族的IL-6、IL-11和IL-27等细胞因子共用受体gp130亚基。

除上述3种受体共有链外，机体内还存在其他共享受体的现象，如IL-7与胸腺来源的淋巴细胞增殖素共享IL-7Rα。

5.2.3 可溶性细胞因子受体

细胞因子受体大多以膜结合蛋白形式存在，但某些细胞因子受体会以可溶性形式存在于体液中，属于可溶性细胞因子受体（soluble cytokine receptor，sCKR）。常见的可溶性细胞因子有sIL-1R、sIL-2R、sIL-4R、sIL-5R、sIL-6R、sIL-7R、sIL-8R、sG-CSFR、sIFN-γR和sTNFR等，其中，大多数是由mRNA选择性剪接形成的，如sIL-4R、sIL-5R、sIL-6R、sIL-7R等；也可由成熟受体水解产生，如sIL-2R、sTNFR等。

可溶性细胞因子受体与膜结合细胞因子受体相比，虽然对相应细胞因子特异性结合的亲和力低，但仍然可以发挥其生物学效应。一方面，可溶性细胞因子受体会竞争结合相应的细胞因子，抑制膜结合细胞因子受体介导的生物学效应，产生负调控作用；另一方面，可溶性细胞因子受体作为细胞因子的载体蛋白，避免蛋白酶降解细胞因子并将细胞因子转运至机体相关部位，增加局部的细胞因子浓度，它不仅能提高细胞因子的稳定性，还能充分发挥细胞因子的生物学效应。

可溶性细胞因子受体由机体的正常代谢产生，其水平可反映某些疾病的病程。目前，检测机体可溶性细胞因子的水平，可用于某些疾病的早期临床诊断，并可对机体的免疫状态及预后进行评估。例如，有别于其他关节炎，sIL-2R的含量在类风湿关节炎患者的滑膜液中明显升高，这可用于类风湿性关节炎的鉴别诊断。

5.3 细胞因子的生物学效应

细胞因子种类繁多，其生物学效应也极为复杂。一种细胞因子可由多种不同的细胞在不同条件下产生，发挥不同的生物学效应；不同的细胞因子可以产生相同的生物学效应，因而具有重叠的免疫调节作用。不同的细胞因子之间既表现出协同性，又表现出拮抗性，以网络形式发挥作用（图 5-4）。细胞因子还具有高效能作用，一般在 pmol/L（10^{-12} mol/L）水平即有明显的生物学作用。

天然状态下，机体受到抗原、丝裂原或其他刺激物刺激后，细胞被激活并分泌相应的细胞因子，若细胞因子由细胞产生后再作用于其自身（即靶细胞就是产生该细胞因子的细胞），则其作用方式为自

☆ 动画讲解 5-1
细胞因子的多效性

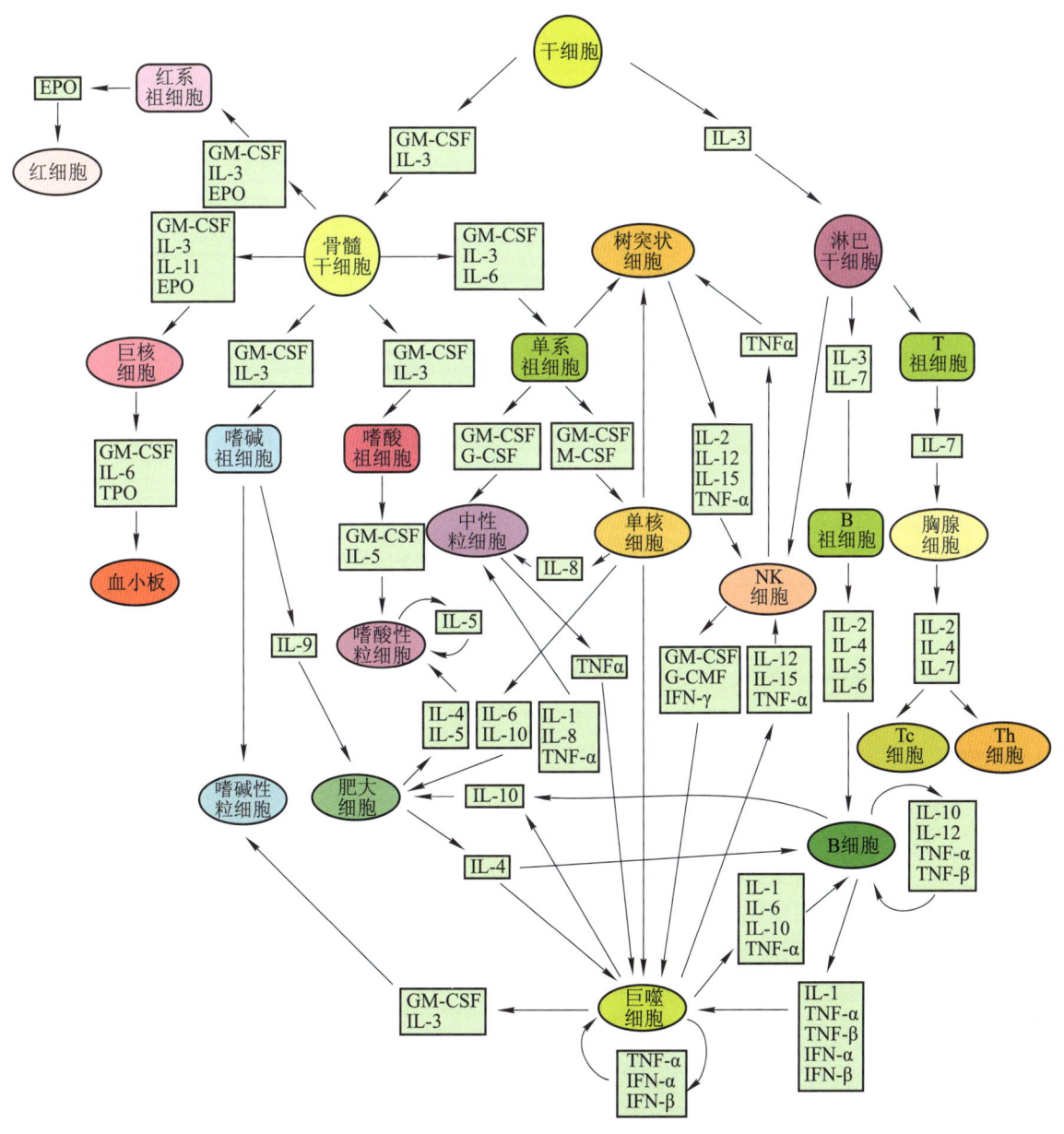

图 5-4　细胞因子作用的网络性

分泌，如 T 细胞分泌的 IL-2 可以刺激 T 细胞本身生长。若细胞因子产生后，作用于邻近的细胞，则其作用方式为旁分泌，如树突状细胞分泌的 IL-12 促进邻近的 T 细胞增殖和分化。若细胞因子产生后，作用于与产生细胞距离较远的细胞，则其作用方式为内分泌，如 TNF、IL-1 等少数细胞因子在高浓度时可作用于远处的靶细胞。

5.3.1 抗感染
（1）抗菌感染
当发生局部感染时，感染部位的巨噬细胞、树突状细胞和肥大细胞受到刺激，会释放细胞固有免疫反应的初始成分，包括促炎性细胞因子（proinflammatory cytokine）TNF-α、IL-1、IL-6、IL-16、IL-17、TGF-β 和趋化因子等，参与免疫细胞趋化、活化和启动抗菌感染效应。其中，TNF 可诱导白细胞聚集在炎症部位，并活化炎性白细胞，从而杀死病原体；IL-1 能够刺激炎性应答的各种效应细胞，增强急性期反应，诱导发热并介导内毒素性休克；IL-6 能增强急性期反应，诱导发热，激活中性粒细胞的微生物杀伤功能；IL-16 能诱导 T 细胞、嗜酸性粒细胞和单核细胞的趋化，促使 CD4$^+$ T 细胞的黏附作用；IL-17 能诱导内皮细胞和单核细胞分泌促炎性细胞因子；TGF-β 能诱导中性粒细胞、单核细胞、淋巴细胞、肥大细胞及成纤维细胞的趋化，并激活上述细胞产生促炎性细胞因子，还促进白细胞黏附在血管壁和细胞外基质上；趋化因子家族具有诱导白细胞及其他类型体细胞的定向移动和活化，并诱导组胺、酶和防御素等效应分子产生的作用，其浓度高时，具有脱敏作用，可抑制局部炎症。

在特异性抗菌感染的全过程，也都有细胞因子发挥正、负调节作用。在致敏阶段，IFN-γ 可通过刺激抗原提呈细胞表达 MHC Ⅱ 类分子来增强抗原提呈作用，促进 CD4$^+$ T 细胞的活化；IL-10 则可减少抗原提呈细胞 MHC Ⅱ 类分子和 B7 等协同刺激因子的表达，对抗原提呈产生抑制作用。在反应阶段，IL-2、IL-4、IL-5、IL-6、IL-12 和 IL-13 等促进 T 细胞和 B 细胞的活化、增殖与分化；趋化因子诱导多种免疫细胞的定向移动；TGF-β 则发挥负调节作用，抑制免疫应答。在效应阶段，IL-1 和 GM-CSF 等可增强巨噬细胞的吞噬、杀伤等活性；TNF-α 可直接参与细胞毒作用；IL-2、IL-18 和 IFN-γ 可增强 NK 细胞和细胞毒性 T 细胞的细胞毒作用；而 IL-10、IL-11 和 IL-13 则抑制巨噬细胞发挥效应。

（2）抗病毒感染
发挥抗病毒作用的细胞因子主要包括 IFN、IL-12 和 IL-15。其中，IFN 因具有干扰病毒复制的作用而得名，其抗病毒作用表现在 3 个方面：①刺激邻近的细胞合成抑制病毒复制的酶，使未感染的细胞进入抗病毒状态；②增强 NK 细胞、单核巨噬细胞和细胞毒性 T 细胞的病毒杀伤和吞噬作用；③抑制病毒在新感染细胞中的复制，并中断病毒蛋白质的合成等。IL-12 可诱导 NK 细胞产生 IFN-γ，并增强细胞毒性 T 细胞和 NK 细胞的毒性作用；IL-15 能刺激 NK 细胞的增殖、发育，促进 NK 细胞分泌 IFN-γ。

5.3.2 抗肿瘤
IL 家族和 TNF 家族中的部分成员能诱导细胞毒性 T 细胞、NK 细胞等的增殖，并增强其杀伤活性，进而清除体内的肿瘤细胞；此外还能促进机体分泌抗体和干扰素来增强免疫功能，具有抗肿瘤作用。研究表明，IFN 主要通过抑制肿瘤细胞增生、促进肿瘤细胞凋亡、抑制癌基因表达、调节免疫、抗肿瘤血管生成、抑制肿瘤转移、与其他抗癌药物协同作用和诱导肿瘤细胞分化等机制来发挥抗肿瘤的作用。

5.3.3 促进免疫细胞和血细胞分化发育
IL-2、IL-4 和 IL-6 等能促使 T 细胞增殖、分化，IL-12、IL-18 和 IFN-γ 能促使 T 细胞分化为 Th1

细胞，IL-4 和 IL-20 能促使 T 细胞分化为 Th2 细胞；IL-4、IL-6 和 IL-13 等能促使 B 细胞生长、分化和活化，IL-4、IFN-γ 和 TGF-β 等可诱导 B 细胞产生抗体的类别转换；IL-7 血小板生成素可刺激骨髓多向造血祖细胞分化成巨核细胞，并最终产生血小板；红细胞生成素可刺激早期红系造血祖细胞分化成成熟的红细胞；IL-3 可刺激多种祖细胞增殖与分化，最终形成单核细胞、中性粒细胞和嗜碱性粒细胞；IL-5 可刺激嗜碱性粒细胞祖细胞增殖、分化为嗜碱性粒细胞；GM-CSF、M-CSF 和 G-CSF 能促进粒细胞和单核细胞等的增殖与分化。

5.3.4 与神经系统和内分泌系统发生相互作用

某些细胞因子与神经系统和内分泌系统之间存在相互作用。例如，IL-1 既能参与神经系统的正常发育和损伤修复，又能诱导机体释放激素；在应激状态下，神经系统可调节机体的内分泌，从而抑制 IL-1 的合成与分泌。一些细胞因子对下丘脑和垂体均有作用。例如，IL-1、IL-2、IL-6 和 TNF 可激活肾上腺轴，IL-1 和 TNF 可抑制性腺轴，TNF 和 IFN-γ 对甲状腺轴具有抑制作用。细胞因子对神经内分泌系统的影响可能有助于通过产生的糖皮质激素限制免疫反应的严重程度，同时增强其他促进免疫力的激素。

知识拓展 5-1

细胞因子与非感染性疾病

> **知识窗**
>
> ### 细胞因子风暴
>
> 细胞因子风暴（cytokine storm），又称为细胞因子级联反应（cytokine cascade）、高细胞因子血症（hypercytokinemia）、细胞因子释放综合征（cytokine release syndrome，CRS），是指机体的体液中多种细胞因子（如 TNF-α、IL-1、IL-6、IL-12、IFN-α、IFN-β、IFN-γ、MCP-1 和 IL-8 等）迅速大量产生的现象，是由细胞因子和免疫细胞之间形成的正反馈环路引起的一种可能致死的免疫反应。患者表现为高热、红肿或水肿、发红、极度疲劳和恶心。细胞因子风暴与很多疾病有关联，包括感染性疾病（如新型冠状病毒感染、SARS 感染、H5N1 高致病性禽流感）和非感染性疾病（如移植物抗宿主病、多发性硬化症、胰腺炎和多器官功能障碍综合征），有时则是治疗性干预造成的。
>
> 根据细胞因子在炎性反应中的不同作用，可将其分为促炎性细胞因子（又称促炎细胞因子或致炎细胞因子）和抗炎性细胞因子（又称抗炎细胞因子）。以流感病毒感染机体为例，机体会产生促炎性细胞因子（主要包括 IL-1、IL-2、IL-6、TNF-α 等）来消灭病毒，同时，为避免过度炎症，机体又会产生抗炎性细胞因子（包括 IL-10、IL-4、TNF 可溶性受体等）。当机体内防止过度炎症的负反馈机制失败时，就会引起细胞因子风暴，导致多器官衰竭。固有免疫应答是生物体抵御病原体感染的第一道防线。流感病毒会激发机体的固有免疫应答，其中涉及多种效应细胞、免疫分子和因子参与，以有效控制体内病毒扩散。同时，也会促进和参与适应性免疫应答的启动、效应及调控，但是大量细胞因子、趋化因子的产生就会导致病理状态。已经有充分证据表明，流感病毒侵染机体后，促炎性细胞因子 TNF-α、IL-1 和 IL-6 出现增高趋势，进而造成广泛的肺组织水肿、急性支气管肺炎的肺泡出血等免疫病理损伤。如何更好地调控流感病毒促发的炎性因子，将成为流感治疗重要的研究目标。Scripps 研究院的研究人员发现了流感病毒使感染者病重甚至死亡的机制，可以预测病毒感染过程的发病率和死亡率，这种流感致死的免疫过程即"细胞因子风暴"，被认为是 1918—1919 年间世界大流感和近年来甲型流感、禽流感的主要致死因素。针对这样的结果，深入研究细胞因子将有可能在以后的流感治疗，尤其是高致病性禽流感的治疗中，联合使用抗病毒药物和抑制炎症的免疫调节药物，共同治疗流感感染及并发症。
>
> 新型冠状病毒（以下简称"新冠病毒"）感染也导致一些患者出现细胞因子风暴，血清水平升高的细胞因子包括 IL-1β、IL-6、IP-10、TNF-α、IFN-γ、巨噬细胞炎症蛋白（MIP）1α 和 1β、血管内皮生长因子（VEGF）及多种趋化因子。IL-6 和 GM-CSF 在新冠病毒感染的发病机制中起核心作用。有趣的是，与历史流

感样本的比较显示，IL-6在两种情况下均升高，而GM-CSF仅在新冠病毒感染中突出。IL-6血清水平升高与患者症状严重及生存期较短密切相关。使用选择性细胞因子阻断剂和免疫抑制剂进行的免疫调节治疗可改善新冠病毒感染的结局。然而，免疫调节治疗的有效性可能取决于许多因素，包括患者个体差异、用药剂量和干预时机，因此部分患者有可能缺乏治疗响应，如靶向IL-6受体的单抗（如托珠单抗）在新冠病毒感染患者中的疗效并不确定。

综上，人们对细胞因子风暴这一复杂免疫应答过程的详细机制认识仍然有限，还需要清楚地了解在快速变化的免疫应答过程中的细微变化，并深入了解个体对细胞因子风暴易感性的差异，才有可能设计出更加合理的疗法，为疾病的治疗性干预和诊断提供关键的靶点。

5.4 细胞因子的检测及应用

细胞因子在疾病的预防、诊断和治疗等方面均有着广泛的应用。在机体中，细胞因子的过高或过低表达，以及表达缺陷，均可引起或促进某些与免疫相关疾病的发生。在许多疾病的病程中，某些细胞因子的表达水平会出现显著的变化，这可用于辅助疾病的诊断。此外，细胞因子在疾病治疗中也发挥了重要作用，尤其是在免疫缺陷疾病、自身免疫性疾病、病毒性疾病和恶性肿瘤等疾病的治疗中，已获得了较明显的效果。

5.4.1 细胞因子的检测

细胞因子的检测是进行免疫学研究的基本方法，同时也在疾病的早期诊断、病程观察和防治方面发挥着重要作用。根据其检测原理的不同，目前用于细胞因子检测的方法大致可分为3类，即生物学检测方法、免疫学检测方法和分子生物学检测方法。

（1）生物学检测方法

生物学检测方法（bioassay）又称为生物活性测定法，是根据各种细胞因子具有特定的生物活性而设计的一种检测方法，可反映细胞因子在生物机体内的活性状态，一般用活性单位来表示。不同的细胞因子生物活性不同，如IL-2诱导淋巴细胞的增殖，TNF杀伤肿瘤细胞，CSF诱导造血细胞形成集落，IFN则能通过抑制病毒复制来保护细胞。所以，利用该方法进行细胞因子的检测时，需在确定待测细胞因子独具的生物活性后才可对其进行检测。根据生物活性的不同，可将生物学检测方法分为以下几类。

① 细胞增殖或增殖抑制法　此方法依据细胞因子对细胞生长具有调节活性的原理，用对细胞因子有依赖性的细胞株作为靶细胞，通过观察靶细胞在细胞因子刺激下的增殖或增殖抑制情况来评估细胞因子的活性水平（表5-2）。目前常用的检测方法有^{3}H-TdR掺入法、比色法、染色法、直接计数法等，可用于大多数细胞因子的检测，如IL-1～IL-5等。

② 细胞毒活性测定法　又称靶细胞杀伤法，是基于细胞因子的细胞毒活性设计的方法，即将待测的细胞因子按梯度稀释后分别添加到指示细胞的培养体系中，以检测到的死细胞数作为判断标准来评估细胞因子的活性水平。该方法中的死细胞数量与细胞因子的活性成正比。此方法常用于TNF的检测。

③ 细胞病变抑制法　又称抗病毒活性测定法，是基于细胞因子的抗病毒活性而设计的检测方法，即将待测细胞因子添加到指示细胞的培养体系中，然后用特定病毒进行攻毒，通过观察病毒蚀斑的形成或细胞病变效应等来进行细胞因子活性水平的评估，此法常用于IFN的检测。该法常用的细胞株有Wish、L929、A549和MDBK等，常用的病毒有水疱性口炎病毒（VSV）、脑心肌炎病毒（EMCV）和

表 5-2　常见细胞因子的依赖性细胞株（靶细胞）及干扰因素

细胞因子	依赖性细胞株	干扰因素
IL-1	D10	IL-2、IL-4
	EL-4	IL-4
IL-2	CTLL	IL-4
IL-3	TF-1	GM-CSF、IL-5/6、EPO
IL-4	CTLL	IL-2
IL-5	BCL-1	IL-4
IL-6	B9	IL-4、IL-11
GM-CSF	TF-1	IL-3、IL-5、IL-6
TNF-α/β	L929	-
IFN-γ	Wish、L929	IFN-α/β

注："-"表示无干扰因素。

辛德比斯病毒（Sindbis virus）等。

④ 细胞因子诱导产物分析法　该法是通过测定细胞因子诱导特定细胞产生的生物活性物质来评估细胞因子活性水平的分析方法。例如，IL-2 可诱导骨髓瘤细胞合成胺，通过测定胺的含量即可对 IL-2 的活性水平进行评估。

⑤ 细胞趋化活性测定法　该法是基于细胞因子的趋化活性而设计的方法，采用琼脂糖和微孔小室趋化法，通过统计受趋化细胞的数量来评估细胞因子的活性水平，常用于趋化因子的检测。

（2）免疫学检测方法

免疫学检测方法（immunoassay）的设计依据是细胞因子具有的抗原性。检测时，先让细胞因子与相应的特异性抗体（单克隆抗体或多克隆抗体）结合，然后利用放射性同位素、荧光或酶等标记技术，定性或定量地评估细胞因子的活性水平。尽管有多种细胞因子，但重组细胞因子的出现使得特异性的针对某一细胞因子的单克隆抗体或多克隆抗体的获得变得较为容易，一旦获得针对某一细胞因子的特异性抗体，就可以采用免疫学检测方法进行检测。

常用的方法包括：①酶联免疫吸附测定（enzyme-linked immunosorbent assay，ELISA），可通过抗原抗体反应和酶促反应对细胞因子的活性进行定性或定量分析，是检测细胞因子的首选方法，包括间接 ELISA、夹心 ELISA 和竞争 ELISA。②放射免疫测定（radioimmunoassay，RIA），是将竞争性抑制与放射性同位素标记技术结合起来进行细胞因子检测的方法。③免疫放射测定（immunoradiometric assay，IRMA），通常采用双抗体夹心法，是用同位素标记的抗细胞因子抗体来检测结合的细胞因子的方法。④酶联免疫斑点测定（enzyme-linked immunospot assay，ELISPOT），采用可定量的夹心 ELISA 法，用固定在膜上的特异性抗体捕获待测细胞因子，再依次加入生物素化的特异性检测抗体、耦联有亲和素或链霉亲和素的酶和底物溶液，就会在存在细胞因子的位置出现有颜色的斑点，每个斑点就表示分泌了待测细胞因子的单个细胞。理论上，可以用 ELISPOT 检测所有可以分泌细胞因子的细胞，但目前主要用于外周血单核细胞、骨髓或淋巴组织的单细胞悬液的检测。⑤流式细胞术（flow cytometry assay，FCMA），是将荧光抗体染色技术与流式细胞仪分析相结合所建立的方法。这 5 种方法中的前 3 种方法常用于多细胞的细胞因子检测，而后 2 种则用于单细胞的细胞因子检测（表 5-3）。

（3）分子生物学检测方法

分子生物学检测方法是利用细胞因子特异性基因探针检测特定细胞因子的 mRNA 水平来反映其基

表 5-3　不同免疫学检测方法的适用情况及优缺点

测定法	适用情况及优缺点
ELISA	可测定细胞培养上清液、血清、血浆及组织液中的细胞因子，干扰小，简便，易于推广和标准化，还可同时检测大量样品，但灵敏度较低
RIA	可测定混合样品中的单一细胞因子，特异性高，变异小，灵敏度高（检测水平为 ng 或 pg），但要求所用抗体的特异性高、亲和力高且滴度好，所用细胞因子需经过纯化并标记
IRMA	用于多细胞的细胞因子的检测，灵敏度高，且结果不受胆红素影响，但其抗体必须经过纯化
ELISPOT	用于在单细胞水平上检测抗原特异性细胞，斑点的直径大小可直接反映细胞分泌细胞因子的能力大小，操作简单，灵敏度高
FCMA	样品必须是单细胞，既可检测单细胞内的多个细胞因子，又可区分表达特定细胞因子的细胞亚群。方法快速、高效、灵敏度高

因表达水平的技术。该方法不受蛋白质水平上细胞因子含量低的限制，但检测出的 mRNA 水平不能完全反映细胞因子的蛋白质水平。目前常使用 Northern 印迹法、反转录 PCR（RT-PCR）和原位杂交等方法进行细胞因子 mRNA 水平的测定，其实验的关键是获得高质量的核酸探针和待测样品。这些检测方法的特点是：Northern blot 能半定量分析 mRNA 的水平，是检测 mRNA 的经典方法之一，但耗时长且难以同时检测多个样品或多个靶 mRNA；RT-PCR 也可定量分析 mRNA，但精确性不高；原位杂交主要用于细胞因子 mRNA 的定位，不易进行定量分析。随后兴起的实时荧光定量 PCR（real-time PCR）和低丰度细胞因子 mRNA 含量检测（Quantikine mRNA 试剂盒检测法）也得到了广泛应用。实时荧光定量 PCR 是对 RT-PCR 扩增反应中每一个循环生物荧光信号进行实时检测，从而实现对起始模板的定性及定量分析。该法灵敏度高、准确性高、重复性好，既可减少 PCR 反应过程中的污染，又可对样品进行高通量的检测，已广泛应用于组织液或细胞中 mRNA 的检测。Quantikine mRNA 试剂盒检测法是针对低含量细胞因子的特异性 mRNA 进行定量检测的方法，其基本原理类似于 ELISA。此法操作简单、灵敏度高、耗时短，不需要放射性试剂，无交叉反应，且可进行高通量检测。

知识拓展 5-2　细胞因子的新型检测方法

总之，由于细胞因子含量低、局部性分泌、半衰期短及多效性等特点，使得细胞因子的检测尚未统一。上述的 3 类检测方法均不完善，各有优缺点（表 5-4），因此，在实际应用中，可根据实验目的、实验条件及影响因素等，单独或联合使用上述 3 种检测方法，以获得可靠的实验结果。

表 5-4　3 种细胞因子检测方法的比较

	生物学检测法	免疫学检测法	分子生物学检测法
优点	灵敏度高	特异性高	灵敏度高
	直接反映生物活性	操作简单、快速	操作简单、快速
	需培养待测细胞因子的依赖性细胞	重复性好	
		易于标准化	
缺点	易受干扰	不能反映生物学活性	不能反映生物学活性
	操作繁琐、耗时长	易受干扰	不能完全反映蛋白质水平
	不易掌握	灵敏度低	

5.4.2　细胞因子的应用

细胞因子在某些疾病，特别是免疫类疾病的发生、病程检测和疾病防治方面均有重要作用，现已广泛应用于临床和基础研究中。

（1）细胞因子与疾病的早期诊断

免疫类疾病会引起机体内细胞因子水平的变化，但由于细胞因子功能具有多效性和冗余性，所以细胞因子不能作为疾病的特异性标志物。然而，细胞因子活性水平的改变与疾病的特异性损伤有关，这使得细胞因子渐渐成为辅助诊断机体感染、多种自身免疫性疾病和肿瘤等的重要依据。目前，临床上常检测的细胞因子项目包括 IL-1β、IL-6、sIL-2R、IL-8、IL-10、TNF-α 和胰岛素样生长因子（IGF-1）等。其中，对 IL-1β 的检测用来辅助诊断和监测炎症、骨病和肿瘤的发生；IL-6 浓度的升高暗示存在感染和移植排斥反应、淋巴瘤、败血症和酒精性肝病等疾病；sIL-2R 和 TNF-α 可作为肿瘤的诊断、治疗评价和监测的标志物；IGF-1 用于参考诊断一些疾病，如儿童生长发育迟缓、骨质疏松症、糖尿病和心血管疾病等。

在病原微生物感染早期，体内产生大量 IL-1、IL-6 和 TNF-α 等，引起炎症反应。当机体再次接触某些胞内菌时，即可引起由 IL-2、TNF 和 IFN-γ 参与的迟发型变态反应。类风湿性关节炎和感染性休克患者血清中 TNF-α 增高，而类风湿性关节炎患者关节滑膜液中 IL-1、IL-6 和 TNF-α 增高更明显。在多发性硬化症、多种白血病和移植排斥反应等疾病中，血清中 sIL-2R 的水平增高，具有一定的诊断意义，对机体免疫状态、预后和治疗效果的评价也有参考价值。淋巴瘤相关嗜血细胞综合征（lymphoma-associated hemophagocytic syndrome，LAHS）由于缺乏肿块形成和淋巴结肿大的特征而不易进行早期诊断，其进行性病变往往导致预后较差。近年来，研究人员发现，血清中 sIL-2R 与铁蛋白的比例可以作为 LAHS 的诊断标记，有利于该病的确诊和及时治疗。

（2）细胞因子与疾病的防治

细胞因子可预防某些疾病的发生，临床上已应用 IL-3、IL-6 和集落刺激因子（CSF）等来缓解恶性肿瘤患者因化疗引起的白细胞减少等症状，如 G-CSF、M-CSF 和 GM-CSF 可有效防治白细胞数量的减少；血小板生成素、GM-CSF、IL-3、IL-6 和 IL-11 可防治血小板数量的减少；红细胞生成素则用于防治因红细胞减少而引起的贫血。多种细胞因子如 IL-2、IL-4、IL-6、IFN-γ、TNF-α 和集落刺激因子等，具有明显的佐剂效应，可增强抗原的免疫原性，以此提高疫苗免疫效果。例如，IL-2 也是一种免疫增强剂，可通过促进抗体与内源性干扰素的分泌，提高机体免疫力，在实际应用中可增强风疹病毒和单纯疱疹病毒疫苗接种后的免疫保护能力；IFN-γ 的免疫调节活性是干扰素家族中最强的，可激活单核细胞和巨噬细胞，增强 NK 细胞和细胞毒性 T 细胞的细胞毒作用，并诱导其他细胞因子的生成与分泌，在临床上可增强疱疹性口炎病毒和利什曼原虫疫苗接种的反应等。

细胞因子也可用于治疗某些疾病，其疗效优于化学药物治疗，且毒副作用较小。对于细胞因子缺乏所引起的疾病，可通过补充或添加细胞因子，以提高机体内的细胞因子水平，充分发挥细胞因子的生物学效应，从而达到治疗疾病的目的。在临床上，已有多种细胞因子得到应用，如 IFN-α、IFN-β、IFN-γ 和 IL-12 均可治疗病毒性肝炎，并且疗效显著。其中，IFN-α 已发展成为国内外临床上病毒性肝炎治疗的首选药物，它还可治疗其他的病毒性疾病，如对单纯疱疹病毒引起的角膜炎有良好的疗效；IFN-β、IFN-γ 和 IL-12 等也可用于其他病毒感染性疾病的治疗，特别是对妇科病毒感染性疾病（如阴道炎）的治疗效果良好，疾病复发率低。单独使用或联合其他药物使用 TNF-α 在治疗血液系统肿瘤和其他实体瘤方面疗效显著。在过继细胞疗法中，需要使用细胞因子来支持体内输注细胞的存活和增殖，IL-2 是肿瘤浸润淋巴细胞（TIL）治疗和嵌合抗原受体（CAR）-T 细胞治疗中常用的细胞因子。在临床试验中，低剂量 IL-2 疗法表现出选择性恢复系统性红斑狼疮患者的调节性 T（Treg）细胞群的能力，是一种很有前景的系统性红斑狼疮靶向疗法。对因细胞因子过高引起的疾病，则采用细胞因子阻断或拮抗方法，即通过抑制细胞因子的产生或阻断细胞因子与其受体的结合及信号转导途径来达到治疗的目的。例如，IL-1 受体拮抗剂可用于治疗炎症和自身免疫疾病，抑制 IL-1 还可能减轻 CAR-T 细胞疗法的神经毒性；重组 IL-1R 用于抑制移植排斥反应；抗 IL-6 抗体可降低嗜中性粒细胞介导的细胞损伤，用于治疗缺血性脑损伤，还常用于缓解接受 CAR-T 细胞治疗的一些患者发生的严重细胞因子风暴；TNF-α 拮抗剂除可治疗类风湿性关节炎和炎性肠病外，在治疗 Crohn 病、HIV 感染和麻风结节性红斑等方面也具有不错的疗效；临床前研究表明，当 TGF-β 拮抗剂与免疫检查点抑制剂（如 PD-1 抑制剂或 PD-L1 抑制剂）联合使用时，将使抗肿瘤活性增强。

（3）细胞因子的应用方法

目前，已有多种细胞因子获批上市或完成 III 期临床试验，它们均可较好地发挥其生物学活性。然而，细胞因子的应用中也存在一些问题。例如，目前大部分的细胞因子是通过基因工程技术重组表达的，具有外源性，会受到机体内其他因素的影响，甚至产生较为严重的副作用；同时，由于细胞因子浓度低、半衰期短和易降解的特性，其临床应用在一定程度上受到限制。为了使细胞因子充分发挥其生物学效应，获得最佳疗效，临床上采取了多种应用细胞因子的方法。

① 应用模式　细胞因子的应用大致分为 3 类：单独应用、联合应用和靶向应用。大多数细胞因子可以单独用于治疗，而且小剂量给药即可发挥其生物学活性，达到治疗的目的。随着细胞因子剂量的增加，疗效越来越显著，但随之出现的副作用也会增大。与单独应用相比，细胞因子联合其他化学药、中药制剂及不同种类的细胞因子应用于临床，既可降低细胞因子的给药剂量，降低副作用，还能获得优于细胞因子单独应用的疗效。细胞因子与其他疗法联合应用的方式更多见，特别是在恶性肿瘤的治疗中。例如，在晚期恶性肿瘤的治疗中，常采用细胞因子，主要是 IFN-α 和 TNF 与相应的化疗药物联合应用，以提高治疗效果，延长患者的生命。不同细胞因子的联合应用也可提高疗效，如 IFN 和 IL-2 联合应用可提高 IFN 治疗慢性乙肝的疗效。构建的新型细胞因子融合蛋白（将细胞因子与其他细胞因子、抗体、抗原和毒素蛋白融合在一起）能兼容两者之长，发挥高效的生物活性。例如，人的 IL-3 和人的 GM-CSF 融合后，新型蛋白质的造血作用提高了 20 倍。

基因工程技术的发展使得细胞因子更多地作为靶向药物来治疗肿瘤细胞，即利用细胞因子与受体特异性结合的特性，根据某些细胞因子受体在肿瘤细胞表面过量表达而正常细胞表面基本没有的事实，利用细胞因子携带细胞毒素来特异性杀伤肿瘤细胞。常用作靶向药物的细胞因子有：EGF、TGF、神经分化因子、G-CSF、GM-CSF、IL-2、IL-4、IL-6、IL-9 和 IL-13 等。如利用基因工程技术，将细胞因子与绿脓杆菌外毒素 PE40 及其衍生物 PE40KDEL 和 PE38KDEL 等联合表达重组毒素，然后由细胞因子介导重组毒素靶向杀伤肿瘤细胞。

知识拓展 5-3
细胞因子的制备方法示意图

知识拓展 5-4
工程化细胞因子

知识窗

重组细胞因子

由于细胞因子的产生主要取决于机体的生理状态，因而人源细胞因子和其他来源的细胞因子是非常稀缺的，并且它们的表达量可能相差很大。一般来说，细胞因子的表达水平太低是阻碍临床应用的主要因素。举一个例子，10 000 L 的人类尿液中仅能分离出 8.5 mg 的 M-CSF。

重组细胞因子是利用基因工程技术，将设计好的细胞因子基因重组克隆到适当的表达载体中进行表达而获得的细胞因子产品。常见表达系统有酵母表达系统、细菌表达系统和昆虫细胞表达系统。值得一提的是，转基因动物作为新型表达体系，可以生产更多、更复杂的产品，所以极具发展前景。在不同的宿主细胞中表达的蛋白质，其成熟形式及具有的特殊活性也有不同。实验研究表明，在不同的宿主细胞中表达的细胞因子理化性质的差异，可以引起药物动力学、生物活性及免疫原性的不同。目前，异源表达系统被用于表达具有更好临床疗效的重组细胞因子，或是用于设计新型特异性药物。这些产品作为药物用于临床研究和临床治疗，在对抗肿瘤、感染和造血障碍等方面有很好的治疗效果。

近年来，针对重组药物的研究发展迅速，不断有新型药物出现在市场上。我国已经投入商品生产的 rhIL-2/11、rhG-CSF、rhEPO、rhTPO、rhIFN、rhTNF、rhEGF 和 rhFGF 等都是重组细胞因子类药物。

② 应用方法　根据病症的不同，可采用不同的细胞因子应用方法，主要包括局部给药和全身给药两类。

局部给药是指将细胞因子直接注入靶器官或病灶部位的给药方法。该方法可进一步细分为瘤灶内或瘤灶四周注射疗法、胸腹腔内注射疗法、鼻喉气雾吸入疗法和损伤及溃疡局部给药疗法。局部给药操作难度大，甚至存在一定风险，但避免了细胞因子的中途损耗，以较小的剂量即可达到治疗效果，毒副作用小。

全身给药一般采用静脉注射、肌肉注射和皮下注射等途径，旨在利用体液循环杀死患者全身各处的癌细胞。该方法目前是治疗毛细胞/慢性髓细胞白血病、病毒性乙肝、丙肝等无病灶边界和易转移的恶性肿瘤的主要方法。与局部给药相比，全身给药操作简单，但细胞因子往往由于在流经全身的途中大量损耗，导致到达靶细胞时，因剂量低而不能发挥其杀灭癌细胞或病毒的疗效。为了取得较好的疗效，全身给药的剂量往往大于局部给药的剂量，这也增加了细胞因子对机体的毒副作用。因此，在临床上，针对某些疾病的治疗会将全身给药和局部给药联合使用，在全身给药的同时，也进行局部给药，以提高疗效，并减少毒副作用。

开放讨论题

1. 重组毒素已成为靶向治疗肿瘤细胞的重要策略之一。构建含有多个细胞因子的重组毒素是否能增强其生物学效应？多个细胞因子的重组表达，是否也能增强细胞因子的生物学效应？
2. 细胞因子风暴往往使患者发生更严重的临床状况。如何针对细胞因子风暴对疾病进行更有效的治疗？

思考题

1. 细胞因子通常分为哪几类？分类依据是什么？
2. 简述细胞因子受体及受体中共有链的种类。
3. 举例说明细胞因子的主要生物学效应。
4. 简述细胞因子的应用模式。

推荐阅读

● TISONCIK J R, KORTH M J, SIMMONS C P, et al. Into the eye of the cytokine storm [J]. Microbiology and Molecular Biology Reviews, 2012（76）: 16-32.

点评：本论文综述了细胞因子风暴的概念、相关的细胞因子及其调控，以及细胞因子风暴的病理学和宿主易感性，从基因组学的观点分析了细胞因子风暴中细胞因子基因表达的动态过程，并对细胞因子风暴的治疗提出了可能的策略。

● COPERCHINI F, CHIOVATO L, RICCI G, et al. The cytokine storm in COVID-19: Further advances in our understanding the role of specific chemokines involved [J]. Cytokine & Growth Factor Reviews, 2021（58）: 82-91.

点评：本论文综述了新冠病毒感染中趋化因子在细胞因子风暴中的作用，并讨论了趋化因子和细胞因子之间的异同。相关内容有助于理解新冠病毒感染相关的细胞因子风暴的复杂病理学。

- RUDDLE N H. Lymphotoxin and TNF: How it all began—a tribute to the travelers [J]. Cytokine & Growth Factor Reviews, 2014 (25): 83-89.

点评：本论文讲述了发现淋巴毒素和肿瘤坏死因子的研究历程。作者总结了淋巴毒素和肿瘤坏死因子及其受体的发现和命名的变化，以及淋巴毒素家族在次级淋巴器官和三级淋巴器官中起到的决定性作用。

- ZHENG X, WU Y, BI J, et al. The use of supercytokines, immunocytokines, engager cytokines, and other synthetic cytokines in immunotherapy [J]. Cellular & Molecular Immunology, 2022 (19): 192-209.

点评：本论文综述了细胞因子工程的理论和实验证据，回顾了基于细胞因子的免疫药物进展，并展望了工程化细胞因子或合成细胞因子在免疫治疗中的应用。

网上更多学习资源……

◆ 教学课件　　◆ 自测题　　◆ 参考文献

（关婉怡、赵宝华）

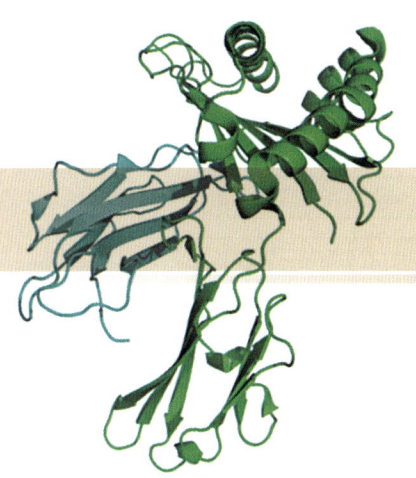

主要组织相容性复合体（MHC）

- **6.1 MHC 的分子结构**
  MHC 分子的共性；MHC Ⅰ 类分子的结构；MHC Ⅱ 类分子的结构；MHC 与多肽结合的结构基础

- **6.2 MHC 的基因簇及特征**
  MHC 的基因簇；MHC 分子表达的调控

- **6.3 MHC 的多样性与生物学意义**
  MHC 分子的多样性；MHC 的单倍体遗传和连锁不平衡；MHC 分子多样性的生物学意义

早在 20 世纪初，人们就发现在不同种属，甚至在同物种不同个体的动物之间进行组织移植时都会发生排斥反应。后来证明这种排斥现象是由不同个体细胞表面同种异型抗原所诱导产生的免疫应答造成的。这种代表个体特异性的同种异型抗原被称为组织相容性抗原（histocompatibility antigen, H antigen），其中能引起强烈而快速排斥反应的抗原被称为主要组织相容性抗原（major histocompatibility antigen, MH antigen）。进一步的研究证明，编码主要组织相容性抗原的基因是位于脊椎动物同一染色体上的一组等位基因，这些基因形成了紧密连锁的基因簇，被称为主要组织相容性复合体（major histocompatibility complex, MHC）基因簇，其表达产物主要参与细胞之间的识别和区分自己与异己，而其多态性程度则决定了机体对外来入侵病原微生物产生免疫应答的水平，以及机体对疾病的易感性和自身免疫性疾病的发生。

知识导图

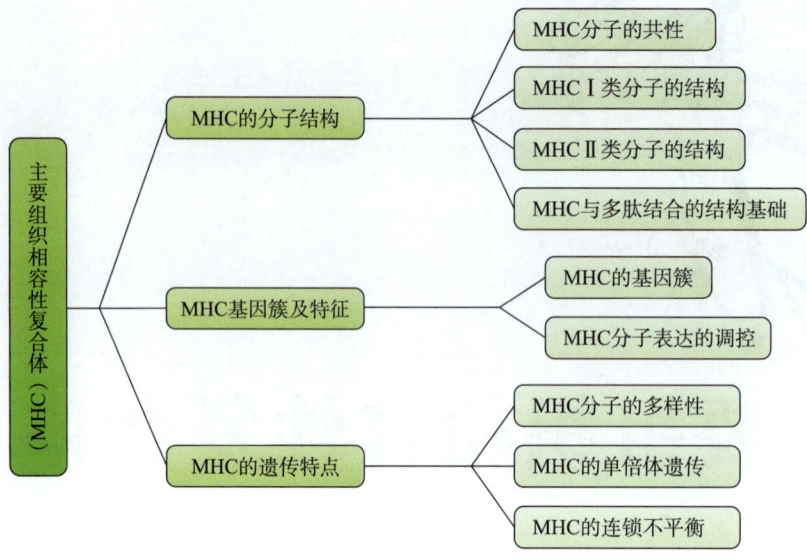

关键词

MHC　MHC Ⅰ 类分子　MHC Ⅱ 类分子　HLA　H-2 基因簇　MHC 的多样性

6.1　MHC 的分子结构

MHC（major histocompatibility complex）是在组织移植过程中发现的，之后阐明了其分子结构及其作用。对 MHC 分子的结构生物学研究揭示了人类 **MHC Ⅰ 类分子**和 **MHC Ⅱ 类分子**胞外部分的蛋白质三维结构。研究获得了 MHC 分子与抗原多肽形成的复合物结构的共结晶，并解析了二者结合状态下的三维结构，使得 MHC 分子与多肽之间的相互作用关系更加明确。本节以人类 MHC——人类白细胞抗原（human leucocyte antigen，HLA）为例，来介绍 MHC Ⅰ 类和 Ⅱ 类分子的结构组成和特点。

6.1.1　MHC 分子的共性

有些结构特征是所有 MHC 分子都具有的，这些特点对其展示抗原多肽、向 T 淋巴细胞提呈抗原至关重要。

（1）MHC 分子均具有胞外肽结合凹槽、免疫球蛋白样单位和跨膜单位

MHC Ⅰ 类分子由两条多肽链组成，其中一条由 MHC 基因编码，另一条由非 MHC 基因编码；而组成 MHC Ⅱ 类分子的两条多肽链均由 MHC 基因编码。尽管所结合的抗原多肽存在来源上的差异，但是 MHC Ⅰ 类分子和 MHC Ⅱ 类分子的分子结构却十分相似。均通过一段跨膜单位穿过细胞质膜，在细胞质的一侧均存在一个起锚定作用的弯曲，在细胞外侧均依次为免疫球蛋白样结构和多肽结合区域，其中多肽结合区域都存在一个凹槽结构，负责结合抗原多肽（图 6-1）。

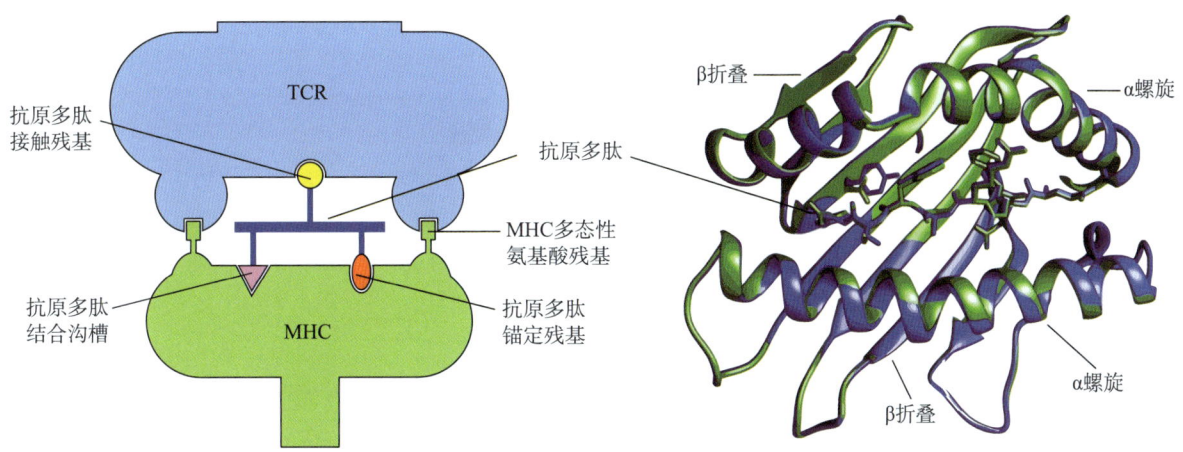

图 6-1 MHC 分子、抗原多肽与 TCR 的相互作用

MHC 分子可以结合抗原多肽，所形成的复合物可以被 TCR 识别

三维结构图由 PDB：1M6O（绿色）和 PDB：1SYV（蓝色）生成（改自 Bailey 等，2015）

（2）在 MHC 分子结合肽的沟槽内部和附近均表现出氨基酸残基的多态性

MHC 分子结合抗原多肽的沟槽通过 MHC 编码蛋白质的末端氨基酸残基折叠形成，该沟槽的两侧由一对反向的 α 螺旋构成，底部则由 8 个 β 折叠组成（图 6-2）。不同 MHC 等位基因编码的位于沟槽内部和边缘的氨基酸残基均呈现出很大的差异性。MHC 的这个沟槽部位负责结合抗原多肽并展示给 T 细胞，而 T 细胞的抗原受体与被展示的多肽及 MHC 分子的 α 螺旋共同发生相互作用。

（3）MHC 分子的免疫球蛋白样区域非常保守，可以被 T 细胞表面上 CD4 和 CD8 分子识别并结合

CD4 和 CD8 分子在不同亚群的 T 淋巴细胞表面分布和表达，与抗原受体共同参与抗原识别，也就是说 CD4 和 CD8 是 T 细胞的"协助受体"。CD4 分子可以选择性结合 MHC II 类分子免疫球蛋白样区域，而 CD8 分子则可以结合 MHC I 类分子上的免疫球蛋白样区域（图 6-2）。这就解释了为何 CD4[+] 辅助性 T 细胞特异性识别 MHC II 类分子展示肽，而 CD8[+] T 细胞识别 MHC I 类分子展示肽。换言之，CD4[+] T 细胞是 MHC II 类分子限制性的，而 CD8[+] T 细胞是 MHC I 类分子限制性的。

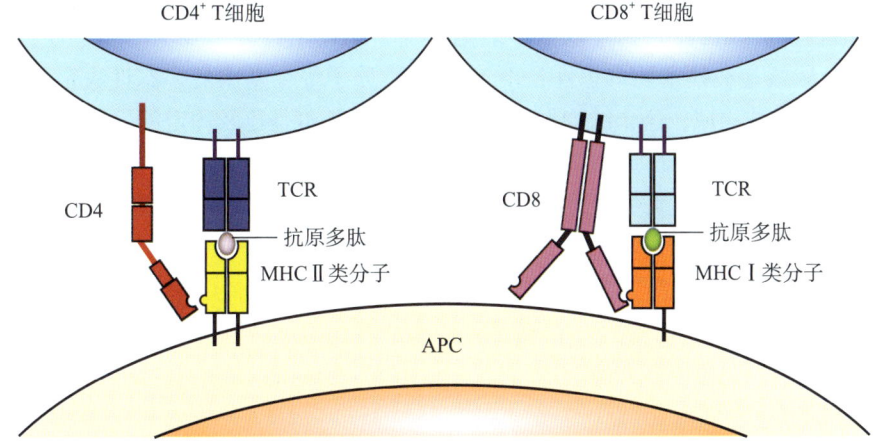

图 6-2 MHC 分子与抗原多肽和 TCR 复合物结合示意图

（改自 Shamik 等，2018）

知识窗

MHC（H-2 复合物）的发现

1940 年，George Snell 与其同事通过同胞小鼠的重复交配获得了近交系小鼠，以此分析移植排斥反应的基因基础。近交系小鼠的任一基因位点都是纯合子（即它们仅表达每个基因的一个等位基因或多态基因），每个小鼠都与同系的其他小鼠具有相同的基因（即表达相同的等位基因）。不同系小鼠表达不同的等位基因，与其他小鼠为同种异系。通过繁殖这些有相同基因但会排斥其他系基因的小鼠，研究者们认为有一个单一基因区域对组织移植的排斥反应起重要作用，该区域称为主要组织相容性基因位点。Snell 等在小鼠中进一步鉴定了这一特殊位点与 17 号染色体上编码抗原 2 的血型基因相关，因此将这一区域命名为组织相容性 -2，简称 H-2。最初认为该位点包含一个控制组织相容性的基因。然而，不同品系小鼠的杂交在 H-2 位点发生随机组合，表明该基因包含若干不同但密切相关的基因。这个包含多个控制组织移植排斥反应相关基因的区域，即为小鼠的主要组织相容性复合物。

6.1.2 MHC Ⅰ类分子的结构

鉴于 MHC Ⅰ类分子参与对内源性抗原（如病毒相关抗原）的加工、处理和提呈，所以该类分子广泛分布于机体所有的有核细胞表面，包括血小板和网织红细胞等。根据不同的组织细胞的功能性差异，在不同细胞上 MHC Ⅰ类分子的数量也有显著差异：含量最高的为淋巴结细胞、胸腺淋巴细胞、外周血白细胞和脾细胞，其次是皮肤、肝和肾等组织细胞，含量最少的为神经细胞、角膜细胞和肌细胞等。

MHC Ⅰ类分子由 2 条非共价结合的多肽链组成，其中一条多肽链是由 MHC 基因编码的相对分子质量为 $4.4 \times 10^4 \sim 4.7 \times 10^4$ 的 α 链（也被称为重链），另一条是非 MHC 基因编码的相对分子质量为 1.2×10^4 的 β2 微球蛋白亚基。每一条 α 链的折叠方向都是固定的，整条肽链 N 端的四分之三（α1、α2 和 α3）处于细胞外环境中，另外的四分之一为短的疏水片段纵跨细胞膜，该 α 链的羧基端位于胞质内，起锚定作用。α 链 N 端的 α1 和 α2 结构域均为长约 90 个残基的多肽链，它们通过 8 条反平行的 β 折叠和 2 个平行的 α 螺旋相互作用形成沟槽结构，也就是 MHC Ⅰ类分子结合抗原多肽的结构所在（图 6-3）。MHC Ⅰ类分子结合抗原多肽的沟槽大小约 2.5 nm × 1.0 nm × 1.1 nm，两个末端处于"闭合"状态，仅可以灵活结合抗原多肽的 8~11 个氨基酸残基。天然球蛋白必须被处理为小的多肽段才能被 MHC 分子结合，形成的复合物可以被 T 细胞识别。MHC Ⅰ类分子残基的多态性仅限于 α1 和 α2 结构域，这两个区域氨基酸残基的多态性是由 MHC Ⅰ类分子等位基因的多态性决定的。α 链的 α3 片段折叠成免疫球蛋白样结构域，这个结构域内的氨基酸序列基本是比较固定的。α3 片段包含 CD8 的结合位点，可以被 $CD8^+$ 的细胞所识别。α3 片段的 C 端约有 25 个疏水氨基酸，能纵跨细胞膜的磷脂双分子层。紧接 α3 片段的是位于胞质中的约 30 个氨基酸残基，为一簇碱性氨基酸，这些氨基酸残基与磷脂双分子层内部的磷脂头部结合，将 MHC 分子锚定在质膜上。

MHC Ⅰ类分子的轻链是 β2 微球蛋白，由 MHC 以外的基因编码，依据其电泳迁移率（β2）、大小（微小的）和可溶性（球蛋白）而得名。β2 微球蛋白能非共价地结合到 α 链的 α3 片段上，与免疫球蛋白样结构域相似，在同一个体中所有的 MHC Ⅰ类分子中 β2 微球蛋白链是不变的。

完整的 MHC Ⅰ类分子是由 α 链、β2 微球蛋白和抗原多肽共同形成的异三聚体组成，细胞表面 MHC Ⅰ类分子的完整结构需要异三聚体的 3 个组分同时存在。因为多肽抗原与 α1 和 α2 组成的沟槽结合之后，可以使 α 链与 β2 微球蛋白更稳定地结合，而 α 链与 β2 微球蛋白的相互结合又能使多肽和沟槽的共价结合更稳定。由于抗原多肽对 MHC 分子的稳定性是必需的，所以只有具有抗原多肽结合潜力的 MHC 分子才能在细胞表面得以完整表达。

多数个体的 MHC 基因为杂合子，因此在每个细胞上可以表达 6 个不同的 MHC Ⅰ类分子，它们的

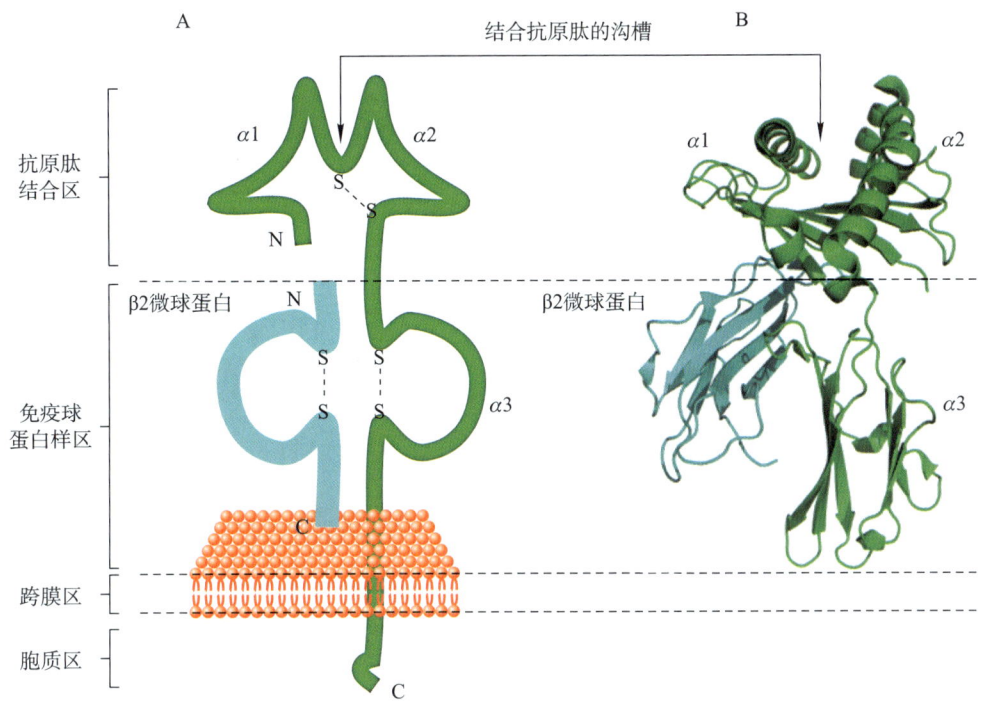

图 6-3　MHC I 类分子的模式结构（A）和三维结构（B）

MHC I 类分子由 2 条链组成，其中 α 链较长，β 链短，依据功能可以将 I 类分子分为 4 个区域

三维结构图由 PDB：2X70 生成

α 链由 *HLA-A*、*HLA-B* 和 *HLA-C* 这 3 个基因中的任意两个遗传等位基因编码产生。

6.1.3　MHC II 类分子的结构

MHC II 类分子不如 I 类分子分布广泛，主要分布于一些参与抗原提呈的细胞表面，比如树突状细胞、巨噬细胞和 B 细胞等。另外在炎性因子（如 γ 干扰素）的刺激下，在内皮细胞和其他组织的上皮细胞也会诱导产生 MHC II 类分子。

MHC II 类分子由 2 条非共价结合的多肽链组成（图 6-4），其中 α 链相对分子质量为 $3.2 \times 10^4 \sim 3.4 \times 10^4$，β 链相对分子质量为 $2.9 \times 10^4 \sim 3.2 \times 10^4$。与 MHC I 类分子不同，编码 MHC II 类分子的两条链的基因均存在多态性，且均存在于 MHC 基因簇上。

MHC II 类分子 α1 和 β1 片段的氨基端相互作用形成与 MHC I 类分子类似的结合多肽的沟槽。α1 片段和 β1 片段均具有 4 个 β 折叠和 1 个 α 螺旋，这 8 个 β 折叠共同构成了沟槽的底部，而两个 α 螺旋分别构成了沟槽的两个侧壁（见图 6-4）。与 MHC I 类分子相同，MHC II 类分子具有多态性的氨基酸残基主要是分布在 α1 和 β1 片段上组成的沟槽的内部及其周围。人类 MHC II 类分子中多态性的氨基酸残基主要位于 β 链。MHC II 类分子结合多肽的沟槽末端是开放式的，因此它可以结合 10 个氨基酸残基以上的多肽。

与 MHC I 类分子的 α3 片段和 β2 微球蛋白类似，MHC II 类分子的 α2 和 β2 片段也折叠形成较为保守的免疫球蛋白样结构域，并且这两个片段同样不表现出多态性，因此不同个体编码 α2 和 β2 片段的等位基因的差异性很小。与 MHC I 类分子的 α3 片段具有 CD8 分子结合位点相似，MHC II 类分子的 β2 片段包含 CD4 分子的结合位点，可以被 CD4+ 的细胞识别。通常来说，一个 MHC II 类分子编码 α 链的基因位点（如 DR）与相同基因位点编码的 β 链配对，而很少与其他位点编码的 β 链（如 DQ、QP）配对。α2 和 β2 片段的羧基端延伸成短的连接区域，这个区域的后面约有 25 个疏水的跨膜氨基

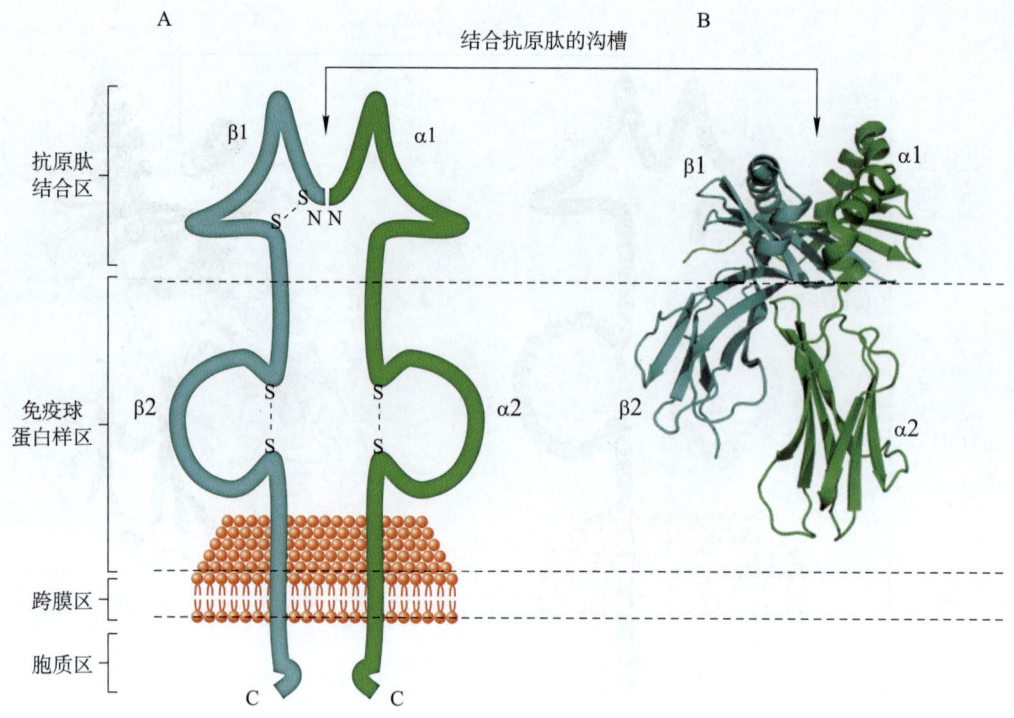

图 6-4 MHC Ⅱ 类分子的模式结构（A）和三维结构（B）

MHC Ⅱ 类分子由 2 条链组成，二者长度接近，依据功能可以将 Ⅱ 类分子分为 4 个区域

三维结构图由 PDB：1DLH 生成

酸残基穿过细胞膜。两条肽链的跨膜区后面均为碱性氨基酸残基，最末端是位于细胞质中较短的亲水性尾巴。

完整的 MHC Ⅱ 类分子是由一个 α 链、一个 β 链和与二者结合的抗原多肽组成的异三聚体，异三聚体的 3 种成分必须同时存在，才可以使 MHC Ⅱ 类分子在细胞表面稳定表达，这与 MHC Ⅰ 类分子类似，这种结构可以确保最终表达在细胞表面的 MHC Ⅱ 类分子是具有结合和展示抗原多肽功能的完整分子。

6.1.4 MHC 与多肽结合的结构基础

蛋白质的免疫原性由 MHC 分子对其多肽的展示能力决定。通过 X 射线晶体学，可以解析肽链与 MHC 复合物的三维结构，揭示肽链如何结合到 MHC 分子的凹槽，并确定参与结合的关键氨基酸残基。与淋巴细胞上抗原识别受体识别抗原的高度特异性相比，MHC 分子与多肽的结合表现为较为宽泛的结合特性。

（1）MHC 分子与抗原多肽相互作用的特点

① 每个 MHC Ⅰ 类分子和 Ⅱ 类分子仅有一个结合多肽的凹槽，但每个 MHC 分子都能结合多种肽链　支持此结论的最早证据是不同的多肽结合到相同的 MHC 分子上能竞争性地抑制另一多肽的提呈实验，这就意味着每个 MHC 分子只有一个结合多肽的凹槽。MHC Ⅰ 类分子和 Ⅱ 类分子的晶体结构提供了更为确凿的证据（图 6-5）。一个 MHC 分子能结合多种肽链并不为奇，因为每个个体只含有少数几个不同的 MHC 分子（每个杂合体中有 6 个 MHC Ⅰ 类分子和 10~20 个 MHC Ⅱ 类分子），这些 MHC 分子必须能提呈自身遇到的大量蛋白质抗原。

② 能够与 MHC 分子结合的多肽都具有促进二者相互结合的结构特点　首先一个特点是肽链的大小，MHC Ⅰ 类分子能结合 8~11 个氨基酸残基的肽链；MHC Ⅱ 类分子至少能结合 10~30 个氨基酸残基的肽链，其中最适长度为 12~16 个氨基酸残基。此外，能够结合 MHC 分子的特殊等位基因结构的肽

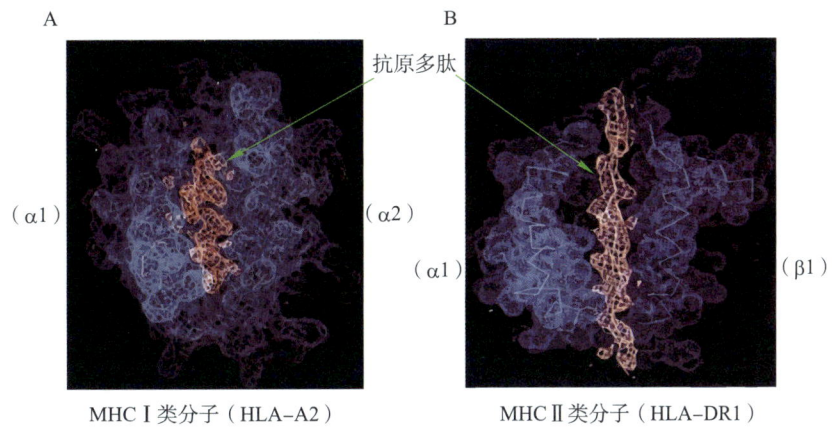

图 6-5　MHC 分子与抗原多肽结合的三维结构
蓝色为 MHC 分子的电子密度图；棕色为抗原多肽的电子密度图
(A 图引自 Jorkman 等，1987；B 图引自 Brown，1993)

链包含一些能够促进肽链与 MHC 分子相互作用的特殊氨基酸残基，但是能结合到 MHC 分子的肽链中的氨基酸残基与 T 细胞识别的氨基酸残基不同。

③ MHC 分子的生物合成和组装过程中需要多肽　MHC 分子可以展示来自胞内微生物的多肽段，这也是 MHC 分子限制的 T 细胞能够识别相关微生物以及能够对胞内微生物发挥免疫调控作用的原因。MHC Ⅰ 类分子可以捕获细胞质内蛋白质的多肽，而 MHC Ⅱ 类分子捕获胞内囊泡的蛋白质多肽。

④ MHC 分子与抗原多肽的结合能达到饱和状态，解离率低　在细胞内，有几种分子伴侣和酶能促进多肽与 MHC 分子结合。MHC 一旦与多肽形成复合物就能够稳定存在，从解离常数能看出此复合物有数小时到数天的半衰期。多肽与 MHC 分子的解离率极低，这确保了结合上多肽的 MHC 分子能长时间展示多肽，增加了 T 细胞识别多肽和启动免疫应答的机会。

⑤ 少量的 MHC 与多肽复合物就能激活特异性 T 细胞　由于抗原提呈细胞不断地提呈自身接触的蛋白质多肽，所以在细胞表面的多肽与 MHC 形成的复合物只有一小部分含有相同的多肽。据估计，抗原提呈细胞表面只要 100 个多肽与 MHC Ⅱ 类分子形成的复合物就能引起特异性 T 细胞的免疫应答。这表明，抗原提呈细胞表面可能只有不到 0.1% 的 MHC Ⅱ 类分子发挥作用。

⑥ MHC 分子不能区别外源性抗原肽（如外来微生物蛋白质形成的多肽）与内源性抗原肽（自身抗原）　MHC 分子既展示内源性抗原肽也展示外源性抗原肽，T 细胞通过检测这些展示肽而协助抗原提呈。实际上，如果被抗原提呈细胞展示的抗原肽被纯化，其大部分是组成自身蛋白质的多肽。MHC 分子没有区分外源性抗原肽与内源性抗原肽的能力，这一现象引发了两个疑问。首先，如果所有的抗原提呈细胞主要展示自身抗原肽与 MHC 分子的复合物，那么 T 细胞是如何识别并被外源性抗原激活的？答案就像前面提到的，T 细胞非常敏感，能特异性地识别少量的抗原肽与 MHC 的复合物，从而被激活。因此，虽然大多数 MHC 分子被自身抗原肽占据，但是新进入体内的外源抗原被处理成多肽之后，只需要少量的多肽结合到抗原提呈细胞的 MHC 分子就足以激活针对该抗原的特异性 T 细胞。其次，如果个体处理自身抗原并展示与其相关的 MHC 分子，那么为什么我们在一般情况下不会产生针对自身蛋白的免疫反应？这主要是因为虽然自身抗原与 MHC 复合物可以形成，但是针对这些复合物的 T 细胞被杀灭了或者失活了，所以不会诱导机体产生自身免疫反应。因此，T 细胞一般不会对自身抗原产生免疫反应。

（2）MHC 结合肽的结构基础

多肽与 MHC 分子的凹槽结合，是通过二者氨基酸残基形成的非共价键完成的。蛋白质抗原在抗原提呈细胞中被水解成能被 MHC 分子结合和展示的多肽。这些多肽结合到张开状态的 MHC 分子的凹槽

> 知识拓展 6-1
> 蛋白质结构解析的常用方法

内,一旦结合,多肽及与其相关的水分子就会填满凹槽,从而与凹槽底部的 β 折叠和侧壁的 α 螺旋充分接触(见图 6-5)。对于 MHC Ⅰ 类分子来说,抗原多肽与 MHC 分子凹槽的结合依赖于带正电的 N 端和带负电的 C 端,主要通过静电作用力完成结合过程。大多数 MHC 分子凹槽底部的 β 折叠具有"口袋结构"。许多 MHC Ⅰ 类分子具有疏水口袋,能识别多肽 C 端的疏水氨基酸残基(如缬氨酸、异亮氨酸、亮氨酸和甲硫氨酸)。有些 MHC Ⅰ 类分子可以优先识别并结合 C 端的氨基酸残基(如赖氨酸和精氨酸)。此外,多肽中的其他氨基酸残基可能也包含适合 MHC 分子的特殊口袋的侧链,这些侧链可以通过静电作用、氢键、范德瓦尔斯力等与口袋中互补的氨基酸残基结合。这些氨基酸残基是结合过程中起主要作用的氨基酸残基,因此称为锚定残基(即这些氨基酸残基可以将多肽锚定到 MHC 分子的凹槽内)。结合 MHC 分子的多肽通常包含 1~2 个锚定残基(见图 6-1),这就赋予了多肽中被 T 细胞识别的其他氨基酸残基更大的可变性。对于结合 MHC 分子的多肽,尤其是结合 MHC Ⅱ 类分子的多肽,其与 MHC 分子凹槽侧壁的 α 螺旋的相互作用也有助于通过氢键或静电作用力促进其与 MHC 分子结合。MHC Ⅱ 类分子结合的多肽大于 MHC Ⅰ 类分子,这些长的肽链可以在凹槽的底部延伸。

6.2 MHC 的基因簇及特征

由 MHC 的定义我们可以知道,编码 MHC 抗原的基因是位于脊椎动物同一染色体上的一组等位基因,这些基因形成了紧密连锁的基因簇。那么,这些基因簇的组成是怎样的?具有什么样的特征呢?本节将回答这两个问题。

6.2.1 MHC 的基因簇

(1) MHC 基因

MHC 位点包含两种具有多态性的 MHC 基因类型,分别为 MHC Ⅰ 类分子基因和 MHC Ⅱ 类分子基因,这两种基因能编码两组结构不完全相同但具有同源性的蛋白质分子,而 MHC 附近的其他保守基因产物则与抗原提呈有关(图 6-6)。MHC Ⅰ 类分子所展示的多肽能被 $CD8^+$ T 细胞识别,而 MHC Ⅱ 类分子所展示的多肽可以被 $CD4^+$ T 细胞识别,所以这些 T 细胞在抵抗微生物感染的过程中能起到不同的作用。

编码 MHC Ⅰ 类分子的基因和编码 MHC Ⅱ 类分子的基因是全基因组中最具多态性的基因。小鼠 MHC 基因的研究是在有限数量的细胞系上完成的。虽然已证明了小鼠 MHC 基因具有多态性,但每个 MHC 等位基因仅有 20 个在近交系小鼠中获得了鉴定。人类血清学研究是在远交系人群中进行的,在对人类 HLA 的基因研究中发现,HLA 基因表现出惊人的多态性。据估计,人类 HLA 的等位基因约有 3 500 个,其中 250 个以上的等位基因仅位于 HLA-B 基因位点。分子测序结果表明,简单的血清学定义的 HLA 等位基因实际上可能包含多个不同的、具有轻微差异的突变体。因此,MHC 基因真实的多态性远比血清学研究中预测的水平要高得多。

(2) 人类 HLA 基因位点

人类 HLA 基因位于第 6 号染色体的短臂上,占据 DNA 的一大部分,长度约为 3 500 kb。经典的遗传学理论认为,HLA 基因位点可以延伸到大约 4 cM(厘摩,重组频率的测定单位),意味着 HLA 基因发生交叉反应的时期处于减数分裂时期的概率为 4%。人类 HLA 分子组成如图 6-6 所示。

人类 Ⅰ 类 HLA 基因的首次鉴定是通过血清学的抗体结合方法完成的。经典 Ⅰ 类 HLA 基因共有 3 种,分别为 *HLA-A*、*HLA-B* 和 *HLA-C*,可以编码 3 个名称相同的 MHC Ⅰ 类分子。来自同一个个体的 T 细胞可以被来自另一个体的细胞活化(称为混合淋巴细胞反应),通过该实验初次鉴定出了人 Ⅱ 类 MHC 基因,共具有 3 个 HLA Ⅱ 类基因位点,分别被称为 *HLA-DP*、*HLA-DQ* 和 *HLA-DR*。每个 MHC Ⅱ 类分子都由一个 α 和一个 β 多肽链组成的异二聚体构成,*DP*、*DQ* 和 *DR* 这 3 个位点分别包含独立基

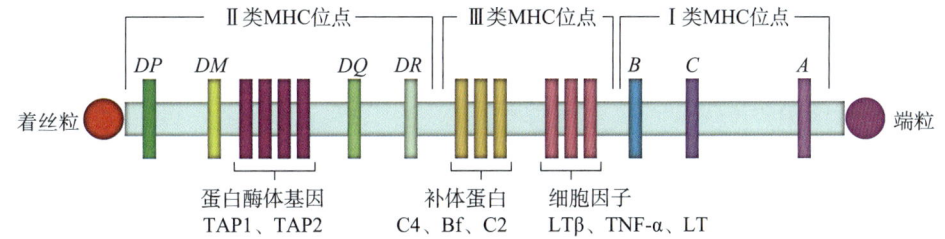

图 6-6 人类 HLA 复合体结构示意图

因 *A* 或 *B*，分别编码 α 链和 β 链。Ⅲ类 MHC 基因位点分布于Ⅰ类和Ⅱ类 MHC 位点之间，主要包括编码 C2、C4、Bf 因子和 TNF-α 等多种可溶性蛋白质的基因位点，这些基因所编码的蛋白质分子与Ⅰ类和Ⅱ类 MHC 分子在结构和功能上相关性很小。HLA 位点的命名考虑到了通过血清学和分子生物学方法鉴定的 HLA 基因的巨大多态性。因此，基于现代分子生物学分型的方法，其等位基因被命名为 *HLA-A*0201*，表示 *HLA-A2* 的 01 亚型；或命名为 *HLA-DRB1*0401*，表示其属于 *B1* 基因中 *DR4* 等位基因的 01 亚型。

（3）小鼠 MHC（H-2）基因位点

小鼠 MHC 基因位于第 17 号染色体上，长约 2 000 kb，其基因序列与人类 HLA 基因略有不同。小鼠 MHC 基因同样存在 3 类基因位点。小鼠 MHC Ⅰ类基因分别称为 *H-2K*、*H-2D* 和 *H-2L*，分别编码 MHC Ⅰ类分子的 K、D 和 L 蛋白。其中有一个Ⅰ类基因（*H-2K*）位于着丝粒与Ⅱ类基因位点之间的部位，而其余Ⅰ类基因均位于紧邻端粒的片段（图 6-7）。这些基因与人类的 *HLA-A*、*HLA-B* 和 *HLA-C* 基因具有同源性。特定的近交系小鼠 MHC 等位基因用小写字母表示（例如 *a*、*b*），利用该方法对首次鉴定的小鼠整套 MHC 基因进行了命名。在小鼠基因学家看来，*H-2K* 基因在一个 k 型 MHC 种系被称为 K^k（很明显，K^k 即表示 k 型种系中的 K 类基因），类似的，在 d 型 MHC 种系的 *H-2K* 基因的等位基因就被称为是 K^d（即表示 d 型种系中的 K 类基因）（图 6-8）。同样的术语也适用于 *H-2D* 和 *H-2L* 的等位基因。小鼠具有两类编码 MHC Ⅱ类分子的基因位点，分别为 *I-A* 和 *I-E*，编码 I-A 和 I-E 分子。这些分子早在探讨免疫应答基因时就被发现了，分别位于 MHC 免疫应答区的 A 和 E 亚区。小鼠的 MHC Ⅱ类基因分别与人的 *HLA-DP*、*DQ* 和 *DR* 基因同源。在具有 K^k 和 D^k 等位基因的近交系小鼠中发现的 *I-A* 等位基因被称为 *I-A^k*。这样的命名法也适用于 *I-E* 等位基因。与人类相同，小鼠也有 A 和 B 两种不同的基因，分别存在于 I-A 和 I-E 位点处，编码每个 MHC Ⅱ类分子的 α 和 β 链。小鼠的Ⅲ类 MHC 基因位点同样存在于Ⅰ类和Ⅱ类 MHC 位点之间，所编码的蛋白质种类与人的Ⅲ类 MHC 分子相似。

6.2.2 MHC 分子表达的调控

由于 MHC 分子是将抗原提呈给 T 细胞所必需的，所以细胞上 MHC 分子的表达与否就决定了外源

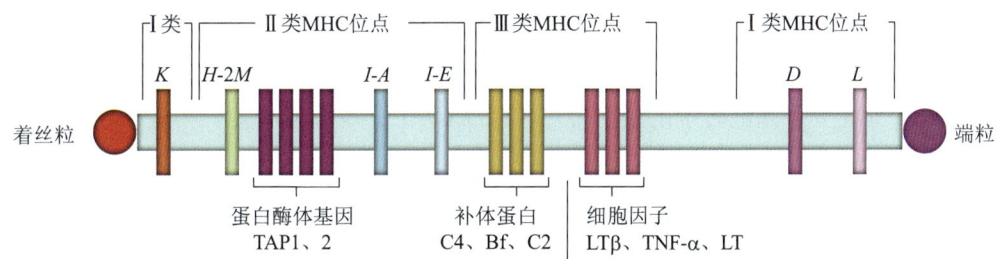

图 6-7 小鼠 H-2 复合体结构示意图

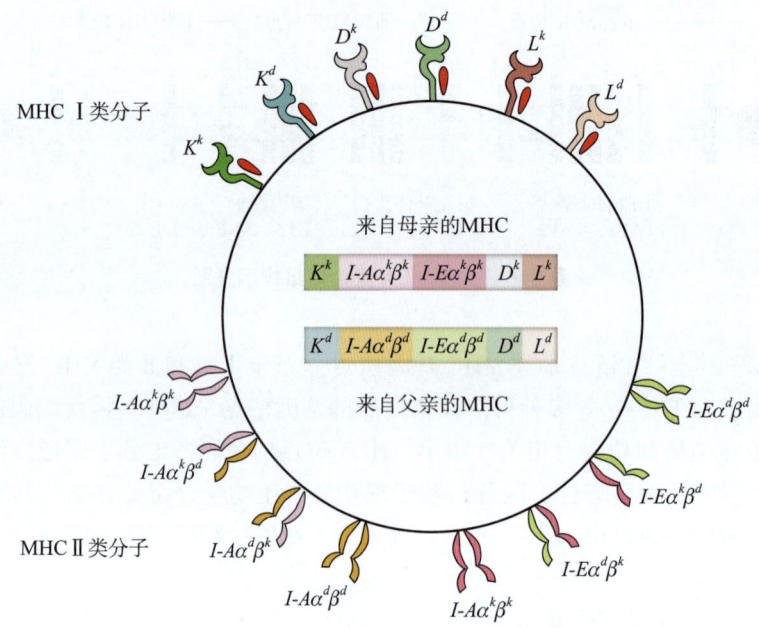

图 6-8　细胞上不同 MHC 分子种类的分布

H-2 k/d 杂合的小鼠细胞

抗原（如细菌抗原）能否通过抗原提呈细胞而被 T 细胞识别。MHC 分子的表达受到多种因素影响，正是这些调节因素促使 MHC 分子在机体受到病原感染时发挥免疫功能。

MHC Ⅰ 类分子几乎在所有有核细胞中表达，而 MHC Ⅱ 类分子仅在树突状细胞、B 淋巴细胞、巨噬细胞等少量类型的细胞中表达。MHC 的这种表达分布与 MHC Ⅰ 类分子限制性 T 细胞和 MHC Ⅱ 类分子限制性 T 细胞的功能有关。MHC Ⅰ 类分子在有核细胞中的表达为病毒和肿瘤相关抗原提供了一个展示系统。因此，MHC Ⅰ 类分子限制性的 CD8$^+$ 细胞毒性 T 细胞（CTL）的效应功能是杀死胞内感染的微生物（如病毒）和能够产生肿瘤抗原的肿瘤细胞。相比较，MHC Ⅱ 类分子仅在特定种类的细胞上表达，并且展示来源于胞外微生物和蛋白质的多肽。所以，MHC Ⅱ 类分子限制性的 CD4$^+$ 辅助性 T 细胞仅可以识别有限数量的细胞种类所提呈的抗原。

MHC Ⅱ 类分子的表达也受细胞因子和不同细胞的其他信号的调控。IFN-γ 是刺激 MHC Ⅱ 类分子在抗原提呈树突状细胞和巨噬细胞中表达的主要细胞因子。IFN-γ 可由天然免疫应答中的 NK 细胞和适应性免疫反应中被抗原激活的 T 细胞产生（图 6-8）。如前所述，Toll 样受体对微生物应答过程中的信号可以增加 MHC Ⅱ 类分子的表达，由此可以促进细胞对微生物抗原的展示。B 细胞可以持续地表达 MHC Ⅱ 类分子，而通过对抗原的识别以及使辅助性 T 细胞产生细胞因子，可以使 MHC Ⅱ 类分子的表达量增加，因此能增加向辅助性 T 细胞提呈抗原的能力。IFN-γ 也能增加血管内皮细胞和其他多种细胞上 MHC 分子的表达，不过这些细胞在将抗原提呈到 T 细胞过程中的作用尚不清楚。

MHC 分子的转录水平是其合成和在细胞表面表达的主要决定因素。细胞因子通过促进多种不同种类细胞 MHC Ⅰ 类分子基因和 MHC Ⅱ 类分子基因的转录来增加 MHC 分子的表达量。这些效应是通过细胞因子活化的转录因子结合到 MHC 基因启动子区域的 DNA 上来介导的。一些转录因子被组装后可以结合到 MHC Ⅱ 类分子基因转录的激活蛋白（CIITA）上，所形成的复合物进一步结合到 MHC Ⅱ 类分子基因启动子近端调控区域的 4 个顺式作用元件上，包括 Y（NFY）、X2（X2BP）、X1 和 S（两种 RFX），通过这一系列的结合作用，便可以启动 MHC Ⅱ 类分子基因的转录（图 6-9）。CIITA 通过促进转录因子复合物的形成从而在 MHC Ⅱ 类分子基因的表达中发挥调控作用。在 IFN-γ 应答过程中，CIITA 被合成，这就解释了该细胞因子增加 MHC Ⅱ 类分子表达水平的调控机制。

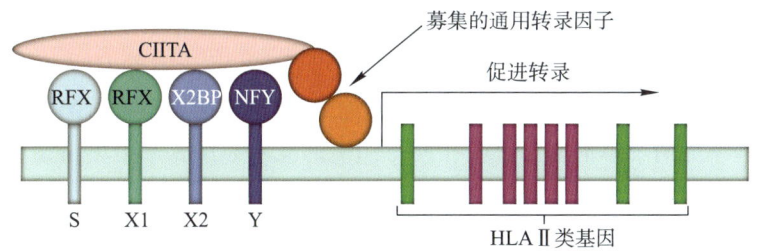

图 6-9 MHC Ⅱ类分子转录的调控示意图

6.3 MHC 的多样性与生物学意义

MHC 复合体含有多个不同的基因型，即具有多基因性，是迄今为止在动物体发现的最复杂的基因系统。每一个体的细胞表面均可以表达一组结构和功能相似但又不完全相同的 MHC 分子，每种 MHC 分子具备不同的抗原多肽结合特性，其本质是由于结合抗原多肽的沟槽内部和周围的氨基酸残基组成具有多变性（图 6-10），因此 MHC 分子具有极大的多样性（或称多态性）。除了 MHC 复合体的多基因性以外，MHC 复等位基因的存在、等位基因的共显性和连锁不平衡等特点共同促成了 MHC 分子的多样性。而 MHC 分子的多样性与机体的免疫反应性、对疾病的易感性、器官和组织移植的排斥等方面均具有很重要的作用。因此，MHC 的多样性具有很重要的生物学意义。

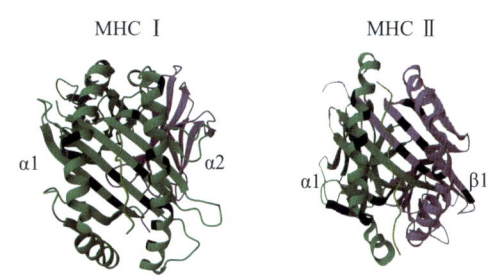

图 6-10 MHC 分子的多变性氨基酸残基分布
黑色标记的位点为多变的氨基酸残基
MHC Ⅰ 的三维结构由 PDB：2X70 生成；MHC Ⅱ 的三维结构由 PDB：1DLH 生成

6.3.1 MHC 分子的多样性

MHC 在免疫应答过程中发挥的功能还表现在它的遗传多态性。对于一个个体，在任何既定的时间段，MHC 分子遗传变异的多态性总是会比预想中的要更加丰富。随着进化和物种数量的变化，MHC 的遗传突变体很有可能会呈现上升趋势，但是由于一些遗传标记功能的限制，这些遗传突变体中只有少量可以稳定地保留下来。一个基因位点在任一时刻出现的突变体总量如果可以超过等位基因总量的 1%，即可以认为具有多态性。因此，一个多态性位点或基因即是指其具有高频率（而不只是单纯的数量多）的遗传突变体。如果一个基因位点可以长时间不发生变异，即使具有一个以上的等位基因存在，也可以认为其具有单一性。

HLA 基因即表现出了高度的多态性，并且可以通过许多不同的机制促进这种多态性的产生和维持。抗原提呈相关分子库的选择优势或许可以使相关的免疫细胞能够结合并提呈来源于自然界中各种各样病原体的抗原多肽段。如果 MHC 的多态性受到严重限制，很可能导致整个人群对某些病原微生物都不能产生有效的免疫应答反应。反之，如果 MHC 的多态性足够丰富，那么人群中必定会有少数个体能够有效结合并提呈入侵病原微生物的多肽，从而激发有效的免疫应答反应。这种观点的形成最初是基于 HLA 分子可以结合病原体多肽，并将其提呈给 T 细胞及其抗原特异性的 T 细胞受体 TCR。

6.3.2 MHC 的单倍体遗传和连锁不平衡

上文提到，HLA 复合体是一簇紧密连锁的基因群，这些连锁在一条染色体上的等位基因很少发生同源染色体间的交换，从而构成一个单倍型（haplotype）。单倍型也就是指同一条染色体上 HLA 等位基因的组合，在遗传过程中可以作为一个完整的遗传单位由亲代传递给子代。人类是具有二倍体的动物，每一个细胞均有两个同源的染色体组，分别来自父母双方，故子女的 HLA 单倍型就必然一个来自父方，一个来自母方。在同胞个体之间，存在 3 种可能的 HLA 单倍型组合：25% 的概率为两个单倍型完全相同；25% 的概率为两个单倍型完全不相同；50% 的概率为仅有一个单倍型相同。对于亲代与子代之间，肯定会有一个单倍型相同，并且也只能有一个单倍型相同。尽管存在连锁不平衡现象，人类的 MHC 分子仍然存在巨大的多态性，所以将供体和配体的 MHC 类型进行匹配从而达到成功移植器官仍存在困难。

6.3.3 MHC 分子多样性的生物学意义

（1）MHC 分子多样性与功能的关系

在一个种属中 MHC 分子的等位基因存在很高的序列差异性，与不同种属生物间编码同源蛋白酶的基因差异性相似。不过，MHC 分子序列的变异不是在整个多肽链中随机分布的，而是集中在较短的一段多肽上，比如在 MHC Ⅰ 类分子上主要分布在膜远端的 α1 和 α2 结构域上（见图 6-10）。类似的多样性特征同样存在于 MHC Ⅱ 类分子的 α1 和 β1 结构域上。

MHC Ⅰ 类和 Ⅱ 类分子膜远端的三维结构可以帮助我们确定其多态性氨基酸残基的位置，可以使等位基因的差异与其发挥功能的差异联系到一起。例如，之前发现的在 HLA-A2 分子间表现出显著多态性的 17 个氨基酸残基，通过 X 射线晶体学解析了其蛋白质结构，确定了其中有 15 个残基在该分子结合多肽的沟槽中。有如此多的多态性氨基酸分布于 MHC 分子上结合被处理抗原的位置，充分说明等位基因的差异决定了 MHC 分子与既定抗原多肽相互作用能力的差异，从而影响抗原的展示，以及后续被 T 细胞受体的识别，从而最终影响机体的免疫应答。

（2）主要组织相容性复合体进化机制

经典的 MHC 分子最主要的特点即其存在多态性。作为较大的一段基因区域，并且包含的基因多数属于免疫球蛋白超家族，MHC 曾作为模型被研究用来揭示多基因家族进化的机制。例如，在小鼠进行的关于 MHC Ⅰ 类分子基因的突变分析使人们理解了其多态性产生的机制。通过在小鼠中大量筛选同种系个体皮肤移植的可执行者，鉴定了其 MHC 分子的突变基因。这些通过诱导或偶然产生的能够决定皮肤移植被接受或者被排斥的突变已经得到了鉴定，其中的大多数基因存在于 MHC 分子的基因上。所有的重组事件都被记录在案，其中有些很微小的突变，比如存在于蛋白质上一小部分的多个氨基酸通过非互换事件而发生了改变。由于与发生在酵母中的现象类似，这些发生在小段序列上的非互换重组事件被称为基因转换。

（3）MHC 和免疫反应

免疫学家 B. Benacerraf 在早期的研究中，用简单的合成抗原免疫豚鼠之后，通过检测血清中抗体的产生，首次发现豚鼠具有产生免疫应答的能力，而这种免疫应答正是取决于 MHC 单倍型。H. McDevitt、M. Sela 和他们的同事在后续的实验中使用了同基因型和重组同基因型小鼠来控制与 MHC Ⅱ 类分子基因相关的免疫应答。控制这一表型的基因被命名为 *Ir*（或者称为免疫应答基因）。类似地，小鼠 MHC Ⅱ 类分子被称为 I-A 和 I-E。我们现在知道，依赖于 MHC Ⅱ 类分子的免疫应答反映了 MHC Ⅱ 类分子向辅助性 T 细胞提呈抗原的核心角色。

（4）MHC 和疾病易感性

相比普通人群，当某些个体患有某些疾病的时候，有些 HLA 等位基因会高频率出现。与特定的 MHC 基因相关的疾病包括自身免疫紊乱疾病、病毒性疾病、补体系统紊乱、神经性失调和一些过敏性疾病等。测定患有疾病的个体表达 HLA 等位基因的频率，然后与正常个体的相同 HLA 基因的表达频率进行比较，由此就可以对 HLA 等位基因和特定疾病之间的关系进行定量分析，得到相对风险值。如果相对风险值为 1，则表示 HLA 等位基因在患者和正常人群中具有相同的表达频率，也就意味着该等

> **应用案例 6-1**
> MHC 的应用

位基因与所患疾病无必然联系。相对风险值比 1 大很多时，就意味着该 HLA 等位基因与疾病之间具有相关性。例如，具有 *HLA-B27* 等位基因的个体发生强直性脊椎炎自身免疫疾病（由于软骨的破坏导致在椎骨连接处发生的免疫性疾病）的风险是具有其他种类 *HLA-B* 等位基因个体的 90 倍，因此该等位基因与强直性脊椎炎发生具有很大的关系，该基因为阳性的个体，患病的风险比较大。但是，MHC 等位基因与疾病之间联系的存在，不应该被解释为等位基因的表达就会导致疾病的发生，因为 MHC 等位基因的表达与疾病发生、发展的关系是很复杂的。

（5）主要组织相容性复合体与移植

移植的早期规则是通过检测移植性肿瘤或者其他移植物（通常源自皮肤）在特定的近交系小鼠品系中生存的能力制定出来的。移植物排斥现象是一个极其敏感和特异的生物测定法，甚至可以检测出在 MHC 蛋白质分子上单个氨基酸位点的差异。移植排斥现象常用于评估自发和诱发组织相容性突变体，可以作为组织相容性实验鉴别的标准。

知识窗

MHC 的限制性

1975 年，瑞士苏黎世大学的 Zinkernagel 和美国田纳西大学医学院的 Doherty 发现实验动物感染病毒后，所激活的细胞毒性 T 细胞可以杀伤感染该病毒并携带相同 H-2 单倍型的体细胞，这一现象被称为 MHC 限制性（MHC restriction）。后面的深入研究进一步证实，不仅是细胞毒性 T 细胞与靶细胞之间有这一现象，而且在 M 细胞与辅助性 T 细胞之间以及辅助性 T 细胞与 B 细胞之间均具有 MHC 限制性。基于这一发现，这两位科学家获得了 1996 年诺贝尔生理学或医学奖。

MHC 限制性的本质是：TCR 需要同时识别 MHC 分子及与其结合的抗原多肽形成的复合物，二者缺一不可。也就是说，TCR 不仅需要识别特异性的抗原多肽，同时必须识别 MHC 分子上的多态性氨基酸残基。不同结构的 MHC 分子可以与相同的抗原多肽结合，所形成的复合物的构象也就有差异，由此决定了该抗原多肽能否被特异性的 TCR 识别。

由于 T 细胞的同种异体反应性，在临床上进行的具有不相容性 HLA 的器官和造血干细胞移植便会使机体产生移植排斥反应或者移植物抗宿主病（graft-versus-host disease，GVHD）。由移植产生的"自身多肽"被同种异体的 HLA 分子提呈的情况与相同基因的 HLA 分子的提呈情况本质上是完全不同的，因为 MHC Ⅰ 类分子上结合多肽抗原的凹槽结构具有多态性，其结构与等位基因编码的 HLA 分子的是截然不同的，因此它们所能结合多肽的范围也是完全不同的。除了同种异体的细胞应答，对 HLA 分子和 ABO 血型的抗体应答同样也可以引起对移植物的排斥反应，尤其当相关抗体预先已产生，并且在器官移植之后大量产生的情况下，更容易引起排斥反应。针对与 ABO 血型抗原的抗体可以与血管内皮上的免疫因子发生反应，因此 ABO 血型不相容的实质器官可以通过体液机制被快速排斥。曾接受输血、有移植史或者有生产经历的患者由于已经接触了同种异体的 HLA 分子，因此同样可以产生针对 HLA Ⅰ 类分子的抗体。这些预先形成的抗体可识别移植物上表达的特定的 HLA 分子，从而引起急性和超急性的排斥反应。因此，对于实质器官移植，不仅要求供体和受体的 HLA 类型尽量相互匹配以避免细胞排斥反应，并且还必须确保二者的 ABO 血型相容，避免在受体机体内预先已经产生针对供体 HLA 分子抗体的存在。

开放讨论题

1. MHC 分子结构具有哪些共性？MHC Ⅰ类和Ⅱ类分子各自又有哪些特点？
2. MHC 分子基因簇有哪些特征？其表达调控有何意义？
3. MHC 分子的多样性是如何产生的？MHC 分子的多样性在疾病发生和器官移植等方面有哪些作用？MHC 分子多样性具有哪些生物学意义？

思考题

1. 不同种类 MHC 分子的结构组成有哪些异同？
2. 简述 MHC 基因簇的特征和遗传特性与 MHC 分子多样性的关系。
3. MHC 分子与抗体有哪些共同点和区别？
4. 简述 MHC 分子在免疫应答过程中所起的作用。
5. 简述 MHC 分子多样性对物种进化的重要性。
6. 根据 MHC 分子的特征，可以将其应用于哪些领域？
7. 近亲繁殖为什么不利于后代健康？

推荐阅读

- BECK S，GERAGHTY D，INOKO H，et al. Complete sequence and gene map of a human major histocompatibility complex [J]. Nature，1999（401）：921-923.

点评：该论文最早报道了人类 MHC 全部基因序列及其结构组成。

- ABUALROUS E T，STICHT J，FREUND C. Major histocompatibility complex（MHC）class Ⅰ and class Ⅱ proteins：Impact of polymorphism on antigen presentation [J]. Curr Opin Immunol，2021（70）：95-104.

点评：该论文介绍 MHC Ⅰ类分子和Ⅱ类分子的多态性在抗原提呈过程中的作用，有助于更好地了解 MHC 在疾病发生发展中的作用。

- APANIUS V，PENN D，SLEV P R，et al. The nature of selection on the major histocompatibility complex [J]. Crit Rev Immunol，2017，37（2-6）：75-120.

点评：该论文从方法、机制方面探讨了病原对 MHC 遗传多样性的推动作用，有助于理解 MHC 与感染免疫间的联系。

网上更多学习资源……

◆ 教学课件　　◆ 自测题　　◆ 参考文献

（雷连成、李丰阳）

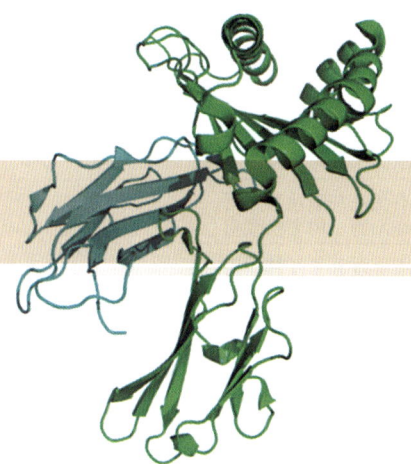

7 免疫应答

- **7.1 固有免疫应答**
  固有免疫系统的组成及其功能；固有免疫应答的特点；固有免疫应答与适应性免疫应答的关系

- **7.2 抗原的加工和提呈**
  抗原提呈细胞；抗原的加工和提呈；MHC 分子的交叉提呈；其他抗原提呈

- **7.3 适应性免疫应答**
  T 细胞对抗原的识别；T 细胞的活化；T 细胞克隆性增殖与分化；细胞免疫的应答效应；B 细胞对 TD 抗原的免疫应答；B 细胞对 TI 抗原的免疫应答；体液免疫应答的一般规律和效应

- **7.4 补体与免疫应答**
  补体系统概述；补体系统的激活；补体活化的调控；补体的生物学作用

- **7.5 免疫耐受**
  免疫耐受概述；免疫耐受的诱导或形成条件；免疫耐受形成的机制；免疫耐受与临床医学

　　免疫应答（immune response）是机体免疫系统识别自己、排除异己和维持机体内环境稳定的一种生理功能。该过程是免疫系统各部分生理功能的综合体现。免疫应答包括固有免疫应答和适应性免疫应答两大类。

　　本章重点阐述固有免疫应答、适应性免疫应答及特异性不应答（即免疫耐受）3 个方面，同时介绍参与固有免疫应答最重要的一类免疫效应分子——补体。

知识导图

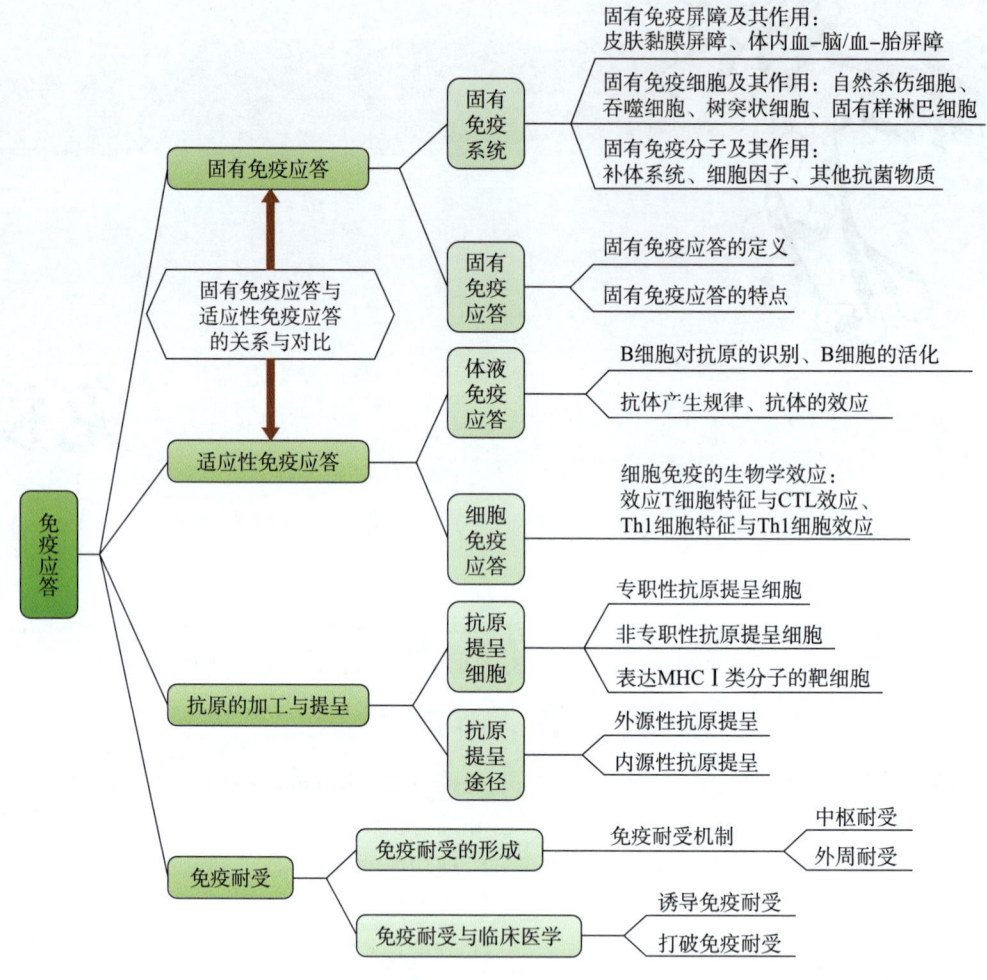

关键词

固有免疫　组织屏障　吞噬细胞　NK 细胞　细胞因子　抗原加工处理　抗原提呈细胞
适应性免疫　细胞免疫应答　体液免疫应答　补体　免疫耐受

包括人类在内的哺乳动物机体对外来病原微生物的入侵，主要依赖于 3 条防线，进而对病原微生物发挥着免疫应答与防御作用。如图 7-1 所示，第一道防线是由皮肤和黏膜构成的，它们不仅能够阻挡病原体侵入机体，而且它们的分泌物还有杀菌的作用。第二道防线是体液中的杀菌物质和吞噬细胞。这两道防线是人类在进化过程中逐渐建立起来的天然防御功能，特点是生来就有，对多种病原体都有防御作用，因此称为固有免疫。多数情况下，这两道防线可以防止病原体对机体的侵袭。人体的第三道防线是适应性免疫，它是人体在出生以后逐渐建立起来的后天防御功能，只针对某一特定的病原体或异物起作用，因而也称作特异性免疫，其中 B 淋巴细胞（简称 B 细胞）主要介导体液免疫，T 淋巴细胞（简称 T 细胞）主要介导细胞免疫。

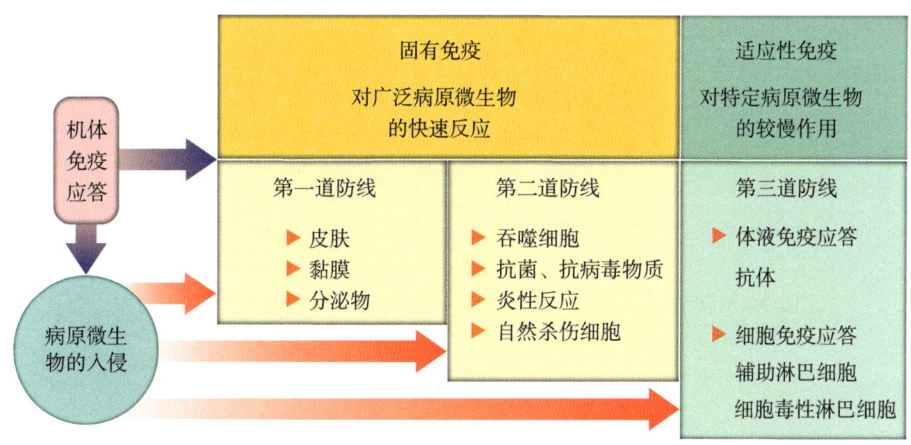

图 7-1　机体对病原微生物入侵产生防御和产生免疫应答的 3 道防线

7.1　固有免疫应答

固有免疫（innate immunity）亦称天然免疫或非特异性免疫，是指机体在种系发生和进化过程中逐渐形成的一种天然免疫防御功能。具体来讲，是指体内固有免疫细胞和固有免疫分子识别、结合病原体及其产物或其他抗原性异物后，被迅速活化，并产生相应生物学效应，从而将病原体等抗原性异物杀伤、清除的过程。固有免疫应答构成机体抵御病原入侵的第一道防线。

7.1.1　固有免疫系统的组成及其功能

固有免疫系统包括组织屏障（皮肤和黏膜系统、血-脑和血-胎屏障等）、固有免疫细胞（吞噬细胞、杀伤细胞、树突状细胞等）和固有免疫分子（补体、细胞因子、酶类等）3 部分。

（1）固有免疫屏障及其主要作用

固有免疫屏障包括皮肤黏膜屏障和局部屏障结构，前者可分为物理屏障、化学屏障和微生物屏障；后者可分为血-脑屏障和血-胎屏障，其各自的分布部位、构成成分、生理作用和免疫效应如表 7-1 所示。

表 7-1　固有免疫系统中的皮肤黏膜与体内屏障组成

屏障名称		分布部位	构成成分	生理作用	免疫效应
皮肤黏膜屏障	物理屏障	体表及脏器黏膜面	皮肤、黏膜上皮细胞	致密上皮细胞、上皮细胞更新，纤毛摆动，分泌液冲洗	机械阻挡，清除黏膜表面病原体
	化学屏障	皮肤黏膜分泌物	不饱和脂肪酸、乳酸、胃酸、溶菌酶、抗菌肽、乳铁蛋白	改变皮肤黏膜环境，黏附或抑制微生物生长	杀菌，抑菌
	微生物屏障	皮肤黏膜表面	寄居的正常菌群	竞争抑制，分泌杀菌、抑菌物质，刺激宿主产生抗体	占位性保护，拮抗，杀菌，抑菌
血-脑屏障		包绕中枢神经系统	软脑膜、脉络丛的毛细血管壁和星形胶质细胞共同形成的胶质膜	阻挡病原体、大分子物质进入	保护中枢神经系统
血-胎屏障		胎盘	胎盘膜 （母）子宫内膜的基蜕膜 （子）绒毛膜滋养层细胞	物质交换 阻止病原体进入胎儿	防止宫内感染

动物机体发挥保护功能有几道屏障，首先是外围屏障。皮肤黏膜是机体第一道防线，包括：皮肤黏膜的机械阻挡作用和附属物（如纤毛）的清除作用；皮肤黏膜分泌物（如汗腺分泌的乳酸、胃黏膜分泌的胃酸等）的杀菌作用；体表和与外界相通的腔道中寄居的正常微生物群对入侵微生物的拮抗作用等。图 7-2 显示了固有免疫系统中的皮肤黏膜屏障的清理防御作用。

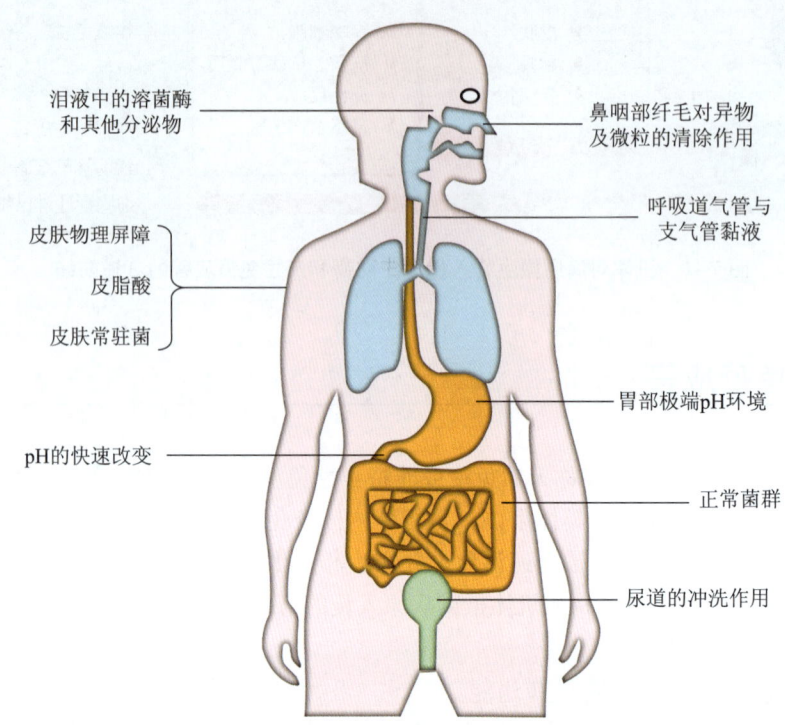

图 7-2　固有免疫系统中的皮肤黏膜屏障的清理防御作用示意图

其次是内部屏障。抗原物质一旦突破第一道防线进入机体后，即遭到机体内部屏障的清除，包括：淋巴和单核吞噬细胞系统屏障；正常体液中的一些非特异性杀菌物质；血 - 脑屏障和血 - 胎屏障等。

（2）固有免疫细胞及其主要功能

淋巴和单核吞噬细胞系统是机体的第二道防线。微生物进入机体组织以后，多数沿组织细胞间隙的淋巴液经淋巴管到达淋巴结，但淋巴结内的巨噬细胞会消灭它们，阻止它们在机体内扩散，这就是淋巴屏障作用。如果微生物数量大、毒力强，就有可能冲破淋巴屏障，进入血液循环，扩散到组织器官中。这时，它们会受到单核吞噬细胞系统屏障的阻挡，这是一类大的吞噬细胞。机体内还有一类较小的吞噬细胞，主要是中性粒细胞和嗜酸性粒细胞，它们不属于单核吞噬细胞系统，但与单核吞噬细胞系统一样，分布于全身，对入侵的微生物和大分子物质有吞噬、消化和消除的作用。固有免疫细胞主要包括吞噬细胞、树突状细胞、γδ T 细胞、NK 细胞、NK T 细胞、B1 细胞、肥大细胞、嗜碱性粒细胞和嗜酸性粒细胞等，如图 7-3 所示。

① 模式识别受体和病原体相关分子模式　模式识别受体（pattern recognition receptor，PRR）是一类主要表达于固有免疫细胞表面、非克隆性分布、可识别一种或多种病原体相关分子模式（pathogen-associated molecular pattern，PAMP）的识别分子，是固有免疫中免疫受体的代表，由有限数量的胚系基因编码，进化上十分保守，这也表明此类受体对生物体的生存极为重要。PRR 的主要生物学功能有：调理作用、活化补体、吞噬作用、启动细胞活化和炎性信号转导、诱导凋亡等。PRR 介导快速的生物学反应，不需要细胞增殖。其与病原生物表面的 PAMP 的相互识别和作用是启动固有免疫应答的关键。

📖 知识拓展 7-1
病原体相关分子模式（PAMP）

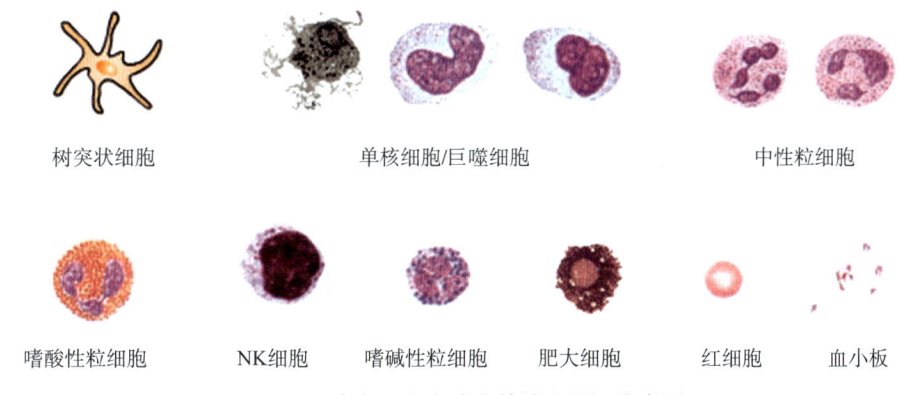

图 7-3　参与固有免疫应答的主要细胞类型

② 吞噬细胞　**吞噬细胞**（phagocyte）包括中性粒细胞（neutrophil）、单核细胞（monocyte）和巨噬细胞（macrophage，Mφ）。中性粒细胞具有很强的趋化作用和吞噬功能，病原体在局部引发感染时，它们可迅速穿越血管内皮细胞进入感染部位，对入侵的病原体发挥吞噬杀伤和清除作用。中性粒细胞表面表达 IgG Fc 受体、补体 C3b 受体、甘露糖受体和清道夫受体等，也可通过调理作用促进和增强中性粒细胞的吞噬、杀菌作用。

单核吞噬细胞包括血液中的单核细胞和组织中的巨噬细胞。巨噬细胞对病原体的吞噬与杀伤效应，根据是否需要氧分子的参与分为依赖氧和非依赖氧杀菌途径。巨噬细胞胞质内富含溶酶体及线粒体，具有强大的吞噬、杀菌、清除凋亡细胞及其他异物的能力。巨噬细胞不仅执行固有免疫的效应功能，也在适应性免疫应答的各阶段发挥作用。巨噬细胞的主要生物学功能有：吞噬和清除作用、抗原提呈作用、细胞毒性作用和介导炎症反应等（详见第 2 章免疫细胞部分）。另外，活化的巨噬细胞还可分泌多种细胞因子，参与免疫调节。

③ 树突状细胞　树突状细胞（dendritic cell，DC）广泛分布于全身组织和脏器，数量较少，大约仅占人外周血单个核细胞的 1%，因具有许多分枝状突起而得名。DC 是专职抗原提呈细胞，其主要功能是摄取、加工处理和提呈抗原，从而启动适应性免疫应答。

④ 自然杀伤细胞　自然杀伤（natural killer，NK）细胞无需抗原预先致敏，即可直接杀伤某些肿瘤细胞和病毒感染细胞，故在机体抗肿瘤、早期抗病毒或胞内寄生菌感染的免疫应答中起重要作用。

其他固有免疫细胞包括：肥大细胞（mast cell）可通过识别受体与相应配体结合而被激活或处于致敏状态。活化的肥大细胞通过脱颗粒可释放或合成一系列炎性介质（组胺、白三烯、前列腺素 D_2 等）和促炎细胞因子（IL-1、IL-4、IL-8、TNF 等）引发炎症反应，从而在机体抗感染、抗肿瘤和免疫调节中发挥重要作用。嗜碱性粒细胞（basophil）在炎症反应中可被趋化因子募集至局部炎症组织而发挥作用。嗜酸性粒细胞（eosinophil）具有趋化作用和一定的吞噬、杀菌能力，尤其在抗寄生虫免疫中具有重要作用。

综上所述，吞噬细胞是机体抗感染免疫的主要效应细胞，表达模式识别等多种受体，在趋化因子作用下，可募集到感染部位，识别并吞噬杀伤病原体，产生抗感染免疫作用；亦可通过分泌细胞因子和其他炎性介质，发挥免疫调节作用或介导炎症反应；在启动适应性免疫应答过程中也具有重要作用。树突状细胞是专职抗原提呈细胞，能诱导初始 T 细胞活化，启动适应性免疫应答，还可通过分泌细胞因子发挥免疫调节作用。NK 细胞是执行固有免疫和免疫监视作用的效应细胞，在生理条件下对自身正常组织细胞不产生杀伤作用。当肿瘤和病毒感染细胞表面 HLA I 类分子表达低下或缺失时，NK 细胞可通过表面活化性受体杀伤靶细胞，亦可通过分泌 IFN-γ 和 TNF-α 产生免疫调节作用。除以上经典固有免疫细胞外，NK T 细胞、γδ T 细胞和 B1 细胞是被称为固有样淋巴细胞（innate-like lymphocyte）的固有免疫细胞，其发育分化、表面标志和分布与 αβ T 细胞和 B2 细胞有所不同，它们可直接识别结合肿瘤和病毒感染细胞表面某些特定分子或某些病原体表面共有特定成分而被激活，产生抗肿瘤、抗感染免疫作用，也可通过分泌细胞因子产生免疫调节作用或介导炎症反应。

(3) 固有免疫分子及其主要功能

在正常体液中有一些非特异性杀菌物质，如补体、溶菌酶、干扰素等，也与淋巴和单核吞噬细胞系统屏障一样，是机体第二道防线的重要组成成员，有助于消灭入侵的微生物。固有免疫分子主要由补体、细胞因子、防御素、溶菌酶、抗菌肽、吞噬细胞杀菌素、乙型溶素和组蛋白等构成。

① 补体系统　补体系统（complement system）是一组存在于人和脊椎动物正常新鲜血清中的非特异性球蛋白。补体系统为参与固有免疫应答最重要的免疫效应分子，详见本章"7.4 补体与免疫应答"部分。

② 细胞因子　细胞因子是病原体感染机体后，刺激免疫细胞和感染的组织细胞产生的多种效应因子，可引起炎症反应，产生抗病毒、抗肿瘤和免疫调节等作用（详见第 5 章）。

③ 其他抗菌、抗病毒物质　参与固有免疫应答过程的抗菌肽及酶类物质也发挥着非常重要的作用，常见的有防御素、溶菌酶、抗菌肽和乙型溶素等。

> 知识拓展 7-2
> 常见的抗菌、抗病毒物质

固有免疫系统由机体内外屏障、固有免疫细胞和固有免疫分子组成。固有免疫系统可对侵入的病原体迅速产生应答，发挥非特异性抗感染效应，亦可清除体内损伤、衰老或畸变的细胞，并参与适应性免疫应答。可见，固有免疫系统是人和动物机体中参与常规免疫非常重要的防御体系，是特异性免疫发挥的重要基础与补充。

7.1.2　固有免疫应答的特点

> 知识拓展 7-3
> 固有免疫应答作用时相

固有免疫应答是指体内固有免疫细胞和固有免疫分子识别、结合病原体及其产物或其他抗原性异物后，被迅速活化并产生相应生物学效应，从而将病原体等抗原性异物杀伤、清除的过程。固有免疫应答具有以下主要特点：①作用范围广，机体对入侵抗原物质的清除没有特异的选择性。②反应快，抗原物质一旦接触机体，立即遭到机体的排斥和清除。③有相对的稳定性，既不受入侵抗原物质的影响，也不因入侵抗原物质的强弱或次数而有所增减。但是，当机体受到共同抗原或佐剂的作用时，也可增强免疫的能力。④有遗传性，生物机体出生后即具有非特异性免疫能力，并能遗传给后代。因此，固有免疫又称先天免疫或物种免疫。⑤是特异性免疫发展的基础，从种系发育来看，无脊椎动物的免疫都是非特异性的，脊椎动物除非特异性免疫外，还发展了特异性免疫，两者紧密结合，不可分割。从个体发育来看，当抗原物质入侵机体以后，首先发挥作用的是固有免疫，而后产生特异性免疫。因此，固有免疫是一切免疫防护能力的基础。

7.1.3　固有免疫应答与适应性免疫应答的关系

> 知识拓展 7-4
> 固有免疫在适应性免疫的启动和效应过程中的作用

当抗原物质入侵机体以后，机体首先发挥作用的是固有免疫，而后产生适应性免疫。免疫学上将这种后天经特定抗原刺激产生的特异性免疫，称为适应性或获得性免疫。但是，特异性免疫应答的产生是离不开天然的这种非特异性免疫，先天固有的非特异性免疫是后天一切特异性、适应性免疫防护能力发挥的基础。固有免疫应答与适应性免疫应答在具体的免疫反应过程中是相互关联而共同起作用的，图 7-4 显示了固有免疫应答与适应性免疫应答的关联和作用。

固有免疫应答启动适应性免疫应答，可影响适应性免疫应答的类型，并在适应性免疫应答效应阶段发挥重要的作用。表 7-2 全面系统地对比了固有免疫应答和适应性免疫应答的主要特点。

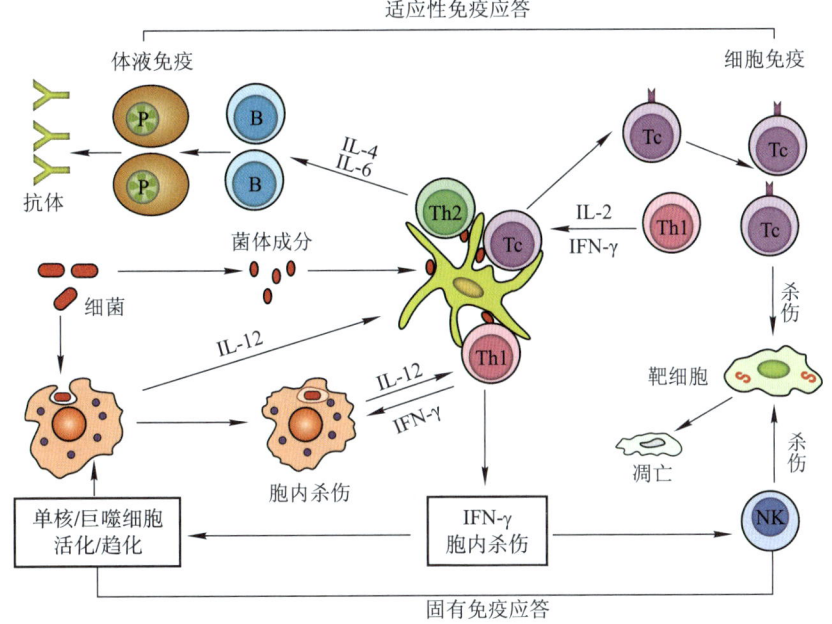

图 7-4　固有免疫应答与适应性免疫应答的关联和作用

表 7-2　固有免疫应答和适应性免疫应答的主要特点对比表

对比项	固有免疫应答	适应性免疫应答
主要参与细胞	黏膜上皮细胞、吞噬细胞、树突状细胞、NK细胞、NK T 细胞、γδ T 细胞、B1 细胞	αβ T 细胞、B2 细胞、抗原提呈细胞
主要参与分子	补体、细胞因子、抗菌蛋白、酶类物质	抗体、细胞因子、细胞毒性介质
作用时相	即刻～96 h	96 h 后启动
识别受体	模式识别受体，胚系基因直接编码，较少多样性	特异性抗原识别受体，胚系基因重排编码，具有高度多样性
识别特点	直接识别病原体某些共有高度保守的分子结构，具有多反应性	识别抗原提呈细胞提呈的抗原肽–MHC 分子复合物或 B 细胞表位，具有高度特异性
作用特点	未经克隆扩增和分化，迅速产生免疫作用，没有免疫记忆功能，一般不形成免疫耐受	经克隆扩增和分化，成为效应细胞后发挥免疫作用，有免疫记忆功能
发生与维持时间	发生于发病早期，维持时间较短	发生于发病后期，维持时间较长

7.2　抗原的加工和提呈

抗原提呈细胞（antigen-presenting cell，APC）是指能摄取、加工和处理抗原并将抗原信息提呈给特异性 T 细胞的一类细胞。T 细胞受体（T cell receptor，TCR）只能识别抗原分子中很小的片段，APC 最重要的功能就是将抗原降解并加工处理成多肽片段，以抗原肽–MHC 分子复合物（pMHC）的形式，表达于抗原提呈细胞的表面［此过程统称为**抗原加工处理**（antigen processing）］，在与 T 细胞接触的过程中被 T 细胞识别，从而将抗原信息传递给 T 细胞（此过程统称为抗原提呈，antigen presentation）。绝大部分抗原需经过抗原提呈细胞的加工处理才能被 T 细胞识别，不同抗原提呈细胞对于不同性质抗原的加工处理过程也不同。

7.2.1 抗原提呈细胞

抗原提呈细胞主要分为专职性 APC、非专职性 APC 和表达 MHC Ⅰ类分子的靶细胞 3 大类。

（1）专职性 APC

该类细胞包括树突状细胞（dendritic cell，DC）、单核/巨噬细胞（monocyte/macrophage，Mo/Mφ）和 B 细胞，它们都组成性表达 MHC Ⅱ类分子和其他参与诱导 T 细胞活化的协同刺激分子，并且能主动摄取、加工处理抗原和提呈抗原信息给特异性 T 细胞。

（2）非专职性 APC

该类细胞主要包括内皮细胞、成纤维细胞、各种上皮及间质细胞，以及嗜酸性粒细胞等。这类细胞摄取、加工处理抗原和提呈抗原信息的能力较专职性 APC 弱，只能在一定炎症因素的刺激或细胞因子作用的下，才能被诱导表达 MHC Ⅱ类分子和协同刺激分子。非专职性 APC 处理和提呈抗原可能参与炎症反应和某些自身免疫疾病的发生。

（3）表达 MHC Ⅰ类分子的靶细胞

该类细胞主要包括被胞内细菌或病毒感染的细胞，以及突变的自身细胞如肿瘤细胞。这类细胞组成性表达 MHC Ⅰ类分子，能够加工处理病毒和细菌相关抗原或突变的自身抗原等内源性抗原，并以 pMHC Ⅰ类分子复合物的形式提呈给 $CD8^+$ CTL，CTL 能够识别并特异性地杀伤这些靶细胞。

7.2.2 抗原的加工和提呈

（1）抗原的摄取

抗原根据来源不同分为外源性抗原和内源性抗原两大类。

① 外源性抗原（exogenous antigen） 主要来源于细胞外的抗原，如被吞噬细胞吞噬的细菌、细胞和蛋白质抗原等，需经过在细胞内的加工、处理并以 pMHC Ⅱ类复合物的方式提呈给 $CD4^+$ Th 细胞。皮肤中的朗格汉斯细胞及单核/巨噬细胞具有很强的摄取抗原的能力。

② 内源性抗原（endogenous antigen） 细胞内合成的抗原，如被病毒感染的细胞合成的病毒蛋白质和肿瘤细胞内合成的蛋白质等，在细胞内合成后直接被细胞加工、处理并以 pMHC Ⅰ类复合物的方式提呈给 $CD8^+$ T 细胞（图 7-5）。

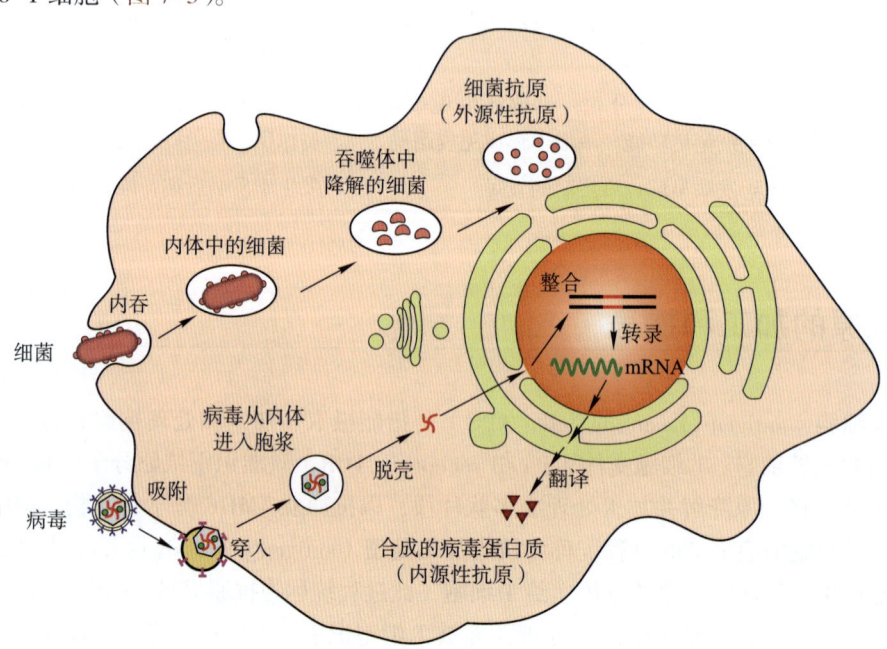

图 7-5 外源性抗原及内源性抗原的产生

知识拓展 7-5
专职性抗原提呈细胞的特点

应用案例 7-1
DC 细胞免疫治疗技术

初次应答中，外源性抗原进入体内，在深皮质区（胸腺依赖区）和淋巴窦壁区被 Mφ 或 DC 捕获；再次应答中，抗原与体内初次应答中产生的抗体形成抗原-抗体复合物，在浅皮质区淋巴滤泡内被滤泡树突状细胞（follicular DC，FDC）捕获。

未成熟 DC 可通过 3 条途径摄取抗原：一是通过巨吞饮作用吞入非常大量的液体，每小时可达其细胞体积的一半，因此可摄取可溶性抗原。二是受体介导的内吞作用（receptor-mediated endocytosis），未成熟 DC 表面能够表达功能性受体，可以有效地捕捉到浓度很低的相应抗原。DC 不表达特异性受体，但表达 FcγRII 受体，可有效捕捉抗原-抗体复合物；同时表达模式识别受体，可摄取甘露糖化及岩藻糖化抗原。受体介导内吞后，模式识别受体可在内体的 pH 环境中释放出其配体，并进入再循环过程，而 FcR 及 Ig 与抗原则一起被降解。三是吞噬作用，吞噬是一种细胞内吞方式，可摄取大颗粒或微生物。DC 仅在发育的某些特定阶段具有一定吞噬功能。

单核/巨噬细胞的细胞膜上具有许多特异性的通道和载体蛋白，小分子或离子能有效地出入细胞。当摄入大分子、颗粒状或细胞时，主要通过胞吞作用（endocytosis）来完成。根据吞入物质的大小、状态及特异性，可分为吞噬作用、胞饮及受体介导的胞吞作用 3 种方式。

B 细胞有两种抗原摄取方式，一种是通过非特异的胞饮作用或通过其细胞膜表面免疫球蛋白的介导，另一种是以其高亲合力受体使抗原浓集于 B 细胞表面后摄入胞内，因此能够有效地提呈极低浓度抗原。

（2）抗原的加工处理

T 细胞通常只能识别细胞表面与 MHC 结合的抗原肽，不能识别可溶性游离抗原。外源性抗原和内源性抗原都需经过不同途径的加工处理，与相应 MHC 分子结合成复合体，在细胞表面表达后再提呈给特异性 T 细胞。根据参与的 MHC 分子不同，将抗原在细胞内的加工处理分为 MHC I 类分子途径和 MHC II 类分子途径。

① MHC I 类分子途径对抗原的加工处理

a. 内源性抗原的加工处理　所有有核细胞均具有通过 MHC I 类分子途径加工处理抗原的能力。内源性抗原主要通过 MHC I 类分子途径加工处理，首先必须经过在细胞质中蛋白酶体（proteosome）使其降解成多肽片段。因此，MHC I 类分子途径也称胞质溶胶途径。

b. 抗原多肽的转运——TAP 依赖机制　内源性抗原经蛋白酶体降解形成多肽片段后，首先以 TAP 依赖方式与细胞质溶胶中的热激蛋白（HSP70 和 HSP90）结合，转移到内质网膜的表面，借助其表面的抗原加工相关转运蛋白（transporter associated with antigen processing，TAP）或抗原肽转运体进入内质网腔内。TAP 是一种异二聚体（TAP1/2），属于非经典 HLA II 类基因。TAP1 和 TAP2 各跨越内质网膜 6 次，共同形成一个孔样结构，以 TAP 依赖性方式，选择性地对多肽进行主动转运。

c. pMHC I 类复合物的形成　新合成的 MHC I α 链进入内质网与钙连接蛋白结合，后者使 I 类分子在内质网中维持部分折叠，继而与新合成的 β_2 微球蛋白组装成完整的 I 类分子。新组装的 MHC I 类分子通过 TAP 相关蛋白与 TAP 相连，当抗原肽借助 TAP 转运到内质网中，可与 MHC I 类分子结合形成 pMHC I 类分子复合物，再经高尔基体转运到细胞膜表面（图 7-6）。

② MHC II 类途径对抗原的加工处理

a. 外源性抗原的加工处理　外源性蛋白质抗原进入体内后首先与 APC 结合，APC 以囊泡的形式包裹其内容物，进入内吞系统，先后与一系列含有蛋白酶和酸性 pH 逐渐升高的内体（endosome）融合，进入内体的蛋白质在酸性环境中被附着于内体膜上的蛋白酶水解为多肽片段，并随内体与溶酶体（lysosome）融合，形成吞噬溶酶体（phagolysosome）。在吞噬溶酶体中，蛋白质抗原经加工处理后降解为含有 10~30 个氨基酸残基的多肽，这些多肽被转运到一个特殊的晚期内体结构的细胞器，即 MHC II 类区室（MHC class II compartment，MIIC）中，多肽与新生成的 MHC II 类分子结合形成复合物。因此，MHC II 类分子途径也称内体溶酶体途径。

☆ 动画讲解 7-1
MHC I 类分子加工过程

☆ 动画讲解 7-2
MHC II 类分子加工过程

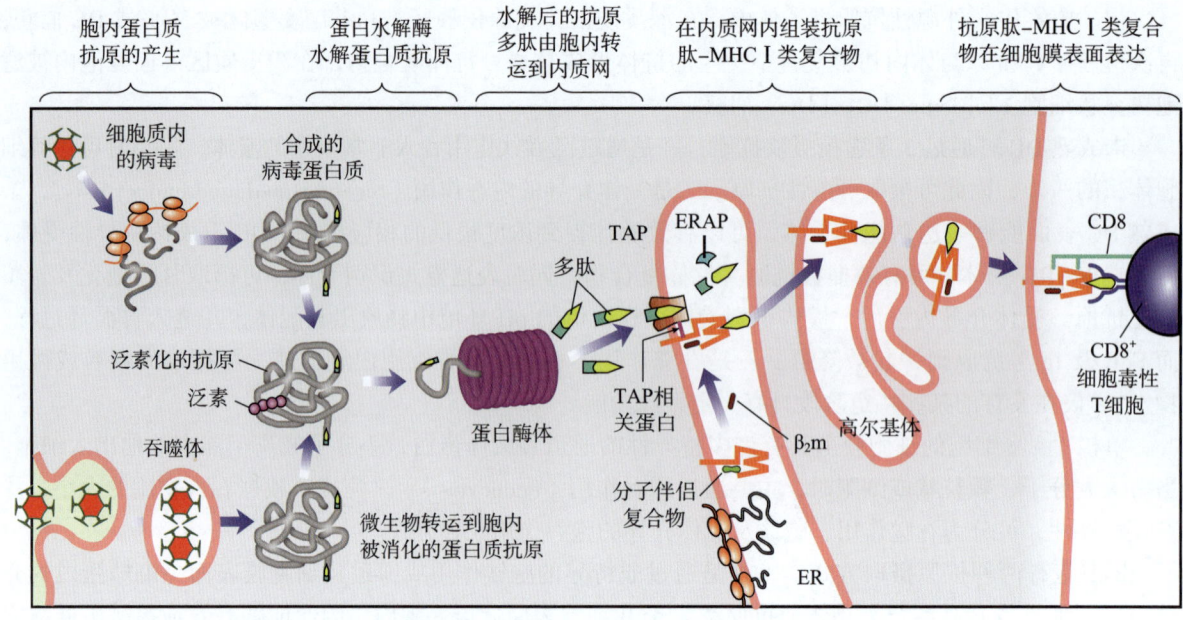

图 7-6　内源性抗原通过 MHC Ⅰ 类分子途径加工处理和提呈抗原
（引自 Abbas 等，2007）

b. MHC Ⅱ 类分子的合成与转运　新合成的 MHC Ⅱ 类分子在内质网中与一种称为恒定链（invariant chain，Ii 链）的辅助分子连接在一起形成 (αβIi)₃ 九聚体（图 7-7）。Ii 链有促进 MHC Ⅱ 类分子 α 链与 β 链组装折叠及二聚体形成、阻止 MHC Ⅱ 类分子与其他非特异性多肽结合、促进 MHC Ⅱ 类分子转运到 MⅡC 等作用。

c. p-MHC Ⅱ 类分子复合物的形成　MHC Ⅱ 类分子由内质网转移到内质体腔，形成富含 MHC Ⅱ 类分子的 MⅡC，在腔内 Ii 被降解，但在 MHC Ⅱ 类分子的抗原肽结合沟槽内仍留有一小片段，即Ⅱ类分子相关恒定链肽段（class Ⅱ-associated invariant chain peptide，CLIP），再经由 HLA-DM 分子辅助，使

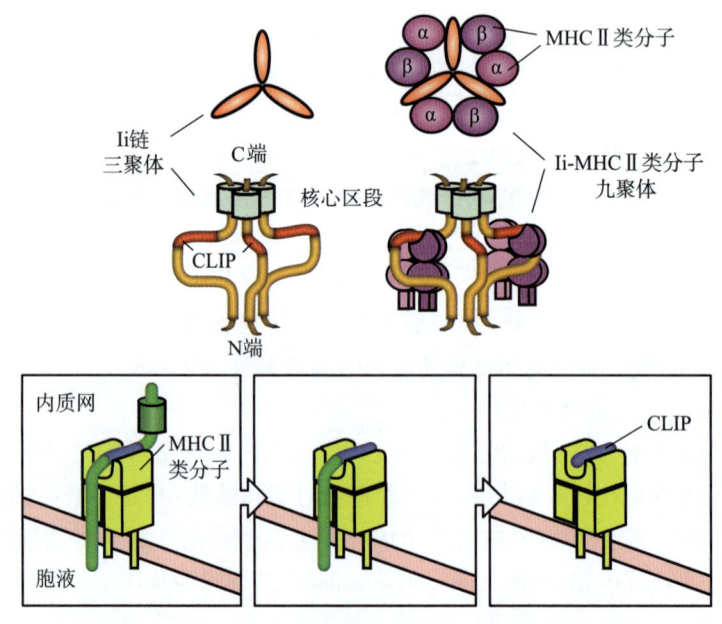

图 7-7　αβIi 九聚体与 CLIP 的形成

在内质网中 Ii 与 MHC Ⅱ 类分子的沟内结合槽结合，随后 Ii 链先被切割，保留一个片段和 MHC Ⅱ 类分子结合，进一步切割只留下与 MHC Ⅱ 类分子结合的一个短肽——CLIP

CLIP 与抗原肽结合沟槽解离，MHC Ⅱ类分子才能与抗原肽结合，形成稳定的 pMHC Ⅱ类分子复合物，然后转运至细胞膜。部分外源性抗原也可不通过 Ii 依赖性途径而与 MHC Ⅱ类分子结合，而是与胞膜表面的空载 MHC Ⅱ类分子直接结合后，被吞噬入细胞内，抗原在内体中被降解，随后与再循环至胞内的空载的成熟 MHC Ⅱ类分子结合，形成稳定的 p-MHC Ⅱ类分子复合物，转运至细胞膜（图 7-8）。

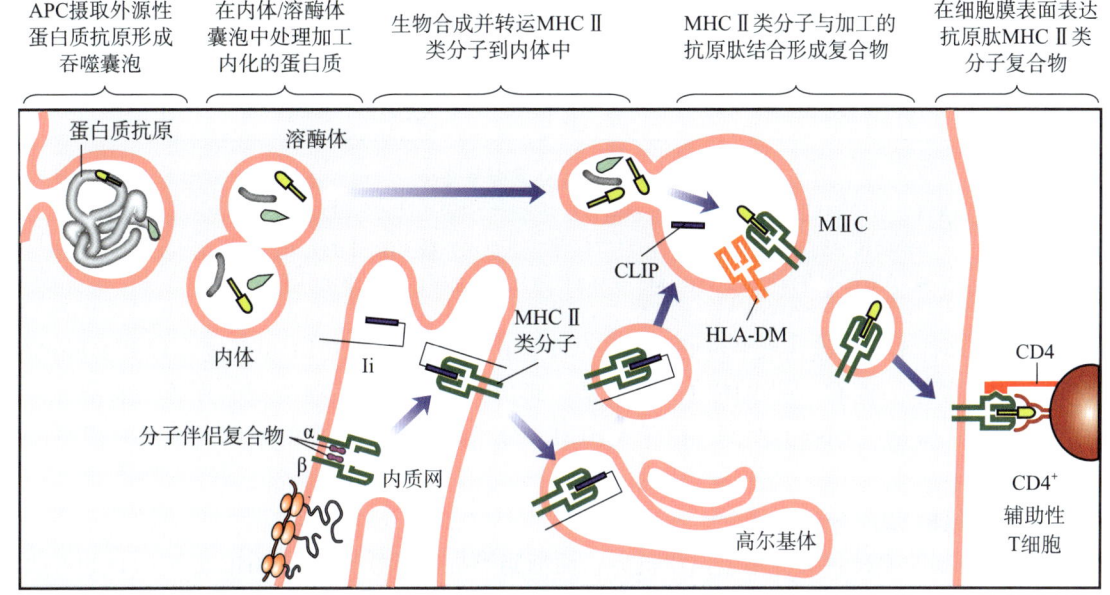

图 7-8 外源性抗原通过 MHC Ⅱ类分子途径加工处理和提呈抗原
（引自 Abbas 等，2007）

（3）抗原的提呈

抗原提呈是指表达于细胞表面的抗原肽通过与 MHC 分子结合的复合体被提呈给 T 细胞，并与其表面的 TCR 结合为 TCR-pMHC 复合物，从而活化 T 细胞的过程。天然的、变性的及化学修饰的多种抗原，均可能被 APC 加工或酶解处理后转变为抗原肽而提呈给 T 细胞。$CD4^+$ T 辅助细胞能够识别 APC 上与 MHC Ⅱ类分子结合的抗原肽复合物，而 $CD8^+$ 细胞毒性 T 细胞识别靶细胞表面 MHC Ⅰ类分子结合的抗原肽复合体。表达 pMHC 复合体的 APC 细胞与特异性的 T 细胞接触后，T 细胞表面的 TCR 同时识别 MHC 并与 MHC 分子沟槽里的抗原肽结合，传递抗原信息而导致 T 细胞的活化。

7.2.3 MHC 分子的交叉提呈

交叉提呈（cross-presentation）即非经典的抗原提呈途径，主要是指 APC 将某些外源性抗原（如胞内寄生菌或原虫）摄取、加工、处理，并以 MHC Ⅰ类分子途径提呈给 $CD8^+$ T 细胞。简言之，交叉提呈是外源性抗原进行 MHC Ⅰ类分子限制性提呈，是 APC（特别是 DC）活化初始 Tc 细胞的主要方式。此外，在某些情况下，内源性抗原也可被 MHC Ⅱ类分子提呈（图 7-9）。抗原的交叉提呈与机体多种抗病毒、抗细菌感染和大多数肿瘤的免疫应答相关。但交叉提呈并不是抗原提呈的主要方式，也不涉及 MHC 分子的合成等过程。尽管如此，交叉提呈仍然是机体在某些特定场景中强化免疫应答以应对病原体免疫逃逸等的重要方式。

◆知识拓展 7-6
MHC 分子与器官移植

7.2.4 其他抗原提呈

（1）MHC Ⅰb 分子限制性抗原提呈

MHC Ⅰb 基因编码的 MHC Ⅰb 糖蛋白在结构上与经典的 MHC Ⅰ类分子结构非常接近。但是

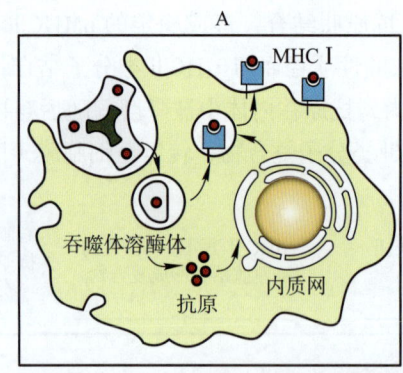 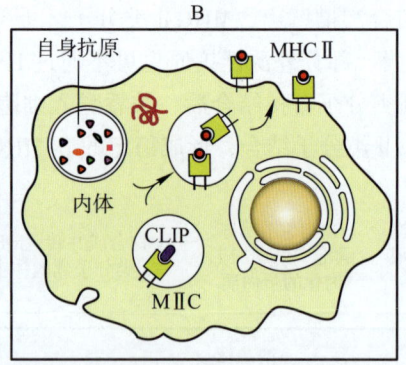

图 7-9　MHC 交叉提呈途径
A. 由 MHC Ⅰ 类分子交叉提呈抗原，其分子机制包括外源性抗原从内体或吞噬溶酶体中逃逸进入细胞质、
溶酶体中抗原肽被排出细胞外直接与细胞膜表面的空载 MHC Ⅰ 类分子结合等；
B. 含有细胞自身抗原的自噬体可与 MⅡC 融合，从而通过 MHC Ⅱ 类分子提呈途径

MHC Ⅰ b 分子多样性不强，表达水平较低，组织分布也比较局限。MHC Ⅰ b 分子通常以分泌形式存在，不与抗原性多肽结合。而有一些 MHC Ⅰ b 分子是跨膜蛋白质，能与某些类型的外源多肽结合，并将抗原提呈给 αβ T 和 δγ T 细胞。然而，由于 MHC Ⅰ b 分子的多肽结合槽的限制性，只有很窄范围的短肽可以被提呈。

（2）脂类抗原的 CD1 分子提呈途径

MHC 分子限制的途径主要提呈蛋白质抗原，而糖脂类抗原不能形成与 MHC 分子结合的多肽，因而不能被 MHC 限制的 T 细胞识别。某些非 MHC 分子（如 CD1 分子、某些分子伴侣等）可参与加工、提呈糖脂类抗原。典型的糖脂类抗原为分枝杆菌细胞壁成分，如分枝菌酸及磷酸肌醇等，这类抗原在内体中与 CD1 分子结合并被提呈。CD1 提呈途径能够有效地增强机体针对某些病原体特别是分枝杆菌的免疫应答。分枝杆菌脂质或糖脂抗原被 CD8$^+$ T 细胞等的 CD1 分子识别，然后通过释放细胞毒性颗粒杀死受感染的细胞。

7.3　适应性免疫应答

适应性免疫（adaptive immunity）又称**获得性免疫**（acquired immunity）或**特异性免疫**（specific immunity），包括 T 细胞介导的细胞免疫应答与 B 细胞介导的体液免疫应答。适应性免疫具有的特点有：① 特异性，T 细胞与 B 细胞具有很强的区分"非己"的能力，仅能针对相应抗原表位发生免疫应答；② 获得性，是指个体出生后受特定抗原刺激而获得的免疫；③ 记忆性，即再次遇到相同抗原刺激时，仍存在于体内的记忆细胞产生免疫效应，出现迅速而增强的应答；④ 可传递性，适应性免疫应答产物（抗体、致敏 T 细胞）可直接输注，使受者获得相应的特异免疫力；⑤ 自限性，可通过免疫调节，使免疫应答控制在适度水平或自限终止。

7.3.1　T 细胞对抗原的识别

T 细胞介导的免疫应答也称细胞免疫（cell-mediated immunity），主要分为 3 个阶段：T 细胞特异性识别抗原，T 细胞活化、增殖与分化和效应 T 细胞发挥效应。与特异性抗原相遇前的成熟 T 细胞一般被称为初始 T 细胞（naive T cell，Tn）。Tn 通过其细胞膜表面的 TCR 与抗原提呈细胞表面的抗原肽 –MHC 分子复合物（pMHC）特异结合后，在抗原和其他辅助因素作用下，进行活化、增殖，分化成为能清除病原生物的效应 T 细胞（effector T cell，T_E）和记忆 T 细胞（memory T cell，T_M），进而完

成对抗原的清除，以及对免疫应答的调节。

（1）APC 提呈抗原的过程

初始 T 细胞膜表面 TCR 与 APC 表面的 pMHC 分子复合物特异结合称为抗原识别（antigen recognition），这是 T 细胞特异活化的第一步。

外源性和内源性抗原的提呈过程及机制不同。外源性抗原以 pMHC Ⅱ 复合物的形式表达于 APC 表面，再将抗原有效地提呈给 $CD4^+$ 辅助性 T 细胞（helper T cell，Th）识别。Th 细胞通过细胞因子的产生和分泌，发挥调节细胞和体液免疫应答的功能。内源性抗原如胞内合成的病毒蛋白质和肿瘤抗原以 pMHC Ⅰ 类分子复合物的形式表达于细胞表面，供特异性 $CD8^+$ T 细胞识别，经活化、增殖和分化后，发挥细胞毒性 T 细胞（CTL）的功能。

（2）T 细胞与 APC 的非特异结合

初始 T 细胞进入淋巴结后，利用细胞表面的黏附分子，如淋巴细胞功能相关抗原 -1（LFA-1）、CD2 等，与 APC 表面相应配基如细胞间黏附分子 -1（ICAM-1）、LFA-3 等结合。这种结合是可逆而短暂的。而 T 细胞未能识别相应的特异性抗原肽，随即与 APC 分离，并再次进入淋巴细胞循环。

（3）T 细胞与 APC 的特异性结合

① 免疫突触形成 APC 和 T 细胞相互作用过程中，在细胞与细胞接触部位形成了一个由多种跨膜分子聚集在富含神经鞘磷脂和胆固醇的脂筏状特殊的结构，称 T 细胞突触（T cell synapse），又被称为免疫突触（immunological synapse）。免疫突触是 T 细胞抗原识别的结构基础，有助于增强 TCR 与 pMHC 相互作用的亲和力和促进 T 细胞信号转导分子的相互作用、信号通路的激活及细胞内亚显微结构极化，涉及细胞骨架系统和细胞器的结构及功能变化，从而参与 T 细胞的激活和细胞效应的有效发挥。

② 双识别与 MHC 限制性 TCR 识别相应的特异性 pMHC 复合物后，T 细胞可与 APC 发生特异性结合，并由 CD3 分子向胞内传递特异性识别信号，导致 LFA-1 分子构象改变，并增强其与 ICAM 的亲和力，从而稳定并延长 APC 与 T 细胞间作用的时间，这种双识别有效地诱导抗原特异性 T 细胞激活和增殖。

TCR 在特异性识别 APC 所提呈的抗原多肽的过程中，必须同时识别与抗原多肽形成复合物的 MHC 分子，这种特性称为 MHC 限制性（MHC restriction）。T 细胞免疫应答的自身 MHC 限制性是其胸腺发育过程中经历了阳性选择的结果，不能识别 MHC 分子的 T 细胞在发育过程中遭到淘汰。实际上，T 细胞的 MHC 限制性是相对的，其 MHC 依赖性是绝对的。

（4）CD4 和 CD8 辅助受体的识别

T 细胞表面的 CD4 和 CD8 分子是 TCR 识别抗原的辅助受体（co-receptor），在 T 细胞与 APC 的特异性结合中，CD4 可识别和结合 APC 表面的 MHC Ⅱ 分子，CD8 识别和结合靶细胞表面的 MHC Ⅰ 类分子。这种结合增强 TCR 与特异性 pMHC 分子复合物结合的亲和力和稳定性。

7.3.2 T 细胞的活化

T 细胞的完全活化有赖于双信号刺激和细胞因子的共同作用。初始 T 细胞的活化需要两个不同的细胞外信号的共同刺激，即抗原和协同刺激分子（co-stimulator），而细胞因子是 T 细胞活化主要的表现形式，是 T 细胞充分活化的第三信号。

（1）T 细胞的活化信号

① T 细胞活化的第一信号——抗原信号 APC 将 pMHC 复合物提呈给 T 细胞，TCR 特异性识别并与 MHC 抗原结合槽中的抗原肽结合，启动抗原识别信号，导致 CD3 和辅助受体 CD4 或 CD8 分子的胞质段尾部聚集，激活与胞质段尾部相连的酪氨酸激酶，促使 CD3 分子胞质区免疫受体酪氨酸激活基序（immunoreceptor tyrosine-based activation motif，ITAM）中的酪氨酸（Y）磷酸化（pY），pY 使下游含酪

氨酸的蛋白磷酸化，启动激酶活化的级联反应，最终通过激活转录因子进入核内，结合于靶基因，调控细胞增殖及分化相关基因，表达相应功能。

② T 细胞活化的第二信号——协同刺激信号　T 细胞与 APC 表面多对协同刺激分子相互作用产生 T 细胞活化的第二信号导致 T 细胞完全活化，如免疫球蛋白超家族的 B7/CD28、B7/CTLA4、LFA-1/ICAM-1 或 ICAM-2、CD2/LFA-3，以及 TNF/TNFR 超家族的 CD40/CD40L 等。协同刺激分子有很多种，根据产生效应的不同，可将协同刺激分子分为正性协同刺激分子和负性协同刺激分子。其中，CD28 作为重要的正性协同刺激分子在 T 细胞活化、增殖和分化中发挥多方面的分子效应。而与 CD28 分子具有高度同源性的 CTLA-4（CD152）是重要的负性协同刺激分子，其配体也是 B7，能竞争性地与 APC 表达的 B7 结合，启动抑制性信号，从而有效地调节了适度的免疫应答。

T 细胞在缺乏协同刺激信号的情况下，抗原识别介导的第一信号非但不能有效激活特异性 T 细胞，反而导致 T 细胞无能（anergy）。激活的专职 APC 高表达协同刺激分子，而正常组织及静止的 APC 则不表达或仅低表达。缺乏协同刺激信号可使自身反应性 T 细胞处于无能状态，从而有利于维持自身耐受（图 7-10）。

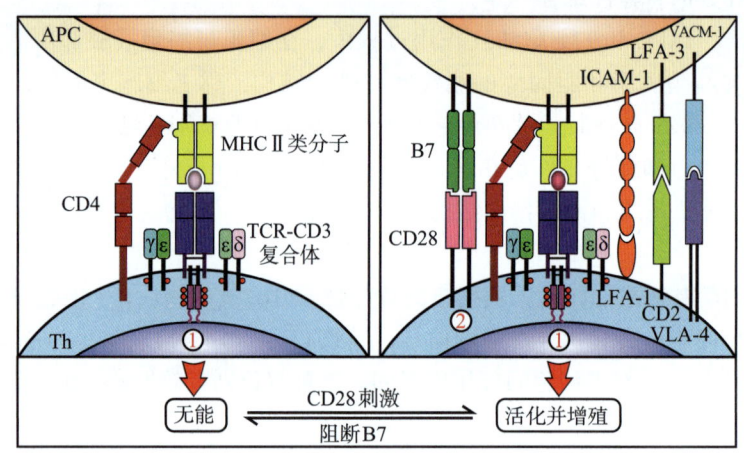

图 7-10　T 细胞活化相关信号分子

T 细胞活化需要两个信号，TCR 识别 APC 上 pMHC 分子复合物，提供第一活化信号，如没有协同刺激分子提供的第二活化信号，则导致 T 细胞无能。如 APC 上 B7 分子与 T 细胞上 CD28 结合提供第二活化信号，导致 T 细胞活化

③ T 细胞充分活化的第三信号——细胞因子　T 细胞的充分活化还有赖于细胞因子的参与。活化的 APC 和 T 细胞可分泌 IL-1、IL-2、IL-6、IL-12、IFN-γ 等多种细胞因子，在 T 细胞激活中发挥重要作用，同时也是 T 细胞进一步增殖和分化的重要前提。其中，IL-2 是 T 细胞克隆性增殖的关键因素，其他细胞因子参与 T 细胞的分化。

（2）T 细胞活化的信号转导

T 细胞抗原识别受体复合物 TCR-CD3 是由多条链组成的跨膜蛋白质复合体，TCR 胞外区可识别各自不同特异性的抗原肽，但 TCR 的胞内区较短，要借助于 CD3 分子向细胞内部传递胞外刺激信号，并在 CD4/CD8 分子和 CD28 等分子的辅助下，才能使转录因子活化，作用于相关基因。这一过程称为 T 细胞活化的信号转导（signal transduction）。

① TCR 活化信号转导途径　细胞活化信号转导的早期，TCR 与抗原肽结合，使均匀分布于细胞膜表面的 TCR 构象和位置发生改变。由于受体交联，可分别激活与其耦联的不同家族的酪氨酸蛋白激酶（protein tyrosine kinase，PTK）。其中，参与 T 细胞活化早期的 PTK 主要有 p56^{lck} 和 p59^{fyn}，以及 Syk/ZAP-70 家族的 ZAP-70 等。

在 T 细胞膜受体最初发生交联时，与 TCR 有关的膜蛋白如 CD3、CD4 或 CD8 分子的胞质尾部聚集在一起。p56^{lck} 主要与 CD4 或 CD8 胞内段的尾部相连，并促使 CD3 γ、δ、ε 分子和 ζ 链的 ITAM 部位与其接近；p56^{lck} 发生自身磷酸化，继而使 ITAM 发生磷酸化。p59^{fyn} 与 CD3 的 ζ 链相连，具有与 p56^{lck} 类似的作用；当 TCR 再度发生交联时，ζ 链的酪氨酸残基磷酸化的 ITAM 具有能够招募细胞质中的 ZAP-70，并与 ZAP-70 结合，使其活化，具有 PTK 活性，进一步将活化信号传递给其他分子（图 7-11）。

> 知识拓展 7-7
> 蛋白酪氨酸激酶家族

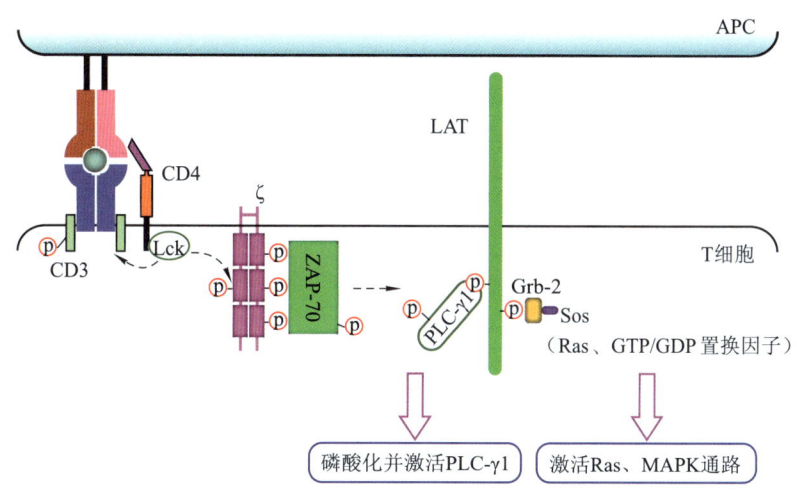

图 7-11　T 细胞活化信号转导

在识别抗原时，发生 TCR 复合物和辅助受体的簇化，与 CD4 相连的 Lck 活化并促使 CD3 和 ζ 链的 ITAM 酪氨酸基序磷酸化。ZAP-70 与 ζ 链磷酸化的酪氨酸结合，发生自身磷酸化并被激活。活化的 ZAP-70 随后磷酸化不同的适配蛋白，如 LAT。适配蛋白随后激活下游信号激酶的重要位点，进一步引发不同的细胞应答

TCR 活化的信号转导途径主要有经过 Ras-MAP 激酶、钙-钙调磷酸酶和蛋白激酶 C（PKC）信号转导的活化途径（图 7-12）。经过一系列信号分子的级联反应，导致 NFAT、AP-1 和 NF-κB 等转录因子的活化，并进一步调节相关靶基因的转录。

② 转录因子活化和靶基因　大多数 T 细胞产生的细胞因子转录是受转录因子与细胞因子基因中启动子和增强子结合的调控。例如，IL-2 作为 T 细胞自分泌因子，其基因的转录对于 T 细胞的活化是必需的，IL-2 增强子可与多种转录因子位点结合，启动 IL-2 基因的表达。不同的转录因子来源于不同的信号转导途径。

T 细胞效应分子编码基因包括细胞因子基因、细胞因子受体基因、黏附因子基因和 MHC 等。细胞因子基因的转录活化，使细胞分泌大量细胞因子，作用于相应受体，进一步活化与细胞增殖和分化相关的基因，促使细胞进入分裂周期，进行细胞克隆性扩增（clonal expansion），并向效应细胞方向分化，部分细胞分化成为记忆细胞。T 细胞活化后诱导不同细胞因子和表面分子的表达，表现为多种细胞效应功能和调节功能。

③ 第二信号协同 TCR 信号途径调控转录因子的活化

CD28/B7：可介导 MAP 激酶和 Akt 激酶途径的激活。CD28 还可提供活化适配蛋白 Vav 和 Rac 活化的独特途径，阻断 T 细胞内的抑制信号。

CTLA-4/B7：CTLA-4 是 CD28 家族中的抑制受体，与 B7 相互作用可抑制 T 细胞活化。初始 T 细胞表面仅表达 CD28，感染诱导 APC 表达高水平 B7，启动与 CD28 的结合，促进初始 T 细胞的活化。而活化后的 T 细胞表达高水平 CTLA-4，有利于 T 细胞活化后期适时地终结 T 细胞应答。

PD-1/PD-L1/2：CD28 家族中的另一个抑制受体是 PD-1，表达在活化的 T 细胞、B 细胞和单核细胞表面。PD-1 有两个配体，分别是 PD-L1 和 PD-L2，它们与 B7-1 和 B7-2 结构高度同源，在活化的

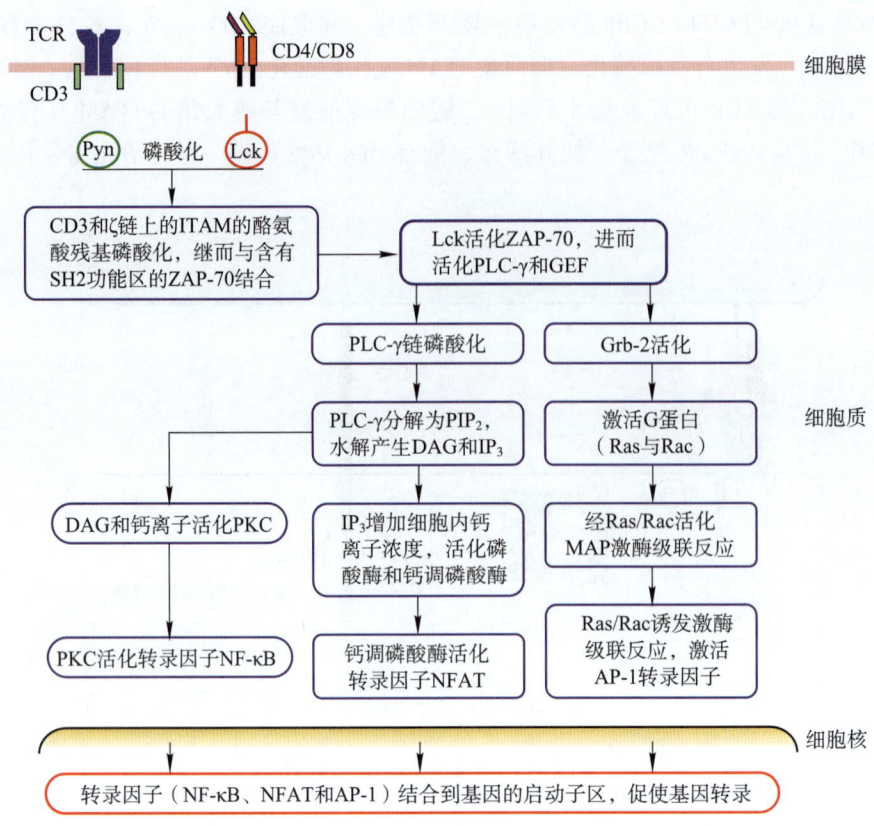

图7-12 T细胞活化信号转导途径示意图

TCR活化信号传向胞内，首先使CD3分子的ITAM磷酸化，与胞质内ZAP-70结合并使之活化，从而启动两条主要的信号转导途径：PLC-γ和MAP激酶活化途径。经过一系列细胞分子的级联反应，导致转录因子的活化和靶基因的转录

DC、单核细胞及其他细胞表面表达。PD-1胞质段尾部含有免疫受体酪氨酸抑制基序（immunoreceptor tyrosine-based inhibition motif，ITIM）和免疫受体酪氨酸转换基序（immunoreceptor tyrosine-based switch motif，ITSM），可招募酪氨酸磷酸酶（SHP-1和SHP-2）阻断T细胞信号转导。

7.3.3 T细胞克隆性增殖与分化

T细胞活化的主要表现形式是细胞因子的分泌。细胞内信号转导触发了某些T细胞膜蛋白质和细胞因子的基因转录和蛋白合成。这一结果引发了活化后细胞行为的两大变化：细胞分裂和细胞分化。

细胞分裂的群体表现形式为细胞增殖过程。初始T细胞大量增殖实质是抗原特异性T细胞克隆性扩增，使抗原特异性T细胞达到整体功能所需的数量水平。细胞分化并行于增殖过程。抗原的性质和分泌的细胞因子类型决定分化的结果。专职APC经MHC Ⅱ类分子途径提呈外源性抗原，刺激初始CD4$^+$T细胞活化、分化为辅助性T细胞（Th细胞）。Th前体细胞进一步分化成为Th1和Th2细胞。活化的APC可分泌IL-12刺激T细胞进一步活化。APC经MHC Ⅰ类分子途径提呈内源性抗原，刺激初始CD8$^+$T细胞活化、分化为CTL。Th1细胞提供了重要的辅助作用。T细胞分化使活化的T细胞具有分泌细胞因子或细胞杀伤的功能。

（1）IL-2及受体基因表达是T细胞克隆性增殖的关键

活化的T细胞迅速进入细胞周期，大量增殖并进一步分化成为效应细胞，然后迁移到特异性抗原聚集部位。多种细胞因子参与了T细胞增殖和分化过程，其中最典型的是IL-2。由于IL-2R在初始T细胞膜表面低表达，且亲和力低，而活化的T细胞能够大量表达高亲和性的IL-2R，所以IL-2可选择性促进经抗原活化的T细胞克隆性增殖（图7-13）。此外，IL-4、IL-6等细胞因子也在T细胞增殖和

> 应用案例7-2
> 肿瘤免疫治疗策略——T细胞免疫调节剂

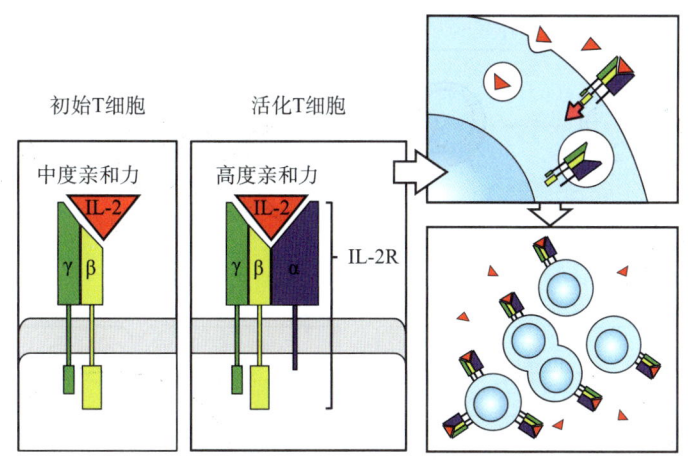

图 7-13 IL-2 受体与 T 细胞活化

在初始 T 细胞表面，结构性地表达 IL-2 受体 β 和 γ 链，与 IL-2 以中亲和力结合。T 细胞的活化诱导了 α 链的合成，并形成高亲和力的三聚受体。IL-2 以自分泌型与高亲和力的 IL-2R 结合启动了 T 细胞的增殖

分化中发挥重要作用。

（2）CD4$^+$ T 细胞的增殖分化

初始 CD4$^+$ T 细胞被活化后增殖，分化成不同的效应细胞亚群，产生不同类别的细胞因子，发挥各异的免疫效应。抗原活化的 CD4$^+$ T 细胞（Th0）在局部微环境中所存在的不同种类细胞因子的调控下分化，IFN-γ 和 IL-12 等细胞因子可促进 Th0 细胞向 Th1 细胞分化，IL-4 和 IL-5 等细胞因子可促进 Th0 细胞向 Th2 细胞分化。Th0 细胞的分化方向决定机体免疫应答的类型，Th1 细胞主要介导细胞免疫应答，Th2 细胞主要介导体液免疫应答。

① Th1 细胞分化　此为机体对感染或活化 Mφ 和活化 NK 细胞内微生物的应答。许多细胞内感染微生物导致抗原活化的 CD4$^+$ T 细胞分化为 Th1 细胞效应细胞。在对微生物和感染的应答中，启动固有免疫应答，导致或间接触发 IL-12 的分泌。T 细胞可通过表面 CD40L 与 APC 表面 CD40 的结合，促进 APC 分泌 IL-12。IL-12 能够与 Th0 细胞表面的 IL-12 受体结合，活化转录因子 STAT4 或 T-bet 促进 Th0 细胞分化为 Th1 效应细胞（图 7-14A）。

② Th2 细胞分化　此类分化主要针对在对寄生虫和变应原（allergen）的应答，通常不伴有固有免疫应答和 Mφ 活化。Th2 细胞亚群分化有赖于 IL-4。IL-4 可活化转录因子 STAT6，并刺激 Th2 细胞的发育。而在抗原识别反应中产生的转录因子 GATA-3，其功能通过 IL-4 增强，能够激活 Th2 型细胞因子的转录，在 Th2 细胞分化过程中发挥重要作用（图 7-14B）。

③ Th17 细胞分化　IL-23 是 Th17 细胞分化过程中重要的促进因子。小鼠（人）Th17 由初始 CD4$^+$ T 细胞在 TGF-β（IL-1β）和 IL-6 等细胞因子作用下，激活转录因子 RORγt，介导 IL-23 受体表达，在 IL-23 作用下进一步增殖分化为 Th17 细胞。Th17 细胞分泌的 IL-17 和 IL-6 等效应细胞因子，在自身免疫性疾病和感染性疾病中发挥重要的调节作用。

④ Treg 细胞分化　CD4$^+$ T 细胞是一个不均质的群体，还包括调节性 T 细胞（regulatory T cell，Treg 细胞），Treg 细胞表型为 CD4$^+$ CD25$^+$ foxp3$^+$，通过同时分泌细胞因子如 TGF-β 和 IL-10 或者细胞接触两种方式发挥免疫抑制和免疫调节作用，在维持自身免疫耐受中发挥重要的作用。

（3）CD8$^+$ T 细胞的增殖分化

初始 CD8$^+$ T 细胞的激活比 CD4$^+$ T 细胞需要更强的协同刺激信号。其活化主要有以下两种方式：

① Th 细胞依赖性　CD8$^+$ T 细胞作用的靶细胞一般低表达或不表达协同刺激分子，不能使初始 CD8$^+$ T 细胞有效被激活，而需要 APC 和 CD4$^+$ T 细胞的辅助。效应 CD4$^+$ T 细胞能够通过 APC 识别特异

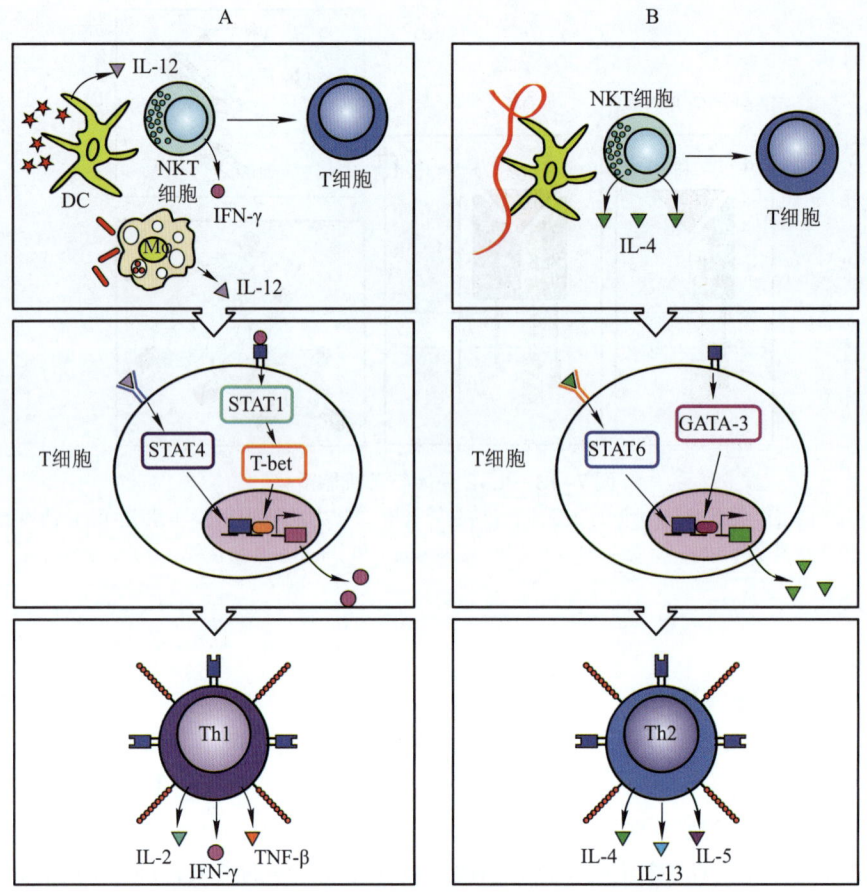

图 7-14 CD4 效应 T 细胞 Th1 和 Th2 的亚群分化

A. 在受到微生物感染时，活化的 NK 细胞可分泌 IFN-γ，激活的 Mφ 和 APC 能够分泌 IL-12。IFN-γ 和 IL-12 可活化转录因子 STAT1、STAT4 和 T-bet，诱导 CD4$^+$ 辅助 T 细胞向 Th1 效应细胞分化，并产生 IFN-γ，激活巨噬细胞杀伤感染的微生物；B. 在受到寄生虫或变应原刺激时，T 细胞自身或肥大细胞能够分泌 IL-4，活化转录因子 STAT6 和 GATA-3，诱导 CD4$^+$ 辅助 T 细胞向 Th2 效应细胞分化，并进一步分泌 IL-4，促进 IgE 的产生

> 知识拓展 7-8
> 细胞免疫应答的基本过程

性相关抗原，增强初始 CD8$^+$ T 细胞的活化并进一步激活 APC。同时，CD4$^+$ Th 细胞分泌的 IL-2 能够进一步促进 CD8$^+$ T 细胞增殖分化为细胞毒性 T 细胞。

② Th 细胞非依赖性　这种方式主要是指高表达协同刺激分子的病毒感染 DC，不需要 Th 细胞辅助就可直接刺激 CD8$^+$ T 细胞合成 IL-2，促使 CD8$^+$ T 细胞自身增殖并分化为细胞毒性 T 细胞。

7.3.4　细胞免疫的应答效应

不同类型的效应 T 细胞作用于不同靶细胞，其生物学效应及机制也不同。

（1）CD4$^+$ Th 细胞介导的效应功能

① Th1 细胞介导的免疫效应

a. Th1 细胞对巨噬细胞的作用　抗原活化的 CD4$^+$ Th1 效应细胞表面表达 CD40L，与 Mφ 表面 CD40 结合，并可产生大量的 IFN-γ。CD40L/CD40 的结合触发细胞活化信号的传导，活化转录因子 NF-κB。IFN-γ 可激活转录因子 STAT-1 和 IRF-1，使 Mφ 活化。另一方面，活化的 Mφ 也可通过上调表达一些协同刺激分子等免疫分子和分泌细胞因子增强 Th1 细胞的效应，如激活的 Mφ 高表达 B7 和 MHC Ⅱ 类分子，从而具有更强的提呈抗原和激活 CD4$^+$ T 细胞的能力，活化的 Mφ 分泌 IL-12，可促进 Th0 细胞向 Th1 细胞分化，进一步扩大 Th1 细胞应答的效应。此外，Th1 细胞能够产生 IL-3 和 GM-CSF，促进骨髓造血干细胞分化为新的 Mφ；Th1 细胞产生 TNF-α、LTα 和 MCP-1 等，可分别诱导血管内皮细胞高表达黏附分子，促进 Mφ 和淋巴细胞黏附于血管内皮，继而穿越血管壁，并通过趋化运动被募集到感染灶。Th1 细胞可通过表达 FasL 而杀伤表达 Fas 的靶细胞，包括感染的 Mφ。Mφ 被杀伤后释放的病原体可被新生的 Mφ 所摄取并消灭。

b. Th1 细胞对淋巴细胞的作用　Th1 细胞产生 IL-2 等细胞因子，可促进 Th1 细胞、CTL 等增殖，从而放大免疫效应。Th1 细胞也具有辅助 B 细胞的作用，促使其产生具有强调理作用的抗体（如 IgG2a），从而进一步增强 Mφ 对病原体的吞噬。

c. Th1 细胞对中性粒细胞的作用　Th1 细胞产生淋巴毒素 LTα 和 TNF-α，可活化中性粒细胞，促进其杀伤病原体。

② Th2 细胞介导的免疫效应

a. 辅助体液免疫　Th2 细胞通过产生 IL-4、IL-5、IL-10、IL-13 等细胞因子，协助和促进 B 细胞增殖和分化为浆细胞，产生抗体。

b. 参与超敏反应性炎症　Th2 型细胞因子可激活肥大细胞、嗜碱性粒细胞和嗜酸性粒细胞。针对超敏反应和抗寄生虫感染的免疫应答主要有赖于 Th2 细胞。

③ Th17 细胞介导的炎症反应　Th17 细胞主要产生 IL-17，同时能够分泌 IL-22 和 IL-21。IL-17 可刺激多种细胞产生 IL-6、IL-1、TNF、GM-CSF、趋化因子（CXCL1、CXCL8 和 CXCL10）等多种细胞因子，募集和激活中性粒细胞至感染部位，产生明显的炎症，清除胞外病原菌和真菌。Th17 细胞与自身免疫性疾病及免疫介导炎症性的组织损伤关系密切。IL-17 也可刺激局部组织细胞产生防御素等抗菌肽，以维持消化道等上皮免疫屏障的完整性，在固有免疫应答中发挥着重要作用。

（2）$CD8^+$ CTL 细胞介导的效应功能

① CTL 产生与活化　通常在由活化的 Th1 细胞分泌的 IL-2 和其他细胞因子存在下，活化的 Tc 细胞增殖并产生 CTL 前体细胞。这些前 CTL 离开淋巴结，被趋化到病原体感染部位。在活化的 Mφ 和 DC 产生的 IL-12、IFN-γ 和 IL-6 存在的情况下，前 CTL 分化成胞质含有细胞毒性颗粒的成熟 CTL。这种效应细胞产生过程在初始 Tc 细胞的 TCR 受刺激后的 24~48 h 内完成。重要的是，前 CTL 分化为成熟的 CTL 需要炎性细胞因子参与。

② CTL 介导的细胞毒效应　成熟的 CTL 主要杀伤胞内寄生病原体（病毒、某些胞内寄生菌等）的宿主细胞、肿瘤细胞等。CTL 多为 $CD8^+$ T 细胞，其杀伤效应受 MHC I 类分子限制。在 $CD4^+$ T 细胞中也有部分的 CTL，其杀伤效应受 MHC II 类分子限制。CTL 能够高效、特异性地杀伤靶细胞而不损害正常组织，其细胞毒效应过程包括效-靶细胞结合、CTL 极化、致死性攻击和靶细胞崩解。

知识拓展 7-9
CTL 介导的细胞毒效应过程

（3）效应 T 细胞的转归

① 效应 T 细胞的清除　受抗原刺激形成的效应 T 细胞不仅能引起相应靶细胞凋亡，而且在免疫应答后，效应 T 细胞通过凋亡被从体内清除，以维持免疫细胞克隆之间的平衡。活化的淋巴细胞发生凋亡有助于控制免疫应答强度，以适时终止免疫应答和维持自身耐受。活化淋巴细胞凋亡涉及活化诱导的细胞死亡（activation induced cell death，AICD）和被动细胞凋亡两条途径。

知识拓展 7-10
活化淋巴细胞的凋亡途径

② 记忆 T 细胞的产生　免疫记忆是适应性免疫应答的重要特征之一，其产生是由于适应性应答过程中形成的对特异性抗原有记忆能力、长寿命的记忆细胞。$CD4^+$ 记忆 Th 细胞在应答第 5 天，由效应 T 细胞分化而成。$CD8^+$ 记忆 T 细胞的产生则有赖于 $CD4^+$ Th 细胞辅助提供 CD40L 和 IL-2。

7.3.5　B 细胞对 TD 抗原的免疫应答

B 细胞介导的适应性免疫应答也称**体液免疫**（humoral immunity）。成熟的初始 B 细胞离开骨髓进入外周，遇到特异性抗原而被激活、增殖，并分化成浆细胞，产生效应分子——抗体，抗体存在于体液中，故将此类应答称为体液免疫应答。

B细胞识别的抗原主要分为胸腺依赖性（thymus dependent，TD）抗原和胸腺非依赖性（thymus independent，TI）抗原。B细胞对TD抗原的应答需要Th细胞的辅助，对TI抗原则可直接产生应答（图7-15）。

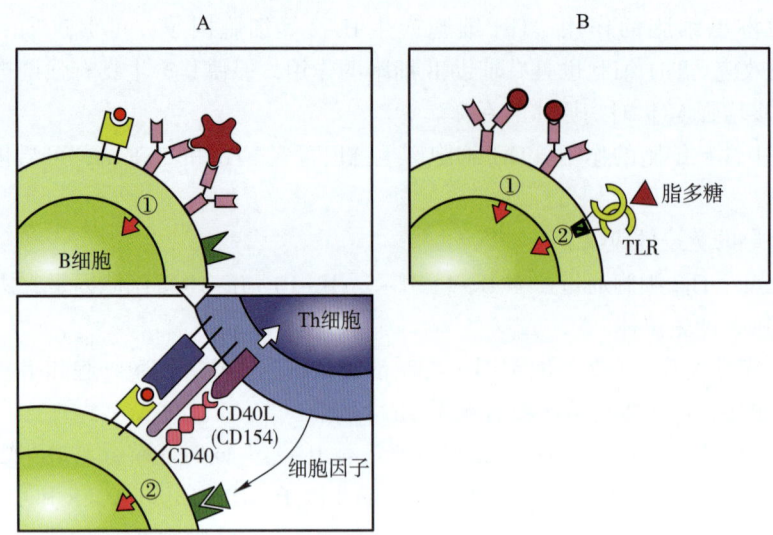

图7-15 胸腺依赖性抗原（A）和胸腺非依赖性抗原（B）活化B细胞的不同第二信号示意图

（1）B细胞对TD抗原的识别

B细胞抗原受体（BCR）是B细胞对抗原特异识别的受体，不同发育和分化阶段B细胞BCR中的mIg有不同的类别。不成熟B细胞为mIgM，成熟B细胞为mIgM和mIgD，而记忆B细胞为mIgG、mIgA或mIgE。与TCR不同，BCR可变区直接识别蛋白质抗原的天然抗原表位，或识别蛋白质降解后暴露的隐蔽表位。其识别不需要APC对抗原的加工和提呈，亦无MHC限制性。BCR启动B细胞激活信号有两个相互关联的作用，即抗原与mIg的可变区特异结合，产生活化的第一信号；作为抗原提呈细胞的B细胞通过胞吞作用将与BCR结合的抗原内化，并进行加工处理，以pMHC II类分子复合物提呈给抗原特异性Th细胞，活化的Th通过CD40L与B细胞CD40结合产生活化的第二信号（图7-15A）。

（2）B细胞的活化信号

与激活T细胞相似，激活B细胞也需要两个信号和多种细胞因子的参与。

① B细胞活化的第一信号

a. BCR与抗原表位特异性结合　由于mIg胞质区短，如μ链胞质区仅有3个氨基酸，自身无法把信号传导入胞内。与TCR-CD3复合物中的CD3分子相似，与mIg组成BCR复合物的Igα/Igβ的胞质区有ITAM。BCR被多价抗原交联，Igα/Igβ的ITAM被Lyn等Src家族酪氨酸激酶磷酸化，产生一个Syk激酶的结合位点，活化信号转导的级联反应。如同T细胞活化，在B细胞活化早期，已经形成免疫突触，聚集和放大BCR信号。

b. B细胞活化共受体的作用　在成熟B细胞表面，CD19/CD21/CD81以非共价键组成B细胞活化的共受体复合物。CD21亦称补体受体2（CR2），其胞外区长，与结合于抗原或抗原抗体复合物的补体片段C3d结合，但其胞内区无酪氨酸残基，故不能传导信号。结合于抗原的补体成分C3d与CD21结合，使CD19/CD21交联。信号由CD19传向胞内。一般认为在炎症和补体激活下，补体成分C3d把共受体复合物与BCR复合物交联在一起，由此CD19分子传导的信号就极大地加强了由BCR复合物传导的信号。在脂筏中与BCR交联的共受体复合物还有降低BCR内化的作用，延长经由BCR的刺激信号的作用时间（图7-16）。

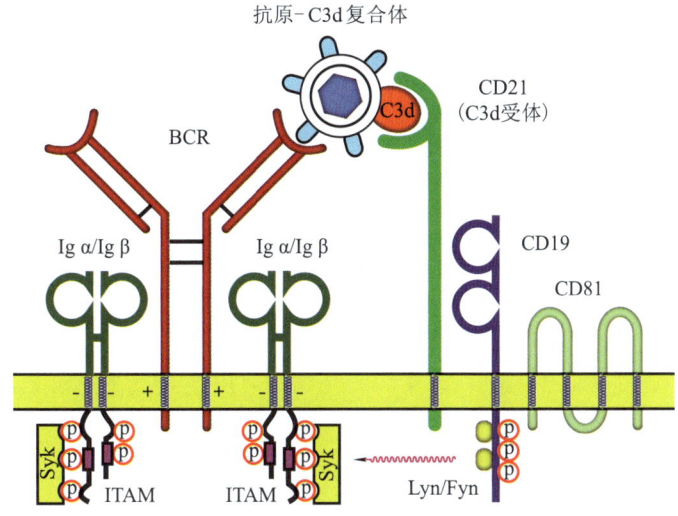

图 7-16　B 细胞共受体在 B 细胞活化中的作用

BCR 与抗原识别，经 Igα/Igβ 传导 B 细胞活化的第一信号，同时抗原可经补体片段 C3d 与 CD21 连接，进一步促进 CD19 磷酸化，从而加强 B 细胞的活化信号

② B 细胞活化的第二信号　B 细胞活化的第二信号也是由多种黏附分子对的相互作用提供的，其中最重要的是 CD40/CD40L。活化的 $CD4^+$ Th 细胞表达 CD40L，与 B 细胞表面表达的 CD40 结合，导致 B 细胞表面 CD40 胞质区结合并活化 TNF 受体相关因子（TRAF），启动 CD40 的信号转导，向胞内提供协同刺激信号。从而促进 B 细胞进入细胞周期；上调 B 细胞表达 B7 分子，以增强对 Th 细胞的激活作用；促进生发中心发育及抗体类别转换。

③ 细胞因子对 B 细胞活化的作用　BCR 与抗原之间的识别及 CD40/CD40L 协同刺激信号的作用诱导 B 细胞依次表达 IL-2R 及其他许多细胞因子受体。如果不与相应的细胞因子结合，B 细胞仅发生有限的增殖。Mφ 和 DC 分泌的细胞因子可以在一定程度上辅助 B 细胞的活化，但与 B 细胞发生直接接触的抗原活化后的 Th 细胞是这类细胞因子的主要来源。如 Th2 细胞分泌的 IL-4、IL-5 及 IL-6 等细胞因子有促进 B 细胞活化增殖的作用。Th 细胞分泌细胞因子是 B 细胞活化和增殖的必要条件。

④ BCR 交链介导的信号转导途径　BCR 复合物介导的 B 细胞信号转导与 T 细胞复合物介导的信号转导相似。BCR 识别并结合特异性抗原表位，BCR 的交联激活了与 Igα/Igβ 胞内区相连的酪氨酸激酶 Lyn 等，活化的酪氨酸激酶使 ITAM 磷酸化，随后 Syk 等酪氨酸激酶被募集、激活并启动信号转导级联反应。活化信号经 PKC、MAPK 和钙调磷酸酶途径激活相关的基因（图 7-17）。在 B 细胞，有 B 细胞特异转录因子如 B 细胞特异激活蛋白质（B cell lineage-specific activator protein，BSAP）等与相关的基因结合。

（3）T、B 细胞相互作用与 B 细胞免疫应答

抗原物质中，绝大多数为胸腺依赖性抗原，B 细胞对这类抗原的应答必须有 Th 细胞的辅助。Th 细胞至少以两种方式辅助 B 细胞：① T 细胞通过细胞接触传递给 B 细胞的活化信号，不经由 TCR，而是经由 T 细胞表面的协同刺激分子。其中的重要代表是 CD40L。同时，Th 细胞与 B 细胞表面多个黏附分子对相互作用，这种细胞膜分子"极化"形成的免疫突触在 Th 细胞与 B 细胞的相互作用中具有重要的意义。②活化的 Th 细胞分泌的细胞因子，如 Th1 细胞分泌的 IL-2 和 IFN-γ 等，Th2 细胞分泌的 IL-4、IL-5 及 IL-6 等细胞因子，辅助 B 细胞的增殖，并参与浆细胞分化和记忆 B 细胞的形成（图 7-18）。

在体液免疫应答中，B 细胞可通过加工、处理及提呈抗原的形式激活 Th 细胞。作为抗原提呈细

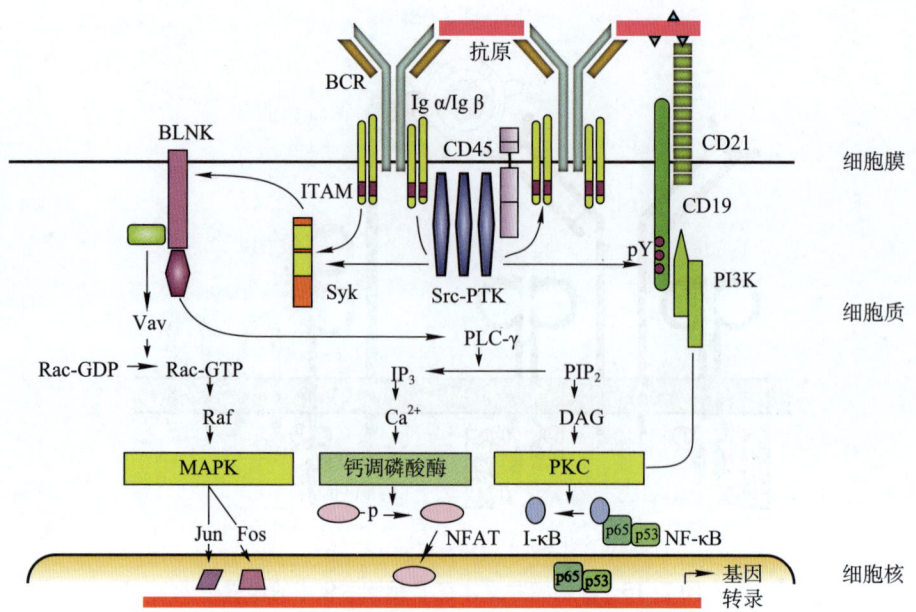

图 7-17 BCR 复合体介导的胞内信号转导

BCR 交联激活后，与 Igα/Igβ 胞内区相连的酪氨酸激酶 Blk、Fyn 或 Lyn 等活化，使 Igα/Igβ 胞内段的 ITAM 的酪氨酸残基磷酸化，从而募集活化 Syk，通过 B 细胞连接蛋白 BLNK 进而活化细胞内信号转导的级联反应，通过不同途径激活转录因子 NF-κB、AP-1 和 NFAT

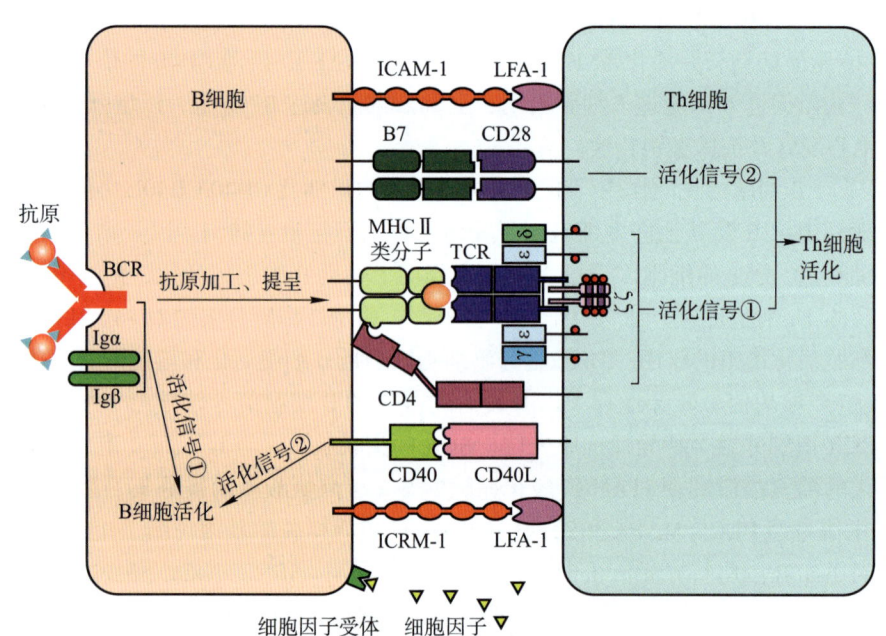

图 7-18 B 细胞与 Th 细胞间相互作用

BCR 识别并结合抗原，抗原-抗体复合物内化，抗原被加工成抗原肽后与 MHC Ⅱ 类分子形成复合物，提呈给 T 细胞的 TCR，产生 T 细胞活化的第一信号。B 细胞识别抗原后表达 B7 分子，与 T 细胞表面的 CD28 结合，提供 T 细胞活化的第二信号。活化的 T 细胞表达 CD40L，与 B 细胞表面组成性表达的 CD40 结合，产生 B 细胞活化的第二信号。活化的 Th 细胞分泌多种细胞因子，诱导 B 细胞分化和 Ig 的产生

胞，B 细胞只能激活效应 T 细胞或记忆 T 细胞，而不能激活初始 T 细胞。必须指出的是，抗原特异性 B 细胞与 Th 细胞所识别的抗原表位是不同的，但两者必须识别同一抗原分子的不同表位，才能相互作用，这种现象称为联合识别（linked recognition）。

（4）B 细胞的增殖和分化

静息 B 细胞在抗原诱导下分化为抗体分泌型的浆细胞。在多数情况下 B 细胞在增殖的同时也发生分化。APC 把抗原提呈给静息 B 细胞的同时，也分泌细胞因子（如 IL-1）作用于 B 细胞。活化的 B 细胞体积增大，不表达 mIgD，细胞膜上一些新的细胞因子受体的表达增加，如 IL-2、IL-4 及 IL-5 的受体，胞质内发生 Ca^{2+} 浓度增高等变化。B 细胞增殖中又表达 IL-6、IL-10 及 IFN-γ 等细胞因子受体。在 B 细胞活化、增殖与分化过程中，均需 Th 细胞的辅助。Th 细胞经细胞间的直接接触及分泌细胞因子作用于 B 细胞。

> 知识拓展 7-11
> B 细胞在生发中心的分化成熟机制

（5）B 细胞的转归

① 浆细胞的产生　浆细胞又称抗体形成细胞，是 B 细胞分化的终末细胞，浆细胞胞质中除了少量线粒体外，几乎全部为粗面内质网，能合成和分泌特异性抗体，同时表面的 BCR 的表达减少。与初始 B 细胞不同，浆细胞的主要特点是能够分泌大量抗体，而不能再与抗原发生反应，也失去了与 Th 细胞相互作用的能力。其表面不表达 BCR 和 MHC Ⅱ 类分子。浆细胞大部分迁入骨髓，并在较长时间内持续产生抗体。

② 记忆 B 细胞的产生　生发中心中存活下来的 B 细胞，或分化发育成浆细胞，或成为记忆细胞（memory B cell，Bm）离开生发中心。Bm 不产生 Ig，但再次与同一抗原相遇时可迅速活化，产生大量抗原特异的 Ig。Bm 表达 CD27，并较初始 B 细胞表达较高水平的 CD44。一般认为记忆 B 细胞为长寿细胞。

7.3.6　B 细胞对 TI 抗原的免疫应答

胸腺非依赖性抗原（thymus independent antigen，TI-Ag），如某些细菌多糖、多聚蛋白质及脂多糖等，能刺激初始 B 细胞，不需要抗原特异性 Th 细胞的辅助。TI 抗原可分成两类，即 TI-1 和 TI-2，它们以不同机制激活 B 细胞。

（1）B 细胞对 TI-1 抗原的应答

因 TI-1 抗原分子中有 B 细胞丝裂原，TI-1 抗原常被称为 B 细胞丝裂原。成熟或不成熟的 B 细胞均可被 TI-1 抗原激活，诱导产生低亲和力的 IgM。TI-1 抗原在高浓度时，能多克隆地诱导 B 细胞增殖和分化；在低浓度时，抗原特异性的 B 细胞才能被激活，并产生抗该抗原的抗体。因其不需要 Th 细胞致敏与克隆性扩增，故比胸腺依赖性抗原的应答发生早。但 TI-1 抗原单独不足以诱导 Ig 类别转换、抗体亲和力成熟及记忆 B 细胞形成。

（2）B 细胞对 TI-2 抗原的应答

TI-2 抗原为细菌胞壁与荚膜多糖，它们有高度重复的结构。TI-2 抗原只能激活成熟 B 细胞。婴幼儿中 B 细胞多为不成熟 B 细胞，故不能有效产生抗多糖抗原的抗体。对 TI-2 抗原发生应答的主要是 B-1 细胞。TI-2 抗原可使抗原特异的成熟 B 细胞的 mIg 发生广泛的交联，但 mIg 过度交联会使成熟 B 细胞变成无应答性。

B 细胞对 TI-2 抗原的应答具有重要的生理意义。大多数胞外菌有胞壁多糖，它能使细菌抵抗吞噬细胞的吞噬消化。在没有抗原特异 T 细胞辅助下，迅速产生的抗荚膜多糖抗体能包被有荚膜的化脓菌，使之易被吞噬消化。

7.3.7　体液免疫应答的一般规律和效应

（1）体液免疫应答的一般规律

抗原诱导 B 细胞活化，分化成浆细胞并产生抗体，经循环系统流向全身，发挥重要的体液免疫作用。在初次接受抗原刺激时，机体发生初次应答（primary response）；再次接受相同抗原刺激，机体产生二（或再）次应答（secondary response），或称回忆应答（anamnestic response）。

① 初次应答　抗原刺激后，在血清中能测到特异抗体前有一个潜伏期（lag phase）。此期的长短由

抗原的性质、进入机体的途径、所用佐剂类型及宿主情况所决定，可短至 3 h，也可长至数周。此后是对数期（log phase），抗体量呈幂次方增加。然后是平台期（plateau phase），血清中抗体浓度不发生变化。到达平台期所需的时间及平台的高度与长度，依抗原的不同而异。最后是下降期（decline phase），抗体合成速率小于降解速率，血清中抗体浓度慢慢下降。此期可持续数天或数周，也取决于前面所提到的各种因素。

② 二次应答　当再次接受相同抗原刺激，机体可发生二次应答。它与初次应答的不同之处为：潜伏期短，大约为初次应答潜伏期时间的一半；抗体浓度增加快；到达平台期快，平台高，时间长；下降期持久，因为机体会长时间合成抗体；用较少量抗原刺激即可诱发二次应答；二次应答中产生的抗体主要为 IgG，而初次应答中主要产生 IgM；抗体的亲和力高，且较均一（图 7-19）。

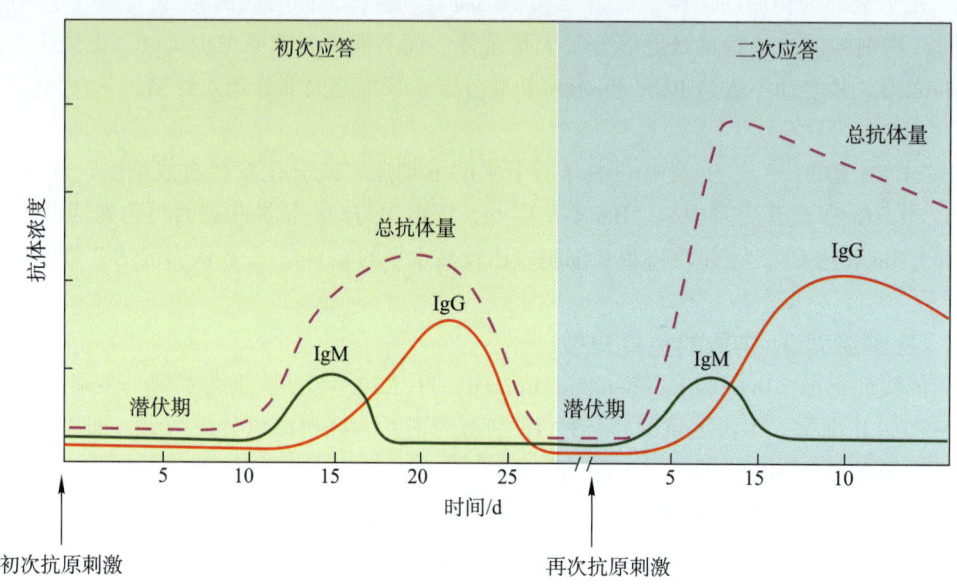

图 7-19　初次应答及二次应答抗体产生的一般规律
初次免疫应答潜伏期长，以 IgM 为主，抗体维持时间短；再次应答潜伏期短，以 IgG 为主，抗体维持时间长

二次应答的强弱取决于抗原的强弱与两次抗原注射的间隔长短。间隔短则应答弱，因为初次应答后存留的抗体可与注入的抗原结合，形成抗原-抗体复合物而被迅速清除。间隔太长，应答也弱，因为记忆细胞尽管长寿，但并非永生。二次应答的能力可持续存在数个月或数年，故机体一旦被感染后可持续相当时间不再感染相同病原体。

（2）体液免疫应答的效应

体液免疫应答的主要效应分子是特异性抗体，它主要通过中和作用、激活补体、调理作用、ADCC 等多种机制发挥效应作用。但是，抗体也能导致免疫损伤如超敏反应与自身免疫疾病的产生，参与移植排斥反应及促肿瘤作用等病例反应。此外，活化的 B 细胞可产生多种细胞因子，参与调节多种免疫细胞的功能。

> 知识拓展 7-12
> IgE 抗体与变态反应

7.4　补体与免疫应答

7.4.1　补体系统概述

早在 19 世纪末，人们就发现免疫学中的溶菌和溶血现象，并将具有这一作用的物质命名为防御素

（alexin，希腊文，原意为"没有名字"），后来1899年德国科学家Paul Ehrlich首先将其命名为"补体"（complement，C）。目前，随着在分子水平上对补体蛋白质结构、补体成分基因克隆、补体分段的形成及各种复合体的组装、补体受体、补体调控及遗传多态性等方面研究的不断深入，已形成了一门新的学科，即补体学（complementology）。

（1）补体的概念

补体是存在于人和动物血清、组织液和细胞膜表面的一组不耐热、经活化后具有酶活性的蛋白质。包括30余种可溶性和膜结合蛋白质，故称补体系统（complement system）。

补体系统是固有免疫防御的重要组成部分。正常情况下，补体在体内以无活性的酶原形式存在，经激活后才能发挥其调理吞噬、溶解细胞、调节免疫应答和清除免疫复合物等免疫学效应。补体缺陷、功能障碍或异常激活等都参与多种疾病的发生和发展。

（2）补体系统的组成

按补体系统中各成分功能的不同，将其分为3类，即固有成分、补体受体和补体调节蛋白。

① 固有成分 补体基本组成成分，包括参与经典激活途径的组分，如C1q、C1r、C1s、C2及C4；参与凝集素途径的甘露聚糖结合凝集素（MBL）、纤胶凝蛋白和某些MBL相关丝氨酸蛋白酶（如MASP-1、MASP-2）；参与旁路激活途径的组分，如B因子、D因子等；参与以上3条激活途径的共同成分C3及共同末端通路的C5、C6、C7、C8和C9。

② 补体受体（complement receptor，CR） 是表达于细胞表面、能与某些补体成分或补体片段特异性结合的糖蛋白分子。已发现的补体受体有CR1~5、C3aR、C4aR、C5aR、C1qR、C3eR及HR（H因子受体）等。

③ 补体调节蛋白（complement regulatory protein） 指存在于血浆中和细胞膜表面，参与调节补体活化和效应的一类蛋白质分子，包括血浆中的P因子、H因子、I因子、C1抑制物（C1 INH）、C4结合蛋白（C4bp）、S蛋白、群集素（Sp40/40）、过敏毒素灭活因子（AI）、H因子样蛋白（FHL）、H因子相关蛋白（FHR）等；存在于细胞膜表面的衰变加速因子（DAF）、膜辅助蛋白（MCP）、CD59等。

（3）补体蛋白的命名

补体系统成员众多且功能复杂，按1968年世界卫生组织（WHO）命名委员会的命名规则，把参与经典激活途径的固有成分按先后次序分别称为C1（q、r、s）、C2……C9；补体系统的其他成分以英文大写字母表示，如B因子、D因子、P因子、H因子等；补体调节蛋白根据其功能命名，如C1抑制物（C1 INH）、C4结合蛋白（C4bp）、衰变加速因子（DAF，即CD55）、同种限制因子（HRF，又称C8结合蛋白）等；补体蛋白的裂解片段一般是在原蛋白名称后加小写英文字母表示，其中小片段用a表示、大片段用b表示，但C2仍保留习惯命名，即C2a为大片段，C2b为小片段；多次裂解按先后顺序命名，如C3a、C3b、C3c和C3d；有酶活性的成分在其字符上加"–"表示，如$\overline{C1}$，而灭活成分在其字符前加"i"表示，如失活的C3b命名为iC3b；补体受体以其结合对象命名，如C1qR、C5aR等。

（4）补体成分的理化性质

① 所有补体成分均为糖蛋白，且多数为β球蛋白，少数为α球蛋白（如C1s和D因子）和γ球蛋白（如C1q和C8）。

② 各组分相对分子质量变化较大，最小的D因子约为2.5×10^4，最大的C1q约为4.1×10^5。

③ 补体在血清中含量相对稳定，占总蛋白质的5%~6%，含量最高者为C3（550~1 200 μg/mL），最低者为D因子（1~2 μg/mL）。

④ 补体系统中某些成分对热不稳定，加热56℃ 30 min可被灭活。

⑤ 多种组织细胞（如肝细胞、巨噬细胞、肠黏膜上皮细胞和脾细胞等）均能合成补体，但以肝细胞为主，大约90%的血浆补体成分在肝中合成。

⑥ 多种理化因素如紫外线、机械振荡和某些添加剂等均可破坏补体。

7.4.2 补体系统的激活

在正常的生理情况下，补体系统各成分多以非活化状态（即无活性的酶原形式）存在于血清和体液内。补体的活化过程属于酶促级联反应，即在特定条件下，如某些激活物作用后，补体各成分依次激活，进而发挥生物学作用。

目前已发现有 3 条补体激活途径：经典途径、旁路途径和 MBL 途径，但它们有共同的终末反应过程（图 7-20）。

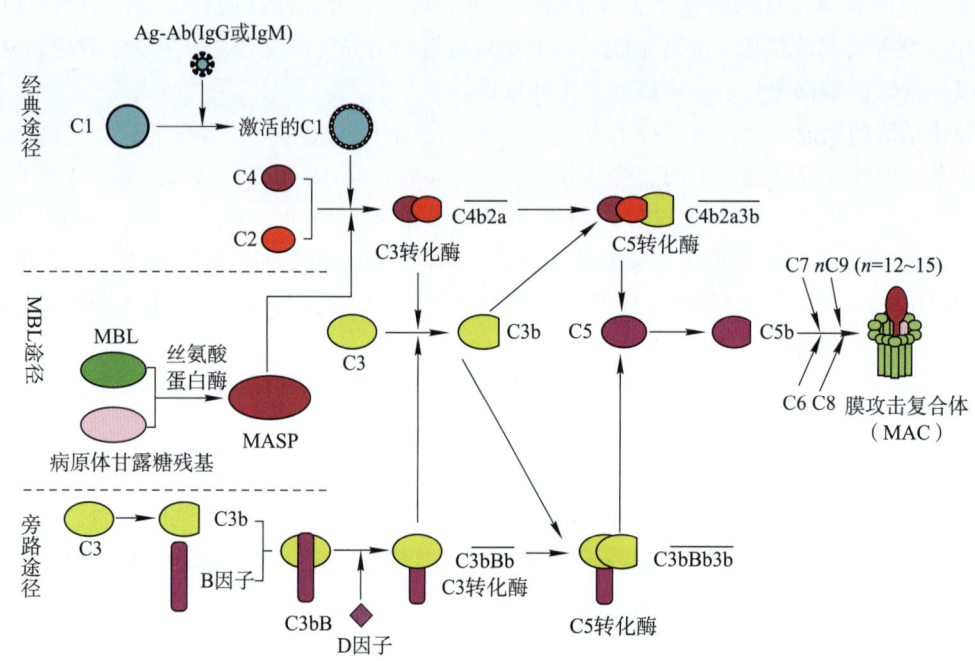

图 7-20　补体 3 条激活途径示意图

（1）经典激活途径

指由抗原 - 抗体复合物或聚合抗体（IgG 或 IgM）与 C1q 结合，然后顺序活化 C1～C9，最终发生细胞溶解作用的补体活化途径，由于激活是从 C1 开始的，所以也称 C1 激活途径。

C1 是一个多聚体大分子复合物，在 Ca^{2+} 存在下，由一个 C1q 分子与两个 C1r 和两个 C1s 分子结合形成的 $C1qr_2s_2$ 复合物。C1q 实际上是与 Ig 分子结合的亚单位，而 C1r 和 C1s 是蛋白酶解级联反应需要的丝氨酸酯酶原。C1 分子结构示意见图 7-21。

☆ 动画讲解 7-4
补体经典激活途径

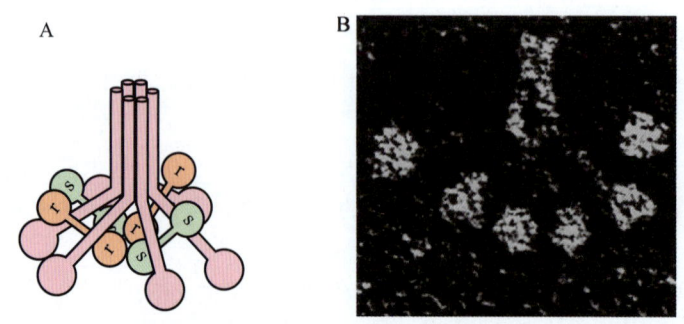

图 7-21　C1 分子结构示意图

A. $C1qr_2s_2$ 复合物示意图：C1 由 1 分子的 C1q、2 分子的 C1r 和 2 分子的 C1s 借 Ca^{2+} 连接而成的大分子复合物；B. 电子显微镜下的 C1q 分子结构图

经典激活途径包括识别、活化和膜攻击 3 个阶段。对应的参与经典激活途径的 C1 ~ C9 按其在上述 3 个不同阶段中的作用人为地分成 3 组，即识别单位（C1q、C1r 和 C1s）、活化单位（C4、C2 和 C3）和膜攻击单位（C5 ~ C9）。

① 经典激活途径的识别阶段　经典激活途径的激活物主要为 C1 激活物，而 C1 激活物可分为免疫性激活物和非免疫性激活物两类。

免疫性激活物：一般指抗原 – 抗体复合物和聚合免疫球蛋白等免疫复合物（IC）。在 IC 中实际能激活补体的成分为抗体。C1q 为 IC 激活的识别分子，它含有多价 Ig 结合位点，但并非所有能结合 C1 的物质都能激活 C1。例如，单一 IgG 分子或经某些化学修饰后的 IgG 分子也可与 C1 结合，但并不能激活 C1。IgG1 ~ 3 和 IgM 重链恒定区（C_H2/C_H3）具有补体 C1q 结合点，当它们与相应的抗原结合后形成 IC 时，抗体构型发生改变，由 "T" 字型转变为 "Y" 字型，使补体 C1q 结合位点暴露。C1q 与免疫球蛋白结合并发生结构改变。2 个 C1r 中的丝氨酸酯酶结构域的相对位置发生变化，此时 C1r 作为 C1q 的底物而被裂解产生具有酯酶活性的小片段。该小片段再裂解 C1s 为两个片段而被激活，其中小片段的 C1s 具有丝氨酸蛋白酶活性，可活化 C4 和 C2 分子（图 7-22A、B）。

非免疫性激活物：除抗体外，还有很多物质能通过经典途径激活补体，这些物质统称为非免疫性激活物。包括一些蛋白质（如 C 反应蛋白、血清淀粉样蛋白 P 成分）、糖类（如脂多糖）和脂质（髓磷脂）等。另外，双链 DNA、RNA 病毒等也能激活补体系统。

② 经典激活途径的活化阶段　即 C3 转化酶和 C5 转化酶形成的阶段。

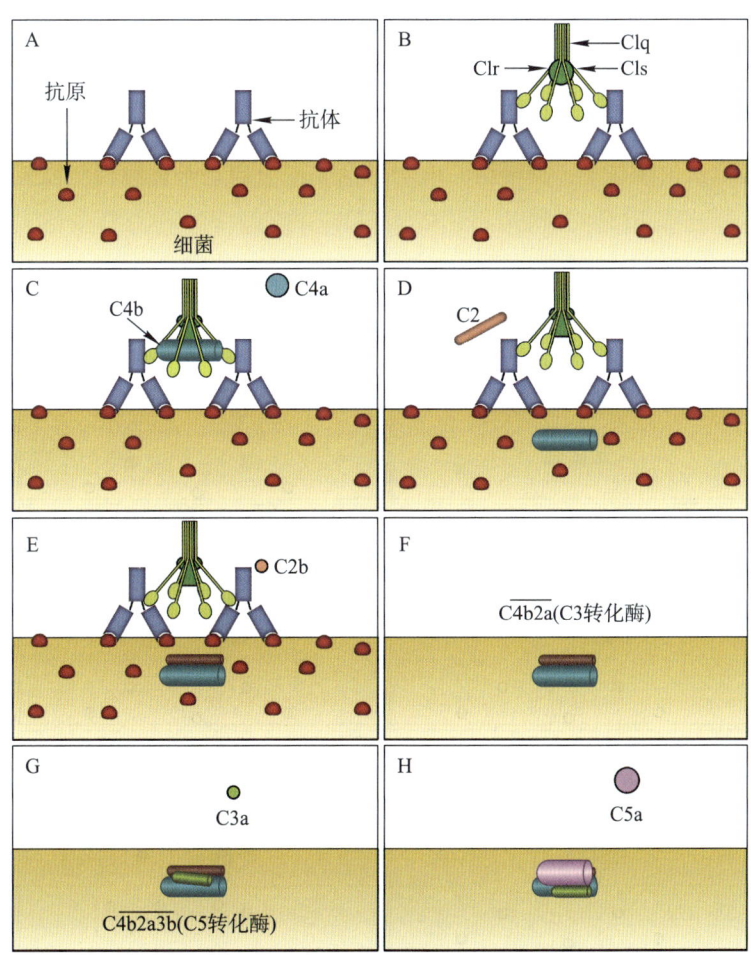

图 7-22　补体的经典激活途径示意图

识别阶段活化的小片段的 C1s 在 Mg^{2+} 存在的情况下，将底物 C4 分子裂解为大小不同的两个片段（C4a 和 C4b），小分子的 C4a 游离于液相中，大分子的 C4b 则在结构上发生较大的改变，分子内的硫酯键暴露，迅速与邻近的物质（蛋白质、糖链、水分子、细胞或抗原 – 抗体复合物）以氨基化合物或酯形成共价结合，形成固相 C4b（图 7–22C、D）。

而 C2 分子对固相 C4b 有较高的亲和力，在 Mg^{2+} 存在时，C2 分子与固相 C4b 形成复合物。在这个复合物中，小片段 C1s 裂解 C2 产生 C2a（大片段）和 C2b（小片段）两个片段。C2b 释放游离于液相，而 C2a 与细胞膜上的固相 C4b 结合，形成 $\overline{C4b2a}$ 复合物，即经典途径的 C3 转化酶（图 7–22E、F）。

在 C3 转化酶（$\overline{C4b2a}$）的作用下，体液中的 C3 被裂解成 C3a（小片段）和 C3b（大片段）两个片段。小分子 C3a 游离于液相中，大分子 C3b 能通过 N 端非稳定结合部位与细胞膜上的 $\overline{C4b2a}$ 结合形成 $\overline{C4b2a3b}$ 复合物，即 C5 转化酶，C5 转化酶可裂解 C5（图 7–22G、H）。此时活化阶段完成。

③ 经典激活途径的膜攻击阶段　在 C5 转化酶（$\overline{C4b2a3b}$）作用下，C5 裂解为 C5a（小片段）和 C5b（大片段）两个片段。小分子的 C5a 游离于液相中，而大分子的 C5b 吸附于细胞表面，但活性不稳定，易衰变为 iC5b（图 7–22H）。C5b 很快与 C6 结合，形成较稳定的 C5b6 复合物。该复合物能与 C7 结合形成更稳定的三分子复合物 C5b67，该复合物具有高度的亲脂性，它与细胞膜结合后，即插入细胞膜的磷脂双分子层结构中（图 7–23A、B）。C5b67 虽无酶活性，但 C8 分子对 C5b67 复合物中的 C7 分子具有高度亲和性，与之结合后形成 C5b678 复合物，通过构象变化插入细胞膜中。当 C5b678 复合物结合在细胞膜上，此时细胞膜出现轻微的损伤。C8 是 C9 的结合部位，C5b678 复合物进一步结合若干个（12~15 个）C9 分子，在细胞膜上形成一个贯通内外的"管道"结构，即膜攻击复合物（membrane attack complex，MAC）（图 7–23C、D）。此"管道"内径约 11 nm，允许可溶性小分子、水和无机盐自由进出，导致水和离子进入细胞内引起渗透性溶解，使细胞溶解破坏（图 7–23E、F）。

（2）旁路激活途径

该激活途径也称为替代途径或 C3 激活途径，该激活通路不经 C1、C4 和 C2 途径，而是在 B 因子、D 因子和 P 因子（备解素）参与下，直接由 C3b 与激活物结合启动补体酶促级联反应，最终导致补体

☆ 动画讲解 7–5
补体旁路激活途径

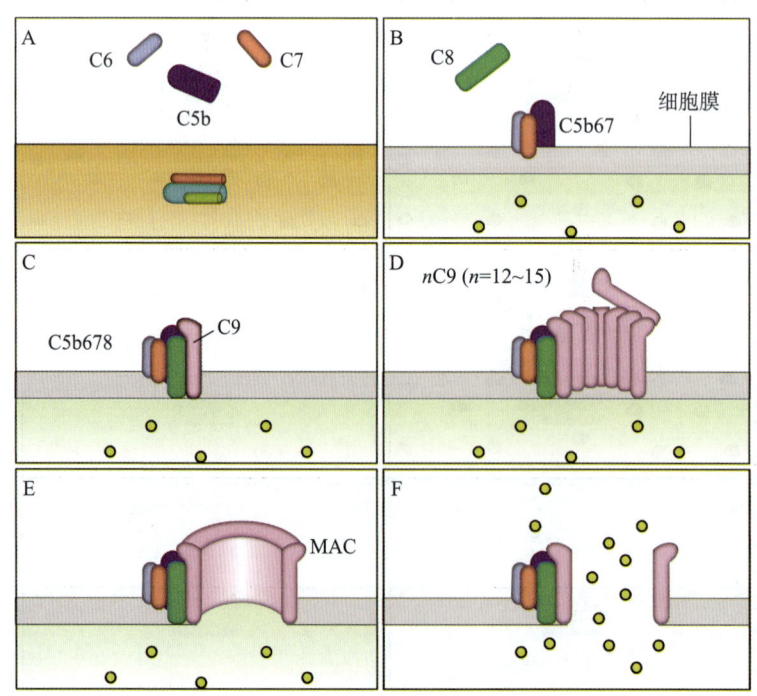

图 7–23　膜攻击复合物（MAC）形成示意图

溶解、破坏细胞的活化途径。激活原多是一些微生物的菌体多糖，如酵母多糖和脂多糖等。激活方式不依赖于抗体，所以在感染早期参与机体防御机制。

该途径通过经典途径产生的 C3b 或 C3 内部硫酯键自发性水解而触发，因此 C3 在旁路激活途径中起关键作用。C3b 与 B 因子结合形成 C3bB 复合物，复合物中的 B 因子易被 D 因子蛋白酶解，释放出小片段 Ba 和大片段 Bb。Ba 进入液相，留下的 Bb 暴露出其催化部位，使 C3bBb 成为有活性的 $\overline{C3bBb}$，即旁路途径的 C3 转化酶。$\overline{C3bBb}$ 复合物不稳定，容易衰变，当其与 P 因子结合后，形成的 $\overline{C3bBbP}$ 才非常稳定。血清中存在两种抑制因子，分别称为 H 因子和 I 因子。H 因子可将 $\overline{C3bBbP}$ 复合物裂解为 C3b 和 BbP，而 I 因子可将 C3b 灭活。在正常情况下，旁路途径的 C3 转化酶形成后即被破坏。但当存在 H 因子的抑制物（如细菌、真菌的细胞壁、蠕虫的角质、某些肿瘤细胞膜和聚集的免疫球蛋白表面等）时，H 因子受到抑制，$\overline{C3bBbP}$ 不被裂解。而 $\overline{C3bBbP}$ 即 C3 转化酶作用于 C3 产生 C3a 和 C3b。$\overline{C3bBb}$ 与多个 C3b 结合产生 $\overline{C3b_nBb}$（$n>1$），即 C5 转化酶。C5 转化酶也能使 C5 裂解后发挥作用，进入补体激活的最后通路，即膜攻击阶段（同经典激活途径）。

（3）MBL 激活途径

甘露糖结合凝集素（mannose binding lectin，MBL）途径又称凝集素途径，MBL 或纤胶凝蛋白（ficolin）可直接识别病原体表面的糖结构，通过活化 MBL 相关丝氨酸蛋白酶（MASP）、C4、C2、C3 而形成 C3 转化酶与 C5 转化酶。

☆ 动画讲解 7-6
补体 MBL 激活途径

MBL 是一种钙依赖性糖结合蛋白，具有典型的可溶性胶原凝集素结构，属于凝集素家族。MBL 专一性识别各种病原体表面的糖类，包括 D-甘露糖、L-岩藻糖和 N-L-酰氨基葡萄糖。在依赖 Ca^{2+} 条件下可以其特异性识别的糖链相结合。涉及的病原体有革兰氏阳性菌、革兰氏阴性菌、酵母、寄生虫和病毒等。正常血清中 MBL 水平极低，但在炎症急性期时，其水平明显升高。MBL 与病原体结合后激活补体，而并不依赖于抗原-抗体复合物。因此 MBL 途径也是机体早期抵抗病原微生物感染的一种防御机制。

MBL 首先与细菌的甘露糖残基结合，然后与甘露糖相关的丝氨酸蛋白酶结合，形成 MBL 相关的丝氨酸蛋白酶（MBL-associated serine proteases，MASP）。MASP 具有与活化的 C1q 同样的生物学活性，可水解 C4 和 C2 分子，继而形成 C3 转化酶，其后的过程与经典途径相同。

纤胶凝蛋白以纤维蛋白素原样结构为功能区，特异性识别 N-乙酰葡萄糖胺和特定的病原微生物，并与 MASP 相结合启动 MBL 途径。

（4）补体激活途径的比较

虽然补体的 3 条激活途径激活的起始反应各异，但具有共同的末端通路，即 MAC（见图 7-20）。

📖 知识拓展 7-13
补体激活途径比较

7.4.3 补体活化的调控

补体是由众多分子组成的一个有序的级联反应体系。补体系统被激活后可发挥广泛的生物学效应，参与机体的防御功能。正常情况下，补体若过度活化会导致机体损伤或造成病理效应。因此补体的活化通常处于严密的调控之下，进而有效地维持机体的自身稳定。补体调控包括补体成分的自身衰变和补体调节因子的调控两个方面。

📖 知识拓展 7-14
补体活化的调控

7.4.4 补体的生物学作用

补体系统是机体非特异性免疫应答的重要组成成分之一，同时补体也参与机体的特异性免疫应答。在补体的激活过程中，每种补体分子和各活化阶段的反应程度都受到各种调节分子的严格控制，得以维持体内补体水平的相对稳定，达到既能有效清除病原微生物等抗原异物，又能防止补体对自身细胞的攻击破坏作用。在一定的条件下，补体激活也能引起严重的炎症反应，并影响凝血及纤溶系统，从而导致正常组织细胞的破坏。因此，补体既是机体重要的生理性防御物质，又是造成机体病理性免疫

📖 知识拓展 7-15
补体与疾病的关系

损伤的介质。补体激活后通常在免疫应答过程中发挥以下几个方面的生物学作用。

（1）抗感染作用

补体激活后形成的膜攻击复合物可使细菌或细胞溶解破坏，这种溶细胞效应是机体抵抗微生物感染的主要防御机制。但在某些病理情况下，补体激活也引发机体自身细胞溶解，导致组织损伤与疾病。

细菌与相应的抗体（IgG1~3或IgM）结合后，可通过经典途径激活补体，在细菌表面形成膜攻击复合物而产生溶菌作用。即使在无特异性抗体存在的情况下，也可以通过补体的旁路途径或MBL途径激活补体而产生溶菌作用。如在感染早期，宿主尚未产生特异性的抗体，补体系统就可以通过旁路途径激活补体而发挥溶菌作用，故旁路途径在早期抗感染免疫中具有重要的意义。

补体除可以溶解或杀死细菌外，在中和及溶解病毒方面也有重要的作用。在病毒与相应抗体形成的复合物中加入补体，可明显增强抗体对病毒的中和作用，阻止病毒对宿主细胞的吸附和侵入。但最近也发现，RNA肿瘤病毒和C型RNA病毒等均可被灵长类动物的补体所溶解，说明在没有特异性抗体存在的情况下，补体也可对某些病毒产生溶解灭活作用。同样，补体的溶细胞效应还可以抗寄生虫感染。

（2）调理作用

补体激活过程中裂解产物（C3b、iC3b和C4b）的一端（N端）与细菌及其他颗粒性抗原或免疫复合物结合，而另一端（C端）与表面具有相应补体受体的吞噬细胞结合，由此产生的可促进吞噬细胞吞噬的作用，称为补体的调理作用。表面具有补体受体的细胞有单核细胞、巨噬细胞、中性粒细胞和NK细胞等。其中起调理作用的C3b、iC3b和C4b补体成分称为调理素（opsonin）。调理素能快速黏附细菌或其他颗粒，同时与相应的吞噬细胞结合，在它们之间起到"桥梁"的作用，最终促进对病原体的吞噬。补体调理作用可能是机体抵御全身性细菌感染和真菌感染的主要机制之一。

（3）免疫黏附作用

细菌或抗原-抗体复合物激活补体，可通过补体的C3b黏附于表面有C3b受体的红细胞和血小板上，形成较大的聚合物，有利于体内吞噬细胞的吞噬清除，这种作用称为补体的免疫黏附作用。补体的免疫黏附作用可增强机体抗感染或清除免疫复合物的能力，对抗感染免疫有重要作用。

（4）炎症介质作用

① 激肽样作用 C2裂解产生的游离C2a具有激肽样作用，能使小血管扩张，增加血管通透性，能引起局部炎症充血和水肿。C1INH先天性遗传缺陷引起的遗传性血管神经性水肿就是由于血液中C2a水平增高所致。

② 过敏毒素作用 在补体活化过程中产生的小片段C3a、C4a和C5a均有过敏毒素作用，可使表面具有相应受体的肥大细胞、嗜碱性粒细胞等细胞脱颗粒，释放组胺等活性介质，引起局部血管扩张、通透性升高，肠道平滑肌收缩和支气管痉挛。其中过敏毒素作用最强的为C5a，其次为C3a，C4a最弱。但血清中的过敏毒素灭活因子（羧肽酶B）可灭活C3a和C5a的过敏毒素活性。

③ 趋化作用 C3a、C5a、C567具有趋化作用，也称趋化因子，能吸引具有相应受体的中性粒细胞和单核细胞等吞噬细胞向补体被激活的炎症部位游走和集聚，增强炎症反应。

（5）免疫调节作用

补体C3在免疫应答的抗原提呈、增殖及效应等多个环节中均发挥调节作用，具体表现为：C3参与抗原的捕获、固定，使抗原易被APC处理与提呈；C3b与B细胞表面的CR2结合使B细胞增殖分化为浆细胞；NK细胞结合C3b后增强了对靶细胞的ADCC作用。此外，C3通过CR1结合红细胞后，促进红细胞释放过氧化物酶、氧化酶等，直接杀伤黏附于表面的微生物。

（6）其他作用

有多种补体成分（如C1q、C3b和iC3b等）可识别和结合凋亡细胞，并通过与吞噬细胞表面相应受体作用而清除凋亡细胞，起到维持免疫自稳的功能。

此外，补体系统与凝血系统、激肽系统、纤溶系统等酶系统有密切的关系。例如，补体激活可触发凝血机制，也可能激发纤溶过程；反之，血浆纤维蛋白溶酶、缓激肽等成分也可激活补体系统。补体系统与以上酶系统的相互作用是介导炎症、超敏反应、休克及弥散性血管内凝血（DIC）等病理过程发生、发展的重要机制。

7.5 免疫耐受

7.5.1 免疫耐受概述

（1）免疫耐受的概念

免疫耐受（immunologic tolerance）是指机体免疫系统接受某种抗原物质作用后产生的特异性免疫无应答或低应答状态，即某种抗原不能有效激活T细胞和B细胞完成正常的特异性免疫应答的过程。免疫耐受不同于免疫抑制（immunosuppression）。免疫耐受是指机体对某种抗原的特异性免疫无应答或低应答状态，即对某种抗原产生耐受的个体，再次接受同一抗原刺激后，不能产生用常规方法可检测到的特异性体液和/或细胞免疫应答，但对其他抗原仍具有正常的免疫应答能力。而免疫抑制是指机体对任何抗原均不反应或反应减弱的非特异性免疫无应答性或应答减弱状态。

发现之路 7-2
免疫耐受现象的发现

免疫耐受与免疫应答之间的平衡对于保持免疫系统和机体的自身稳定相当重要。对自身抗原的耐受可以避免自身免疫病的发生，对外来抗原如病原体或突变肿瘤细胞产生的耐受，可导致慢性感染或肿瘤的发生。所以正常免疫耐受机制的建立对维持机体自身稳定具有重要意义，若该种机制失调，将会产生对机体有害的免疫应答。

能诱导免疫耐受的抗原称为耐受原（tolerogen）。耐受原可以是自身抗原，也可以为外来抗原。

（2）免疫耐受的特点

① 抗原特异性　即机体仅对诱导免疫耐受的某一特定抗原无应答，而对其他抗原仍保持正常免疫应答能力。

② 可诱导性　免疫耐受是特异性抗原作用的结果。

③ 可转移性　免疫耐受性可通过耐受细胞的注入而转移，即对特定抗原的耐受性可通过耐受的T、B细胞转移给非耐受的个体。

④ 非遗传性　无论是先天性的免疫耐受，还是后天性的免疫耐受，都是在特异性抗原的诱导后产生的，是不可遗传的。

（3）免疫耐受的分类

根据形成部位的不同，免疫耐受可分为中枢免疫耐受和外周免疫耐受。未成熟的淋巴细胞在中枢淋巴器官中遇到自身抗原形成的耐受称为中枢免疫耐受（central tolerance），而成熟的淋巴细胞在外周淋巴器官中遇到自身抗原或非己抗原形成的耐受称为外周免疫耐受（peripheral tolerance）。

根据诱导耐受抗原的不同，免疫耐受分为天然耐受和获得性耐受。由自身抗原诱导产生的免疫耐受称为天然耐受（natural tolerance）或自身耐受（self tolerance），而由外来抗原诱导产生的免疫耐受称为获得性耐受（acquired tolerance）。此外，根据耐受发生的程度不同，还可分为完全免疫耐受和部分或不完全免疫耐受。

7.5.2 免疫耐受的诱导或形成条件

免疫耐受的形成是耐受原作用于机体免疫系统的结果，所以免疫耐受的诱导和形成既取决于机体方面的因素，也受抗原自身因素的影响。

（1）抗原方面的因素

同一抗原物质在不同的情况下既可以是耐受原，也可以是免疫原，这主要取决于抗原的理化性质、剂量、进入机体的途径及刺激持续时间和个体的遗传背景等因素。

① 抗原的性质　许多因素都可影响某一种抗原使之成为免疫原或耐受原。但目前还未完全明确为什么有的抗原分子天然比另一些分子更易耐受。例如，几乎任何剂量的 L- 氨基酸聚合物都具有免疫原性，而同剂量的 D- 氨基酸聚合物则是耐受原。

一般来说，大分子、颗粒性及蛋白质聚合物等免疫原性较强；反之，小分子、可溶性及非聚合的单体蛋白质常为耐受原。例如，多聚鞭毛素（相对分子质量 1.04×10^5）、单体鞭毛素（相对分子质量 4×10^4）及由单体鞭毛素提取的成分 A（相对分子质量 1.8×10^4）三者的免疫原性依次递减，而耐受原性则依次递增。

② 抗原的剂量　适量的抗原剂量会诱导免疫应答，过高或过低剂量的相同抗原则会诱导耐受。过量的抗原诱导的免疫耐受称为高带耐受（high zone tolerance），而极低剂量抗原诱导的免疫耐受称为低带耐受（low zone tolerance）。另外，诱导耐受的抗原剂量随抗原种类、动物的种属、品系及年龄、参与效应细胞类型等的不同而有所差异。

③ 抗原注射（接种）途径　抗原进入机体途径决定了其如何被处理并影响它最终成为免疫原还是耐受原，其结果与摄取抗原的 APC 的频率和种类、摄取时的微环境等有关。

一般来说，抗原经静脉注射最易诱导耐受性，腹腔注射次之，皮下及肌肉注射最难。另外，抗原经口服时可诱导口服免疫耐受，是一种有效的诱导外周耐受的方式。已在动物试验中证明了对多种自身免疫病（如糖尿病、类风湿性关节炎）有明显疗效，并在临床上治疗糖尿病、防止 I 型超敏反应等疾病也获得初步成功。

（2）机体因素

机体受抗原刺激后是否能形成免疫耐受及耐受持续时间的长短与动物年龄、种类、品系、遗传性、机体的免疫状态等密切相关。

① 年龄因素　年龄与免疫耐受易感程度密切相关。一般认为机体在免疫功能上发育越不成熟，越容易建立耐受性。胚胎期与新生期的免疫系统接触某种抗原后，极易导致长期或终生对该接触抗原的耐受。成年动物则一般不易形成耐受性，除非是机体的免疫功能暂时受到抑制的情况下。且成年动物诱导的耐受性往往呈现为部分或不完全耐受，且保持时间的长短与抗原在体内持续的时间相关。

体外实验同样也证实了免疫细胞在未成熟时接触了抗原，待其成熟后就有能对相应的接触抗原产生免疫耐受的能力。

② 遗传及种属因素　不同种属动物耐受性发生的难易程度也不同。家兔、大鼠、豚鼠、鸡、山羊、灵长类和人都可引起免疫耐受，但其难易程度不同。一般来讲，小鼠较其他动物易于建立免疫耐受性。

即使是同一种属不同品系小鼠免疫耐受的诱导及维持时间也不同。例如，自身免疫病好发鼠（NZB×NZW）F1 品系难于诱导耐受，所诱导出的耐受性维持时间也较短。

③ 免疫抑制的联合应用　成年动物一般不易形成耐受性，常需要与各种免疫抑制措施联合应用才可以诱导免疫耐受的发生。常用的有全身淋巴组织照射、使用抗淋巴细胞血清（antilymphocyte serum, ALS）和免疫抑制类药物等方法。

7.5.3　免疫耐受形成的机制

> 知识拓展 7-16
> 中枢和外周免疫耐受的形成机制

至今尚不能用单一的机制来解释所有免疫耐受形成的机制，故多数学者认为是多种机制并存导致的结果。另外，中枢免疫耐受和外周免疫耐受因其针对的免疫细胞状态不同（前者为未成熟的免疫细胞，而后者则为成熟的免疫细胞），机制也不尽相同。

7.5.4 免疫耐受与临床医学

免疫耐受的研究在理论上很好地解释了免疫系统识别"自身"和"非己"的机制。另外，免疫耐受的形成、维持及终止与许多临床疾病的发生、发展和转归密切相关。在临床实践中，可通过诱导免疫耐受形成或终止免疫耐受来防治某些疾病。一方面，通过诱导和维持免疫耐受性，可以防治移植物的排斥反应、超敏性疾病及自身免疫性疾病等。目前器官移植最大障碍是手术后排斥反应的发生。因此，寻找诱导受体免疫耐受的方法一直是器官移植领域的研究热点。利用细胞毒性T细胞相关抗原4（CTLA-4）的可溶形式CTLA-4Ig阻断CD28/B7通路而诱导移植免疫耐受在实验动物上已获得成功。另一方面，在某些感染性疾病（如乙型病毒性肝炎）及肿瘤生长过程中，设法解除或终止免疫耐受、激发正常的免疫应答将有利于对病原体的清除及肿瘤的控制。机体免疫监视功能发生障碍时会对肿瘤抗原产生免疫耐受，如能破坏肿瘤抗原的耐受，恢复抗肿瘤活性，将能有效制止肿瘤的发生。另外，一些慢性传染病，如乙型病毒性肝炎等，长期难以治愈的原因就是发生了免疫耐受。

总之，免疫耐受性的研究不仅对于免疫学基础理论的发展具有重要的意义，而且对于临床医学的实践也具有十分重要的意义。

开放讨论题

1. 为什么MHC提呈如此重要？为什么T细胞受体不能识别未被提呈的抗原，而B细胞受体却能这样做？
2. 为什么B细胞允许以任何方式转换它们产生的抗体类型，与古老的IgM的抗体结合不是更安全吗？

思考题

1. 简述外源性抗原和内源性抗原提呈过程的异同。请就MHC I类分子介导的抗原提呈对获得性免疫系统功能具有重要作用给出几个理由。
2. 简述T细胞活化的第一信号和第二信号，以及活化的信号转导途径。
3. 叙述不同效应T细胞亚群的效应功能及其作用机制。
4. 简述Th细胞如何辅助B细胞的免疫应答。
5. 简述固有免疫应答的组织屏障及其作用。
6. 试述巨噬细胞对病原微生物的识别及其主要生物学作用。
7. 简述模式识别受体及其识别的配体。
8. 简述固有免疫应答的作用时相及其主要作用。
9. 简述固有免疫应答和适应性免疫应答的主要特点和相互关系。
10. 简述补体的3条激活途径及其异同。

推荐阅读

- KOTSIAS F, CEBRIAN I, ALLOATTI A. Antigen processing and presentation [J]. Int Rev Cell

Mol Biol，2019（348）：69-121.

点评：该论文介绍了树突状细胞等抗原提呈细胞，以及参与抗原提呈的其他成员、抗原提呈的种类及其基本过程。

- LEE M Y, JEON J W, SIEVERS C, et al. Antigen processing and presentation in cancer immunotherapy [J]. J Immunother Cancer, 2020, 8（2）: e001111.

点评：该论文介绍了抗原提呈的种类、基本过程及在肿瘤治疗中的应用。

- STREETER H B, WRAITH D C. Manipulating antigen presentation for antigen-specific immunotherapy of autoimmune diseases [J]. Curr Opin Immunol, 2021（70）: 75-81.

点评：该论文介绍了树突状细胞的抗原提呈过程及其在自身免疫病免疫治疗中的应用。

- DUAN T, DU Y, XING C, et al. Toll-like receptor signaling and its role in cell-mediated immunity [J]. Front Immunol, 2022（13）: 812774.

点评：该论文介绍了固有免疫应答的信号通路及固有免疫应答细胞。

- WEST E E, KOLEV M, KEMPER C. Complement and the regulation of T cell responses [J]. Annu Rev Immunol, 2018（36）: 309-338.

点评：该论文介绍了补体系统及其对T细胞应答的免疫调节。

- BLUESTONE J A, ANDERSON M. Tolerance in the age of immunotherapy [J]. N Engl J Med, 2020, 383（12）: 1156-1166.

点评：该论文从免疫耐受的机制和诱导免疫耐受两个方面阐述了免疫耐受新理论。

网上更多学习资源……

◆ 教学课件　　◆ 自测题　　◆ 参考文献

（马兴元、陈祥、何玉龙、孟闯）

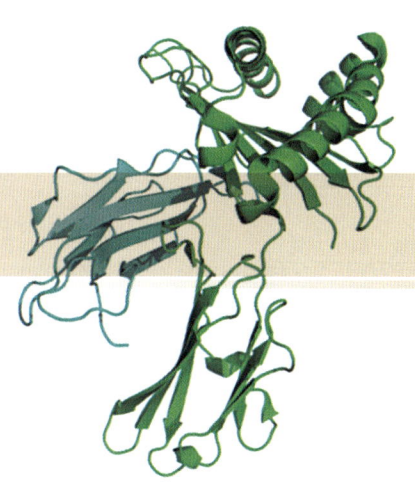

免疫调节 8

- **8.1 基因水平的免疫调节**
  MHC基因对免疫应答的调节；非MHC基因对免疫应答的调节

- **8.2 免疫分子对免疫应答的调节**
  抗原对免疫应答的调节；抗体对免疫应答的调节；补体对免疫应答的调节；细胞因子对免疫应答的调节；受体分子对免疫应答的调节；独特型网络对免疫应答的调节

- **8.3 免疫细胞对免疫应答的调节**
  巨噬细胞对免疫应答的调节；树突状细胞对免疫应答的调节；NK细胞对免疫应答的调节；T细胞对免疫应答的调节；B细胞对免疫应答的调节

- **8.4 神经-内分泌-免疫网络的整体免疫调节**
  神经、内分泌系统对免疫系统的调节；免疫系统对神经、内分泌系统的影响

- **8.5 群体水平的免疫调节**
  MHC基因多态性的免疫调节；抗原受体库多样性与免疫调节

由免疫器官、免疫细胞和免疫分子组成的免疫系统是机体产生免疫应答的物质基础。免疫系统的发育、成熟，免疫应答的产生，以及能否发挥作用等均受到机体神经、内分泌、免疫系统的调节，从而维持免疫稳态（immunologic homeostasis），实现免疫防御（immunologic defense）和免疫监视（immunologic surveillance）等机体正常生理功能。如果免疫应答过程失调，机体将发生病理性反应，如免疫缺陷、超敏反应、自身免疫、肿瘤或者持续感染等疾病。

免疫调节（immune regulation）指在针对抗原刺激所产生的免疫应答过程中，免疫系统中的免疫细胞与免疫细胞之间、免疫细胞与免疫分子之间，以及免疫系统与神经、内分泌等其他系统之间相互促进或抑制，构成正向增强免疫应答或者负向抑制免疫应答的网络结构，以维持免疫功能的稳定。免疫调节包含分子水平、细胞水平和整体水平等多层次调控，其本质是在遗传基因控制下由多因素参与的生理过程。

知识导图

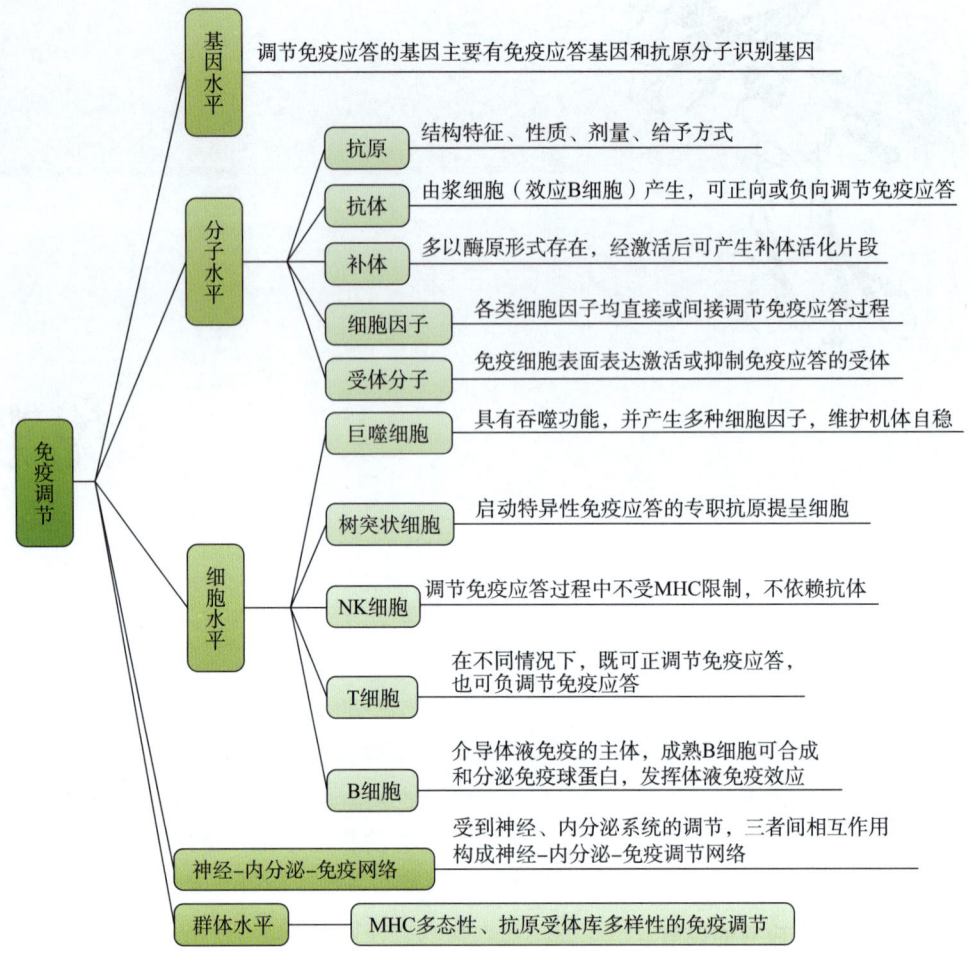

关键词

免疫调节　免疫自稳　独特型网络　神经－内分泌－免疫网络

8.1 基因水平的免疫调节

早在60年代，基于人工合成线状多肽抗原的发现及同类系小鼠（congenic mice）的建立，研究者观察到不同品系动物针对同一种抗原刺激表现出不同强度的免疫反应（图8-1），并逐步揭示免疫应答的基因调控机制。免疫应答调节是由与免疫分子、免疫细胞，以及与机体正常发育、成熟和正常生理功能有关的基因决定的。抗原刺激机体是否发生免疫应答及发生免疫应答的强弱直接取决于免疫应答基因（immune response gene，Ir gene）的结构与表达调控。调节免疫应答的基因主要有免疫应答基因和抗原分子识别基因。前者主要在 MHC 基因群中，包括调节免疫细胞间相互作用的基因和调节机体对特定抗原发生免疫应答能力的基因，如 MHC 基因。后者主要是 T 细胞抗原受体基因和 B 细胞免疫球蛋白基因等。

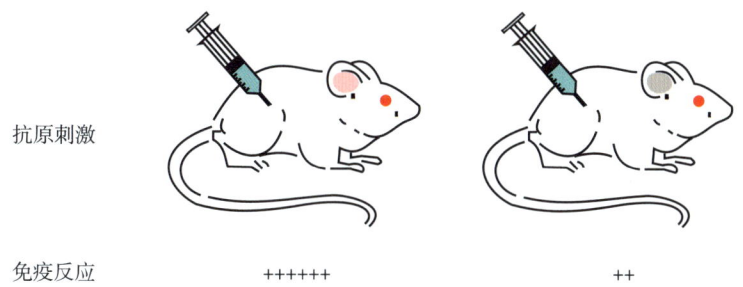

图 8-1 不同品系动物对同一抗原刺激表现出不同强度的免疫反应

8.1.1 MHC 基因对免疫应答的调节

抗原提呈是 APC 向 Th 细胞提供抗原 –MHC Ⅱ 类分子复合物启动细胞免应答的首要阶段，Ir 基因对此过程起决定作用。例如，刺激巨噬细胞或树突状细胞（dendritic cell，DC），上调其表面 MHC Ⅰ、Ⅱ 类分子表达后，抗原提呈能力显著增强，Tc 细胞对靶细胞的杀伤作用也得到增强；而抑制 MHC Ⅱ 类分子的表达时，机体免疫应答亦受到明显抑制。小鼠 Ir 基因位于 H2-Ⅰ 类基因区，人 Ir 基因位于 HLA Ⅱ 类基因区。不同的 Ir 基因编码具有不同分子构象的多肽结合部位，因此与结构各异的抗原分子的结合能力不同，引发不同的免疫应答反应（图 8-2）。Ir 基因对免疫应答遗传控制的本质是 MHC 分子抗原结合槽能否结合特定抗原肽及其亲和力的大小。如果 Ir 基因缺陷，Ir 基因所编码的 Ia 抗原与外来抗原分子将不能有效结合，抗原提呈能力低，不能有效激活 Th 细胞，导致机体免疫无应答或低应答。

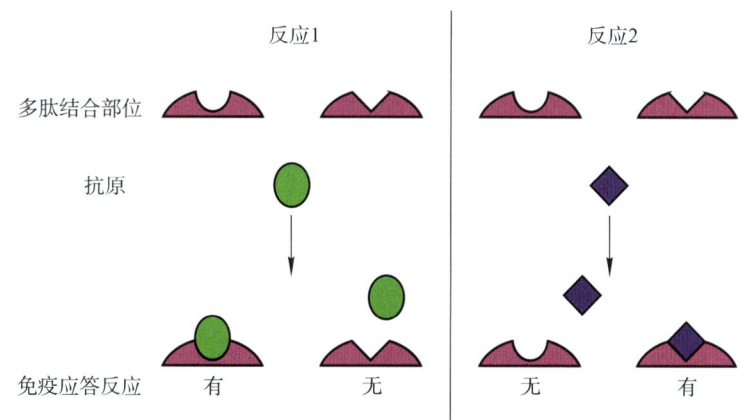

图 8-2 不同抗原分子引发的不同强度的免疫应答反应

8.1.2 非 MHC 基因对免疫应答的调节

MHC 基因区域外的一些基因也可以影响免疫应答。与 MHC 基因相比，这些基因的多态性较少，但是其对免疫应答的影响已被陆续证实。细胞因子受体基因或者免疫反应信号通路相关基因如果发生突变或敲除，则免疫应答受抑制。例如，人体内白细胞介素 –2 受体 γ 链（IL2Rg）突变会导致免疫细胞缺陷，具体表现为 T 细胞和 NK 细胞缺失，B 细胞数量正常但功能缺陷。

 知识窗

免疫应答基因的发现

1963 年，遗传学家和免疫学家 Baruj Benacerraf 用人工合成抗原聚 L- 赖氨酸免疫豚鼠，发现实验动物对相同抗原的免疫应答有差异，有些实验组发生免疫应答，而有些实验组不发生免疫应答。通过品系间杂交试验，发现机体的免疫应答能力受单个常染色体显性基因（单基因）控制，Benacerraf 称之为免疫应答基因（immune response gene, Ir 基因）。1978 年，Benacerraf 进一步提出决定基选择模型（determinant selection model），即抗原提呈细胞的 Ir 基因产物通过其结合位点与抗原上特定氨基酸顺序（抗原决定簇）结合，形成复合物。T 细胞抗原受体（TCR）只有识别这一复合物分子，才能启动 T 细胞的活化。如果没有形成这一复合物分子，则抗原信息不能被 TCR 所识别，表现出对这种抗原的无应答状态。Ir 基因随后被确认为主要组织相容性复合体（major histocompatibility complex, MHC）分子。1982 年，David R. Milich 等证实小鼠对外来抗原的体液免疫应答受 H-2 基因调节，单倍 H-2q 基因型小鼠对抗原产生高应答反应，H-2s.f 基因型小鼠则表现为低应答反应或无应答反应。

早在 1940 年代，美国遗传学家 George D. Snell 通过小鼠肿瘤移植实验发现了组织相容性基因（histocompatibility gene）。1950 年，法国血液学家 Jean B. Dausset 发现了人类白细胞抗原（human leucocyte antigen, HLA）。1980 年，上述 3 位科学家因发现免疫应答的遗传机制分享了 1980 年诺贝尔生理学或医学奖。

8.2 免疫分子对免疫应答的调节

免疫分子指参与免疫应答或与免疫应答相关的抗原、抗体、补体、细胞因子及其膜表面分子等。这些免疫分子直接或间接参与免疫应答的识别、应答及效应过程，对免疫应答进行正调节或负调节。

8.2.1 抗原对免疫应答的调节

以蛋白质和多糖为主要类型的抗原分子是刺激机体产生免疫应答的第一信号，抗原的结构特征、抗原的性质、抗原的剂量和抗原给予途径等均能直接或间接调节免疫应答的类型或者强度，尤其是在免疫应答的起始阶段起关键作用。

① 抗原的异质性由其分子结构决定。抗原包括异种物质、同种异体物质和被暴露或发生改变的自身物质。例如，眼晶体蛋白、精子等隐蔽的自身物质如果暴露就可以成为抗原，激发机体发生免疫应答。一般亲缘关系越远的抗原，免疫原性越强。利用结构类似的人工合成肽段可调节免疫应答的起始。结构相似的不同抗原之间有竞争，先进入机体的抗原可抑制随后进入具有相似结构的另一种抗原所产生的免疫应答强度，使得机体对其发生弱反应或无反应。

② 抗原的性质决定其诱导产生的免疫应答类型不同。胸腺依赖性抗原（TD-Ag）既能引起细胞免疫应答，也能引起体液免疫应答，分泌 IgG 等多种抗体类型，可诱导产生免疫记忆。而胸腺非依赖性抗原（TI-Ag）则直接刺激 B 细胞激活引起体液免疫应答，只产生 IgM 型抗体，无免疫记忆。

③ 适量的抗原可以诱导正常免疫应答，但抗原剂量过高或过低均可引起免疫耐受。

④ 抗原给予途径不同，也可以诱发不同类型的免疫应答。例如，皮内和肌肉注射易诱导正常免疫应答，而静脉注射、口服和喷雾易诱导免疫耐受。

8.2.2 抗体对免疫应答的调节

抗体本身及抗原-抗体免疫复合物（immune complex, IC）均可正向或负向调节免疫应答的强弱和时限。

（1）抗体调节免疫应答

在免疫应答早期，由于抗原量大，主要产生 IgM 型抗体，IgM 可通过有效激活补体、持续激活 B 细胞、调理 APC 的吞噬作用，促进免疫调理作用，正调节免疫应答（图 8-3A）。在免疫应答晚期，以

IgG 为主的特异性抗体与相应抗原结合后，通过封闭抗原减少抗原对 B 细胞的刺激与活化（图 8-3B）、促进吞噬细胞对抗原的吞噬从而加速清除抗原，负调节免疫应答。IgM 与抗原形成的免疫复合物通常具有正调节作用，增强机体对该抗原的免疫应答。IgG 与抗原形成的免疫复合物通常具有负调节作用，减弱机体对该抗原的免疫应答。

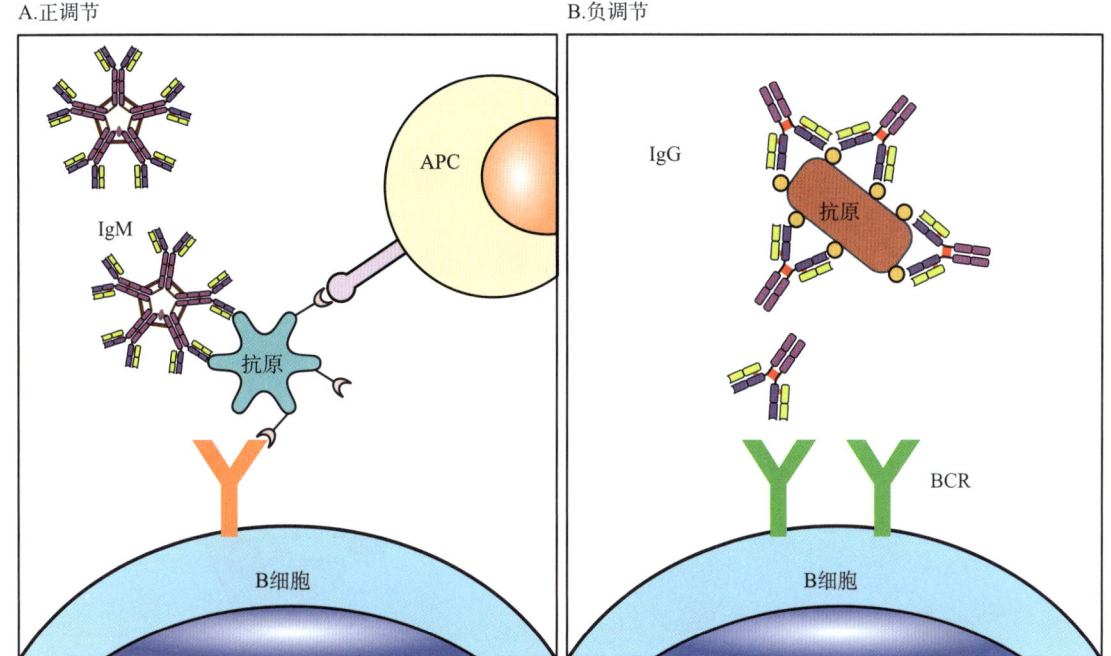

图 8-3 抗体调节免疫应答

（2）抗原 - 抗体免疫复合物调节免疫应答

抗体与抗原特异性结合形成免疫复合物，既能促进抗原清除，也能发挥特异性抗体正、负调节免疫应答的作用。抗原 - 抗体免疫复合物一方面通过 Fc 结构域与 APC 表面的 FcγⅡ-B 受体特异性结合，促进 APC 对抗原的摄取，正调节免疫应答。另一方面，抗原 - 抗体免疫复合物通过其 Fc 结构域与 B 细胞表面的 FcγⅡ-B 受体特异性结合，与 BCR 形成 BCR-Ag-Ab-FcγⅡ-B 受体交联，阻断抗原与 B 细胞结合，负调节免疫应答（图 8-4）。

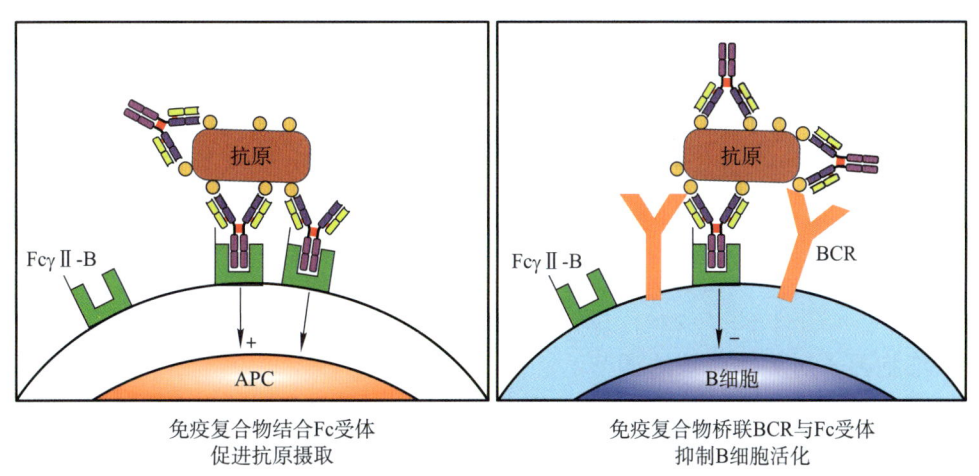

图 8-4 抗原 - 抗体免疫复合物调节免疫应答

8.2.3 补体对免疫应答的调节

大多以酶原形式存在于血清中的补体成分经过抗原-抗体复合物或其他因子激活后,产生补体活化片段,调节免疫应答。

补体激活过程中释放的 C3a、C5a、C567 等活性成分可作为趋化因子吸引巨噬细胞等发生趋化作用,向病原体存在的部位迁移并促进吞噬。APC 也可通过 CR1 捕获、吞噬、处理和转运抗原,促进 APC 提呈抗原。

补体活化片段能与免疫细胞表面的特异性受体结合,通过调节补体的调理作用调节免疫细胞功能。例如,结合在细菌或病毒上的 C3b 分子可与单核-巨噬细胞表面 CR1 结合,促进吞噬细胞的吞噬作用(图 8-5A);B 细胞表面 CR1、CR2 和 BCR 发生协同作用,与 C3b-Ab-Ag 复合物或 Ag 结合,促进 B 细胞活化和增殖(图 8-5B);Ag-C3b 通过 CR2 对 B 细胞活化起共刺激作用:抗原抗体免疫复合物激活补体经典途径,产生 C3b 片段,其共价结合在抗原表面;B 细胞表面具有 C3b 受体(CR2),CR2 结合 C3b 后,通过与 CR2 相关的 CD19 传送信号使 B 细胞活化(图 8-5C);滤泡树突状细胞(FDC)表面 C3bR 捕获 C3b-Ag-Ab 复合物,持续激活 B 细胞(图 8-5D)。

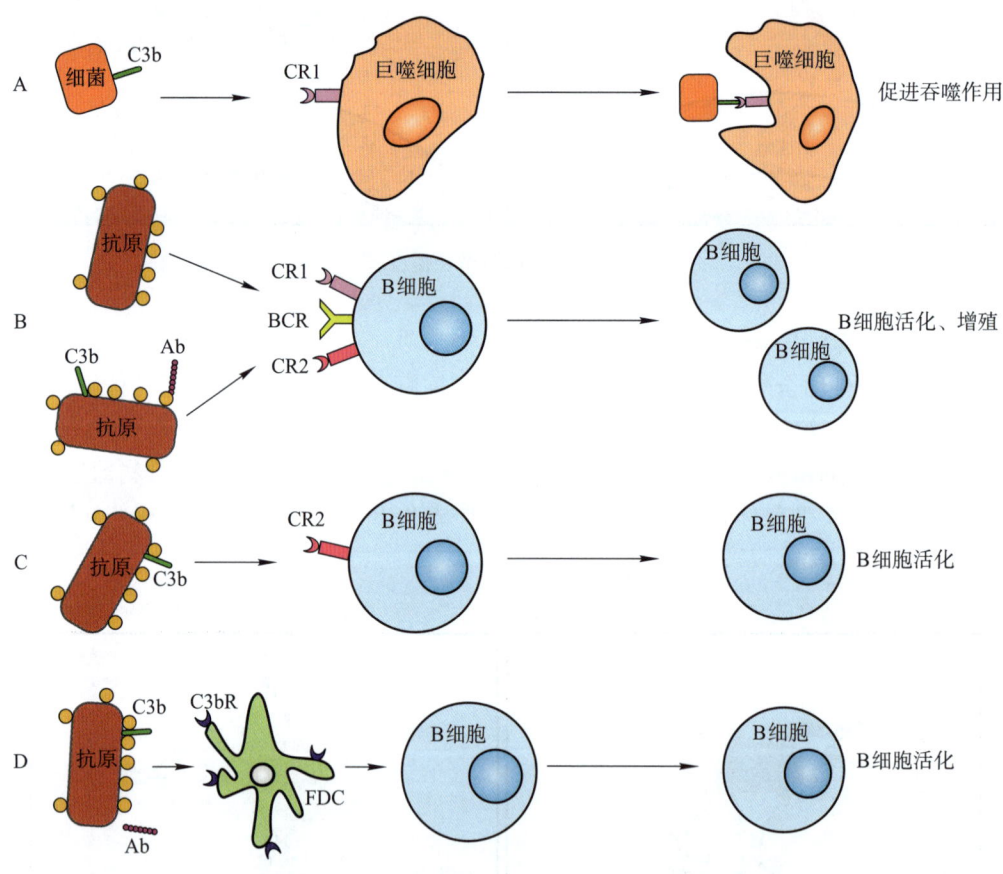

图 8-5 补体活化片段对体液免疫应答的调节

8.2.4 细胞因子对免疫应答的调节

白细胞介素、干扰素、肿瘤坏死因子、集落刺激因子、趋化因子、转化生长因子这 6 类细胞因子均直接或间接正调节或负调节免疫应答过程。细胞因子可以在基因表达与调控、细胞因子受体的表达与调控、蛋白质合成与分泌、正负生物效应的反馈调节等多层面、动态、以网络方式调节不同免疫细胞针对不同类型抗原是否产生应答及应答的强弱。例如，被抗原激活的 T 细胞分泌大量 IL-2，可以刺激 T 细胞表达 IL-2 受体，并分泌更多的 IL-2，正向促进细胞免疫应答反应；活化的 Th1 细胞可分泌 IFN-γ 抑制 Th2 细胞活性；活化的 Th2 细胞可通过分泌 IL-4、IL-10 等细胞因子抑制 Th1 细胞活性。细胞因子调节免疫应答的特点主要体现在以下几个方面：

① 多能性（pluripotency），即一种细胞因子调节多种免疫细胞的免疫功能。例如，激活的 Th 细胞分泌 IL-4，可以促进 B 细胞活化、增殖和分化，同时也可以促进 T 细胞和肥大细胞的活化。

② 协同效应（synergy），即两种或两种以上的细胞因子共同协作，调节一种免疫细胞的功能。例如，活化的 Th 细胞分泌的 IL-4 和 IL-5 可以共同作用于 B 细胞，调节 B 细胞分泌免疫球蛋白类型的转换。

③ 重叠性（redundancy），即多种细胞因子表现出相同或相似的生物学效应。例如，活化的 Th 细胞分泌的 IL-2、IL-4、IL-5 等多种细胞因子均能作用于 B 细胞，促进 B 细胞的增殖。

④ 拮抗性（antagonism），即一种细胞因子抑制另一种细胞因子的功能。例如，活化的 Th 细胞分泌的 IL-4 能作用于 B 细胞，促进 B 细胞类型转换；同时分泌的 IFN-γ 则抑制 IL-4 所引起的 B 细胞类型转换。

⑤ 网络调节（cytokine network）和级联效应（cascade induction），即多种细胞因子之间互相影响、互相制约，以网络形式发挥生物学效应。并且有些细胞因子间可发生连锁反应，通过细胞信号转导机制，将弱的刺激信号逐级放大，产生较大的生物学效应。例如，激活的 Th 细胞通过分泌 IFN-γ 激活巨噬细胞，促进巨噬细胞分泌 IL-12，反过来作用于更多的活化 Th 细胞，分泌大量的 IL-2、IFN-γ 等细胞因子。巨噬细胞、T 细胞、B 细胞、粒细胞等免疫细胞通过细胞因子的分泌调节或效应调节形成网络在机体内调节免疫应答的强弱，维持免疫自稳。

8.2.5 受体分子对免疫应答的调节

NK 细胞、T 细胞、B 细胞等免疫细胞表面表达激活免疫应答的受体（正调节），也表达抑制性受体（负调节）。

NK 细胞通过 CD16、DAP12 等受体的活化，激活 NK 细胞，促进其杀伤活性，而通过 KIR、CD94/NKG2 受体的活化，抑制 NK 细胞活性，阻止其杀伤活性。

T 细胞则通过细胞表面 TCR 和 CD3 的活化，引起受体胞内结构域，即免疫受体酪氨酸激活基序（ITAM）磷酸化，进而通过募集和激活 ZAP-70 等酪氨酸激酶促进 T 细胞活化；反之，活化的 T 细胞也可以通过 ITAM 磷酸化，募集 SHP-1 等酪氨酸磷酸酶，通过去磷酸化抑制 T 细胞活性。

B 细胞表面 BCR 或 Ig 分子结合抗原分子后活化，引起受体胞内结构域 ITAM 磷酸化，募集和激活 Src 等酪氨酸激酶，促进 B 细胞活化；反之，活化的 B 细胞也可以通过 FcγRⅡ-B 受体胞内区的 ITAM 磷酸化，募集 SHP-1、SHIP 等酪氨酸磷酸酶，通过去磷酸化抑制 B 细胞活性。

 知识窗

ITAM 磷酸化

免疫受体酪氨酸激活基序（immunoreceptor tyrosine-based activation motif, ITAM）是 T 细胞、B 细胞等免疫细胞表面跨膜受体分子的胞内区结构基序，其基本序列为 Yxx(L/I)x(6-8)Yxx(L/I)，其中 x 表示任意氨基酸残基，而 Y 表示酪氨酸残基。当受体与相应配体结合后，在酪氨酸蛋白激酶的作用下，活化受体的酪氨酸被磷酸化，并招募胞内游离的其他蛋白激酶或衔接蛋白，进一步完成活化信号的转导。通过免疫印迹法，利用抗酪氨酸磷酸化特异性抗体，可以检测 ITAM 磷酸化水平的变化，体现免疫细胞的活化状态。

8.2.6 独特型网络对免疫应答的调节

独特型（idiotype，Id）是 B 细胞或者 T 细胞表面的 BCR 或 TCR，以及 Ig 分子可变区（V 区）结构域中具有特异性和免疫原性，与自体、异体或异种相关的决定簇，可被体内另一些淋巴细胞所识别并诱导机体产生抗独特型抗体（anti-idiotype antibody，AId），可以封闭相应 BCR 或 Ig 分子的抗原结合点，抑制相应 B 细胞活化（图 8-6）。独特型 – 抗独特型网络学说认为，不同 B 细胞克隆产生的抗体分子 V 区，其免疫原性不同，通常把抗体 V 区的独特型决定簇称之为独特型。结构上，独特型主要位于抗体分子的抗原结合部位即互补决定区（CDR），另一些则分布在接近 CDR 的骨架区（FR）。机体受抗原刺激后产生的独特型抗体 1（Ab1），当达到一定量时则引起免疫应答，产生抗独特型抗体 2（抗 Ab2）。Ab2 可以有两种，一种为 Ab2α，其作用是抗 Ab1V 区骨架部分，具有封闭 B 细胞克隆的抗原受体或 Ig 分子的抗原结合点，抑制相应 B 细胞克隆的活化；另一种为 Ab2β，其作用是抗 Ab1V 区 CDR 部分，具有类似相应抗原的分子构象，可模拟抗原与相应的 B 细胞克隆受体结合并使之激活，故称 Ab2β 为抗原的内影像（internal image）。

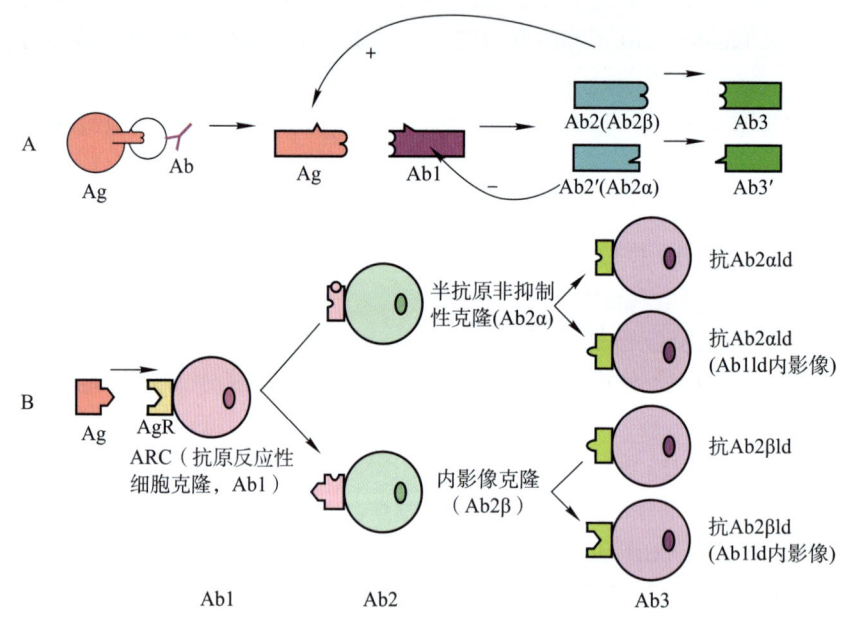

图 8-6 独特型网络对免疫应答的调节
A. 独特型 – 抗独特型抗体网络；B. 独特型 – 抗独特型细胞网络

抗原激活 B 细胞产生针对抗原的特异性 Ab1；Ab1 的独特型活化另一 B 细胞，产生抗独特型的 Ab2；Ab2 的独特型又可活化另一 B 细胞产生抗 – 抗独特型，即 Ab3；Ab3 的独特型又可激发 B 细胞产生 Ab4。以此类推发生一系列独特型与抗独特型网络连锁反应，构成独特型与抗独特型网络系统。另一方面，Ab2 反馈抑制 Ab1 的产生，抑制免疫应答效应，而 Ab3 可抑制 Ab2 产生，但促进 Ab1 产生；Ab4 可抑制 Ab3 产生，刺进 Ab2 产生，但抑制 Ab1 的产生。以此类推，通过这两种正负调节作用，平衡免疫应答，维持免疫稳定。

独特型网络的形成过程：抗原激活 B 细胞产生抗体 Ab1；Ab1 的独特型激活 B 细胞产生抗独特型抗体 Ab2；Ab2 的独特型激活 B 细胞产生抗独特型抗体 Ab3，并抑制 Ab1 产生；Ab3 的独特型激活 B 细胞产生抗独特型抗体 Ab4，并抑制 Ab2 产生、促进 Ab1 的产生；以此类推。

抗原的内影像为抗原分子构象类似结构，即模拟抗原与 BCR 结合激活 B 细胞，通过内影像组的独特型，一方面正向调节免疫应答，增强和放大免疫效应；另一方面通过独特型与抗独特型网络终止免

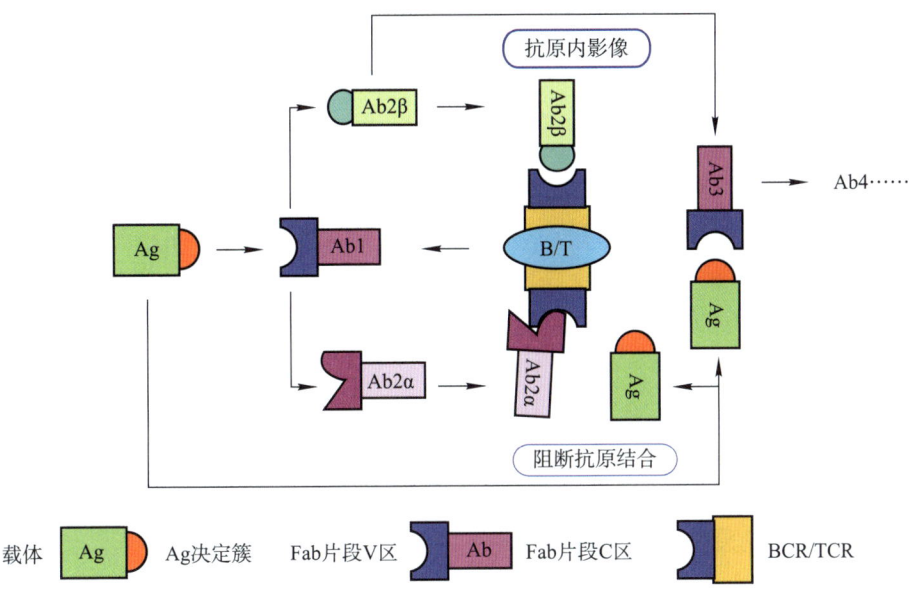

图 8-7 抗原的内影像对免疫应答的调节

疫应答，或形成和维持免疫耐受，负调节免疫应答（图 8-7）。

8.3 免疫细胞对免疫应答的调节

参与天然免疫应答的免疫细胞主要有巨噬细胞（macrophage）、树突状细胞（dendritic cell，DC）、NK 细胞、肥大细胞（mast cell）等；参与适应性免疫应答的免疫细胞主要有 T 细胞和 B 细胞。免疫细胞可通过分泌细胞因子或直接接触，进行细胞之间的相互作用，从而对免疫应答进行直接或间接地调节，以维持免疫功能的正常状态。

8.3.1 巨噬细胞对免疫应答的调节

血液中的单核细胞（monocyte），以及骨髓、脾、淋巴结、肺泡壁、肝等器官或组织中的巨噬细胞内含大量溶酶体颗粒和线粒体，激活后表现出强的吞噬功能，吞噬并消化损伤的组织、细胞坏死残片和入侵的病原体，并将抗原进行加工处理，提呈给淋巴细胞，激活淋巴细胞，对抗原做出应答。激活的巨噬细胞能产生干扰素、白细胞介素等多种细胞因子，正调节免疫细胞功能，参与抵御和消灭病原物，维持机体自稳。因此，巨噬细胞既参与非特异性防御的天然免疫应答，也参与特异性防御的细胞免疫应答。

按照巨噬细胞表型和分泌的细胞因子类型不同，将其分为 M1 和 M2 两种极化类型。M1 型巨噬细胞表面标志有 HLA-DR、CD197 等，在 LPS、IFN-γ 或 TNF-α 等因子作用下主要分泌 ROS、IL-1、IL-12、IL-23、TNF-α 和趋化因子等促炎因子，引起炎症反应。如果反应过强，则会导致机体正常组织的炎症损伤。M2 型巨噬细胞表面标志为 CD206、CD209、CD301 等，在 IL-4、IL-10、IL-13 或 TGF-β 等因子作用下分泌 VEGF、EGF、TGF-β 等细胞因子，发挥抗炎作用；如果 M2 巨噬细胞极化过程受损，机体将表现出持续炎症损伤。巨噬细胞 M1 至 M2 型极化转变调节主要通过激活磷脂酰肌醇-3-羟激酶（phosphatidylinositol 3-hydroxy kinase，PI3K），活化 Akt-ERK 信号通路，实现巨噬细胞从促炎类型向抗炎类型的极化转变。

另外，巨噬细胞通过清除抗原，分泌前列腺素 E 负调节免疫应答的起始。巨噬细胞还可以分泌免疫调节剂——巨噬细胞移动抑制因子（macrophage migration inhibition factor，MIF）。该因子具有抑制巨噬细胞活动的功能，平衡巨噬细胞的促炎功能，保持免疫自稳状态。

8.3.2 树突状细胞对免疫应答的调节

树突状细胞（DC）是识别、捕获、处理和提呈抗原、激活未致敏的初始型 T 细胞，启动特异性免疫应答的专职抗原提呈细胞。未成熟 DC 组成性表达 MHC Ⅱ类分子、IgG Fc 受体、C3b 受体，以及 TLR2、TLR4、TLR9 等 Toll 样受体。接受抗原或炎性介质等刺激后发育分化为成熟的 DC，高表达 MHC Ⅱ类分子和共刺激分子（如 B7 和 ICAM），以及 CD1a、CD11c 和 CD83 等表面特征性标志分子，极大增强其提呈抗原、启动免疫应答的能力。DC 可通过分泌不同的细胞因子调节免疫应答。例如，DC1 亚群分泌 IL-12 诱导 Th0 向 Th1 细胞分化；DC2 亚群可分泌 IL-4，诱导 Th0 向 Th2 细胞分化；DC3 亚群可分泌 IL-10，诱导免疫耐受。

8.3.3 NK 细胞对免疫应答的调节

NK 细胞对免疫应答的调节不受 MHC 限制，不依赖抗体。一方面，通过其表面 CD2 与 LFA-1、LFA-3 或靶细胞表面的细胞间黏附分子 -1（ICAM-1）相互作用，以及 IL-2、IL-12、IFN-α、TNF-α 和白细胞调节素（leukoregulin，LR）等刺激因子刺激活化，产生穿孔素、NK 细胞毒因子、TNF-α 和 TNF-β 等介质，活化 NK 细胞，杀伤靶细胞（包括某些肿瘤细胞、病毒感染细胞、自身组织细胞、寄生虫等）。NK 细胞表面表达 IgG1 和 IgG3 的低亲和力受体 FcγR Ⅲ（CD16），可与抗体 Fc 段结合，介导 NK 细胞识别被抗体包被的靶细胞，诱导 ADCC，杀伤与 IgG 抗体特异性结合的肿瘤或病毒感染细胞。NK 细胞可释放 IL-2、IFN-γ 细胞因子促进 T 细胞功能，正向调节免疫应答。另一方面，NK 细胞通过杀伤未成熟 T 细胞、抑制 B 细胞的增殖等负调节免疫应答，还通过杀伤细胞免疫球蛋白样受体（killer immunoglobulin-like receptor，KIR）胞内的 ITIM 区域，传递抑制性信号，使 NK 细胞处于不活化状态。此外，前列腺素（prostaglandin，PG）E1、E2、D2 和肾上腺皮质激素等对 NK 细胞活性也有抑制作用。

8.3.4 T 细胞对免疫应答的调节

T 淋巴细胞（简称 T 细胞）既可正调节免疫应答，也可以负调节免疫应答。

（1）Th1/Th2 细胞的免疫调节作用

$CD4^+$ 的 Th1 和 Th2 细胞互为抑制细胞。当处于初始状态的 Th0 细胞接受 IL-12 等细胞因子刺激后，启动 Th1 特异性转录因子 T-bet，使 Th0 细胞迅速分化为 Th1，通过分泌 IL-2 激活 Tc 等 T 细胞，增强细胞免疫应答（图 8-8）；通过分泌 IFN-γ，激活巨噬细胞，正调节细胞免疫应答。Th0 细胞受到 IL-4 作用后，启动 GATA-3、STAT6 等转录因子，促使 Th0 细胞分化成 Th2 细胞，并分泌更多的 IL-4 以及 IL-10 等细胞因子，诱导 B 细胞表面受体 IgM、IgG 等表达，促进 B 细胞发育成熟，调节体液免疫应答过程。当 Th1 细胞占优势时，会抑制 Th0 向 Th2 细胞分化；当 Th2 细胞占优势，则抑制 Th0 向 Th1 细胞分化。Th1 和 Th2 相互制约，维持平衡。若 Th1 和 Th2 细胞失去平衡，则发生免疫偏离，即 Th0 细胞向 Th1 或 Th2 细胞优先活化，引发细胞免疫应答或体液免疫应答。HIV 感染 Th 细胞后以细胞免疫应答为主，如果 Th1 细胞占优势，则病情好转；若 Th2 细胞占优势，则病情恶化。因此利用 Th1 和 Th2 细胞亚群相互抑制性调节的特点，可对相关的临床疾病进行免疫干预治疗。

（2）Treg 细胞的免疫调节作用

占哺乳动物外周血 $CD4^+$ T 细胞 5%~10% 的 $CD4^+CD25^+$ Treg 细胞活化后可以抑制 T 细胞介导的免疫应答，具有负免疫调节作用，是维持细胞免疫自稳和自身免疫耐受的关键细胞类型之一。研究者还发现转录因子 Foxp3 是 Treg 细胞特异性标志，$CD4^+CD25^+$ $Foxp3^+$Treg 细胞在受到不同细胞因子作用时，可以转变成其他类型的T细胞。例如，在IL-2刺激下，Treg可转变成Th1；在IL-6作用下，Treg转变成IL-17$^+$的Th17细胞；在IL-4作用下，则转变成IL-9$^+$的Th9细胞（图8-9）。Treg细胞的数量减少或者功能缺陷，可能导致自身免疫性疾病发生，如系统性红斑狼疮、类风湿性关节炎、Ⅰ型糖尿病等。

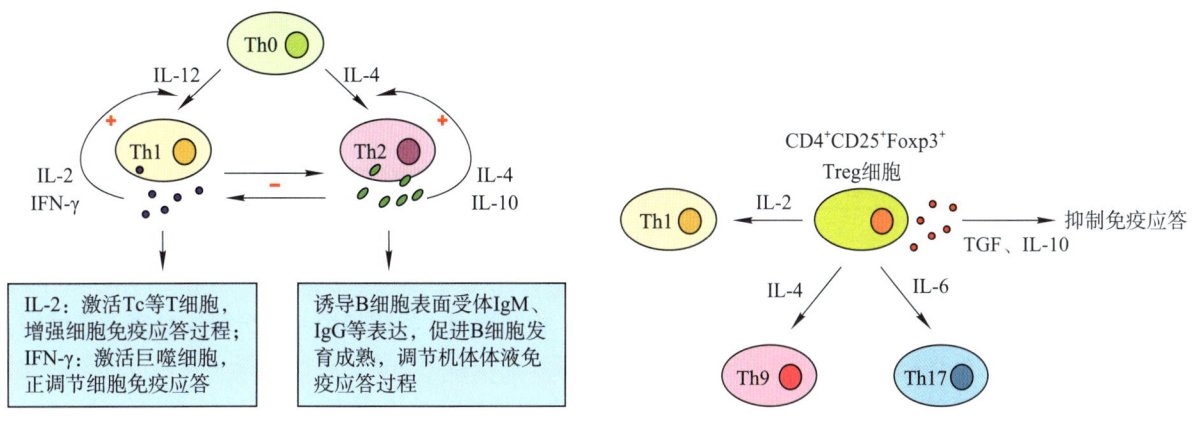

图8-8　Th1/Th2细胞的免疫调节作用　　　　图8-9　Treg细胞的免疫调节作用

（3）Tc细胞的免疫调节作用

Tc细胞为CD8$^+$CTL细胞亚群，除了具有杀伤靶细胞作用外，也具有调节免疫应答作用。Tc1细胞主要以特异性杀伤靶细胞为主，受MHCⅠ类分子限制，通过释放IFN-γ，调节Th1细胞介导的细胞毒作用。Tc2细胞杀伤活性较弱，分泌TGF-β、IL-4、IL-10等细胞因子，作用于Th2细胞以及γδT细胞，调节免疫应答过程。

 知识窗

Treg细胞

调节性T细胞（regulatory T cell，Treg细胞）是一类控制体内自身免疫反应性的细胞群。1995年，日本免疫学者Shimon Sakaguchi发现成年小鼠中近10%的外周CD4$^+$T细胞表达IL-2受体α链CD25$^+$，去除这群细胞会引起小鼠自发产生多种自身免疫性疾病，而回输该细胞则阻止这些疾病的发生，因此将这群细胞命名为CD4$^+$CD25$^+$调节性T细胞（Treg）。调节性T细胞可分为天然产生的自然调节性T细胞（nTreg）和诱导产生的适应性调节性T细胞（aTreg或iTreg），如Th3、Tr1，另外还有CD8 Treg细胞等，其中Tr1细胞分泌IL-10，Th3细胞分泌TGF-β。Treg细胞的功能与自身免疫性疾病的发生关系密切，其异常表达可导致自身免疫性疾病。

8.3.5　B细胞对免疫应答的调节

B淋巴细胞（简称B细胞）是介导体液免疫的主体，前B细胞通过选择性时空表达mIgM和mIgD等分子，分化为成熟B细胞；当受到抗原刺激后，成熟B细胞进而分化为活化B细胞及浆细胞，mIg、CD19、CD20、CD21等标记分子表达减少，合成和分泌免疫球蛋白，发挥体液免疫效应。B细胞不仅是抗体形成细胞，也是抗原提呈细胞。近年来研究发现激活的B细胞是介导免疫应答不可缺少的免疫调节辅助细胞。

① B细胞通过提呈抗原正调节机体免疫应答。当抗原较少或抗原性较弱时，B细胞则由高亲合力的B细胞受体（BCR）直接识别、摄取和处理抗原，并提呈给Th细胞识别，可补偿其他APC对低浓度抗原提呈功能的不足，发挥免疫调节作用。

② 活化 B 细胞表达协同刺激因子 B7.1（又称 CD80）或 B7.2，可与 T 细胞表面的协同刺激分子受体 CD28 或 CTLA-4 特异性结合，调节 T 细胞免疫应答。CD28 受体与其配体结合后，促进 T 细胞活化；CTLA-4 与相应配体结合后则抑制 T 细胞活化。

③ 调节性 B 细胞（regulatory B cell，Breg 细胞）可分泌 IL-10，调节 Th1/Th2 平衡，抑制炎症反应，促进 Treg 细胞分化。

④ B 细胞一方面通过分泌不同类型的抗体，发挥免疫调理作用；另一方面，通过分泌 IgG，形成抗原-抗体免疫复合物，调节免疫应答过程。

8.4 神经-内分泌-免疫网络的整体免疫调节

机体是一个有机整体。免疫系统在行使功能过程中，往往与机体其他系统发生相互作用，其中影响最大的是神经系统和内分泌系统，三者间相互作用、相互影响，构成**神经-内分泌-免疫调节网络**，共同维持机体正常生理稳定，行使免疫防御、免疫监视和免疫自稳功能。神经系统主要通过神经纤维、神经递质调节免疫系统功能；内分泌系统通过分泌激素调节免疫系统功能；免疫系统通过分泌多种细胞因子反馈调节神经-内分泌系统（图 8-10）。

8.4.1 神经、内分泌系统对免疫系统的调节

无论是骨髓、胸腺等中枢免疫器官，还是脾、淋巴结等外周免疫器官，均分布有交感神经、副交感神经，直接受外周自主神经的支配，影响免疫系统的发育、成熟和功能。

神经与内分泌系统通过下丘脑-垂体-内分泌腺（肾上腺、甲状腺和性腺等）轴构成调节通路，调节免疫应答及免疫效应。免疫细胞表达促肾上腺皮质激素（ACTH）、内啡肽（END）、多巴胺、5-羟色胺、脑啡肽、P 物质、糖皮质激素、肾上腺素能和胆碱能、促生长激素、甲状腺激素、胰岛素等多种神经肽、神经递质和激素的特异性受体，通过配体-受体的特异性结合，接受这些信号分子的刺

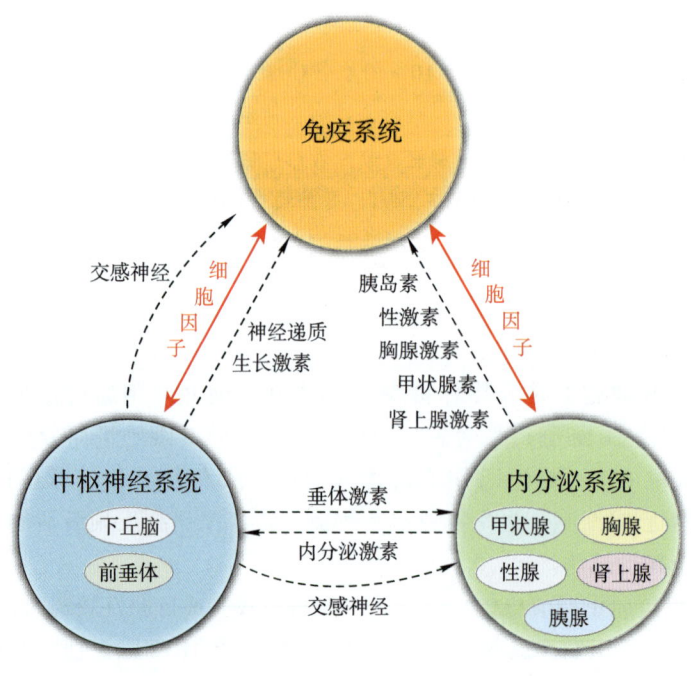

图 8-10　神经-内分泌-免疫调节网络

激，并发生相应的正向或负向免疫应答反应，产生不同的免疫效应。糖皮质激素、肾上腺皮质激素、性激素可抑制免疫应答；生长激素、P 物质、甲状腺素、胰岛素等增强免疫应答。例如，垂体和淋巴细胞均可分泌 ACTH 和 END，ACTH 除了刺激肾上腺皮质产生和释放糖皮质激素，调节糖、脂、蛋白质代谢外，还可抑制单核巨噬细胞趋化运动，抑制炎性介质的合成与分泌，干扰补体激活，起到抗炎、抗过敏等免疫抑制作用。而 END 与免疫细胞表面内啡肽受体结合，促进 T 细胞增殖，增强 NK 细胞杀伤活性，促进单核细胞和中性粒细胞趋化作用。

神经细胞能分泌 IL-1、IL-3、IL-6、TNF、IFN、GM-CSF 等细胞因子，作用于免疫系统；星形胶质细胞、小胶质细胞等神经系统的细胞还能提呈抗原参与免疫应答。

8.4.2 免疫系统对神经、内分泌系统的影响

免疫系统在接受神经内分泌系统调节的同时也影响神经、内分泌系统的功能。例如，表现出严重细胞免疫功能低下的先天性无胸腺小鼠，其内分泌功能紊乱。免疫器官和细胞可以通过分泌神经内分泌肽、细胞因子，以及胸腺素对神经、内分泌系统的功能产生影响。例如，激活的淋巴细胞分泌免疫促肾上腺皮质激素（immunoreactive adrenocorticotrophic hormone，irACTH）及免疫内啡肽（immunoreactive endorphin，irEND），这两种激素与垂体分泌的 ACTH 和 END 结构上类似，在功能上也促进糖皮质激素的释放，调节机体糖、脂和蛋白质代谢功能。免疫细胞分泌的 IL-1 促进皮质激素合成；TNF-α 促进星形胶质细胞表达脑啡肽；IL-2 抑制 ACh（乙酰胆碱）释放。

最新研究表明肠道和脑之间存在双向信息交流，形成脑–肠轴，其主要交流途径是神经、内分泌和免疫系统构成的网络系统（图 8-11）。

脑–肠轴可以通过神经递质、激素、细胞因子等调节机体的免疫应答。免疫细胞表达 β2- 肾上腺素能、血管活性肠肽、短链脂肪酸等的特异性受体，与脑–肠轴中释放的多种信号分子特异性结合，正向或负向调节免疫应答反应。例如，肠道炎症会诱导中枢神经系统增加肾上腺糖皮质激素的释放，减少炎症部位的巨噬细胞浸润，抑制 T 细胞介导的免疫应答；这种应激诱导激素的失调，会通过诱导 Th17 细胞释放 IL-17A 引发肠道炎症，进而激活免疫应答。免疫系统在接受脑–肠轴调节的同时也影响脑–肠轴的功能。例如，在高脂肪饮食诱导的肥胖小鼠模型中，脑中的小胶质细胞被高饱和脂肪和高糖激活后，通过释放 IL-1β、IL-6 和 TNF-α 而诱导中基底下丘脑炎症，引发对食欲调节激素的抵抗，促进焦虑样行为。肠道中活化的免疫细胞可释放 5- 羟色胺、组胺、IL-6 和 TNF-α 等炎症介质，激活电压门控通道，诱导感受器神经元兴奋。

8.5 群体水平的免疫调节

8.5.1 MHC 基因多态性的免疫调节

早期研究揭示，个体间免疫应答能力的差异由免疫应答基因（Ir 基因）所决定，现知 Ir 基因即是特定的 MHC 等位基因。也就是说 MHC 等位基因不同的个体，其免疫应答能力存在差异。

MHC 多态性控制 T 细胞对抗原的识别，从而影响免疫应答的强度或有无。群体中不同个体携带 MHC 等位基因类别不同，所编码的 MHC 分子结合特定抗原肽的能力不同。由于 T 细胞所识别的抗原必须是与 MHC Ⅰ 或 MHC Ⅱ 类分子结合的抗原肽，因此，MHC 分子的多态性对 T 细胞激活的制约，使不同个体表现出不同的免疫应答效应。在一特定群体中，MHC 基因不同的个体，其免疫应答能力不同。MHC 基因多态性对免疫应答的影响在群体水平赋予物种极大的适应和应变能力，这是长期自然选择的结果。

人 HLA Ⅰ、Ⅱ、Ⅲ 3 类基因存在连锁不平衡现象，构成 MHC 扩展单体型（MHC-extended

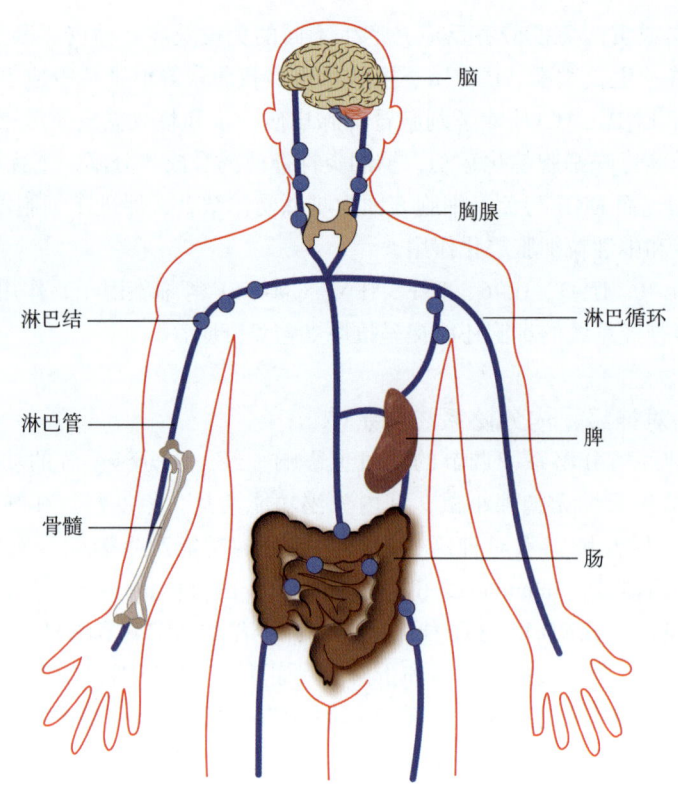

图 8-11 脑-肠轴与免疫系统

haplotype，EH）、MHC 祖传单体型（MHC ancestral haplotype，AH）等。这些单体型在不同人种间表现出多样性，扩大了种群对抗原的适应和应答范围，有利于维持种群的生存与延续。

8.5.2 抗原受体库多样性与免疫调节

在群体水平上，种群是由针对特定抗原表现出不同应答能力的个体组成。抗原进入机体时，由于遗传学机制的调控，T 细胞和 B 细胞表达的 TCR、BCR 表现出极大多样性，即形成极大容量受体库及克隆储备，以保障各种抗原分子可以选择相应 TCR 或 BCR 的细胞克隆，并通过个体间所表现出的不同程度免疫应答。因此，不同种群/群体对不同抗原的免疫应答及强度各异，表现出免疫效应个性化，实现群体水平的免疫调节。

 应用案例 8-1
裸鼠及其在免疫学研究中的应用

> **知识窗**
>
> **HLA 抗原检测**
>
> HLA 抗原检测，又称为 HLA 分型。基本方法包括血清学分型、细胞学分型和基因分型。
>
> 血清学分型通常采用 Paul I. Terasaki 改良的微量补体依赖细胞毒实验检测 HLA-A、B、C、DR、DQ 等抗原类型。
>
> 细胞学分型通常采用预致敏淋巴细胞阳性分型法或纯合子分型细胞阴性分型法检测 HLA-D、DP 抗原类型。
>
> 基因分型通常采用 PCR-测序、PCR-RFLP、PCR-SSP、PCR-SSO 等技术检测 HLA Ⅰ、Ⅱ 类抗原类型，并检测 HLA 分子的等位基因及其亚型。

开放讨论题

1. 免疫分子如何调节 Th1/Th2 细胞的成熟与功能？
2. 新型冠状病毒感染人体后，免疫系统如何发挥调节作用以清除被病毒感染的细胞？

思考题

1. 免疫应答的调节有何意义，参与免疫调节的因素有哪些？
2. 免疫细胞如何调节免疫应答？
3. 简述抑制性 T 细胞的类型、功能及其临床意义。

推荐阅读

- DOWNS-CANNER S M, MEIER J, VINCENT B G, et al. B cell function in the tumor microenvironment [J]. Annu Rev Immunol, 2022, 26（40）: 169-193.

点评：该论文综述了 B 细胞的主要免疫调节功能，如释放多种细胞因子参与和调控免疫应答。文中特别介绍了调节性 B（Breg）细胞的免疫功能，包括对免疫耐受的精细调节，以及 Breg 细胞抑制自身免疫性疾病或感染引起的过度炎症反应等，进一步阐述了细胞因子白细胞介素-10（IL-10）促进 Treg 细胞分化的机制。

- SAKAGUCHI S, MIKAMI N, WING J B, et al. Regulatory T cells and human disease [J]. Annu Rev Immunol, 2020, 26（38）: 541-566.

点评：该论文系统综述了调节性 T 细胞（Treg 或 Tr1 细胞，$CD4^+ CD25^+ Foxp3^+$ 细胞或 $CD4^+ IL-10^+$ T 细胞）在自身免疫性疾病、同种异体移植、妊娠、癌症等过程中的重要作用。胸腺来源的天然和外周诱导的 Treg 细胞能阻止效应免疫细胞向靶器官的迁移，从而抑制效应免疫细胞与抗原提呈细胞相互作用，这种免疫抑制作用取决于 IL-2、CTLA-4 等刺激信号和 GITR、CD28 等抑制信号间的相互作用，以及树突状细胞通过 CD80/CD86 分子通路刺激产生的胞吲哚胺 2,3-过氧化酶（IDO）抑制膜结合的 TGF-β，诱导产生效应细胞无能。

网上更多学习资源……

◆ 教学课件　　◆ 自测题　　◆ 参考文献

（苏莉、祁淑红、王珍）

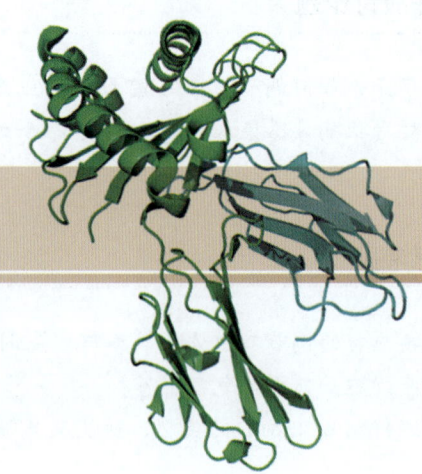

抗感染免疫

- 9.1 抗细菌感染免疫
  抗胞外菌感染的免疫；抗胞内菌感染的免疫

- 9.2 抗病毒感染免疫
  抗病毒感染的固有免疫；抗病毒感染的适应性免疫

- 9.3 抗真菌感染免疫
  抗真菌感染的固有免疫；抗真菌感染的适应性免疫

- 9.4 抗寄生虫感染免疫
  抗寄生虫感染的固有免疫；抗寄生虫感染的适应性免疫

抗感染免疫是机体免疫系统的主要功能之一，是机体免疫系统识别并清除病原体及其有害产物的一系列生理及病理过程。抗感染的过程是机体的免疫系统和病原体相互斗争的过程，其结局取决于多种因素，包括机体的免疫功能、病原的毒力，以及遗传因素等。虽然很多细菌和病毒可以通过其毒素或直接损伤宿主细胞而发挥致病作用，但很多情况下，感染性疾病造成的病理损伤是机体对病原体免疫应答的结果。

机体对病原体的抗感染免疫主要由固有免疫和适应性免疫组成。固有免疫是机体抵抗病原体感染的第一道防线，对病原体的作用为非特异性的，主要由体表屏障、皮肤及黏膜的分泌物和附属物、正常菌群和体内的吞噬细胞、补体及干扰素等组成。适应性免疫则是病原体侵入机体后，由体内的淋巴细胞识别并最终通过特异性抗体发挥体液免疫和 T 细胞发挥细胞免疫的过程。

不同种类的病原体，其入侵、定植和致病的机理不同。病原体与机体在长期斗争的过程中产生了一系列策略来逃避机体的免疫攻击，并设法最终建立感染，而机体针对不同病原体的抗感染免疫过程也有差别。

▶ 知识导图

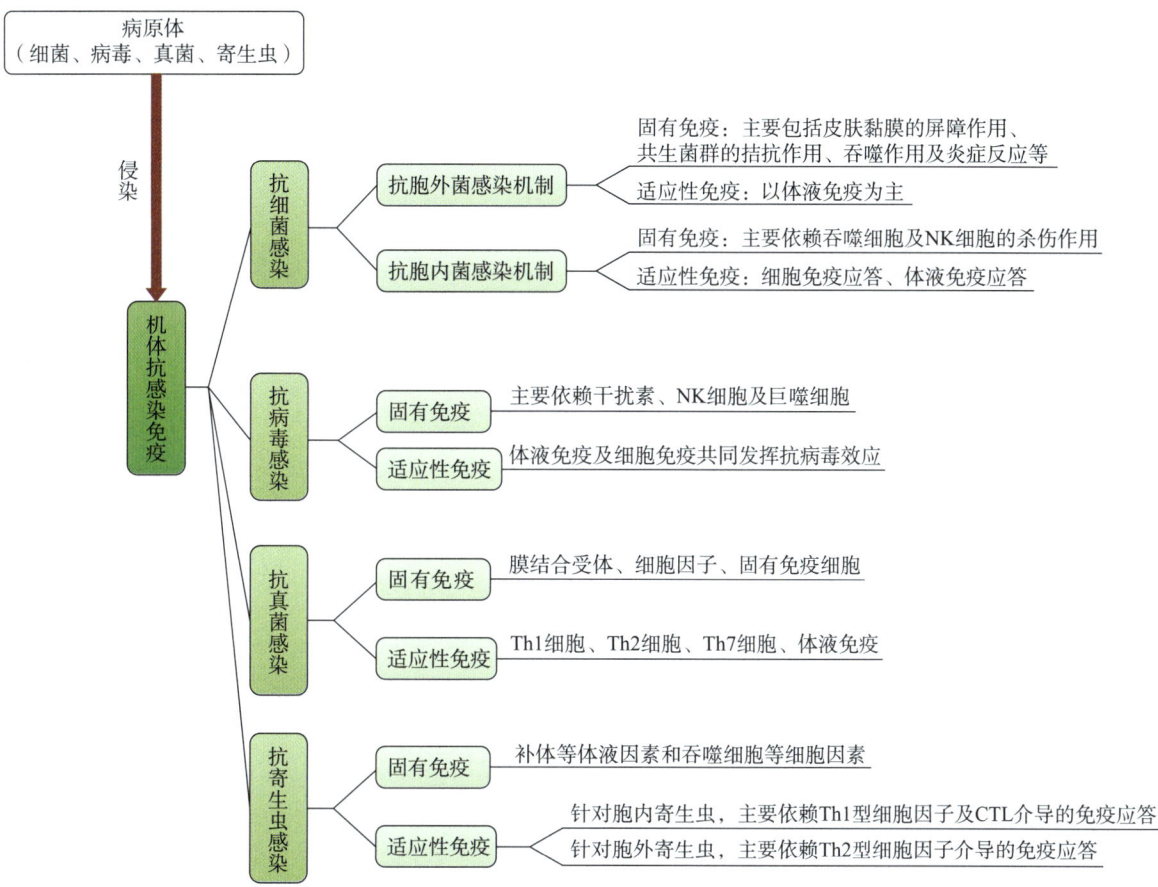

▶ 关键词

细菌　病毒　真菌　寄生虫　胞内菌　胞外菌

9.1 抗细菌感染免疫

大多数病原菌属于胞外菌，侵入机体后在组织间隙和体液中繁殖与扩散，并建立感染，如金黄色葡萄球菌、大肠杆菌、霍乱弧菌等。而少数细菌为胞内菌，可进入宿主细胞内并在其中繁殖，引起病理损伤，如结核分枝杆菌、麻风分枝杆菌、布氏杆菌、沙眼衣原体等。胞外菌和胞内菌的致病机制不尽相同，而机体针对这两类病原菌感染的免疫应答机制也有明显的区别。

知识窗

认识结核病

结核病（tuberculosis，TB）是由结核分枝杆菌（*Mycobacterium tuberculosis*）引起的一种传染病。结核分枝杆菌主要感染肺引起肺结核，也可以感染其他部位引起肺外结核。目前，结核病已超过艾滋病，是仅次于新型冠状病毒感染的在全世界由单一传染性病原体引起的第二大杀手，位列全球死因第 13 位。同时，它也是艾滋病病毒（HIV）感染者的"头号杀手"及与抗生素耐药相关的主要致死性传染病。结核病在全球范围内发生，根据世界卫生组织的统计，2013 年全球有 900 万以上的新增结核病例出现，约 150 万人死于结核病。2021 年，全球新发结核病患者 1 060 万人，较 2020 年增加 5%。其中，男性患者是女性患者的 1.8 倍左右。此外，结核病死亡人数也有所增加，2021 年全球约 160 万人死于结核病，超过 2020 年、2019 年的死亡人数。95% 以上的结核病例和死亡发生在发展中国家，主要在东南亚和西太平洋地区的低收入国家，但根据人口计算，非洲的比例最大。

结核分枝杆菌的感染率是十分惊人的，目前全球近三分之一的人口感染有结核分枝杆菌。但并非所有受感染的人都会发病，实际上绝大多数为潜伏性感染状态，不会发病，也不会传播。感染了结核分枝杆菌的人中，在一生中患结核病的风险为 10%。但 HIV 携带者、营养不良或其他因素导致免疫功能下降的人，感染结核分枝杆菌后发展成为活动性结核的风险大大提高。感染 HIV 的人患结核病的可能性是健康人的 26~31 倍。在 2013 年新发的 900 万结核病例中，估计有 110 万人（约 13%）为 HIV 阳性，大约 25% 的 HIV 阳性者死于结核病。2013 年，约有 36 万人死于与 HIV 相关的结核病。2021 年，在全球新发结核病患者中，HIV 感染者占 6.7%，结核病估算死亡人数中的 HIV 阳性者占比 11.7%。

结核病是一种可防可治的疾病，可以通过标准的 4 种抗生素 6 个月疗程进行治疗，大多数人可以被治愈。自 2000 年以来，通过疾病防治，已有约 7 400 万例结核病患者的生命得到挽救。截至 2022 年 9 月，共有 26 种可用于结核病治疗的药物进入 I 期、II 期或 III 期试验，其中 22 项候选药物及 16 种候选疫苗正处于临床试验中。但不合理使用抗结核药物会造成结核分枝杆菌产生耐药性，使其治疗十分困难。2013 年，全世界约有 48 万人患有耐多药结核病，其中超过一半的病例发生在印度、中国和俄罗斯。2020—2021 年，耐药结核病负担增加。2021 年，耐利福平结核病新病例约 45 万，较 2020 年增加了 3%，这是多年来首次报告的结核病患者数和耐药结核病患者数双增加。

结核病作为一种严重危害人类健康的传染病，需要全世界共同努力对其进行控制并最终消灭。WHO 制定了控制结核病战略，其具体目标是到 2015 年使结核发病率停止上升趋势并逐步下降，到 2050 年消除作为公共卫生问题的结核病，实现"一个没有结核病的世界"。

9.1.1 抗胞外菌感染的免疫

（1）抗胞外菌感染的固有免疫

在胞外病原菌感染的早期，固有免疫通过屏障作用、吞噬作用、共生菌群的拮抗作用及补体的溶菌作用等，能够快速对入侵的胞外病原菌进行抵御，在早期抗感染过程中发挥着重要作用。

① 皮肤黏膜的屏障作用　正常机体完整的皮肤和黏膜可以阻挡大多数病原微生物的入侵，是机体抗细菌感染的第一道防线。除了机械阻挡之外，皮肤和黏膜可分泌多种具有抑菌和杀菌作用的物质，如由汗腺分泌的乳酸和皮脂腺分泌的脂肪酸，以及由黏膜分泌的溶菌酶、胃酸和防御素等抗菌多肽。此外，呼吸道上皮纤毛的定向运动及尿液的冲洗作用均能阻止病原菌的吸附和定植。

② 共生菌群的拮抗作用　在人体皮肤和黏膜表面寄居着大量的共生菌群，这些细菌在正常情况下对人体无害，且对侵入的病原菌具有拮抗作用。除了通过占位及竞争性夺取营养来抑制病原菌的生长外，正常菌群还可以产生抗菌物质对病原菌产生抑杀作用。例如，肠道正常菌群可产生大肠

菌素（colicin）来杀死敏感致病菌，而阴道中的一些正常菌群可以利用由阴道上皮细胞分泌的糖原并产生乳酸，降低局部黏膜的pH，从而抑制和杀死病原菌。因此，滥用广谱抗生素会杀灭机体的正常菌群，从而影响正常菌群对病原菌的抑制和杀伤作用，导致菌群失调，引发临床上一系列不良结果。

③ 吞噬作用及炎症反应　一旦病原菌侵入机体，在诱导机体T细胞和B细胞产生适应性免疫应答之前，主要由吞噬细胞迅速地对病原菌进行识别并发挥非特异性的清除作用。

对胞外菌的吞噬作用主要由嗜中性粒细胞、血液中的单核细胞和存在于各组织中的巨噬细胞完成。嗜中性粒细胞在感染早期清除病原菌的过程中发挥着至关重要的作用，在受感染组织细胞所释放的趋化因子（如IL-8）的招募下，血液中的中性粒细胞黏附到毛细血管内皮细胞并穿过血管壁，首先到达受感染部位对病原菌进行吞噬和杀伤作用。

病原菌被吞噬细胞吞噬后，形成吞噬体，随后通过依氧杀菌系统或非依氧杀菌系统被杀伤（见第7章）。活化的吞噬细胞可产生多种细胞因子，如TNF-α、IL-6及IL-1等，吸引白细胞在感染部位聚集，引起炎症反应，从而吞噬和杀伤胞外致病菌。

④ 补体系统的作用　在细菌感染的早期，特异性抗体尚未产生之前，血浆中的甘露糖结合凝集素（mannose binding lectin，MBL）可以直接识别细菌表面的甘露糖、N-乙酰葡糖胺、D-葡萄糖及L-岩藻糖等，从而通过凝集素途径激活补体。同时，革兰氏阳性细菌的肽聚糖以及革兰氏阴性细菌的脂多糖等均可以通过旁路途径激活补体。补体被激活后，最终形成膜攻击复合物裂解细菌；同时，补体激活过程中产生的C3a、C4a及C5a还可诱导肥大细胞脱颗粒，释放组胺等生物活性介质，引起血管扩张，毛细血管通透性增加，从而促进中性粒细胞渗出和迁移，促进局部炎症反应。此外，C3b、C4b等作为重要的调理素，可以与中性粒细胞和巨噬细胞表面相应的受体结合，通过调理作用促进吞噬细胞对胞外菌的吞噬和杀伤作用，是机体抵御全身性细菌感染的重要机制。

（2）抗胞外菌感染的适应性免疫

尽管固有免疫在对胞外菌感染的早期免疫中发挥重要作用，但大多情况下，仅靠固有免疫很难彻底清除病原菌。吞噬细胞在发挥杀伤作用的同时，还可以对病原菌抗原进行加工和处理，通过抗原提呈进一步活化T、B细胞，启动适应性免疫应答。机体对胞外菌的适应性免疫主要以特异性抗体介导的体液免疫应答为主。针对不同的病原菌及其致病机制，抗体可通过多种方式发挥免疫作用（图9-1）。

① 中和作用　许多细菌可产生外毒素，是其致病的重要毒力因子，如破伤风梭菌、白喉杆菌、肉毒梭菌等。抗外毒素抗体可以与相应的外毒素特异性结合，阻止毒素分子结合部位对靶细胞的吸附或

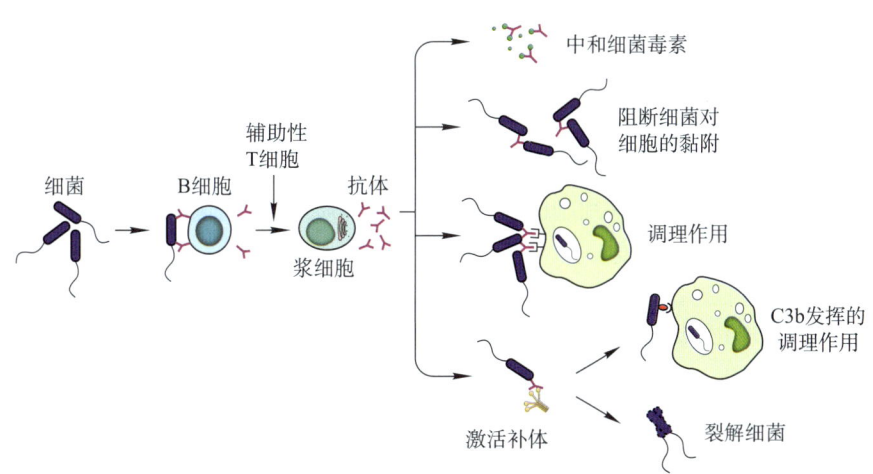

图9-1　体液免疫应答在抗胞外菌感染过程中发挥的作用

封闭毒素分子的毒性部位，从而中和外毒素的毒性，使其失去对靶细胞的毒害作用。发挥中和作用的抗体类型主要为高亲和力的 IgG、IgM 及 IgA，其中 IgA 主要在黏膜免疫起作用。此外，针对细菌产生的细胞外基质降解酶类的中和抗体可以阻止细菌的侵袭和扩散。

② 阻断致病菌对宿主细胞的黏附或干扰其正常的生理功能　致病菌对宿主细胞的黏附作用是其定植和进一步感染的第一步。针对细菌菌毛、脂磷壁酸及糖被等表面组分的抗体与其结合后可阻断细菌对宿主细胞的黏附。存在于黏膜表面的分泌型 IgA（sIgA）可以阻止相应病原菌对黏膜上皮细胞的黏附作用，在黏膜局部抗细菌感染中发挥着极为重要的作用。此外，抗体与鞭毛结合后，还可以干扰细菌的运动。而针对细菌表面蛋白质的一些抗体还可以阻断细菌对营养物质的摄入及其转运，从而破坏细菌正常的生理功能。

③ 激活补体　细菌与其特异的 IgM 及 IgG 结合后，可通过经典途径激活补体，通过补体的溶菌作用发挥抗细菌感染的作用。由于 IgM 为五聚体结构，其激活补体比 IgG 更有效，IgM 与细菌表面共有的磷酸胆碱等成分结合，激活补体发挥溶菌作用，在针对链球菌等细菌的抗感染过程中起着十分重要的作用。

④ 调理作用　无荚膜细菌易被吞噬细胞吞噬杀灭，而有荚膜细菌的清除依赖于 IgG 的调理作用。IgG 通过其抗原结合部位（Fab）与细菌表面相应抗原结合，其 Fc 段与位于中性粒细胞和巨噬细胞表面的 Fc 受体（FcR）结合，通过"桥联"作用，促进吞噬细胞对细菌的吞噬作用。抗体与补体成分 C3b 等均能够单独发挥调理吞噬作用，但由于抗体结合细菌后可以激活补体，而吞噬细胞表面同时表达有 Fc 受体和 C3b 受体。因此，当细菌与抗体结合后激活补体，抗体 Fc 段及 C3b 可分别与吞噬细胞表面的 Fc 受体和 C3b 受体结合，将大大增强吞噬细胞对细菌的结合和吞噬能力，这在抗胞外菌感染中十分有用。

9.1.2　抗胞内菌感染的免疫

（1）抗胞内菌感染的固有免疫

胞内菌能够侵入宿主细胞内甚至可以在胞内繁殖。由于补体无法进入胞内而不能对胞内菌发挥溶菌作用，因此对胞内菌的固有免疫主要依赖吞噬细胞、NK 细胞和 γδ T 细胞的杀伤作用。

胞内菌侵入机体后，先后由中性粒细胞和巨噬细胞吞噬。中性粒细胞能在胞内菌感染早期减少细菌数量，但由于其寿命短暂，且不能吞噬进入宿主细胞内的细菌，因此对于胞内菌引起的慢性感染作用不大。胞内菌被巨噬细胞吞噬后，能通过多种机制抵抗巨噬细胞对其杀伤作用，并隐匿其中。未活化的巨噬细胞对胞内菌的杀伤作用十分有限，而活化后的巨噬细胞的吞噬及杀伤能力大大增强。巨噬细胞通过 TLR、NLR（NOD-like receptor）等受体识别胞内菌的病原体相关分子模式（PAMP）而得到初步活化，并作为抗原提呈细胞将胞内菌的抗原表位提交给 Th1 细胞。由 Th1 细胞分泌的 IFN-γ 等细胞因子可进一步激活巨噬细胞，使其对胞内菌的杀伤作用大大增强。同时，活化的巨噬细胞释放 IL-12 及 IL-15 等激活 NK 细胞，使其产生 IFN-γ，进一步激活巨噬细胞，增强其对被吞噬细菌的杀伤能力。可见，NK 细胞在机体产生适应性免疫应答之前，在抵抗胞内菌早期感染的过程中发挥着极为重要的作用。激活的 γδ T 细胞能产生 IFN-γ 等细胞因子及颗粒酶样物质杀伤靶细胞。

（2）抗胞内菌感染的适应性免疫

虽然 NK 细胞和巨噬细胞在感染早期对胞内菌的清除发挥着重要的作用，但固有免疫一般难以将胞内菌彻底清除。对胞内菌感染的彻底清除需要依靠由 T 细胞产生的细胞免疫应答，$CD4^+$ 及 $CD8^+$ T 细胞通过各自的机制相互协作，共同参与对胞内菌感染的免疫应答。

巨噬细胞和树突状细胞捕获胞内菌后，将抗原肽通过 MHC Ⅱ 类途径提交给 $CD4^+$ T 细胞，并分泌 IL-12 作用于 $CD4^+$T 细胞，使其分化成为 Th1 细胞。Th1 细胞释放 IL-1、IFN-γ 等细胞因子作用于巨噬细胞使其活化，同时由 T 细胞表面表达的 CD40L 分子与巨噬细胞表面的 CD40 结合，进一步激活巨噬细胞，并产生一系列杀菌物质，对吞噬体中的胞内菌进行有效杀伤。

　　胞内菌进入巨噬细胞后，有些菌体被捕获至吞噬体中，因此可以在 CD4⁺ T 产生的细胞因子作用下，进一步激活巨噬细胞进行有效杀伤。而有些菌体可以从吞噬体逃出并进入细胞质中，巨噬细胞可以经 MHC Ⅰ 类途径将抗原肽提呈给 CD8⁺ T 细胞，CD8⁺ T 细胞在 Th1 细胞释放的 IL-2 的作用下活化成为细胞毒性 T 细胞（CTL），分泌胞毒物质，杀死被胞内菌感染的细胞。CD4⁺ T 细胞与 CD8⁺ T 细胞协同作用杀死胞内菌的主要过程如图 9-2 所示。

　　除 T 细胞介导的细胞免疫外，B 细胞及特异性抗体在抗胞内菌感染的过程中也发挥一定的作用。IgG 及 IgA 能阻止胞内菌的入侵，并能中和感染期间游离于细胞外的胞内菌。此外，B 细胞也是重要的 APC，可有效摄取脂质抗原等可溶性抗原，并通过 CD1 分子提呈给 T 细胞，同时还可以分泌多种细胞因子作用于 T 细胞、树突状细胞及单核/巨噬细胞。

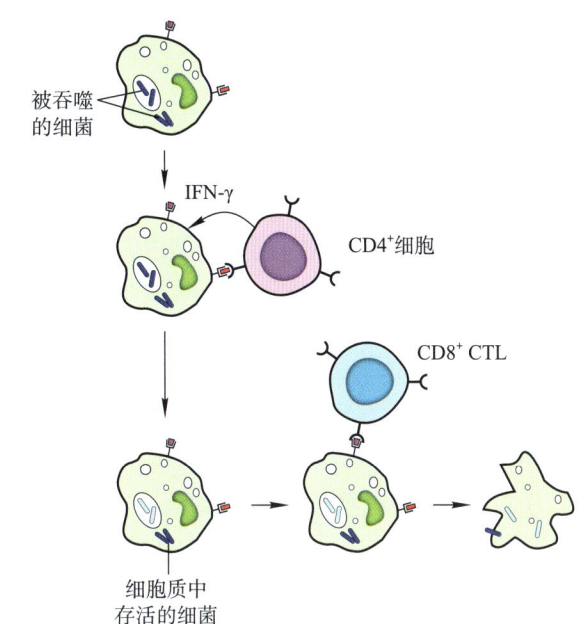

图 9-2　CD4⁺ T 细胞与 CD8⁺ T 细胞协同作用杀死胞内菌

知识拓展 9-1
细菌的免疫逃避机制

知识窗

Toll 样受体与病原菌的识别

　　病原菌侵入机体后，在尚未诱导产生适应性免疫之前，固有免疫在防止、清除和限制病原菌扩散，以及诱导机体产生适应性免疫的过程中发挥着关键的作用，是抗感染防御体系的第一道防线。与特异性 T、B 细胞不同，树突状细胞、中性粒细胞、单核/巨噬细胞等参与固有免疫应答的细胞不表达抗原特异性受体，但它们能非特异性地对各种病原菌进行有效识别。虽然病原菌的种类不同，但它们含有一些共同的保守分子结构，如脂多糖、肽聚糖、脂磷壁酸、甘露糖等。这些成分对于细菌的生存必不可少，并且在哺乳动物细胞中不存在，借此机体的固有免疫可对病原菌进行识别，称为病原相关分子模式（pathogen-associated molecular pattern，PAMP）。机体的固有免疫细胞存在对病原细菌 PAMP 的识别受体，称为模式识别受体（pattern recognition receptor，PRR），从而有效地监测和识别入侵的病原细菌并产生免疫应答。人类固有免疫细胞可表达多种 PRR，其中 Toll 样受体（TLR）是最为重要的一个受体家族，在机体抗感染的固有免疫中起着关键作用。

　　目前在哺乳动物中共发现 13 种 TLR（TLR1～TLR13）。TLR1、TLR2、TLR4、TLR5 和 TLR6 主要在细胞膜上表达，识别来自胞外的病原体 PAMP，而 TLR3、TLR7、TLR8 和 TLR9 位于胞内，主要识别来自病毒和细菌的核酸等的 PAMP，其中至少 TLR2、TLR4、TLR5、TLR9 作为 PRR 参与对细菌 PAMP 的识别。TLR2 识别细菌肽聚糖、磷壁酸及多种糖蛋白，这些成分在革兰氏阳性细菌中含量很高。TLR4 主要识别脂多糖，脂多糖是革兰氏阴性细菌的特有成分，TLR5 则识别组成细菌鞭毛的鞭毛蛋白，而 TLR9 识别含有大量未甲基化的 CpG 的细菌 DNA。细菌的 PAMP 被上述一种或多种 TLR 同时识别后，便经过一系列信号转导过程，从而启动固有免疫应答，清除入侵的病原细菌。

9.2 抗病毒感染免疫

病毒是专性细胞内寄生微生物，只能在活的细胞内进行复制。病毒借助宿主细胞表面的正常蛋白质作为病毒受体进行吸附并侵入细胞内，并在细胞内大量复制后装配成完整的子代病毒粒子释放到细胞外，随后感染周围的正常细胞。病毒在宿主细胞内复制可扰乱细胞的蛋白质合成及生理功能，最终导致细胞死亡。有些病毒不直接造成细胞死亡，而是在细胞中潜伏形成持续性感染。因此，固有免疫及适应性免疫一方面阻止病毒侵入细胞内，另一方面清除被病毒感染的细胞，从而发挥抗病毒免疫功能。

9.2.1 抗病毒感染的固有免疫

正常机体完整的皮肤表面是阻止病毒进入机体的重要防线，干扰素、NK 细胞及巨噬细胞等固有免疫因素在病毒侵袭的早期发挥着重要作用。

（1）干扰素

干扰素主要包括 IFN-α、IFN-β、IFN-γ 和 IFN-λ。其中，将 IFN-α 和 IFN-β 称为 Ⅰ 型 IFN，主要是在病毒感染后产生的。多种细胞可以产生 Ⅰ 型干扰素，包括上皮细胞、内皮细胞、淋巴细胞及巨噬细胞等。Ⅰ 型干扰素具有广谱的抗病毒作用，是机体防御病毒感染的重要物质。IFN-γ 称为 Ⅱ 型干扰素，主要由激活的 NK 细胞、$CD4^+$ Th 细胞及 $CD8^+$ CTL 细胞产生。Ⅲ 型干扰素是最新发现的 IFN-λ 家族分子，由于其受体仅表达在上皮细胞和某些树突状细胞亚群，因此 Ⅲ 型干扰素的作用有组织特异性。

当病毒侵入宿主细胞时，病毒 RNA 及 DNA 被胞质内的 TLR 受体和 RIG 样受体识别，通过多种信号转导通路激活干扰素调节因子（IRF）的转录因子，并最终诱导产生 Ⅰ 型 IFN。IFN 本身并不能直接作用于病毒，而是与邻近细胞上 IFN 受体结合，并通过不同信号转导途径激活多种基因的表达，使细胞处于一种"抗病毒状态"（antiviral state），从而抵抗病毒的感染。其主要的机制有：①激活双链 RNA 依赖性蛋白激酶（dsRNA-dependent protein kinase，PKR），PKR 对 eIF-2α 进行磷酸化，可阻断病毒 mRNA 的翻译过程，阻止病毒蛋白质的合成。PKR 还可以通过 Bcl-2 和 caspase 依赖性机制（caspase-dependent mechanism）诱导受感染细胞发生凋亡，从而限制病毒的复制和扩散。②诱导细胞 2′,5′-寡聚腺苷酸合成酶（2′,5′-oligoadenylate synthetase，OAS）基因的转录，OAS 可以激活细胞内的一种 RNA 降解酶 RNase L，该酶可降解病毒基因组 RNA、病毒和细胞的 mRNA 及细胞核糖体 RNA，最终导致细胞蛋白质合成受阻，从而避免病毒对细胞的损伤。③诱导 Mx 蛋白基因的转录，该蛋白质可抑制一些 RNA 病毒的转录，但对 DNA 病毒没有效果。④诱导磷酸二酯酶（phosphodiesterase，PDE）基因的转录，PDE 能够降解 tRNA 末端核苷、抑制病毒肽链延长，即通过抑制蛋白质的合成、翻译和装配发挥抗病毒作用。

除了对病毒复制进行直接抑制之外，IFN-γ 和 IFN-α/β 能激活巨噬细胞和 NK 细胞，增强它们对病毒感染细胞的杀伤能力。此外，Ⅰ 型和 Ⅱ 型干扰素还能分别诱导 MHC Ⅰ 类及 MHC Ⅱ 类分子的表达，从而提高适应性免疫应答的效率。

（2）NK 细胞

NK 细胞可以直接裂解被各种病毒感染的细胞，其杀伤活性无 MHC 限制，也不依赖特异性抗体（天然细胞毒作用）。在病毒感染后 2 天即可检测到活化的 NK 细胞。NK 细胞及其所产生的炎性细胞因子在机体早期抗病毒感染过程中发挥重要的非特异性防御作用。

NK 细胞识别靶细胞后，通过穿孔素和颗粒酶等细胞毒物质和细胞因子，最终导致靶细胞崩解或发生凋亡。激活的 NK 细胞还能分泌 IFN-γ 及 TNF，可激活巨噬细胞和 T 细胞，并能增强 NK 细胞本身对病毒感染细胞的杀伤作用。NK 细胞分泌的 IFN-γ 不仅作为促炎介质（pro-inflammatory mediator），还可以上调受感染细胞内 IFN-β 的表达水平，由 IFN-β 在细胞内发挥抗病毒作用，阻止病毒在感染细胞内的复制并抑制其向正常细胞扩散。此外，在特异性抗体存在的情况下，NK 细胞也是 ADCC 作用的主要效应细胞之一。研究还显示，NK 细胞被病毒（如鼠 CMV）等抗原激活后可以增殖，并持续存在数月，若再次遇到相同抗原刺激时可以迅速产生应答，表明 NK 细胞与 T、B 细胞一样，可以分化成为记忆细胞。

（3）巨噬细胞

巨噬细胞可以从多个方面来破坏病毒以及病毒感染的宿主细胞，从而发挥抗病毒作用。巨噬细胞能识别并直接吞噬细胞外的病毒粒子和被病毒感染后发生裂解及凋亡的细胞，从而阻止病毒的进一步扩散。激活的巨噬细胞可释放 IFN-β、IL-12、IL-1 及 TNF 等细胞因子。其中，IFN-β 可以作用于邻近细胞，使其呈现"抗病毒"状态，也可以抑制感染细胞内病毒的复制。IL-12、IL-1 及 TNF 可作为免疫调节因子作用于固有免疫及适应性免疫相关效应细胞，包括中性粒细胞、NK 细胞及 T 细胞等。IL-12 和 TNF 可有效刺激 NK 细胞分泌 IFN-γ。此外，巨噬细胞也是重要的抗原提呈细胞，加工、处理病毒抗原，并提交给 T 细胞，在启动抗病毒适应性免疫的过程中发挥重要的作用。

9.2.2 抗病毒感染的适应性免疫

病毒感染后，机体产生体液免疫以及细胞免疫共同发挥抗病毒效应。体液免疫主要针对细胞外的病毒粒子，阻止其吸附和侵入，而细胞免疫主要是杀伤被病毒感染的细胞。

（1）抗病毒的体液免疫

体液免疫在抵抗病毒的初次感染和再次感染中都具有十分重要的作用。由于病毒在细胞内进行复制，而抗体无法进入细胞发挥作用。因此，抗体主要针对感染早期还未侵入细胞的病毒粒子，以及在受感染细胞中进行复制后释放至细胞外的病毒粒子。所以，抗体既可以阻止最初病毒对细胞的感染，也可以防止病毒在细胞间的扩散。

体液免疫抗病毒最重要的机制是特异性抗体对病毒的中和作用。病毒感染机体后，病毒的各种抗原成分均可以诱导机体产生相应的抗体。但只有其中一些抗体能够阻止病毒吸附和侵入细胞，称为中和抗体。这些抗体主要是针对病毒表面以及受感染细胞表面的糖蛋白抗原。中和抗体与病毒吸附位点结合后，通过占位效应（steric hindrance）直接阻断病毒蛋白质与靶细胞表面病毒受体之间的结合，从而使其无法吸附与侵入。中和抗体也可以改变病毒表面抗原蛋白质的构象，影响其对细胞的吸附。有时在病毒成功吸附细胞后，抗体还可以影响病毒囊膜与细胞膜之间的融合，从而影响其进入宿主细胞。

特异性抗体还可以激活补体来发挥抗病毒作用。抗体与细胞外游离的病毒结合后，可以通过经典途径激活补体，从而直接杀伤有囊膜的病毒，造成病毒溶解（virolysis）。当病毒侵入细胞并在受感染细胞膜表面出现大量病毒抗原时，抗体与其结合并激活补体，形成膜攻击复合物并最终裂解受感染细胞，阻止病毒的复制和扩散。在病毒感染早期，机体仅产生少量低亲和力抗体时，补体的这种作用对于机体的抗病毒作用十分重要。

此外，抗体的 Fab 段与病毒结合后，其 Fc 段可以与吞噬细胞表面的 Fc 受体结合，通过调理作用增强吞噬细胞对病毒的吞噬作用。而激活补体后所产生的 C3b 等分子同样可以对吞噬细胞起调理作用。抗体还可以介导 NK 细胞的 ADCC 作用，杀伤受病毒感染的细胞。

病毒感染至少可以诱导产生 IgG、IgA 及 IgM 3 种抗体。IgM 是病毒感染后最早出现的抗体。IgG 是最为重要的抗体类型，可有效中和血清及组织液中游离的病毒。病毒感染的不同阶段可诱导产生不同 IgG 亚类：如 HIV 感染静止期以 IgG1 为主，疾病进展时 IgG1 比例下降；HBV 感染急性期以 IgG1 和 IgG2 为主，慢性期以 IgG4 为主。分泌性 IgA 是机体黏膜抗病毒免疫的重要组成部分，可阻止病毒经呼

（2）抗病毒的细胞免疫

虽然中和抗体可以阻断病毒感染敏感细胞，在抗病毒的急性期感染中发挥重要作用，但由于抗体无法进入细胞内，一旦病毒侵入细胞并开始复制，抗体的作用就十分有限。因此，对于已成功进入细胞并建立感染的病毒，需要由T细胞介导的细胞免疫进行清除。

$CD8^+$ T细胞是最主要的效应细胞。树突状细胞在 $CD8^+$ T 细胞的活化过程中发挥重要作用，如果病毒能感染树突状细胞，则其可直接将病毒抗原肽经 MHC I 类分子途径提呈到细胞表面供 $CD8^+$ T 细胞识别，$CD8^+$ T 细胞通过 TCR/CD3 复合物识别病毒抗原肽，并在树突状细胞表面共刺激分子和 $CD4^+$ T 细胞释放的 IL-2 等细胞因子的共同作用下活化、增殖成为效应性细胞毒性 T 细胞（CTL）。如果病毒不感染树突状细胞，树突状细胞则可通过交叉提呈（cross-priming）的方法同样将病毒抗原肽经 MHC I 类分子途径提呈给 $CD8^+$ T 细胞。CTL 主要是通过释放穿孔素和颗粒酶溶解杀伤被病毒感染的靶细胞，或通过 Fas/FasL 途径诱导靶细胞凋亡。CTL 还可以释放 IFN-γ 及 TNF-α。IFN-γ 可以上调 MHC I 类分子的表达，从而能将感染细胞内病毒抗原更有效地提呈给活化的 $CD8^+$ T 细胞识别，还可以活化 NK 细胞及巨噬细胞，阻止病毒的扩散。TNF-α 则能够抑制病毒基因组的复制及衣壳的组装。

知识拓展 9-2
病毒的免疫逃避机制

$CD4^+$ T 细胞识别由抗原提呈细胞提呈的 MHC II 类分子 - 病毒抗原肽复合物，并在共刺激分子的作用下，最终分化为 Th1、Th2 及 Th17 细胞。Th1 细胞通过释放 IFN-γ、IL-2 及 TNF 等细胞因子直接或间接发挥抗病毒作用。其中，IFN-γ 可以直接作用于未感染细胞，抑制病毒在其内复制。TNF-α 可抑制感染细胞内病毒复制，与靶细胞表面 TNF 受体结合后，导致细胞发生凋亡。上述细胞因子还可以活化 $CD8^+$ T 细胞、巨噬细胞和 NK 细胞，增强其吞噬能力及对靶细胞的杀伤能力。

知识窗

病毒 miRNA 和免疫逃避

微 RNA（microRNA，miRNA）是一种长约 22 个核苷酸的非编码小分子 RNA，广泛存在于真核生物中。miRNA 通过碱基互补配对的方式识别并结合目的 mRNA，导致特定基因 mRNA 在细胞内的降解或其翻译受到抑制，从而作为一种重要的调控分子参与多种基因的转录后调控，影响细胞的生长、凋亡与免疫等生命活动。第一个 miRNA 由 Victor Ambros 等于 1993 年在线虫中发现，目前预测大部分人类基因都可受 miRNA 的调控。

由于 miRNA 对真核生物细胞多种生理过程进行调控，因此一些病毒在与宿主的进化博弈中，产生了病毒编码的 miRNA（viral miRNA），以调控宿主细胞和自身的 mRNA 的表达，从而利于逃避宿主的免疫应答并建立潜伏感染。

第一条由病毒编码的 miRNA 由 Thomas Tuschl 等于 2004 年在艾伯斯坦 - 巴尔病毒（Epstein-Barr virus，EBV）中发现，到目前 miRBase 序列数据库已收录了 300 多条病毒 miRNA。编码 miRNA 的病毒主要为在细胞核中进行复制的 DNA 病毒，绝大多数为疱疹病毒，但在多瘤病毒、囊泡病毒和腺病毒中也存在。病毒可通过其编码的 miRNA 来干扰病毒抗原提呈或抑制宿主免疫应答，从而实现免疫逃逸，形成潜伏感染。

1. 逃避 CTL 及 NK 细胞的识别与杀伤

CTL 及 NK 细胞可引起病毒感染细胞的凋亡及裂解，从而阻止病毒的复制和扩散，是宿主抗病毒感染的重要防御机制。特异性 CTL 对靶细胞的杀伤需要其 TCR 识别病毒抗原，并且 TCR 对病毒抗原肽的识别受 MHC I 类分子的限制。一些病毒 miRNA 抑制病毒抗原的表达，或干扰 MHC I 类分子对病毒抗原的提呈，从而使 CTL 细胞无法对靶细胞进行识别。例如，猴病毒 40（simian virus 40，SV40）编码的 T 抗原是特异性 CTL 细胞 TCR 识别的配体，而 SV40 编码针对 T 抗原的 miRNA，下调 T 抗原水平，从而抑制 CTL 对 SV40 感染细胞的识别和杀伤。JC 人多瘤病毒（JC human polyomavirus，JCV）和 BK 人多瘤病毒（BK human polyomavirus，

BKV）同样可以编码 miRNA 对 T 抗原进行降解。人巨细胞病毒（human cytomegalovirus，HCMV）编码的 miRNA（miR-US4-1）能下调氨肽酶 ERAP1 的水平，从而影响病毒抗原肽的转运和 MHC Ⅰ类分子的提呈，降低了 CTL 对靶细胞的敏感性，使病毒感染细胞逃过免疫监视。

NK 细胞表达的 NKG2D 是一种重要的激活型受体，与病毒感染细胞表面的特定配体结合后可激活 NK 细胞的杀伤功能。HCMV 的 miR-UL112-1、EBV 编码的 miR-BART2-5p 和卡波济肉瘤相关疱疹病毒（Kaposi's sarcoma herpesvirus，KSHV）的 miR-K12-7 等均能下调靶细胞表面 NKG2D 的配体 MICB 的表达，从而抑制 NK 细胞对病毒感染细胞的杀伤。而 JCV 和 BKV 编码的 miRNA 可抑制 NKG2D 的配体 ULBP3（UL16 binding protein 3）的表达水平，从而逃避 NK 细胞的杀伤作用。

2. 通过调控细胞因子的表达抑制免疫应答

病毒 miRNA 可以直接调控细胞因子的表达，从而抑制机体对病毒的免疫应答，实现免疫逃避。例如，KSHV 的 miR-K12-3 和 miR-K12-7 在人骨髓单核细胞和小鼠的巨噬细胞中能够促进促进 IL-6 和 IL-10 的表达。其原因是 miR-K12-3 和 miR-K12-7 可抑制 C/EBPβ（CCAAT/enhancer-binding protein β）的异构体 LIP（C/EBPβ p20）的表达，而 C/EBPβ 是 IL-6 和 IL-10 的转录负调控因子。由于 IL-6 和 IL-10 能抑制 T 细胞、NK 细胞及树突状细胞等多种免疫细胞的活性，说明 KSHV 的上述两条 miRNA 可通过调控 IL-6 及 IL-10 等细胞因子的表达来抑制宿主的免疫应答。

3. 促进病毒建立潜伏感染

潜伏感染是病毒逃避机体免疫清除的重要方法。建立潜伏感染的病毒长期隐藏在细胞中，但并不产生感染性病毒粒子释放到细胞外，且只表达少数病毒基因，从而逃避免疫系统的监视。潜伏感染期间，病毒通过多种方法调控细胞周期、促进感染细胞增殖并抑制凋亡，以及阻止潜伏病毒的激活等，使感染细胞长期存活，从而建立终生的潜伏感染。处于潜伏感染的病毒可表达 miRNA 以抑制病毒及宿主细胞相关基因的表达来参与上述过程，阻止病毒激活，从而帮助其维持潜伏状态。例如，EBV 从潜伏感染期进入裂解周期需要 DNA 聚合酶 BALF5，而 EBV 的 miR-BART2 可抑制 BALF5 的表达，从而可阻止 EBV 进入裂解期而保持潜伏感染的状态。病毒感染细胞发生凋亡可认为是宿主抗病毒感染的一种防卫机制，而 EBV 和 KSHV 编码针对细胞凋亡相关蛋白质的 miRNA，从而可以抑制病毒感染细胞的凋亡。

总之，病毒编码的 miRNA 通过抑制自身及宿主 mRNA 的表达，在病毒的免疫逃避过程中具有重要的作用。不同病毒 miRNA 所发挥的调控机制不尽相同且十分复杂，随着对病毒 miRNA 与病毒免疫逃避之间的深入研究，不仅有助于我们进一步了解病毒与宿主的相互关系，也有利于探索以病毒 miRNA 为靶点的相关病毒性疾病的治疗手段。

9.3 抗真菌感染免疫

真菌是具有坚硬细胞壁的真核腐生生物，缺乏叶绿素，包括酵母和霉菌两种类型。酵母形成圆形、椭圆形或球形细胞，通常通过出芽进行无性分裂。霉菌形成无性孢子（分生孢子），散布在环境中并萌发成管状丝状物，称为菌丝。双态性真菌（如白色念珠菌）可以作为酵母细胞（在人体组织中）或作为菌丝（在土壤中）存在，环境条件（如温度）影响它们形态、状态之间的转变。致病真菌可通过多种途径感染，包括吸入孢子（如烟曲霉）或直接皮肤接触（如红色毛癣菌）。共生真菌（如白色念珠菌）可以通过破坏黏膜屏障或改变宿主细菌菌群来建立感染。真菌病的范围很广，从浅表真菌病（如念珠菌性"尿布疹"或由皮肤癣菌引起的"香港脚"），到过敏性疾病（如过敏性支气管肺曲霉菌病），到危及生命的深层组织感染（如隐球菌性脑膜炎）。除了细胞壁多糖聚合物外，某些真菌可以合成荚膜成分、黑色素，以及包括毒素（如胶霉毒素和黄曲霉毒素）的次级代谢产物等，其中许多会影响宿主免疫反应。机体对真菌感染产生的免疫同其他病原微生物一样，包括固有免疫和适应性免疫。

9.3.1 抗真菌感染的固有免疫

固有免疫反应限制真菌在哺乳动物宿主中的生长和侵袭。高度保守的真菌细胞壁成分和核酸会触发巨噬细胞、树突状细胞、中性粒细胞，以及上皮细胞激活先天免疫，该过程的第一步涉及先天免疫效应细胞中种系编码受体对真菌的识别。能够引发炎症反应的真菌聚合物包括 β-1,3-葡聚糖/β-1,6-葡聚糖、葡糖醛酸木糖甘露聚糖、磷脂甘露聚糖和半乳甘露聚糖等。

（1）膜结合受体在抗真菌感染中的作用

① Toll样受体　在真菌感染期间，炎症反应的产生、真菌杀灭和宿主存活取决于多种 Toll 样受体（Toll-like receptor，TLR）和非 TLR 介导的途径。纯化的真菌细胞壁成分可以激活多种 TLR 依赖性信号通路。例如，响应白色念珠菌磷脂甘露聚糖的巨噬细胞肿瘤坏死因子（tumor necrosis factor，TNF）的产生依赖于 TLR2、TLR4 和 TLR6。白色念珠菌酵母细胞触发的巨噬细胞 TNF 和 IFN-γ 分泌依赖于 TLR2 和 TLR4，而菌丝细胞仅触发 TLR2 依赖性反应。

② C型凝集素受体　3种基于免疫受体酪氨酸激活基序（immunoreceptor tyrosine-based activation motif，ITAM）的依赖性 C 型凝集素受体（CLR；Dectin-1、Dectin-2 和 Mincle）激活先天性和适应性抗真菌反应。Dectin-1、Dectin-2 和 Mincle 有助于鼠类宿主防御系统性念珠菌病和曲霉菌病。Dectin-2 和 Mincle 缺乏细胞内 ITAM，但可与 FcRγ（一种含有 ITAM 的衔接蛋白）配对。Dectin-1/Syk 信号通过 PKCδ 诱导 CARD9/BCL10/MALT1 蛋白质复合物的组装，随后通过激酶 TAK1 激活经典 NF-κB 通路，导致 TNF、IL-6、IL-23 和 IL-1β 的合成。

（2）细胞因子在抗真菌感染中的作用

抗真菌感染中，以产生 TNF、IL-12 和 IFN-γ 为特征的 Th1 型反应是有利的，而以产生 IL-4、IL-6 和 IL-13 为特征的 Th2 型反应是有害的。然而，Th1 型反应可能会产生不必要的组织损伤，并且它们的作用也会因 Th2 型细胞因子作用而减弱。反过来，不受控制的 Th2 型反应会导致慢性感染或过敏反应，如 IL-4 和 IL-13 在变应性支气管肺真菌病中具有主要致病作用，IL-4 的产生与小鼠侵袭性曲霉菌病和念珠菌病的恶化有关。

（3）固有免疫细胞在抗真菌感染中的作用

上皮细胞与表面含抗菌肽的黏液组成了呼吸道第一道屏障。上皮细胞表面的 TLR 和蛋白酶激活受体（protease activated receptor，PAR）被激活后，释放警报素（IL-25、IL-33 和 TLSP），诱导 Th 细胞向 Th2 细胞分化，释放 IL-4、IL-5 和 IL-13 等 Th2 型细胞因子，促使嗜酸性粒细胞脱颗粒，B 细胞抗体类别转换，肥大细胞产生和释放 IgE。

突破上皮屏障的抗原被树突状细胞（dendritic cell，DC）识别，DC 的模式识别受体为 Dectin-2、DC-SIGN 和 MR。DC 可以区分菌丝和分生孢子。如果与分生孢子作用，DC 将释放 IL-12，诱导 Th1 型细胞免疫；如果与菌丝作用，DC 将分泌 IL-4 和 IL-10，诱导 Th2 型细胞免疫。

中性粒细胞被真菌激活后，通过胞吞、脱颗粒释放抗菌肽、产生活性氧（ROS）和细胞外诱捕网发挥抗菌作用。

NK 细胞有抑制新生隐球菌和巴西副球孢子菌生长的作用，但 NK 细胞对荚膜组织胞浆菌感染无效。

最近的研究还证明了恒定自然杀伤 T 细胞（iNKT 细胞）在隐球菌病和曲霉菌病中的作用。iNKT 细胞在真菌感染的气道中积累并产生 IFN-γ。在体外，多种真菌刺激树突状细胞以 Dectin-1 和 CD1d 依赖的方式激活 iNKT 细胞。

9.3.2 抗真菌感染的适应性免疫

普遍认为，免疫系统适应性免疫的激活对于解决宿主中的真菌感染至关重要。抗原提呈细胞，如树突状细胞、巨噬细胞等，能够将吞噬的抗原分别经 MHC Ⅰ 类分子或 MHC Ⅱ 类分子呈递给 $CD4^+$ T 细胞或 $CD8^+$ T 细胞，激活这些细胞后引起特异性细胞免疫反应。B 细胞直接与真菌抗原反应，分泌可能影响感染结果的免疫球蛋白，发挥特异性体液免疫作用。

（1）Th1 细胞免疫

Th1 细胞免疫反应有助于宿主防御大多数真菌病原体，其重要性在实验小鼠模型和人类感染中得到了充分证实。抗原提呈细胞被真菌抗原激活后可产生对 Th1 细胞分化至关重要的 IL-12。IL-12 信号通路的基因突变与多种真菌疾病的易感性有关，如隐球菌病、念珠菌病等。此外，在缺乏 IFN-γ 的小鼠中观察到对组织胞浆菌病的易感性增加。相反，接受 IFN-γ 辅助免疫疗法的患者对曲霉菌病和隐球菌病的保护作用增强。Th1 细胞通过释放促炎细胞因子 IFN-γ、TNF-α 和 GM-CSF 来参与抗真菌免疫反应。

（2）Th2 细胞免疫

对于绝大多数真菌感染，Th2 细胞免疫表现出对宿主不利的影响。这些 Th2 型应答反应由 $CD4^+$ T 细胞衍生的细胞因子 IL-4、IL-5 和 IL-13，以及 B 细胞分泌的 IgE 组成。在大多数真菌病中，这些可溶性因子的大量合成会干扰病原体的清除。Th2 型细胞因子抑制宿主免疫的机制是多因素的。与正常激活的巨噬细胞相比，新生隐球菌和荚膜隐球菌在经 IL-4 作用的巨噬细胞中增殖旺盛。这些激活的吞噬细胞中产生大量的精氨酸酶-1（Arg-1），该酶可以减少具有杀真菌活性的一氧化氮数量。此外，IL-4 调节真菌对巨噬细胞中特定微量营养素的获取。例如，IL-4 可以上调细胞表面的转铁蛋白受体，从而增强铁的获取，这种现象被认为会增加细胞内真菌的生长。IL-4 还可以通过增加锌含量支持细胞内真菌病原体的存活。

（3）Th17 细胞免疫

Th17 细胞免疫在增强宿主对真菌病原体防御方面的影响已经得到了充分证实。事实上，IL-17 信号轴基因缺陷患者的抗真菌病能力受到严重损害。例如，有一种罕见的遗传病，称为自身免疫性多内皮细胞增多症，伴念珠菌感染和外胚层营养不良，与慢性和复发性黏膜皮肤念珠菌感染有关。这种缺陷的特征是自身免疫调节因子发生基因突变，导致产生针对 Th17 型细胞因子的自身抗体。此外，在慢性黏膜皮肤念珠菌感染患者中发现了影响 Th17 免疫的 Dectin-1 信号的遗传突变。缺乏 IL-17 受体的小鼠不能产生功能性 Th17 细胞，并且易患全身和口腔念珠菌感染。IL-23/IL-17 轴对于建立针对白色念珠菌的免疫力是必要的。在真皮和口腔感染模型中，IL-23 缺乏的动物，病情会发展得越来越严重。Th17 型细胞通过两种不同的机制发挥抗真菌作用。在全身性感染模型中，Th17 型细胞通过促进趋化因子 CXC 的释放来招募中性粒细胞。中性粒细胞反过来表现出强大的抗念珠菌活性，并清除病原体。在黏膜感染模型中，IL-17 促使角质形成细胞和上皮细胞释放抗微生物肽，如具有直接杀伤活性的 S100A 蛋白、β-防御素和组胺等，从而发挥抗真菌作用。

（4）$CD8^+$ T 细胞免疫

最近的研究表明细胞毒性 T 细胞在荚膜组织胞浆菌、新生隐球菌和卡氏肺孢子菌的感染中具有保护作用。$CD8^+$ T 细胞通过产生 IFN-γ 介导针对新生隐球菌感染的免疫作用，并且真菌特异性 $CD8^+$ T 细胞的启动似乎不需要 $CD4^+$ T 细胞帮助。事实上，$CD8^+$ T 细胞反应在 $CD4^+$ T 细胞敲除小鼠中得到增强。在没有 $CD4^+$ T 细胞的情况下，$CD8^+$ T 细胞可以通过分泌 IFN-γ 来保护小鼠免受荚膜组织胞浆菌和新生隐球菌感染。$CD8^+$ T 细胞也可以通过分泌 IFN-γ 以响应卡氏肺孢子菌感染。

（5）体液免疫

早期的研究结果认为，抗体对于解决真菌感染是可有可无的。然而，B 细胞缺陷（包括 X 连锁高

IgM 综合征）、低丙种球蛋白血症和 IgG2 缺乏症的患者易患隐球菌病均可以证明抗体在抗真菌病中的重要性。抗体主要靶向真菌细胞壁中的抗原，如 $\beta-$ 葡聚糖（烟曲霉、白色念珠菌和新生隐球菌）、凝集素样序列 3（白色念珠菌）、葡糖醛酸木糖甘露聚糖（新生隐球菌）和热休克蛋白 60（荚膜组织胞浆菌），从而在宿主中引发保护性免疫反应。这些抗体介导宿主保护的机制大致分为直接机制和间接机制。直接机制是当免疫球蛋白与病原体结合时导致生长抑制或杀微生物活性的机制。某些单克隆抗体对白色念珠菌、新生隐球菌和烟曲霉的杀真菌活性得到了很好的证明。此外，抗体与真菌外表面的结合促进基因表达和真菌代谢的改变，最终抑制病原体的毒力。间接机制包括免疫球蛋白介导的增强效应细胞杀微生物潜力的抗感染作用。补体途径的激活和抗体依赖细胞介导的细胞毒作用（antibody-dependent cell-mediated cytotoxicity，ADCC）与抗体在感染期间的间接作用有关，并形成宿主防御真菌病原体（如白色念珠菌、新生隐球菌和荚膜梭菌）的组成部分。

知识拓展 9-3
白色念珠菌的免疫逃避机制

知识窗

艾滋病与真菌感染

艾滋病是由人类免疫缺陷病毒（HIV）感染后所引起的一种免疫缺陷病。HIV 伤害人体免疫系统当中最重要的 $CD4^+$ T 细胞。$CD4^+$ T 细胞数量下降就会使人体处于免疫缺陷状态，从而容易出现一些机会性的感染。

大部分的真菌感染都是机会性的感染，机体免疫功能低下时才容易受到感染，故真菌感染容易发生在艾滋病发病期。在艾滋病潜伏期，感染者通常不会出现真菌感染。不过当感染者机体免疫功能严重降低、进入到艾滋病发病期后，会出现多种真菌感染。例如，耶氏肺孢子菌感染所导致的肺孢子菌肺炎，就是艾滋病患者最常见的机会性感染；白色念珠菌感染导致的食管假丝酵母菌病、口腔假丝酵母菌病等；新生隐球菌感染可引起隐球菌脑膜炎、肺隐球菌感染等；马尔尼菲篮状菌感染可累及肺、肝、皮肤、淋巴结等多组织器官；曲霉感染引起侵袭性肺曲霉病和阻塞性支气管肺曲霉病；组织胞浆菌感染引起急慢性肺部组织胞浆菌病、播散性组织胞浆菌病等。

9.4 抗寄生虫感染免疫

寄生虫一般指寄生于宿主体内的单细胞原虫及多细胞真核病原生物。大多数寄生虫有着复杂的生活史，在不同发育阶段其形态和寄居的部位不同，且常生活在不同的宿主中。寄生虫的抗原构成复杂，在抗原的化学成分上包括蛋白质、多糖、糖蛋白和糖脂等，而且在不同发育时期存在其特异性抗原。同时，寄生虫经过长期进化，能够成功逃避宿主的免疫应答而长期寄居在宿主体内，引起慢性感染。宿主仅对少数寄生虫可以产生消除性免疫，即宿主能完全清除体内寄生虫，并对再感染产生完全的抵抗力。对于大多数寄生虫感染的免疫是非消除性免疫，即宿主对体内已有的寄生虫不能完全清除，但可诱导宿主对再感染产生一定的免疫力，即伴随免疫。由于不同的原虫及蠕虫在其结构、生化特性、生活史及致病机制上各有差异，针对不同的寄生虫，所诱导产生的免疫应答机制也不同。通常，原生动物寄生虫趋向于诱导 Th1 应答，而蠕虫感染则多引起 Th2 应答。

9.4.1 抗寄生虫感染的固有免疫

（1）体液因素

补体等体液成分是机体抗寄生虫的固有免疫的组成部分，它们可以直接杀伤入侵的寄生虫，或协助效应细胞杀死寄生虫。细胞外寄生虫可以经旁路途径激活补体，补体可以对寄生虫发挥溶解作用。同时，补体激活产物可发挥调理作用，增强嗜酸性粒细胞、中性粒细胞和吞噬细胞对寄生虫的杀伤效应。

人类血清中还存在可溶性的锥虫溶解因子（trypanosome lysis factor，TLF），使人对布氏锥虫指名亚种（*Trypanosoma brucei brucei*）具有天然的抵抗力。TLF 为高密度脂蛋白，包括 TLF1 及 TLF2 两种，其关键活性物质是触珠相关蛋白（haptoglobin-related protein）和载脂蛋白 L-1（apolipoprotein L-1，ApoL-1），两者共同作用可以溶解布氏锥虫指名亚种。

此外，许多寄生虫感染后，可诱发宿主的非特异性高丙球蛋白血症，如锥虫症患者血清 IgM 水平增高，疟疾患者血清 IgG 水平增高。这很可能是由于寄生虫产生的某些物质作为 B 细胞的有丝分裂原刺激其非特异增殖而造成的。

（2）细胞因素

① 吞噬细胞　针对原虫，最主要的固有免疫作用是吞噬细胞的吞噬作用。原虫表面分子能被宿主吞噬细胞的 TLR 识别并激活吞噬细胞。例如，疟原虫、刚地弓形虫及隐性芽胞虫都可以表达 GPI 脂质（glycosyl phosphatidylinositol lipid），从而可以激活 TLR2 及 TLR4。巨噬细胞能直接吞噬和杀伤小型寄生虫，同时能分泌许多细胞毒性物质杀伤胞外寄生虫。巨噬细胞可分泌 TNF-α 等细胞因子，从而激活嗜酸性粒细胞等其他效应细胞而增强抗寄生虫效应。巨噬细胞表达 Fc 受体，可介导 ADCC 作用。中性粒细胞可吞噬寄生虫，通过有氧或无氧途径杀伤寄生虫。与巨噬细胞相比，其呼吸爆发更为强烈，且能产生很强细胞毒性的颗粒物。中性粒细胞也表达 Fc 受体和补体受体，参与 ADCC 作用。很多原虫能抵抗吞噬细胞的杀伤作用并在细胞内繁殖。多数蠕虫具有较厚的外皮，对中性粒细胞及巨噬细胞的杀伤作用具有抵抗力。

② 嗜酸性粒细胞　嗜酸性粒细胞增多是机体感染蠕虫的特征之一。蠕虫感染后，肥大细胞与产生的特异性 IgE 结合并释放介质吸引嗜酸性粒细胞到寄生虫感染灶，一些寄生虫释放的物质也可以直接吸引嗜酸性粒细胞。嗜酸性粒细胞借助于表面的 Fc 受体和补体受体黏附于寄生虫表面并进行脱颗粒，释放主要碱性蛋白（major basic protein，MBP）、嗜酸性粒细胞阳离子蛋白（eosinophil cationic protein，ECP）来杀伤蠕虫幼虫。

③ 血小板　血小板可以杀死多种寄生虫，如吸虫幼虫、刚地弓形虫及枯氏锥虫等。IFN-γ 及 TNF-α 可以增强其细胞毒性。血小板同样表达有 Fcε 受体，可能借助 IgE 发挥 ADCC 作用。

④ γδ T 细胞　γδ T 细胞参与抵御鼠弓形虫、恶性疟原虫和巴西钩虫（蠕虫）的感染。活化的 γδ T 细胞分泌 IFN-γ 等细胞因子，增强巨噬细胞的吞噬作用。γδ T 细胞还能通过分泌穿孔素和颗粒酶杀伤被感染的细胞。

9.4.2　抗寄生虫感染的适应性免疫

不同的原虫及蠕虫在其结构、生化特性、生活史及致病机制上各有差异，因此不同的寄生虫所诱导产生的适应性免疫应答也不同。针对很多寄生虫的免疫应答机制尚未完全清楚。很多原虫可以寄生在宿主细胞内，对这类寄生虫的保护性免疫类似于针对胞内菌或病毒的免疫应答，而针对寄生于细胞外组织中蠕虫的免疫应答主要依赖特定类型的抗体。

（1）体液免疫

一般而言，在寄生虫感染早期，血液中 IgM 水平升高，随着时间延长，血液中 IgG 水平逐渐上升。蠕虫感染后，IgE 水平明显升高，而肠道寄生虫感染会使分泌性 IgA（sIgA）水平升高。寄生虫的特异性抗体可以通过经典途径激活补体，直接对寄生虫造成损伤。抗体能发挥中和作用，阻断寄生虫对宿主细胞表面的吸附，如针对疟原虫裂殖子的特异性抗体可以阻断其与红细胞表面特定受体的结合，从而阻止其进一步繁殖。抗体还可通过 ADCC 作用（主要针对某些寄生虫的幼虫，如血吸虫童虫、旋毛虫早期幼虫等），介导嗜酸性粒细胞、中性粒细胞、血小板、巨噬细胞对寄生虫的杀伤作用，或者与吞噬细胞表面的 Fc 受体结合，发挥调理作用。

由于蠕虫生活在细胞外组织中，抗体在针对蠕虫的免疫应答中发挥重要作用，其中 IgE 是机体抗蠕虫感染最为重要的抗体类型。IgE 介导 I 型超敏反应，引起局部炎症反应促进肠道蠕虫排出。

活化的 $CD4^+$ Th 细胞对抗蠕虫防御具有关键作用，因为蠕虫可以刺激初始 $CD4^+$ Th 细胞分化为 Th2 细胞，进而分泌 IL-4、IL-5 及 IL-13。IL-4 可诱导 IgE 的产生，IgE 与肥大细胞和嗜碱性粒细胞的 FcεR I 受体结合，当这些结合于细胞表面的 IgE 与蠕虫抗原相遇后，触发肥大细胞脱颗粒，释放出的活性介质和细胞因子吸引嗜酸性粒细胞在寄生虫感染部位的聚集和活化，由嗜酸性粒细胞释放主要碱性蛋白和活性氧中间体（reactive oxygen intermediates，ROI）等杀伤虫体。而释放出的组织胺能引起宿主肠道和气管平滑肌收缩，使寄生虫脱离黏膜，被排出宿主体外。IL-5 强烈地促进嗜酸性粒细胞的增殖、分化和活化。IL-13 与气管和胃肠的驱逐反应密切相关。

（2）细胞免疫

在寄生虫感染中，针对不同的寄生虫，以及同种寄生虫不同感染阶段的虫体所产生的细胞免疫应答机制往往不同。$CD4^+$ T 细胞和 $CD8^+$ T 细胞通过各自机制直接或间接地发挥针对不同寄生虫的免疫清除作用。$CD4^+$ Th 细胞在抗寄生虫感染中十分关键。$CD4^+$ Th 细胞可分化成为 Th1 和 Th2 细胞，两者产生细胞因子不同且彼此拮抗，不同的寄生虫诱导机体产生不同比例的 Th1 和 Th2 细胞，从而决定了最终的免疫应答方式。

通常，针对细胞内寄生虫主要以 Th1 型细胞因子及 CTL 介导的免疫应答为主，而针对细胞外蠕虫主要依赖由 Th2 型细胞因子介导的免疫应答。例如，利什曼原虫是寄生于宿主巨噬细胞内的原虫，其前鞭毛体以内化的方式进入巨噬细胞后成为无鞭毛体并在胞内进行增殖。宿主的特异性 $CD4^+$ T 细胞在巨噬细胞产生的 IL-12 等细胞因子的作用下分化为 Th1 细胞，由 Th1 细胞产生 IFN-γ，IFN-γ 可激活巨噬细胞并诱导产生诱导型一氧化氮合酶（inducible nitrogen oxide synthase，iNOS），并进一步产生一氧化氮等有毒反应性氮中间物（reactive nitrogen intermediate，RNI），对巨噬细胞内的寄生虫进行有效杀伤。同时，CTL 识别经 MHC I 类途径提呈的寄生虫抗原肽，产生 IFN-γ 发挥作用或对感染的细胞进行裂解。

知识拓展 9-4
寄生虫的免疫逃避机制

开放讨论题

1. 如何看待机体的抗感染免疫与其造成的免疫病理损伤的关系？
2. 在抗感染免疫中，固有免疫与适应性免疫的关系如何？
3. 固有免疫细胞如何实现对病原体的识别？

思考题

1. 体液免疫应答在抗病毒感染过程中发挥哪些作用？
2. 细胞毒性 T 细胞杀伤病毒感染靶细胞的机制有哪些？
3. 机体抗胞外菌和胞内菌的适应性免疫应答有何异同？
4. IgE 在机体抗寄生虫感染中如何发挥作用？

📖 推荐阅读

- 刘祎琪，诸欣平，程喻力. 嗜酸性粒细胞在蠕虫感染免疫中的作用 [J]. 寄生虫与医学昆虫学报，2023，30（1）：59-64.

  点评：该论文综述嗜酸性粒细胞和蠕虫之间关系的最新进展，探讨嗜酸性粒细胞对宿主的保护性免疫与病理损伤的两面性，及其对宿主机体的免疫调节作用。

- RABAAN A A, ALFARAJ A H, ALSHENGETI A, et al. Antibodies to combat fungal infections: Development strategies and progress [J]. Microorganisms，2023，11（3）：671.

  点评：该论文综述真菌感染的机制、细胞介导的免疫反应、体液免疫反应等，重点介绍了抗体在抗真菌感染中的作用，并对利用抗体进行抗真菌治疗进行展望。

网上更多学习资源……

◆ 教学课件　　◆ 自测题　　◆ 参考文献

（杨发龙、江文正、张瑞）

10 免疫病理

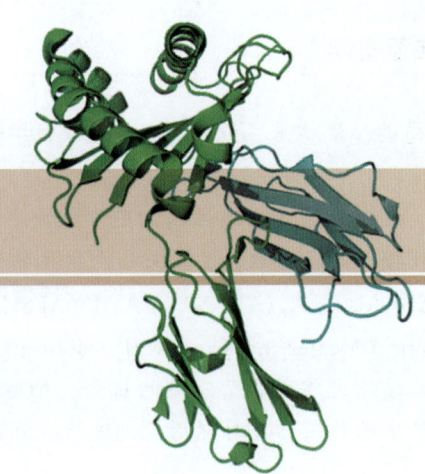

- **10.1 超敏反应**
  Ⅰ型超敏反应；Ⅱ型超敏反应；Ⅲ型超敏反应；Ⅳ型超敏反应

- **10.2 自身免疫与自身免疫病**
  自身免疫的发生与生理作用；自身免疫病及其分类；自身免疫病的免疫损伤机制与典型疾病；自身抗体及临床意义

- **10.3 免疫缺陷病**
  免疫缺陷病分类；免疫缺陷病的特点；免疫缺陷病的诊断和治疗

- **10.4 肿瘤免疫**
  肿瘤抗原；肿瘤免疫机制；肿瘤免疫诊断和治疗

- **10.5 移植免疫**
  移植及移植排斥反应的类型；移植排斥反应的机制；移植排斥反应的免疫防治

免疫反应是机体在进化过程中所获得的"识别自身、排斥异己"的一种重要生理功能。正常情况下，机体通过细胞免疫应答和（或）体液免疫应答抵御外源性抗原的侵害，对自身组织抗原产生耐受。但异常情况下，机体也会产生病理性免疫应答导致免疫损伤。例如：对无害抗原产生应答，或对抗原异常反应等导致超敏反应；对"非己"抗原应答过弱，导致免疫功能低下或缺失，引发严重感染或肿瘤；对自身抗原产生免疫应答，导致自身免疫病。

▶ 知识导图

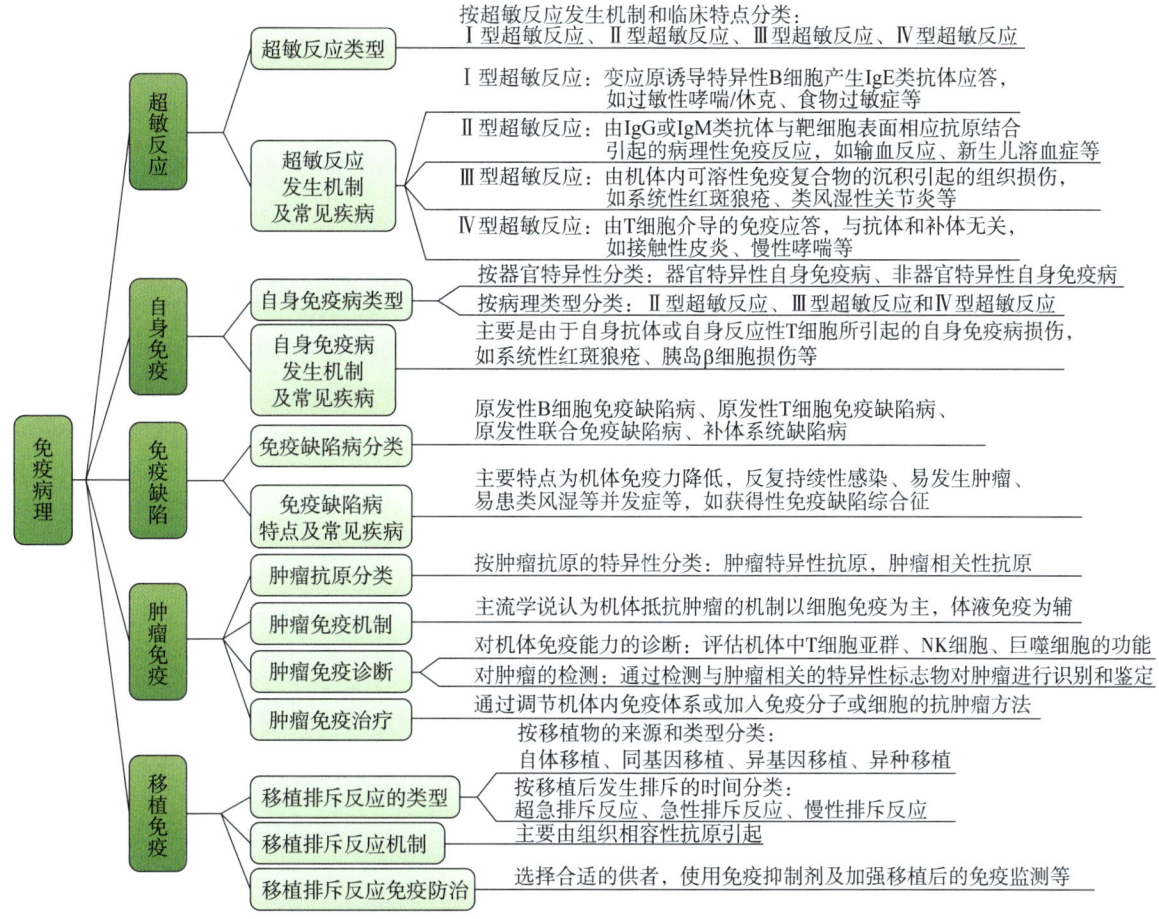

▶ 关键词

超敏反应　自身免疫　免疫缺陷　肿瘤免疫　移植免疫

10.1 超敏反应

超敏反应（hypersensitivity）是指已被抗原致敏的机体再次接触相同抗原时所导致的功能紊乱和（或）组织损伤。超敏反应主要是机体对抗原物质产生异常的、病理性的适应性免疫应答。但固有免疫也参与超敏反应的发生和发展，并发挥重要的作用。引起超敏反应的抗原（或称变应原），可以是完全抗原（如异种血清、组织细胞、微生物、植物花粉等），也可以是半抗原（如青霉素、磺胺类药物等）。关于超敏反应类型的分类，目前普遍接受的是 1963 年由 Coombs 和 Gell 根据超敏反应发生的速度、发生机制和临床特点划分的 4 型（表 10-1）：Ⅰ型（速发型）、Ⅱ型（细胞毒型）、Ⅲ型（免疫复合物型）和Ⅳ型（迟发型）。Ⅰ型、Ⅱ型和Ⅲ型超敏反应均由抗体介导，而Ⅳ型则由 T 细胞介导。

表 10-1　超敏反应的类型和特点

类 型	引起的疾病	介导因素	发生机制
Ⅰ型 （速发型）	过敏性哮喘、过敏性休克、食物过敏症等	IgE	变应原与肥大细胞、嗜碱性粒细胞表面的 IgE 结合，使细胞释放活性介质，引起毛细血管扩张、通透性增加，平滑肌收缩，腺体分泌增强
Ⅱ型 （细胞毒型）	输血反应、肺出血-肾炎综合征、新生儿溶血症等	IgG IgM 补体	抗体与靶细胞表面抗原结合，在补体、吞噬细胞和 NK 细胞参与下导致靶细胞溶解
Ⅲ型 （免疫复合物型）	血清病、系统性红斑狼疮、类风湿性关节炎、免疫复合物型肾小球肾炎	IgG IgM 补体	中等大小免疫复合物沉积于血管基膜、激活补体，吸引中性粒细胞、肥大细胞、嗜碱性粒细胞、血小板等，引起炎症
Ⅳ型 （迟发型）	接触性皮炎、传染性变态反应、慢性移植排斥反应	致敏 T 细胞	致敏 T 细胞再次与抗原相遇，直接杀伤靶细胞或产生多种细胞因子，引起以单个核细胞浸润为主的炎症反应

10.1.1　Ⅰ型超敏反应

Ⅰ型超敏反应（type Ⅰ hypersensitivity）又称速发型超敏反应（immediate hypersensitivity）或变态反应（allergy）。Ⅰ型超敏反应主要由 IgE 抗体介导，肥大细胞和嗜碱性粒细胞是关键的效应细胞，其释放的生物活性介质是引起各种临床表现的重要分子基础。Ⅰ型超敏反应的特点是：①发作快，消退也快，故称速发型超敏反应；②常引起机体的瞬间功能紊乱，但无严重的组织损伤；③有明显的个体差异和遗传倾向，患者对某些抗原易产生 IgE 抗体。

Ⅰ型超敏反应可分为两个时相：①速发相，在机体再次接触相同抗原后数秒至数十分钟内发作，主要由生物活性介质引起功能异常，一般在数小时后消退，但严重的过敏性休克则可能致死；②迟发相，一般在机体再次接触相同抗原数小时后发生，持续 24 h 后逐渐消退，以局部炎症反应为特征，也伴有某些功能异常。

（1）Ⅰ型超敏反应发生机制

根据Ⅰ型超敏反应的发生机制，可将其发生过程分为 3 个阶段即致敏阶段、激发阶段和效应阶段。

① 致敏阶段　变应原初次进入过敏体质的机体，刺激其产生特异性 IgE 类抗体。IgE 以 Fc 段与肥大细胞和嗜碱性粒细胞表面的 IgE Fc 受体结合，这一阶段称为致敏阶段（图 10-1）。在此阶段形成的结合有 IgE 的肥大细胞和嗜碱性粒细胞称为致敏细胞，含有致敏细胞的机体则处于致敏状态，此状态一般可持续数月、数年或更长时间。

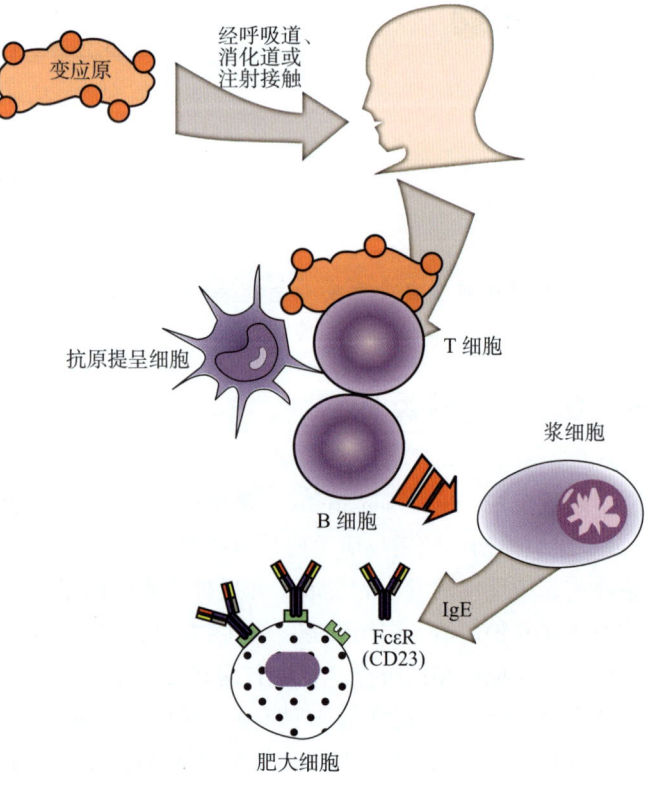

图 10-1　Ⅰ型超敏反应的致敏过程

能够引起 I 型超敏反应的变应原种类很多，主要有以下几类：a. 吸入性变应原，如植物花粉、真菌孢子及菌丝、螨类的碎片及排泄物、动物皮屑、粉尘、昆虫毒液及酶类等；b. 食物性变应原，如牛奶、鸡蛋、海鲜类食物等；c. 药物，如青霉素、磺胺、普鲁卡因和有机碘等，它们可与体内某些蛋白质结合而成为变应原。变应原通过呼吸道、消化道、注射等途径进入机体，诱导 B 细胞分化增殖为浆细胞，产生 IgE 类抗体。IgE 主要由鼻、咽、扁桃体、气管及胃肠道等处黏膜固有层浆细胞合成。正常人血清中 IgE 水平极低，而过敏症患者血清 IgE 可高于正常人 1 000～10 000 倍。由 B 细胞产生 IgE 的过程受多种细胞因子的调节。例如，Th2 细胞释放 IL-4 和 IL-13，可促进 IgE 类抗体类别转化和合成；Th1 细胞产生 IL-12，可拮抗 IL-4 诱生 IgE 的作用；Treg 细胞分泌 IL-10 或 TGF-β 可抑制 IgE 的产生，而促进 IgG4 产生。由于 IgE 类抗体具有较强亲细胞性，可高亲和力结合肥大细胞或嗜碱性粒细胞表面 IgE Fc 受体（FcεR I），使机体致敏。表面结合 IgE 的肥大细胞和嗜碱性粒细胞称为致敏细胞。

② 激发阶段　指同一的变应原再次进入机体，与致敏细胞上的 IgE 特异性结合，使之脱颗粒、释放和合成活性介质的阶段（图 10-2）。

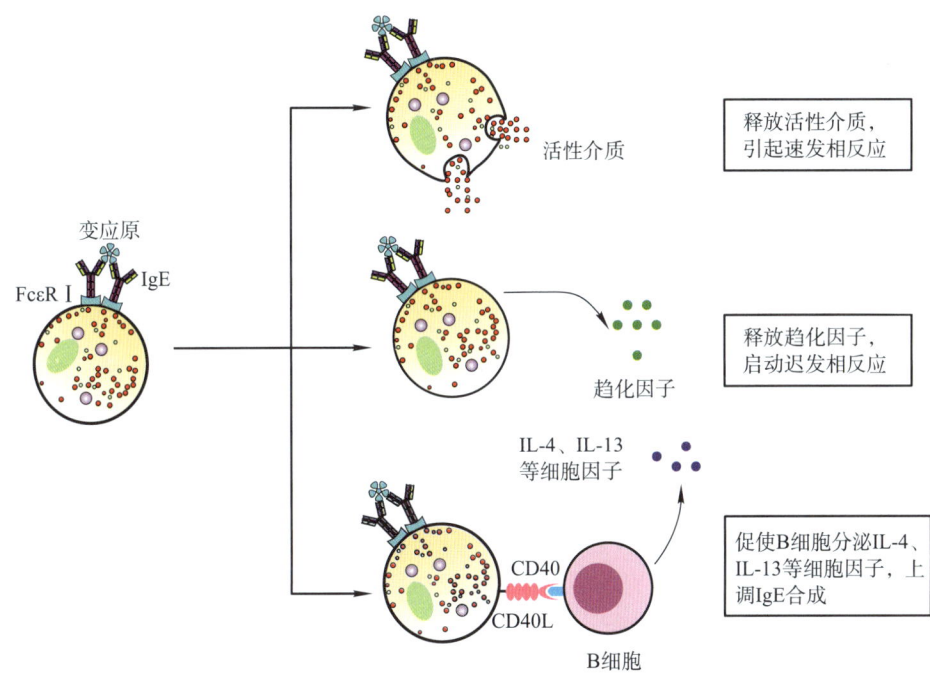

图 10-2　I 型超敏反应的激发阶段

当同一变应原再次进入致敏机体，多价变应原与已存在于肥大细胞或嗜碱性粒细胞表面的两个以上 IgE 分子交叉结合，导致 FcεR I 聚集并发生构型改变，即发生受体交联，从而启动激活信号。由于肥大细胞和嗜碱性粒细胞均含大量嗜碱性颗粒及脂质小体，FcεR I 聚集可以导致细胞内颗粒膜与胞质膜融合，将颗粒内容物释放至细胞外，即脱颗粒（degranulation），进而激活磷脂酶 A_2（PLA_2），使膜磷脂酰胆碱分解，产生多种花生四烯酸代谢产物，释放至细胞外。

肥大细胞和嗜碱性粒细胞释放的活性介质包括预存于颗粒内的介质和新合成的介质。预先形成储备的介质包括组胺（histamine）、激肽原酶（kininogenase）和嗜酸性粒细胞趋化因子（eosinophil chemotactic factor of anaphylaxis，ECF-A）等。组胺是引起速发相症状的主要介质，可使小血管扩张、毛细血管通透性增强、平滑肌收缩、黏膜腺体分泌增强，其作用短暂，很快被组胺酶灭活。激肽原酶可将血浆中激肽原转变为缓激肽等，后者是参与迟发相反应的重要介质，可引起平滑肌缓慢收缩、强烈扩张血管、增加局部毛细血管通透性、吸引嗜酸性粒细胞和中性粒细胞。嗜酸性粒细胞趋化因子则能趋化嗜酸性粒细胞。

新合成介质主要包括前列腺素 D_2（prostaglandin D_2）、白三烯、血小板活化因子和一些细胞因子等。其生物学效应分别为：前列腺素 D_2 可与平滑肌细胞表面相应受体结合，使血管扩张、支气管收缩，并趋化中性粒细胞；白三烯是花生四烯酸代谢脂氧合酶途径产物，可以致支气管平滑肌收缩的作用加强且持续时间长，是引起支气管持续痉挛的主要介质，还能促进腺体的分泌增强；血小板活化因子能直接刺激支气管收缩，诱导血小板聚集、活化并释放活性胺类，促进毛细血管扩张和增强通透性；细胞因子如IL-3、IL-4、IL-5、IL-6、IL-13及TNF等，可分别促进Th2细胞应答和B细胞发生IgE类型转换，并诱导免疫细胞释放多种细胞因子和其他炎症介质。

除肥大细胞和嗜碱性粒细胞外，嗜酸性粒细胞也可以诱导性表达FcεRⅠ，被IgE诱导脱颗粒，释放类似的脂类介质、颗粒蛋白及酶类物质从而参与Ⅰ型超敏反应。

③ 效应阶段　指活性介质与效应器官上相应受体结合后，引起局部或全身病理变化的阶段。

在这一阶段，由活化的肥大细胞和嗜碱性粒细胞释放的活性介质通过扩张小血管和增加毛细血管通透性、刺激平滑肌收缩、促进黏膜腺体分泌和趋化炎症细胞、促进局部炎症反应等生物学效应，使组织发生病理性损伤或功能异常。

（2）常见的Ⅰ型超敏反应疾病

常见的Ⅰ型超敏反应疾病主要包括全身过敏性疾病和局部过敏反应。

全身过敏性疾病最典型的是药物过敏性休克和血清过敏性休克。过敏性休克的发生主要是由于一些药物半抗原（如青霉素等）进入机体后与蛋白质结合成为变应原，诱导机体产生IgE而致敏，当再次接触青霉素即发生过敏性休克。血清过敏性休克则是由于已被异种蛋白质致敏的机体再次注射相同来源的抗体或血清制品导致的。

局部过敏反应主要包括呼吸道过敏反应、消化道过敏反应和皮肤过敏反应。

① 呼吸道过敏反应　最常见的是过敏性哮喘和过敏性鼻炎，主要由花粉、真菌、尘螨和动物皮毛等引起。机体在吸入或食入变应原后，导致支气管平滑肌痉挛、小支气管黏膜水肿、黏液分泌增多、气道发生变应性炎症。

② 消化道过敏反应　少数人由于其胃肠道缺乏蛋白水解酶，分泌型IgA水平明显低下，局部黏膜防御功能下降，当其食入异种蛋白质后，由于异种蛋白质不能完全被分解而被黏膜吸收，或经损伤的胃肠道黏膜进入机体引起致敏，发生胃肠道局部过敏反应。

③ 皮肤过敏反应　主要包括荨麻疹、特应性皮炎（湿疹）和血管性水肿，多由药物性、食物性或吸入性变应原诱发，也可由某些肠道寄生虫感染或物理性因素（如寒冷）诱导局部肥大细胞释放介质而诱发。

知识窗

过敏反应试验

Richet和Portie将因多次注射动物抗血清所引起的异常反应称为过敏症（anaphylaxis），以与保护性反应（prophylaxis）相区别。1921年，Prausnitz将其好友Kustner对鱼过敏的血清注入自己前臂皮内，一定时间后将鱼提取液注入相同位置，结果注射局部很快出现红晕和风团反应，他们将引起此反应的血清中的因子称为反应素（reagin）。这就是著名的P-K试验，动物被动皮肤过敏试验（passive cutaneous anaphylaxis，PCA）的原理就是P-K试验。目前临床上用于诊断变态反应的皮肤试验也由此衍生而来。1966年，Ishizaka发现并证明IgE抗体是介导Ⅰ型超敏反应的主要抗体，至此历经45年之久终于揭开了反应素的化学本质。此后，Ⅰ型超敏反应的发病机制、特异的体外诊断方法和变应原纯化技术等领域均获得蓬勃发展。

10.1.2 Ⅱ型超敏反应

Ⅱ型超敏反应（type Ⅱ hypersensitivity）是指血清中的抗体（IgG 或 IgM）与靶细胞表面相应抗原或者半抗原结合后，在补体、吞噬细胞和 NK 细胞参与下，引起的以细胞溶解或组织损伤为主的病理性免疫反应。因此，Ⅱ型超敏反应又称为细胞溶解型（cytolytic type）或细胞毒型（cytotoxic type）超敏反应。

（1）Ⅱ型超敏反应发生机制

Ⅱ型超敏反应的发生是由于抗体（IgG 或 IgM）所针对的靶抗原位于细胞膜上，这些抗原包括吸附或结合在细胞膜上的抗原和半抗原。当细胞表面抗原与相应抗体结合后可导致靶细胞崩溃死亡、组织损伤或功能异常。以下介绍参与Ⅱ型超敏反应的抗原、抗体及其发生机制。

① 靶细胞及其表面抗原　Ⅱ型超敏反应中的靶细胞主要是血液细胞，包括白细胞、红细胞和血小板。能够引起Ⅱ型超敏反应的细胞表面抗原或组织抗原主要包括以下 4 种：a. 同种异型抗原。例如，ABO 血型抗原和 HLA 抗原。前者是在血型不符的输血时，输血者红细胞表面血型抗原可与受血者体内天然血型抗体结合；后者是由于供 / 受者 HLA 型别不同，供者 HLA 抗原可在受者体内诱导产生抗 HLA 抗体。b. 交叉抗原。一些外来抗原与自身组织抗原有共同或相似的表位，如溶血性链球菌株某些组分与人心肌、心瓣膜和肾小球基膜组分有交叉抗原，机体针对外来抗原产生的抗体能与自身组织发生交叉反应。c. 自身抗原。由于外伤、感染或药物作用导致某些隐蔽抗原进入血流，或者使一些自身组织抗原性质发生改变，这两类抗原诱导机体产生自身抗体。d. 外来抗原或半抗原。多数药物为半抗原，它们可以非特异性吸附在血细胞表面，成为新抗原被机体免疫系统识别，产生相应的抗体。

② 抗体介导靶细胞破坏的机制　Ⅱ型超敏反应主要由 IgG 和 IgM 类抗体介导，这些抗体与靶细胞表面抗原结合后，主要通过以下机制导致靶细胞破坏（图 10-3）：a. 激活补体溶解细胞。抗体与细胞表面抗原结合后通过激活补体经典途径，最后形成膜攻击单位，直接引起膜损伤而导致细胞溶解。b. 促进吞噬细胞吞噬。抗体通过与吞噬细胞表面 FcR 结合而发挥免疫调理作用，补体裂解片段可通过与补体受体结合而介导免疫黏附和调理作用，这两种效应均可促进吞噬细胞吞噬靶细胞。c. 抗体依赖细胞介导的细胞毒作用（antibody dependent cell-mediated cytotoxicity，ADCC）。IgG 与靶细胞表面抗原结合，其 Fc 段与 NK 细胞和吞噬细胞表面 FcγR 结合，从而介导 ADCC，杀伤靶细胞。

（2）常见的Ⅱ型超敏反应疾病

① 输血反应　如 ABO 血型不符的输血可导致红细胞大量破坏，即溶血性输血反应。非溶血性输血反应是由于反复输入异型 HLA 的血液，在受者体内诱发抗白细胞、抗血小板抗体或抗血浆蛋白抗体，导致白细胞和血小板破坏。

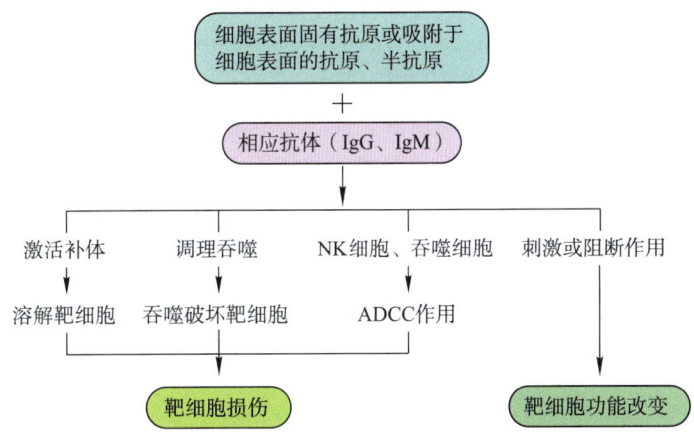

图 10-3　Ⅱ型超敏反应的主要环节

② 新生儿溶血症　母子间 Rh 血型不符是引起新生儿溶血症的主要原因，多发生于孕妇为 Rh⁻ 血型而胎儿为 Rh⁺ 血型，尤其是再次妊娠的情况下。当第一胎分娩时，胎盘剥离出血，极少量胎儿 Rh⁺ 的红细胞进入母体，刺激母体产生后天获得性抗 Rh 的 IgG 抗体。若该母亲再次妊娠的胎儿仍为 Rh⁺ 时，母体的抗 Rh 抗体可通过胎盘进入胎儿体内，并与 Rh⁺ 红细胞结合，激活补体及相关细胞，导致红细胞破坏，引起新生儿溶血症（图 10-4）。预防的方法可在初产妇分娩后 72 h 内给予注射抗 Rh 抗体，以阻断 Rh⁺ 红细胞对母体的致敏。新生儿溶血症也可由母胎 ABO 血型不符合引起。多发生于母亲是 O 型，胎儿是 A 型、B 型或 AB 型。因为天然血型抗体属 IgM 类，不能通过胎盘，而少量进入母体的胎儿红细胞能诱发后天获得性 IgG 类抗体，虽可通过胎盘进入血流，但胎儿血清及其他组织中也存在有 A、B 型抗原物质，有吸附抗体的作用，所以抗体并不全部集中于胎儿红细胞。故其发病率虽高，症状却较轻。

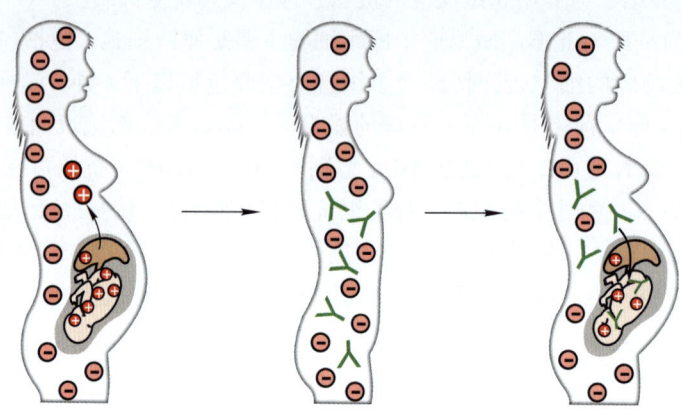

图 10-4　新生儿溶血症发生机制

母亲为 Rh⁻ 血型，妊娠 Rh⁺ 血型胎儿（第一胎）时，分娩过程中 Rh⁺ 红细胞进入母体后刺激母体产生抗 Rh 的 IgG 抗体。当再次妊娠的胎儿仍为 Rh⁺ 血型时，母体内抗 Rh 的 IgG 抗体由胎盘进入胎儿体内并与胎儿 Rh⁺ 红细胞结合，激活补体系统，导致胎儿红细胞溶解

③ 自身免疫性溶血性贫血　由于免疫功能紊乱，人体产生某种抗体能与自己正常红细胞表面的抗原结合或激活补体，引起红细胞过早破坏而导致的获得性溶血性贫血。

④ 药物过敏性血细胞减少症　外来药物半抗原结合在血细胞上成为完全抗原后刺激体内产生相应抗体，与血细胞表面抗原结合后激活补体或巨噬细胞造成血细胞损伤，可表现为溶血性贫血、粒细胞减少、血小板减少。

⑤ 肺出血 - 肾炎综合征　是由自身抗体引起的以肺出血和严重肾小球肾炎为特征的疾病。患者血清中的抗基膜抗体与肺泡和肾小球毛细血管基底膜中 Ⅳ 型胶原结合并在局部激活补体和白细胞。显微镜下可见坏死、白细胞浸润及抗体和补体沿基底膜呈线状沉积。

⑥ 甲状腺功能亢进　又称 Graves 病，是一种特殊的 Ⅱ 型超敏反应，即抗体刺激型超敏反应。甲状腺功能亢进患者血清中长时程作用甲状腺刺激物（long-acting thyroid stimulator，LATS）属 IgG 类自身抗体，半衰期比甲状腺刺激物长，刺激作用更强，能与甲状腺细胞上的甲状腺刺激物受体结合引起胞内 cAMP 增高，促使甲状腺细胞分泌大量甲状腺素，此作用不受甲状腺素的生理性反馈抑制，从而发生甲状腺功能亢进的各种临床症状。

10.1.3　Ⅲ 型超敏反应

Ⅲ 型超敏反应（type Ⅲ hypersensitivity）是由可溶性免疫复合物沉积于局部或全身多处毛细血管基底膜后，通过激活补体，并在中性粒细胞、血小板、嗜碱性粒细胞等效应细胞参与下，引起的以充血、水肿、局部坏死和中性粒细胞浸润为主要特征的炎症反应和组织损伤。此型超敏反应称为免疫复合物介导的超敏反应。

（1）Ⅲ型超敏反应的发生机制

① 可溶性免疫复合物的形成与沉积　存在于血液循环中的可溶性抗原与相应的IgG或IgM类抗体结合，可形成可溶性抗原-抗体复合物（即免疫复合物）（图10-5）。

正常情况下，免疫复合物的形成有利于机体通过单核-巨噬细胞吞噬将抗原性异物清除。但在某些情况下，受到一些因素的影响，可溶性免疫复合物不能有效地被清除，可沉积于毛细血管基底膜，引起炎症反应和组织损伤。多种因素能影响可溶性免疫复合物的清除和组织内的沉积。

② 免疫复合物沉积引起的组织损伤

a. 补体的作用　免疫复合物通过经典途径激活补体，产生补体裂解片段C3a和C5a。C3a和C5a与肥大细胞或嗜碱性粒细胞上的C3a和C5a受体结合，使其释放组胺等炎性介质，致局部毛细血管通透性增加，渗出增多，出现水肿。C3a和C5a同时又可趋化中性粒细胞至免疫复合物沉积部位。

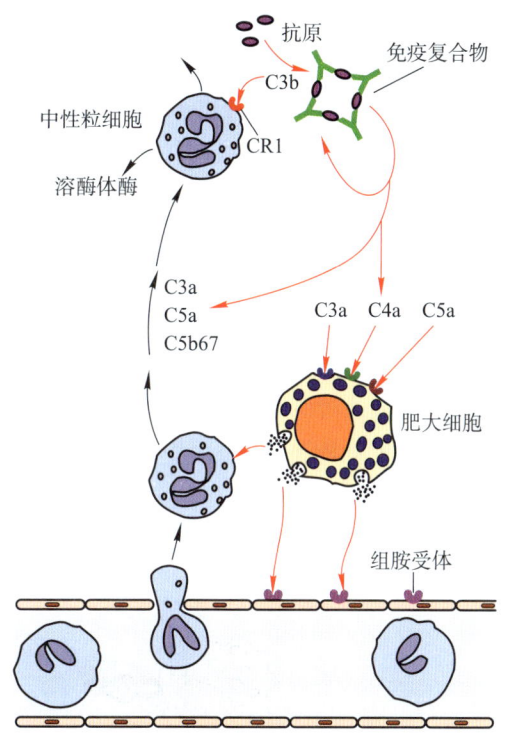

图10-5　Ⅲ型超敏反应的致病机制

b. 中性粒细胞的作用　聚集的中性粒细胞在吞噬免疫复合物的同时，还释放许多溶酶体酶，包括蛋白水解酶、胶原酶和弹性纤维酶等，可水解血管及局部组织。

c. 血小板和嗜碱性粒细胞的作用　肥大细胞或嗜碱性粒细胞活化释放的血小板活化因子（platelet-activating factor，PAF），可使局部血小板集聚、激活，促进血栓形成，引起局部出血、坏死。血小板活化还可释放血管活性胺类物质，进一步加重水肿。

（2）常见的Ⅲ型超敏反应疾病

Ⅲ型超敏反应疾病分为两类：局部免疫复合物病和全身免疫复合物病。

① 局部免疫复合物病

a. 阿蒂斯反应　1903年，Arthus（阿蒂斯）发现，给家兔皮下多次注射马血清，局部可出现红肿、出血和坏死等剧烈炎症反应，此反应即称为阿蒂斯反应。其机制是所注射的抗原与血管内的抗体结合形成可溶性免疫复合物并沉积在注射部位的小动脉壁上，引起免疫复合物介导的血管炎。

b. 人类局部免疫复合物疾病　胰岛素依赖型糖尿病患者等由于反复注射胰岛素，体内可产生过量抗胰岛素抗体，从而在局部出现类似阿蒂斯反应的临床表现。另外，由于长期大量吸入植物性或动物性及真菌孢子，可引起变态反应性肺泡炎或间质性肺泡炎。

② 全身性免疫复合物病

a. 血清病（serum sickness）　通常是在初次大量注射抗毒素（马血清）后1~2周发生，其主要临床症状是发热、皮疹、淋巴结肿大、关节肿痛和一过性蛋白尿等。有时应用大剂量青霉素、磺胺等药物也可引起类似血清病样的反应。

b. 链球菌感染后肾小球肾炎（poststreptococcal acute glomerulonephritis）　一般发生于A族溶血性链球菌感染后2~3周。此时体内产生抗链球菌抗体，与链球菌可溶性抗原结合形成循环免疫复合物，沉积在肾小球基底膜上，可引起免疫复合物型肾炎。由免疫复合物引起的肾炎也可由其他病原微生物如葡萄球菌、肺炎双球菌、乙型肝炎病毒或疟原虫感染后发引起。

c. 类风湿关节炎（rheumatoid arthritis，RA）　发病机制尚未完全查明，可能是由于病毒或支原体的持续感染。

10.1.4 Ⅳ型超敏反应

Ⅳ型超敏反应（type Ⅳ hypersensitivity）又称迟发型超敏反应（delayed type Ⅳ hypersensitivity, DTH），是由致敏T细胞再次接触相同抗原导致的以单个核细胞浸润和组织损伤为主要特征的炎性损伤。此型超敏反应发生较慢，通常在接触相同抗原后24~72 h出现炎症反应。此型超敏反应发生与抗体和补体无关，而与效应T细胞和吞噬细胞及其产生的细胞因子或细胞毒性介质有关。

（1）Ⅳ型超敏反应发生机制

① 抗原与相关致敏细胞　引起Ⅳ型超敏反应的抗原主要有胞内寄生菌、病毒、寄生虫和化学物质。这些抗原物质经抗原提呈细胞（APC）摄取、加工处理成MHC Ⅰ/Ⅱ类分子-抗原肽复合物，表达于APC表面，提供给具有特异性抗原受体的T细胞识别，并使之活化和分化成为效应T细胞，或称致敏T细胞。效应T细胞主要为$CD4^+$ Th1细胞，但也有$CD8^+$ CTL的参与。巨噬细胞除作为APC起作用外，在Ⅳ型超敏反应发生中也是重要效应细胞（图10-6）。

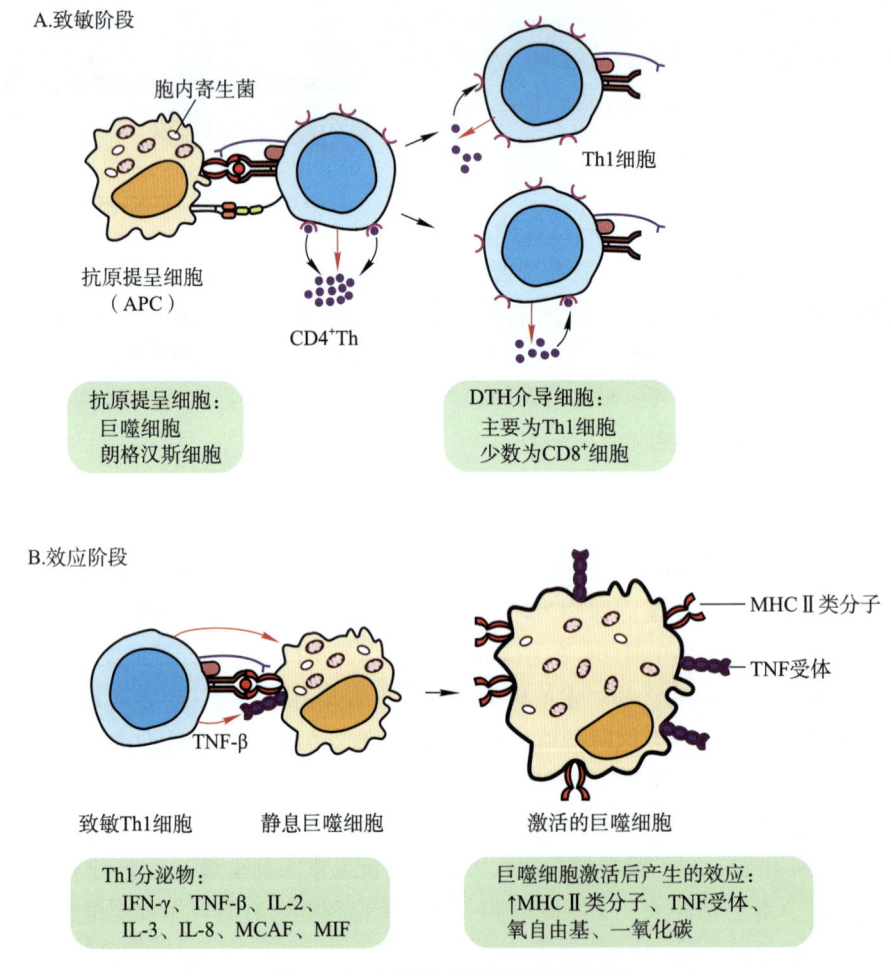

图10-6　Ⅳ型超敏反应的致病机制

② T细胞介导炎症反应和组织损伤

a. Th1细胞介导的炎症反应和组织损伤　效应Th1细胞识别抗原后活化，释放多种细胞因子，如IFN-γ、TNF-α、LT-α、IL-3、GM-GSF、MCP-1等。这些细胞因子具有直接致炎作用，也可使单核/巨噬细胞和淋巴细胞在局部聚集并被激活，进一步分泌炎症介质，导致局部出现特征性、以单核细胞浸润为主的炎症反应，并造成组织损伤。

b. CTL介导的细胞毒作用　效应CTL细胞与特异性抗原结合被活化后，通过释放穿孔素和颗粒酶等介质，使靶细胞溶解或凋亡；或通过其表面表达的FasL与靶细胞表面表达的Fas结合，导致靶细胞发生凋亡。

（2）常见的Ⅳ型超敏反应疾病

① 感染性迟发型超敏反应　多发生于胞内寄生物感染，如结核分枝杆菌和某些原虫感染等。胞内感染有结核分枝杆菌的巨噬细胞在Th1细胞释放的细胞因子IFN-γ作用下被活化，可将结核分枝杆菌杀死。如果结核分枝杆菌抵抗活化巨噬细胞的杀伤效应，则可发展为慢性感染，形成肉芽肿（granuloma）。肉芽肿的中央是由巨噬细胞融合所形成的巨细胞，在缺氧和巨噬细胞的细胞毒作用下，可形成干酪样坏死。结核菌素试验为典型的实验性传染性迟发性超敏反应。

② 接触性迟发型超敏反应　接触性皮炎为典型的接触性迟发型超敏反应，通常是由于接触小分子半抗原物质，如油漆、染料、农药、化妆品和某些药物（磺胺和青霉素）等引起。

10.2　自身免疫与自身免疫病

在正常情况下，宿主免疫系统能够识别并区分自身组成成分和外来物质，对自身以外的异物抗原发生免疫反应并特异清除，但对自身抗原不发生免疫应答，从而保持宿主机体的完整性。但是，在某些生理或病理状态下，机体失去识别自身抗原的能力，从而也对自身抗原发生免疫应答，产生特异抗体和致敏淋巴细胞，这种对构成宿主自身抗原的免疫应答称为**自身免疫**（autoimmunity）。而所有与这种自身免疫应答相关的疾病统称为**自身免疫病**（autoimmune disease，AID），其中最为常见的是系统性红斑狼疮（systemic lupus erythematosus，SLE）、类风湿关节炎（rheumatoid arthritis，RA）和Ⅰ型糖尿病（diabetes mellitus typeⅠ，T1DM）。

10.2.1　自身免疫的发生与生理作用

在免疫系统的成熟过程中，宿主通过形成耐受机制来阻止或抑制自身抗原引发的潜在有害免疫反应。所以，在正常情况下免疫系统对机体自身的组织和细胞不能引发免疫应答，从而维持机体免疫的稳态平衡（homeostasis）。这种正常情况下，机体免疫系统能识别"自我"，并对自身组织成分不发生免疫应答反应的现象为自身免疫耐受（autoimmune tolerance）。自身免疫耐受的形成与胚胎期的免疫接触密切有关。由于在胚胎期或新生期，机体免疫系统尚未发育成熟，抗原刺激并不会引起相应的免疫应答。过早的抗原刺激反而导致相应淋巴细胞克隆被永久性地抑制，这些被抑制的淋巴细胞群称为禁忌克隆（forbidden clone）。而在胚胎发育阶段，免疫系统能够接触到的抗原都是机体的自身物质；同样，几乎所有的可暴露的自身抗原都可在胚胎期与免疫系统接触，从而导致出生后免疫系统对这些自身抗原表现为天然耐受状态。

自身免疫的生理性功能主要是清除衰老和损伤的细胞、平衡免疫应答水平和维持机体自身免疫稳态。所以，正常生理状态下也可以检测出一些自身抗体，如抗肌动蛋白、肌凝蛋白、角蛋白、DNA、细胞色素c、胶原、髓鞘碱性蛋白、$β_2$微球蛋白、清蛋白、铁蛋白、免疫球蛋白和各种激素的抗体。当发生病理性变化时，即可导致自身免疫性疾病的发生。

10.2.2　自身免疫病及其分类

自身免疫病是机体对自身成分发生免疫应答而导致的疾病状态，若自身耐受机制遭破坏，自身免疫应答发生改变，自身抗体和自身反应性淋巴细胞可攻击并破坏自身组织细胞，机体将出现病理改变和相应临床表现。自身免疫与自身免疫病是同一个过程的两个不同结果。

（1）按器官特异性分类

在临床医学中，自身免疫病可以分为两大类型：器官特异性自身免疫病和非器官特异性或系统性自身免疫病（表10-2）。

表10-2 常见自身免疫病的器官类型及相应的自身抗原

疾病类型	自身免疫病	自身抗原
器官特异性自身免疫病	桥本氏甲状腺炎	甲状腺球蛋白和微粒体
	特发性血小板减少性紫癜	血小板
	重症肌无力	乙酰胆碱受体
	溃疡性结肠炎	结肠上皮细胞
	萎缩性胃炎	胃壁上皮细胞
	自身免疫性溶血性贫血	红细胞
	原发性胆汁性肝硬化	胆小管壁上皮细胞、线粒体
	Ⅰ型糖尿病	胰岛β细胞
	Graves病	甲状腺细胞表面受体
	Addison病	肾上腺皮质细胞
非器官特异性自身免疫病	系统性红斑狼疮	细胞核成分（DNA、DNP、RNP、Sm）
	混合型结体组织病	细胞核蛋白
	类风湿关节炎	变性IgG、类风湿相关核抗原
	干燥综合征	细胞核、唾液腺管胞浆线粒体微体、RBC、血小板

器官特异性自身免疫病（organ specific autoimmune disease）为靶抗原选择性定位于特定的器官或组织细胞类型，可以检出对该组织器官成分特异的自身抗体或致敏T细胞，病理改变常局限于特定器官。这类疾病治疗效果一般比较好，如桥本氏甲状腺炎（Hashimoto thyroiditis）、毒性弥漫性甲状腺肿（Graves病）、Ⅰ型糖尿病。

非器官特异性（或系统性）自身免疫病（systemic autoimmune disease）指侵犯多种组织器官或系统的一组疾病，可以检出对多种器官或组织成分的自身抗体或致敏T细胞。靶抗原多为细胞核成分或线粒体等。这类疾病一般难以治愈，如系统性红斑狼疮。

不同的自身免疫病具有一些基本的特征：①具有遗传倾向性，多数病因不清，女性比男性易患性高；②自身免疫病患者体内可检出高效价自身抗体或自身反应性T细胞；自身抗体或自身T细胞造成相应的组织细胞损伤或功能障碍；③自身免疫应答强度与病程转归密切相关；④疾病具有反复发作和慢性迁延特征，对外源性抗原的免疫应答降低，常存在多种疾病重叠性。

（2）按病理类型分类

按照自身免疫病和超敏反应的病理类型不同，可分为Ⅱ、Ⅲ和Ⅳ型超敏反应，主要的自身抗原及其引起的超敏反应类型包括：①Ⅱ型超敏反应，自身抗体介导的组织损伤；②Ⅲ型超敏反应，自身抗原-抗体复合物介导的组织损伤；③Ⅳ型超敏反应，自身反应性T细胞介导的组织炎性损伤（表10-3）。

表 10-3　主要自身抗原及其引起自身免疫病的病理类型

自身免疫病理类型	自身抗原	典型性疾病	病理特征
Ⅱ型免疫性疾病 （自身抗体介导）	Rh 血型抗原、抗原Ⅰ	自身免疫性溶血性贫血	补体及巨噬细胞破坏红细胞导致贫血
	血小板黏合素 GPⅡb、Ⅲa	自身免疫性血小板减少性紫癜	出血
	基底膜Ⅳ胶原	Goodpasture 综合征	肾小球肾炎、肺出血
	表皮钙黏附蛋白	寻常型天疱疮	皮肤出血水疱
	链球菌细胞壁抗原	急性风湿热	关节炎、心肌炎
Ⅲ型免疫性疾病 （自身抗原-抗体复合物介导）	RF-球蛋白复合物 （有/无 HCV 抗原）	冷球蛋白血症	系统性血管炎
	DNA、组蛋白、核糖体 snRNP、scRNP	系统性红斑狼疮	肾小球肾炎、血管炎、关节炎
	未知关节炎滑膜抗原	类风湿关节炎	关节炎症和损伤
Ⅳ型免疫性疾病 （细胞免疫介导）	胰腺 β 细胞抗原	Ⅰ型糖尿病	胰岛 β 细胞损伤
	髓鞘碱性蛋白、脂蛋白	多发性硬化	$CD4^+$ 细胞侵入脑组织，麻痹

10.2.3　自身免疫病的免疫损伤机制与典型疾病

（1）引起自身免疫病损伤的机制与相关疾病

由自身抗体或自身反应性 T 细胞所引起的自身免疫病损伤，包括以下病因。

① 细胞膜或膜吸附成分的自身抗体引起的自身免疫性疾病　如自身免疫性溶血性贫血、自身免疫性血小板减少性紫癜。

② 细胞表面受体的自身抗体引起的自身免疫性疾病　包括激动型抗受体自身抗体（如甲状腺亢进）和阻断型抗受体自身抗体（如重症肌无力）。

③ 细胞外成分的自身抗体引起的自身免疫性疾病，如由抗基底膜Ⅳ型胶原的自身抗体引起的肺出血-肾炎综合征（Goodpasture's syndrome）。

④ 自身抗体-免疫复合物引起的自身免疫性疾病　如系统性红斑狼疮和类风湿关节炎。

系统性红斑狼疮是由抗 DNA 和组蛋白的自身抗体引起的一种累及多器官、多系统的炎症性结缔组织的渐进性自身免疫病。类风湿关节炎是一种多发于青壮年的、以关节病变为主的全身性结缔组织炎症。类风湿关节炎女性患者多于男性，其特征主要是关节及周围组织呈对称性、多发性的损害。

⑤ 自身反应性 T 细胞引起的损害　如由 CTL 对胰岛 β 细胞发生免疫应答引起的Ⅰ型糖尿病。

（2）自身免疫性疾病发生的相关因素

① 抗原因素

a. 免疫隔离部位抗原的释放　睾丸、眼、脑、子宫和心肌等自身抗原正常情况被隔离而不进入血液和淋巴循环，同时自身反应性淋巴细胞也不能进入免疫隔离部位，所以不会诱发免疫应答。当机体受到手术、外伤或感染时可导致某些隐蔽抗原的释放，引发针对自身抗原的免疫应答反应，如外伤引起的自身免疫性交感眼炎（sympathetic ophthalmia，SO），受伤眼往往首先发病，经 15~30 d 后，另一眼也出现病患。这是由于葡萄膜色素抗原释放致敏 T 细胞，经增殖扩散后对另一眼的葡萄膜发生免疫攻击导致。

b. 自身抗原发生改变　生物、理化（含药物）等因素导致自身抗原结构、性质的改变或激活旁路免疫系统，从而被宿主自身免疫系统识别为外来抗原并激发免疫应答反应。例如，肺炎支原体感染导

> 知识拓展 10-1
> 血-睾屏障

致红细胞抗原改变，变性的 IgG 产生抗自身 IgG 的抗体（类风湿因子）。这些是类风湿、自身免疫性贫血和药物过敏性血小板减少症等的病因之一。

c. 微生物感染　　感染是诱发自身免疫异常的重要因素。由于许多病原微生物具有与宿主正常细胞或细胞外基质相似的抗原表位，宿主针对病原体产生的免疫应答产物（抗体和 T 细胞）能与被模拟的宿主自身成分发生免疫交叉反应，引发炎症和组织破坏。例如：大肠杆菌 O14 与人肠黏膜有嗜异性抗原；链球菌菌体细胞壁诱导产生的一些抗体能够识别心脏组织和肾小球基底膜，并与之发生交叉反应引发类风湿热（rheumatic fever）或类风湿性心脏病（rheumatic heart disease，RHD）和急性肾小球肾炎（图 10-7）；柯萨奇病毒抗体与胰岛 β 细胞的细胞膜识别，交叉反应引起糖尿病。同时多种病原微生物产物（如 PLS、细菌 DNA 和病毒核酸等）都具有免疫佐剂效应，其本身可直接刺激非特异性免疫细胞产生细胞因子，诱导 APC 表达 MHC II 类分子、黏附分子和共刺激分子来终止自身反应性 T 细胞的外周耐受性，诱发自身免疫病的发生。

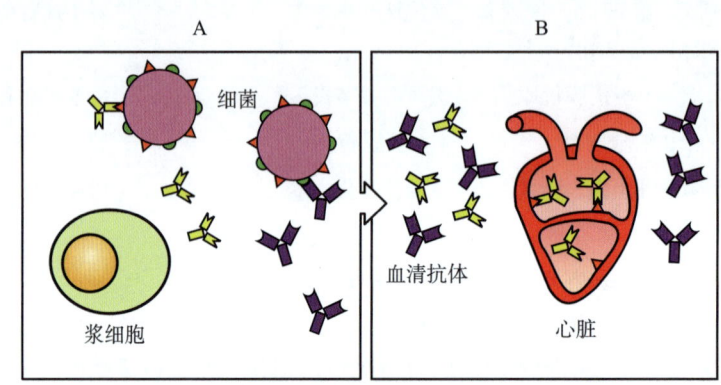

图 10-7　链球菌感染导致风湿性心脏病的分子机理
A. 链球菌细胞壁激发的抗体反应；B. 部分抗体与心肌组织发生交叉反应，导致类风湿热

② 免疫系统异常　　免疫系统异常包括以下几种。

a. MHC II 类分子异常表达　　非 APC 表达高水平 MHC II 类分子。

b. 调节性 T 细胞（Treg 细胞）功能异常。

c. 活化诱导的细胞死亡（凋亡）发生障碍　　激活的效应性淋巴细胞在行使效应功能后死亡的现象为活化诱导的细胞死亡（activation-induced cell death，AICD）。

d. 淋巴细胞多克隆激活　　如 EB 病毒感染和 Th 细胞旁路激活都可活化多克隆 B 细胞。

e. 免疫忽视的突破　　正常情况下，宿主免疫系统对体内低水平或低亲和力的抗原不发生免疫应答，即免疫忽视（immune ignorance），但出现病理状态时，免疫系统对这些抗原发生免疫反应引起免疫性疾病。

f. 抗原表位扩展　　抗原具有优势表位和隐蔽表位。优势表位首先激发免疫应答，而在后续的免疫反应中，隐蔽表位的暴露也随之诱发免疫反应。这种免疫系统对自身抗原或病原体的持续应答过程中，会相继识别隐蔽决定基，使诱发应答的抗原表位数目不断增加，即抗原表位扩展。系统性红斑狼疮、类风湿关节炎、多发性硬化症、I 型糖尿病等自身免疫病的发生，是抗原表位扩展使疾病迁延并不断加重的原因。在系统性红斑狼疮的致病机制中，初次免疫应答针对膜抗原，随着抗原表位扩展，细胞核组蛋白和 DNA 抗原暴露，产生抗核抗体（antinuclear antibody，ANA）（图 10-8）。

③ 遗传因素　　宿主针对某些自身抗原是否产生免疫应答及免疫反应的强度受到遗传因素控制，如 MHC、自身反应特异性 T 细胞受体和 B 细胞受体的表达都与遗传宿主的背景有关，补体基因、Fas/FasLIg 基因的突变或缺失和 HLA 基因型等都与疾病密切关联。同样，编码参与免疫应答、免疫耐受、

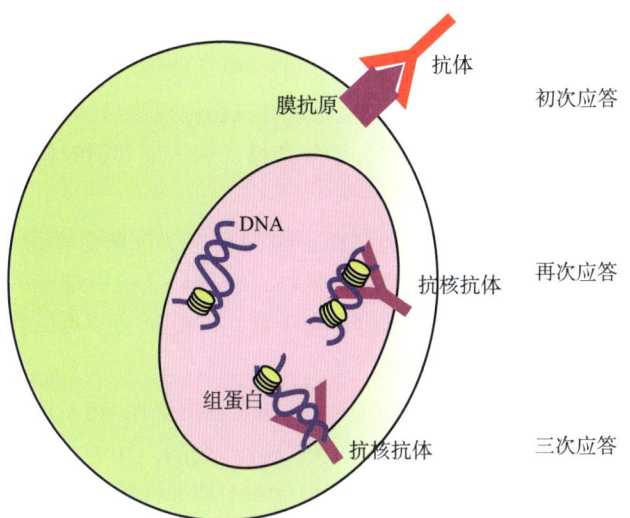

图 10-8　系统性红斑狼疮发生中的抗原表位扩展

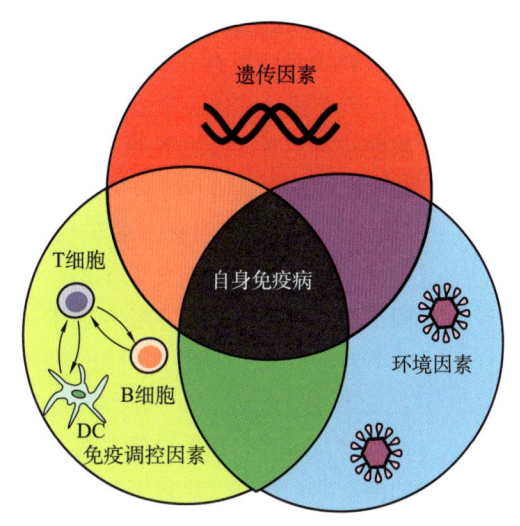

图 10-9　遗传、环境因素和自身免疫调控失衡导致自身免疫病

免疫细胞凋亡或炎症反应的免疫分子的基因发生异常,也会影响自身耐受的维持,表现为对自身免疫病的易感性增加。

总之,免疫学疾病是遗传(基因)、环境因素和宿主自身免疫调控失衡的综合结果(图 10-9)。表 10-4 列出部分与自身免疫病相关的内源因素和外源因素。

表 10-4　与自身免疫病相关的内源和外源性因素

	体内系统	相关基因	相关疾病	发病机制
内源因素	MHC Ⅱ 结合位点	MHC Ⅱ	甲状腺炎	抗原的提呈
		补体	系统性红斑狼疮(SLE)	免疫复合物的清除
	激素	雌激素	SLE	基因的表达
	细胞因子	IL-10	SLE	T 细胞和 B 细胞亚群功能失调
	转录因子	NF-κB	SLE	T 细胞亚群功能失调
	转录因子	FoxP3	IPEX 综合征	调节性 T 细胞发育和功能异常
	失调性凋亡	Fas 突变	自身免疫性淋巴细胞增生综合征(ALPS)	凋亡缺陷
	失调性凋亡	Caspase-10 突变	ALPS	凋亡缺陷
	外界因素	举例	相关疾病	发病机制
外源因素	病毒	柯萨奇病毒	糖尿病	分子模拟
	细菌	克雷伯氏杆菌	反应性关节炎	分子模拟
	药物、化学物质、紫外线	5-氮(杂)胞苷	SLE	去甲基化

(改自 Perl, 2012)

10.2.4　自身抗体及临床意义

自身免疫病患者血清中一般都可以检出与疾病相关的自身抗体,因而对自身抗体的检测在自身免疫病的诊断和疗效评价中有着重要的临床意义。

（1）抗核抗体（ANA）

ANA 是广泛存在的抗细胞核各种成分的一种自身抗体，主要存在于血清中，但其他体液，如滑膜液、胸腔积液和尿液中也可检出。ANA 出现在其他许多自身免疫病中，但系统性红斑狼疮患者 ANA 的滴度较高，所以检出 ANA 是自身免疫病诊断依据之一。由于细胞核成分的复杂性，临床上常同时检测多种抗核抗体来进行综合判断。

① 抗核蛋白抗体　核蛋白抗原（DNP）包含 DNA 和组蛋白，其存在不溶性和可溶性两个部分，可分别产生相应的抗体。不溶性 DNP 抗体通常不完全被 DNA 和组蛋白所吸收，它是形成狼疮细胞的因子；而可溶性抗原主要存在于关节炎患者的滑膜液中，其相应抗体也存在于此，因此对关节炎患者关节液 DNP 抗体的检测可用于临床诊断。

② 抗 DNA 抗体　分为抗天然 DNA（nDNA）抗体（或称为抗双链 DNA 抗体）和抗变性 DNA 抗体（或称为抗单链 DNA 抗体）两大类。其中抗双链 DNA 抗体对系统性红斑狼疮特异性较高，70%～90% 的活动期系统性红斑狼疮患者有高效价抗体，且与病情有关；抗单链 DNA 抗体相对特异性较差，可见于多种免疫学疾病。

③ 抗可提取性核抗原（ENA）抗体　ENA 不含 DNA，ENA 可分为十几种，包括核糖核蛋白（PNP）、Sm 抗原、干燥综合征 A 抗原（SS-A）、干燥综合征 B 抗原（SS-B）和组蛋白等。这些抗原对核糖核酸酶敏感，其中：抗 PNP 抗体升高多见于混合性结缔组织病；抗 SS-A 抗体主要见于干燥综合征；抗 SS-B 抗体可在 13% 的系统性红斑狼疮及 30% 的干燥综合征患者中检出；抗组蛋白抗体（AHA）与系统性红斑狼疮的活动性有关。

（2）其他自身抗体

① 类风湿因子（RF）　RF 是抗变性 IgG 的自身抗体，在 70%～90% 的类风湿患者血清中和约 60% 的滑膜液中可检出 IgG 类 RF。

② 抗甲状腺球蛋白及微粒体抗体　针对甲状腺的多种成分的抗体，其中以抗甲状腺球蛋白和微粒体的抗体为代表。这类抗体可以介导 ADCC 作用，引起慢性淋巴细胞性甲状腺炎，即乔本氏甲状腺炎。在 Graves 病患者的血清中也可检出甲状腺刺激抗体（TSAb）。这些抗体作用于甲状腺细胞表面的 TSH 受体，使受体活化并促进甲状腺素的释放，从而引起机体的代谢亢进。

③ 抗乙酰胆碱受体（AChR）抗体　AChR 抗体可结合到横纹肌细胞的乙酰胆碱受体上，引起运动终板的破坏，使神经-肌肉之间的信号传导发生障碍，导致骨骼肌运动无力，为重症肌无力（myasthenia gravis，MG）的发病原因。抗 AChR 抗体可在大约 90% 的重症肌无力患者中检测到。

④ 抗心肌抗体　在心肌受损时，心肌细胞释放出胞内的物质作为隐蔽抗原刺激机体产生抗体。这些抗体与心脏结合可导致心的免疫性损伤，如心包切开术后综合征、风湿性心脏病等。

⑤ 抗胰岛素抗体　抗胰岛素抗体在体内可与胰岛素结合形成抗原-抗体复合物，使胰岛素的活性明显降低，甚至无效，从而导致胰岛素依赖性糖尿病，即 I 型糖尿病。

⑥ 抗肾小球基底膜（GBM）抗体　主要是在链球菌感染后，抗原模拟效应诱导产生抗 GBM 抗体。抗 GBM 抗体可引起肾小球基底膜损伤，导致肾小球肾炎的发生。

⑦ 抗精子抗体　当外伤、手术或感染时，正常情况下为隐蔽抗原的精细胞与免疫系统接触，诱导机体产生抗精子抗体。高滴度的抗精子抗体可使精细胞的活力下降甚至数量减少，这是导致男性不育症的原因之一。在部分女性也可检出抗精子抗体，可能也与不孕症相关。

> 知识拓展 10-2
> 糖尿病的发生与治疗

10.3　免疫缺陷病

免疫缺陷病（immunodeficiency disease，IDD）是指由于免疫系统先天发育不良或后天损害等因素而引起免疫细胞（淋巴细胞、吞噬细胞、中性粒细胞）的发育、分化、增殖和代谢异常，或免疫分子（白细胞介素、补体、免疫球蛋白和细胞膜表面分子）的表达与合成缺陷，导致宿主免疫功能障碍所致的机体抗感染及抗肿瘤功能低下的一组临床综合征。

10.3.1 免疫缺陷病分类

免疫缺陷病按发生的原因和时间可分为原发性（或先天性）免疫缺陷病（primary IDD，PIDD）和继发性（或获得性）免疫缺陷病（secondary IDD，SIDD）；按免疫系统所累及的成分可以分为体液免疫缺陷病、细胞免疫缺陷病、吞噬细胞缺陷病、联合免疫缺陷病和补体缺陷病等。

（1）原发性免疫缺陷病

原发性免疫缺陷病是由于免疫系统先天性（遗传性）发育缺陷造成特异性免疫（B细胞、T细胞或联合免疫）和非特异性免疫（巨噬细胞和补体）功能不全引起的疾病。该类疾病病因尚未明确，主要与遗传因素有关，如基因突变、基因缺失导致的免疫功能低下等。另外还与子宫内风疹病毒和巨细胞病毒（CMV）感染有关。图10-10示原发性免疫缺陷病的细胞基础。

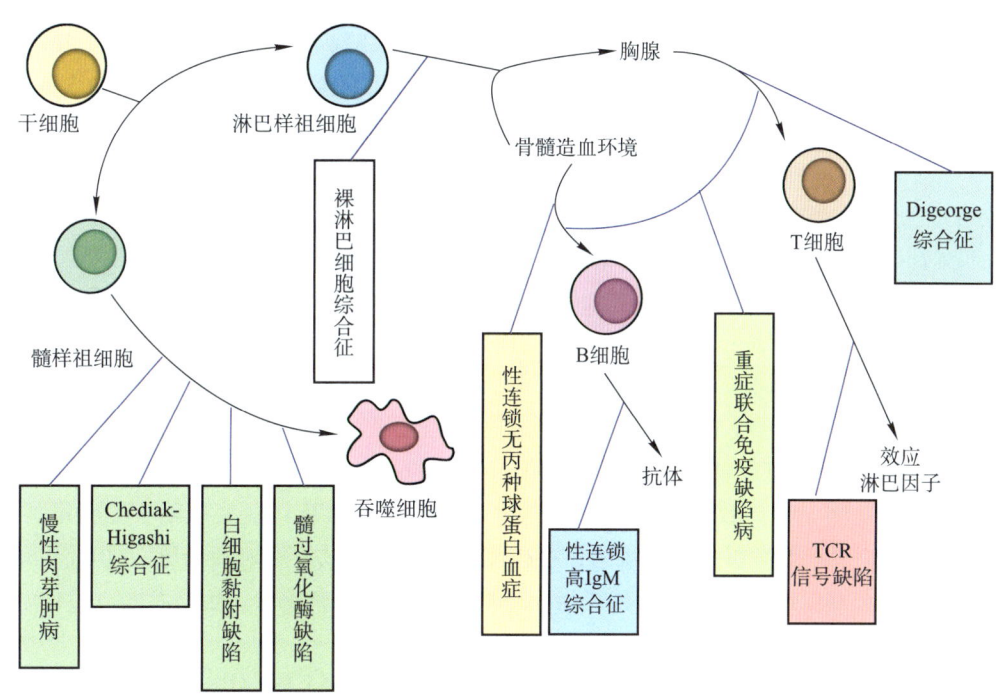

图10-10 原发性免疫缺陷病的细胞基础示意图

① 原发性B细胞免疫缺陷病　性连锁无丙种球蛋白血症（Bruton病）患者X染色体上Bruton酪氨酸激酶基因缺陷（基因定位于Xq21.3-22的X连锁遗传病），使前B细胞不能成熟为有功能的B细胞。该病特征是4~12个月龄男孩发病，半数10岁前死亡。临床上易出现反复、严重的细菌感染症状；患儿淋巴结、扁桃体很小或缺失，脾不能触及，直肠黏膜固有层、骨髓、淋巴结活检无浆细胞，外周血缺乏B细胞（CD19$^+$、CD20$^+$），缺乏抗体应答，不能产生特异性抗体，血清总免疫球蛋白水平极低，但胸腺发育及外周血T细胞数量和功能正常。患者易发生过敏性和自身免疫性病（如系统性红斑狼疮、类风湿关节炎等），口服脊髓灰质炎活疫苗易致瘫痪。

选择性IgA缺陷病（selective immunoglobulin A deficiency，SIgAD）是一种比较常见的常染色体遗传的原发性免疫缺陷病。临床上该病可无症状，或常伴有反复呼吸道、肠道和泌尿道感染，病情多数较轻，也可伴有过敏性疾病（哮喘、过敏性鼻炎）和自身免疫病（如系统性红斑狼疮、类风湿关节炎）。该病 T 细胞功能正常，但禁用丙球蛋白、血制品，预后一般较好，有一部分可自然恢复。

性连锁高 IgM 综合征是常见于新生儿的一种遗传病。如 X 染色体上 CD40L 基因突变可导致 IgG、IgA、IgE 水平明显降低，但 IgM 浓度正常或增高。

② 原发性 T 细胞免疫缺陷病　原发性 T 细胞免疫缺陷病是由于 T 细胞发育不全导致的细胞免疫缺陷和辅助性 T 细胞功能障碍，使宿主对各种细胞内、外微生物普遍易感和肿瘤高发。临床上最为常见的是先天性胸腺发育不全引起的 Digeorge 综合征，主要表现为染色体 22q11 微缺失的一组疾病，即 CATCH22 综合征（包括心脏缺陷、面容异常、胸腺发育不良、腭裂和低血钙）。该病临床表现为：胸腺、甲状旁腺、主动脉弓、唇和耳等发育不全；虽然 B 细胞数正常，但成熟 T 细胞缺乏，导致 T 细胞依赖的免疫应答障碍；患者反复病毒感染、手足抽搐、法洛四联症和大血管异常、腭裂、人中短、低位耳等。

③ 原发性联合免疫缺陷病　原发性联合免疫缺陷病是由于 T 细胞和 B 细胞共同缺陷导致严重的持续性的病毒和细菌（如轮状病毒和肠道细菌引起的顽固性腹泻）、真菌（如口腔和皮肤的白色念珠菌感染）及寄生虫（如卡氏肺囊虫引起的肺炎）类感染性疾病。

a. 重症联合免疫缺陷病（severe combined immunodeficiency，SCID）　主要是由于 X 连锁重症联合免疫缺陷，导致 IL-2 受体基因突变、多种细胞因子受体功能缺陷、腺苷脱氨酶（ADA）和嘌呤核苷磷酸化酶（PNP）缺失，导致 T 细胞发育停滞、B 细胞发育受阻和 MHC Ⅰ/Ⅱ 类分子缺陷的疾病。SCID 是常染色体隐性遗传的一组疾病，男女均可发病，但 X 连锁遗传的 SCID 仅见于男性。SCID 早期临床表现为反复、严重的霉菌、细菌和病毒感染。最常见的临床症状是难治性腹泻、肺炎和持续性霉菌感染（特别是鹅口疮），患儿多在 1 岁内因严重感染而死亡。

b. 毛细血管扩张共济失调综合征（ataxia telangiectasia syndrome，ATS）　为常染色体突变隐性遗传病，主要是由于 DNA 修复能力缺陷导致 T 细胞受体、免疫球蛋白的基因异常，伴随小脑进行性共济失调、毛细血管扩张。该病为幼儿期发生的进行性疾病，诊断表现为迟发型皮肤超敏反应阴性，淋巴母细胞转化率、总 Ig 水平和抗体反应能力都下降；临床主要症状为共济失调、舞蹈样动作，眼结膜和皮肤毛细血管扩张，反复发生呼吸道感染，鼻窦炎、肺炎，常因严重感染或恶性肿瘤致死。

c. 湿疹血小板减少伴免疫缺陷综合征（Wiskott-Aldrich syndrome，WAS）　为 X 连锁隐性遗传病（Xp11.22），WASP 基因突变导致 T、B 细胞和血小板功能缺陷。临床以免疫缺陷、湿疹和血小板减少三联征为典型症状，不典型者可主要表现为血小板减少，而无明显免疫缺陷表现，此时需与特发性血小板减少性紫癜鉴别。血液系统表现常较突出，生后即可发生出血倾向，包括紫癜、黑便、血尿等，血小板明显减少，血小板体积变小。

④ 补体系统缺陷病　由于先天性的补体固有成分（如 C1q、C1r、C1s、C2、C3、C4、P 和 D）、补体调节分子（如 C1 INH、DAF、CD59）或补体受体（如 CR1、CR3、CR4）的缺失而导致免疫功能缺陷。临床主要表现为遗传性血管神经性水肿和阵发性夜间血红蛋白尿。

⑤ 吞噬细胞缺陷病　由于基因缺陷（如 NADPH 氧化酶系统的基因缺失使得细胞呼吸暴发受阻）造成中性粒细胞数量减少、吞噬细胞功能缺失。临床上表现为反复化脓性感染或出现慢性化脓性肉芽肿。

原发性免疫缺陷病的临床表现为：抗体缺陷常引起革兰氏阳性菌化脓性感染，T 细胞免疫缺陷往往导致病毒、真菌、结核和沙门菌属等细胞内病原菌的感染，而补体成分的缺陷容易导致奈瑟菌属感染，中性粒细胞功能缺陷使得金黄色葡萄球菌感染机会增加。同时，多重感染（可同时感染细菌、真菌、寄生虫、病毒、分枝杆菌）和机会感染的概率明显增多（常发生低致病力的细菌感染，如表皮葡萄球菌）。图 10-11 示原发性免疫缺陷病的构成比例。

（2）获得性免疫缺陷病

获得性免疫缺陷病是由于营养不良、感染、恶性肿瘤或医疗过程等因素使得机体免疫功能下降甚至缺失所引起的疾病。营养不良可影响免疫细胞成熟和免疫应答水平的降低，慢性白血病导致 B 细胞增殖受损，Hodgkin 病导致细胞免疫缺陷，病毒（HIV、麻疹病毒、巨细胞病毒、风疹病毒和 EB 病毒）或胞内寄生菌（结核分枝杆菌和麻风杆菌）感染，医疗过程中的免疫抑制剂和放射性元素的使用等，这些因素都可能使得机体免疫系统功能下降或丧失。其中，研究最为广泛的获得性免疫缺陷病是获得性免疫缺陷综合征（acquired immunodeficiency syndrome，AIDS），又称为艾滋病。

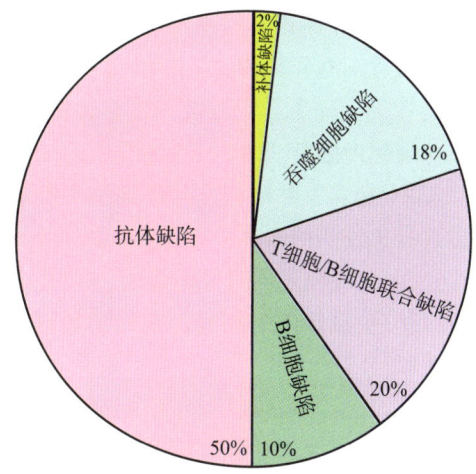

图 10-11　原发性免疫缺陷病构成比例图

AIDS 是由美国疾病控制中心（CDC）于 1982 年作为新型传染病正式提出，其病原于 1986 年由国际病毒学分类委员会正式统一命名为人类免疫缺陷病毒（human immunodeficiency virus，HIV），初步确定是由非洲绿猿传染给人类。HIV 已经被证实是导致 AIDS 发生的病因，该病毒为逆转录病毒（图 10-12），分为 HIV-1 型和 HIV-2 型，其中大约 95% 的 AIDS 是由 HIV-1 型病毒感染导致。HIV 存在于无症状 HIV 携带者和 AIDS 患者的血液、精液、阴道分泌物、乳汁、唾液和脑脊髓液中，可通过同性或异性间的性行为传播、输血或伤口感染传播和母婴垂直传播等。

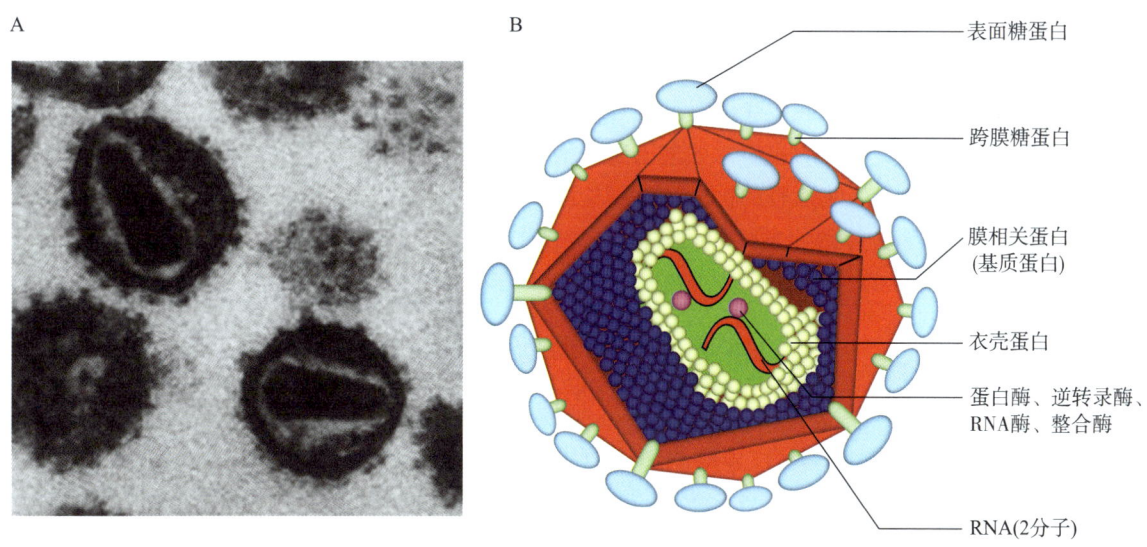

图 10-12　HIV 病毒颗粒电镜图片（A）和模式结构示意图（B）

HIV 能够通过被膜蛋白 gp120 和 gp41 识别 $CD4^+$ T 细胞、单核/巨噬细胞、树突状细胞和神经胶质细胞上的受体而感染细胞，然后通过直接、间接杀伤感染细胞或诱导细胞凋亡，导致 $CD4^+$ T 细胞数量下降、功能受损，进而引发 $CD4^+/CD8^+$ 细胞比值倒置、B 细胞功能紊乱和抗体应答水平下降等免疫指标异常。HIV 感染巨噬细胞和树突状细胞后能在细胞内复制增殖，但不杀伤细胞，这使得细胞免疫功能被抑制并成为 HIV 的庇护所，由此将病毒释放，扩散感染其他的组织细胞。HIV 感染 NK 细胞，可减少 NK 细胞产生细胞因子的能力，降低免疫功能。

10.3.2　免疫缺陷病的特点

免疫缺陷病的共同特点如下。

① 对各种感染的易感性增加，患者往往伴随着较严重的反复持续性感染。例如，在体液免疫缺陷、巨噬细胞和补体缺陷的情况下，机体容易感染化脓性细菌（金黄色葡萄球菌、链球菌等），从而导致气管炎、肺炎、中耳炎和化脓性脑膜炎等，而细胞免疫缺陷者易发生病毒、真菌、胞内寄生菌和原虫等细胞内感染。

② 易发生肿瘤，尤其是细胞免疫缺陷病患者恶性肿瘤的发病率比正常人群高 100~300 倍，但是患自身免疫病的概率只有正常人群的 0.01%~14%。

③ 免疫缺陷同时也显著增加了以系统性红斑狼疮、类风湿和恶性贫血为主的自身免疫病的发生。

④ 免疫缺陷病具有一定的遗传倾向性，其中免疫缺陷有 1/3 为常染色体隐性遗传，1/5 与性染色体关联。

⑤ 免疫缺陷病患者一般发育迟缓、身材矮小、体重低，伴随有胃肠功能紊乱。

10.3.3 免疫缺陷病的诊断和治疗

（1）免疫缺陷病的诊断

目前原发性免疫缺陷病具有完整、有针对性的诊断方案，即通过临床病史、详细的体格检查、全血细胞计数和标准实验室检查等进行诊断（表 10-5）。临床病史包括 PID 家族史、血缘关系或早期猝死家族史。体格检查包括营养状况、既往感染后遗症、淋巴结、扁桃体、肝脾肿大等评估。全血细胞计数和外周血涂片检查可排除血细胞减少或细胞异常。这些基本的实验室初步检查还包括肝肾功能、总蛋白质和白蛋白等。其中，测定血清 Ig（IgG、IgM、IgA 和 IgE）是评估体液免疫的第一步，有助于诊断 Ig 缺乏症，如先天性无丙种球蛋白血症、ID 或 IgA 缺乏症，以及与缺陷相关的其他抗体异常，如高 IgE 或高 IgM 综合征。当做完这些检查后，仍不确定诊断且高度怀疑时，须进行其他检查，如功能或分子检查。在血液学评估方面，建议对骨髓穿刺和活检标本进行细胞学检查。进行骨髓或组织免疫表型分析，具体取决于所考虑的疾病，如淋巴组织增生性疾病的情况，同时建议对骨髓衰竭患者进行细胞遗传学检查。随着新生儿筛查的扩大和基因检测技术的改进，免疫缺陷病的遗传基础有了更多的报道。很多单基因缺陷会导致原发性免疫缺陷，如 LAT、SLP76、EXTL3 或 RAC2 的缺失会导致免疫细胞功能受损，进而诱导免疫缺陷病的发生。

表 10-5 免疫缺陷病的临床诊断

检测步骤		诊断依据
临床病史与体格检查		PID 家族史、血缘关系或早期猝死家族史
		营养状况、既往感染后遗症、淋巴结、扁桃体、肝脾肿大等评估
初步检查	全血细胞计数	可以检测 1 种或多种特征性的细胞异常（如白细胞、血小板）
	外周血涂片	检查 Howell-Jolly 小体（红细胞核残余碎片）和其他特殊红细胞形态，提示先天性无脾或脾功能受损
	IgM 抗体	通过同种血细胞凝集素滴度（抗 A、抗 B）检测。抗 A 和抗 B 抗体，以及一些细菌多糖的抗体缺陷提示选择性的免疫缺陷类型
	免疫球蛋白 Ig 水平定量	血清中低水平的 IgG、IgM 或 IgA 提示抗体缺陷，但检测结果必须参照同年龄组正常对照，一般来说 IgG 水平 < 200 mg/dL（< 2 g/L）提示严重的抗体缺陷
	皮肤试验	大多数免疫功能正常者对皮内注射白色念珠菌提取物起反应。24 h、48 h 和 72 h 皮肤红斑的直径超过 5 mm 可认为是阳性结果，能排除 T 细胞缺陷，但对于没有暴露过白色念珠菌的患者，阴性结果不能确认为免疫缺陷

续表

检测步骤		诊断依据
进一步检查	怀疑细胞免疫缺陷	全血细胞计数与分类。如果检测结果表明淋巴细胞数量少或缺乏，则进行流式细胞术分析，然后进行体外丝裂原刺激研究，以评估T细胞数量和功能。如果怀疑主要组织相容性复合物（MHC）抗原缺乏，需检测血清学人类白细胞抗原分型
	怀疑体液免疫缺陷	可以对患者检测特异性的突变，如编码Bruton酪氨酸激酶（BTK）的基因、CD40及CD40配体、NEMO基因等
	怀疑吞噬细胞缺陷	流式细胞术检测CD15和CD18，以及检测中性粒细胞趋化功能能发现吞噬过程中是否有氧自由基的产生，无活性氧产生是慢性肉芽肿病的特征
	感染的类型或模式揭示补体缺陷	测量溶解50%抗体包被的红细胞所需的血液稀释量。CH50能检测经典途径的补体成分缺陷但不能明确哪种成分异常。AH50能检测替代途径的补体缺陷
产前和新生儿期诊断		通过绒毛膜的绒毛样本、培养的羊膜细胞或胎儿血标本进行检测，但是这些检查仅能用于通过家族基因检测已知突变基因的患者
		通过超声判断胎儿性别可以排除X连锁的疾病

（2）免疫缺陷病的治疗

① 原发性免疫缺陷病（primary immunodeficiency disease，PID）的治疗　在特征明显的原发性免疫缺陷表型中，通过静脉或皮下给药途径建立免疫球蛋白替代疗法（IgRT），是治疗PID的重要途径。具有B细胞和（或）IgG质量缺陷的PID是IgG替代治疗的主要适应证。根据B细胞水平、IgG数量和IgG质量的情况，抗体缺陷可分为5类：第1类为B细胞缺乏所导致的抗体缺陷，是IgG替代治疗的绝对适应证，一旦诊断，应立即给予IgG替代治疗；第2类具有B细胞，但不能产生IgG；第3类虽能产生抗体，但存在质量缺陷，无功能性特异性IgG产生（第2类和第3类抗体缺陷一经确诊应立即给予IgG替代治疗）；第4类能产生有效的抗体应答，但IgG数量低下，这类患者只在临床需要时才给予IgG替代治疗；第5类IgG总量和质量都正常，但IgG1、IgG2或IgG3亚类缺陷，也只在临床需要的时候才给予IgG替代治疗。

② 继发性免疫缺陷病（secondary immunodeficiency，SID）的治疗　静脉或皮下IgRT用于继发性免疫缺陷病治疗的定义不如原发性免疫缺陷病明确。对于高度选择的慢性淋巴细胞白血病（CLL）患者，如果同时患有低丙种球蛋白血症伴复发性细菌感染和特异性抗体产生不足，可考虑进行IgRT，因感染是这些患者发病和死亡的主要原因。

10.4　肿瘤免疫

肿瘤是当前严重威胁人类健康的重大疾病之一。肿瘤免疫学（tumor immunology）是研究肿瘤抗原、机体免疫与肿瘤发生发展的相互关系，以及肿瘤免疫诊断和治疗的科学。肿瘤为机体内某种组织细胞的失控异常增殖。一方面，机体的免疫系统能够识别、杀伤并及时清除异常的细胞，以防止肿瘤的发生；另一方面，肿瘤细胞也能够通过多种机制构成相应的肿瘤微环境以逃逸免疫系统的监视。因此，研究肿瘤特异性抗原及靶向肿瘤微环境的治疗策略是肿瘤免疫学研究领域的热点和前沿。

10.4.1 肿瘤抗原

肿瘤抗原是肿瘤癌变过程中所产生的不同于正常细胞的抗原物质。肿瘤抗原是机体识别肿瘤细胞的标记分子，也是肿瘤免疫诊断和治疗中的一类重要靶标分子。

肿瘤抗原按照其诱发和产生机制，可以分为物理或化学因素诱发的肿瘤抗原、生物因素诱发的肿瘤抗原、自发性肿瘤抗原、胚胎抗原，以及组织特异性分化抗原。其中，物理或化学因素诱发的肿瘤抗原主要指物理辐射或化学致癌剂造成基因突变导致肿瘤形成，表达相应的肿瘤抗原如 P53。由于物理或化学的方法产生的 DNA 损伤具有一定的随机性，不同的肿瘤细胞所产生的抗原差异性较大，这为此种因素导致的肿瘤的诊断和治疗带来很大困难。生物因素诱发的肿瘤抗原主要是由于病毒基因导入细胞而使细胞发生变异，并造成细胞表达病毒相关的肿瘤抗原，如人乳头瘤病毒诱发宫颈癌表达的 E6 和 E7 抗原。与物理或化学因素诱发的肿瘤抗原相比，生物因素诱发的肿瘤抗原一致性较高且免疫原性较强，这使针对此类抗原预防、诊断和治疗相应肿瘤成为可能。自发性肿瘤抗原是指没有明显诱因而产生的肿瘤抗原。此类肿瘤抗原的个体差异性较大，免疫原性较弱。由于人类大多数肿瘤抗原属于此类，如何鉴定和应用此类抗原也是当今肿瘤免疫学的研究重点。

除按照肿瘤诱发因素划分肿瘤抗原外，比较主流的方法是根据肿瘤抗原的特异性，将肿瘤抗原划分为肿瘤特异性抗原（tumor specific antigen，TSA）和肿瘤相关抗原（tumor associated antigen，TAA）。肿瘤特异性抗原是指特异性存在于肿瘤细胞但不存在于正常细胞的抗原。肿瘤特异性抗原可以是突变后基因所表达的蛋白质。例如，在肺部和消化道肿瘤中，*ras* 基因容易发生突变，由于其与正常细胞的氨基酸序列不一致，因此能够被机体免疫系统所识别。除基因突变外，肿瘤特异性抗原也可以是因为基因转录发生变化，在原组织中不表达的蛋白质发生错误表达而产生。例如，黑色素细胞中不表达 *p15* 基因，但其在黑色素瘤细胞中表达。另外，由病毒因素诱发的肿瘤，在肿瘤细胞中一般存在病毒基因编码的蛋白质，此类抗原也是肿瘤特异性抗原。肿瘤特异性抗原最早的发现是源于同种动物移植排斥实验，该实验是通过将小鼠肉瘤移植到经过灭活肉瘤组织免疫或未免疫的同系小鼠中，结果发现在未免疫的小鼠中，肿瘤能够生长，而在灭活肉瘤组织免疫过的小鼠中，肿瘤不能生长（图 10-13）。该实验充分说明肿瘤组织中存在的特异性抗原能够激活机体免疫系统，经过特异性抗原免疫过的小鼠对含有该抗原的肿瘤组织存在抵抗力。由于肿瘤特异性抗原的特异性高，它作为肿瘤的特征诊断分子和治疗靶点被广泛应用。近年来，一类肿瘤特异性抗原——肿瘤新生抗原（tumor neoantigen）获得广泛关注。肿瘤新生抗原是由肿瘤细胞产生的带有特异性氨基酸序列变异的能诱导肿瘤特异性 T 细胞识别的多肽，是肿瘤免疫治疗的理想靶点。如何准确、快速地鉴定肿瘤新生抗原对于肿瘤诊断和免疫治疗至关重要，也是目前肿瘤个性化免疫治疗中的一个难点。

与肿瘤特异性抗原不同，肿瘤相关抗原是指同时存在于肿瘤和正常组织、细胞中，但在细胞癌变过程中其含量明显增高。与肿瘤特异性抗原相比，肿瘤相关抗原的免疫原性较弱。肿瘤相关抗原主要包括胚胎抗原和分化抗原，其中胚胎抗原是指在成熟的、分化后的细胞中一般不表达的抗原，如甲胎蛋白（α-fetoprotein，AFP）等，此类蛋白质在肿瘤细胞中的表达一般是由于其基因的抑制作用受到破坏。分化抗原是指在特定组织或分化的细胞中存在的抗原分子，它在肿瘤组织或细胞中表达异常。例如，MUC-1 是一种黏蛋白，一般存在于上皮组织细胞中，研究发现，它在肿瘤细胞中的表达量较正常细胞大为上升，因此可以被免疫系统识别。一般而言，肿瘤相关抗原是肿瘤诊断的重要指标，对于肿瘤的检测、肿瘤疗效的评价都有重要的意义。随着肿瘤免疫研究的进一步深入，肿瘤相关抗原作为肿瘤治疗的靶点，在肿瘤的临床治疗中发挥着重要作用。

10.4.2 肿瘤免疫机制

免疫系统识别并清除肿瘤细胞的机制一直是肿瘤免疫的研究热点。机体的抗肿瘤免疫应答涉及固

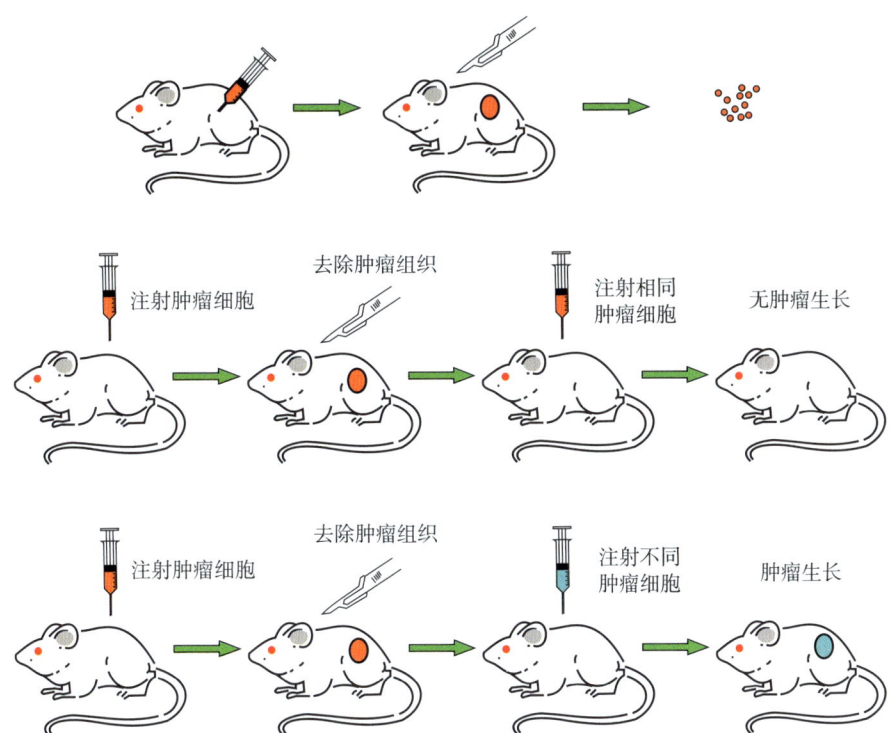

图 10-13　小鼠移植肿瘤生长实验证明肿瘤特异性抗原的存在

有免疫应答和适应性免疫应答。固有免疫应答发挥了第一线抗肿瘤作用，适应性免疫应答则发挥了更重要的特异性抗肿瘤作用。一般认为，机体抵抗肿瘤的机制是通过细胞免疫完成的，而体液免疫只起到协助作用。机体对免疫原性强的肿瘤的抵抗作用通常是通过特异性的免疫反应实现的，而对免疫原性弱的肿瘤，非特异性的免疫反应也十分重要。另外，机体对肿瘤的免疫反应不仅与肿瘤抗原的免疫原性相关，也与肿瘤所处的微环境相关。

细胞免疫主要通过 T 细胞、NK 细胞、巨噬细胞介导，其中 T 细胞介导的免疫反应在肿瘤免疫应答中起到很大的作用。细胞毒性 T 细胞（cytotoxic lymphocyte，CTL）是起主要效应的 T 细胞亚群。CTL 是表达 CD8 的 T 细胞亚群，它对肿瘤细胞的杀伤作用主要包括经由脱颗粒作用排出的穿孔素（perforin）插入靶细胞对其杀伤，经表达 Fas 配体通过信号通路诱导肿瘤细胞凋亡，以及通过分泌细胞因子间接杀伤肿瘤细胞（图 10-14）。除 CTL 外，表达 CD4 白细胞表面抗原的辅助 T 细胞亚群也在抗肿瘤过程中起到一定作用。辅助 T 细胞主要是通过分泌细胞因子调节 CTL、NK 细胞及巨噬细胞活性发挥抗肿瘤作用。除 T 细胞外，NK 细胞在肿瘤的杀伤中也起重要作用。NK 细胞能够直接通过释放穿孔素、TNF 等细胞因子非特异性地杀伤肿瘤细胞，也可以经 ADCC 效应特异性地杀伤肿瘤细胞。巨噬细胞则主要是通过抗原的提呈作用，调节特异性的 T 细胞免疫。另外，也可以通过分泌一些效应因子非特异性地杀伤肿瘤细胞。

体液免疫抵抗肿瘤细胞的作用较小，它对肿瘤细胞的杀伤主要是通过抗体与肿瘤细胞的特异性结合（图 10-15）。与肿瘤细胞特异性结合的抗体可诱导 ADCC 和补体依赖的细胞毒作用（complement-dependent cytotoxicity，CDC），吞噬细胞的吞噬杀伤作用和封闭促肿瘤生长类抗原，对肿瘤细胞的转移能够起到一定的抑制作用。除上述体液免疫对肿瘤细胞的杀伤作用以外，还有可能会起到相反的作用。例如，体液免疫产生的一些抗体能够和肿瘤细胞结合，阻断肿瘤细胞表面黏附分子与其配体结合，从而促进肿瘤的生长和转移。

尽管机体的免疫监视能够不断地清除变异的细胞，但突变的细胞仍有可能逃逸监视，从而造成肿

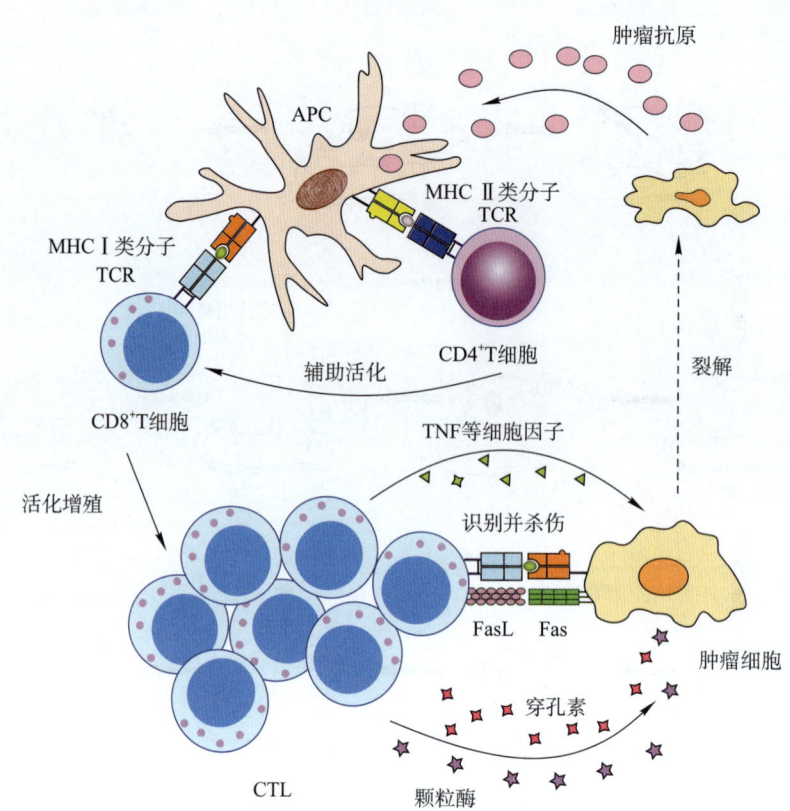

图 10-14 CTL 活化和杀伤肿瘤细胞的机制

瘤的发生。肿瘤细胞逃逸免疫监视的机制现在仍未完全阐明（图 10-16）。目前主要的观点认为，肿瘤细胞逃逸免疫监视的能力与机体的免疫状态、肿瘤细胞本身和肿瘤生长的微环境等诸多因素有关。研究表明，机体的免疫能力随年龄的增长会逐步下降，其中包括效应性免疫细胞的减少及免疫信号通路的抑制，这都不利于肿瘤细胞的清除。除机体免疫系统减弱的因素外，肿瘤细胞本身的因素也会造成肿瘤细胞逃逸免疫监视系统。例如，肿瘤细胞表面抗原的免疫原性较弱，造成机体免疫系统无法识别。免疫原性较弱的原因包括肿瘤表面 MHC Ⅰ 类分子水平降低，肿瘤细胞无法正确地提呈抗原，致使免疫细胞无法识别；肿瘤细胞抗原提呈相关基因表达量低，使肿瘤抗原无法提呈；肿瘤细胞表面抗原表达量低或被封闭，干扰免疫细胞识别等。除肿瘤细胞免疫原性减弱以外，细胞内信号通路的变化也可能造成肿瘤细胞的逃逸。例如，肿瘤细胞高表达 bcl-2 等抗凋亡基因，而低表达 Fas 等凋亡诱导因子，从而抵抗 CTL 等诱导的凋亡，逃避杀伤效应，促进肿瘤的生长。另外，一些肿瘤细胞能够分泌抑制或杀伤免疫细胞的细胞因子，如 IL-10、TGF-β 等，这些都不利于免疫细胞功能的发挥。除此之外，肿瘤微环境内存在着各种能够抑制和促进肿瘤细胞和免疫细胞功能的复杂成分，如肿瘤相关成纤维细胞、肿瘤相关巨噬细胞等，肿瘤的发生与转移与其所处微环境息息相关。

10.4.3 肿瘤免疫诊断和治疗

（1）肿瘤免疫诊断

肿瘤免疫诊断主要包括对机体免疫能力的诊断及对肿瘤的检测两个方面。对机体免疫能力的诊断主要是评估机体中 T 细胞亚群、NK 细胞、巨噬细胞的功能。该诊断不能直接鉴别肿瘤的类型，但对于肿瘤治疗效果的判定有一定的意义。肿瘤的检测主要是依靠检测肿瘤相关的特异性标志物，以达到对肿瘤的识别和鉴定。肿瘤特异性标志物主要包括肿瘤相关抗原及抗肿瘤抗体。肿瘤相关抗原可通过

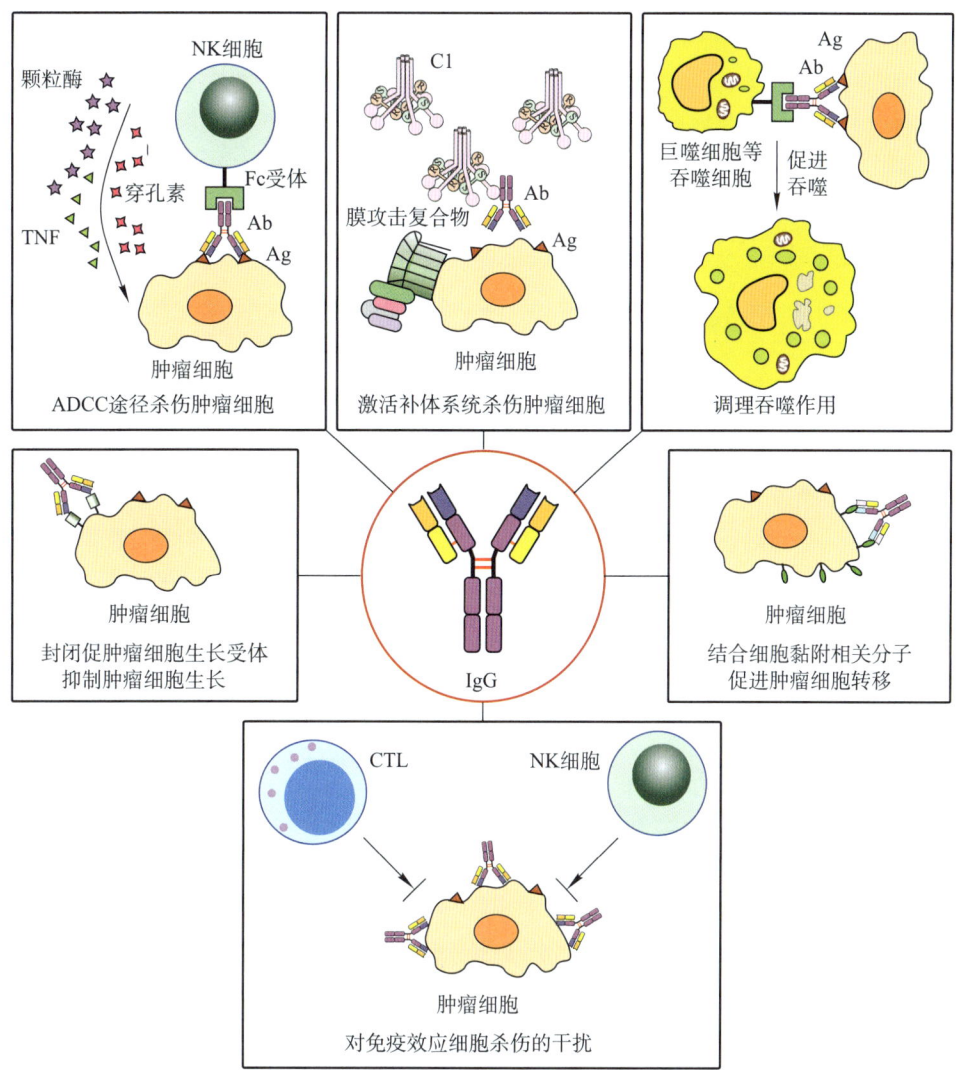

图 10-15 抗体在抗肿瘤免疫中的双重作用

血液检测、细胞表面检测及放射免疫成像等技术手段进行甄别。血液检测是利用多数肿瘤细胞会释放抗原分子到血液中的特点，应用免疫学的方法测定血液中肿瘤相关抗原的含量。血液检测对于肿瘤早期的诊断及肿瘤治疗效果的预后都有很大的意义。免疫组化或流式细胞分析的方法常用于肿瘤细胞表面标志物的鉴定。细胞表面标志物的检测对于肿瘤的诊断与分型，以及肿瘤转移的判断有一定的意义。放射免疫成像是将同位素标记的特异性识别肿瘤相关抗原的抗体注射入体内检测肿瘤所在的部位。该方法对于肿瘤的定位和治疗有很大的参考价值。另外，临床上检测机体内抗肿瘤抗体的含量，也是诊断肿瘤发展的一种有效方法。

（2）**肿瘤免疫治疗**

肿瘤免疫治疗主要是通过调节机体内的免疫功能，以达到控制和杀伤肿瘤细胞的目的。由于当前肿瘤免疫治疗效果有限，一般是与其他方法，如手术、化疗、放疗等联合使用。如何进一步提高肿瘤治疗的临床效果是肿瘤免疫研究中的热点。一般而言，肿瘤免疫治疗可分为被动免疫治疗和主动免疫治疗。

被动免疫治疗主要是通过外源的免疫效应物，如抗体、细胞因子及体外培养的免疫细胞等，来抑制肿瘤发展、转移的一种治疗方式。抗体免疫治疗是以能够特异性识别肿瘤的抗体作为载体，将免疫细胞或者细胞毒性物质靶向于肿瘤细胞，从而特异性地杀伤肿瘤细胞。当前，抗体免疫治疗在肿瘤治疗中获得了极大的成功，在肿瘤的临床治疗中应用广泛。细胞因子免疫治疗是通过重组或高度纯化的

应用案例 10-1
肿瘤的抗体免疫治疗

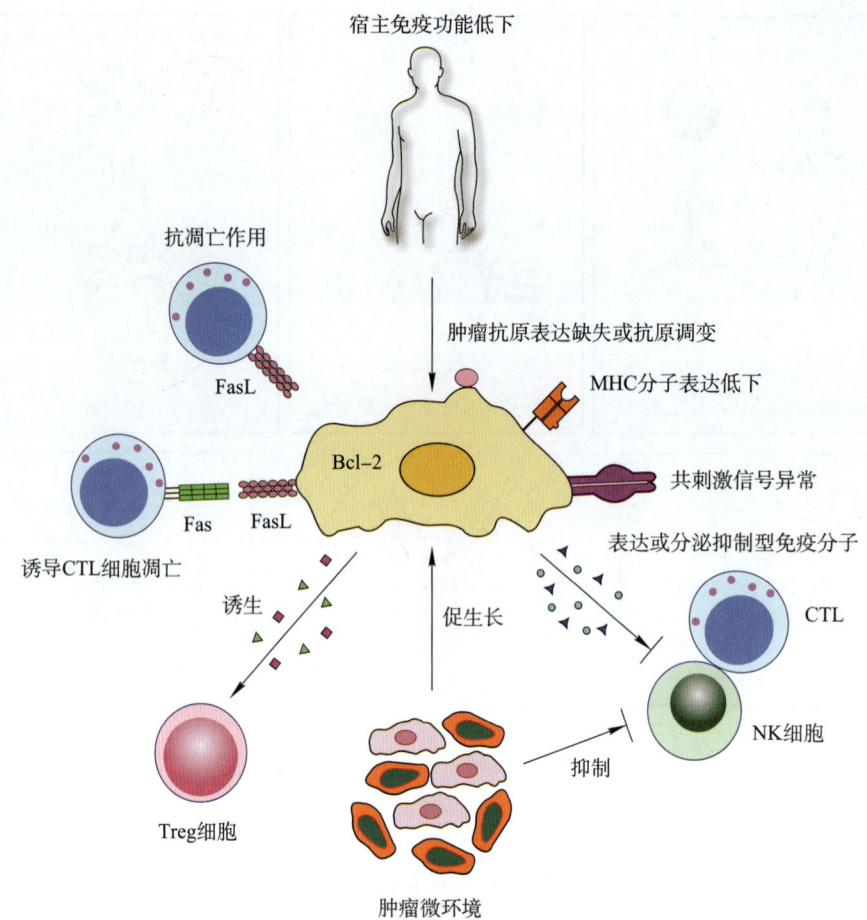

图 10-16 肿瘤免疫逃逸机制

细胞因子，如干扰素、白细胞介素、集落刺激因子等对免疫系统进行非特异性激活，以增强机体抗肿瘤功能的一种治疗方式。随着生物工程的发展，大多数细胞因子已经能够人工制备，细胞因子在肿瘤临床治疗中取得了很好的效果。

另外，应用体外培养的免疫细胞对肿瘤的临床治疗也取得了较好的疗效。其原理是将患者自身抗肿瘤的免疫细胞在体外进行诱导、激活和扩增，然后注入患者体内以提高对肿瘤的抵抗力。这种将体外培养的自身免疫细胞回输给患者的方法又称为过继性细胞免疫治疗。通常用于过继性细胞免疫治疗的细胞包括 NK 细胞、NKT 细胞、淋巴因子激活的杀伤细胞（lymphokine activated killer cell，LAK 细胞）以及基因修饰的 T 细胞。NK 细胞能够识别并快速、强有力地杀伤那些自身细胞表面缺少 MHC Ⅰ类抗原的肿瘤细胞，因此在抗肿瘤的天然免疫应答中起重要作用。用于治疗的 NK 细胞包括天然 NK 细胞、基因修饰能够表达免疫调节因子的 NK 细胞以及通过基因修饰表达细胞表面抗原受体的 NK 细胞。NKT 细胞是新近发现的一群细胞表面既有 T 细胞受体 TCR，又有 NK 细胞受体的特殊 T 细胞亚群，因此具有一定的特异性，其功能主要包括免疫调节和细胞毒作用。NKT 细胞受到刺激后，可以分泌大量的 IL-4、IFN-γ、GM-CSF、IL-13 和其他细胞因子及趋化因子，发挥免疫调节作用，是联系固有免疫和获得性免疫的桥梁之一。NKT 细胞活化后具有 NK 细胞样细胞毒活性，可溶解 NK 细胞敏感的靶细胞，主要效应分子为穿孔素、Fas 配体及 IFN-γ 等。实验证明，NKT 细胞能够调节细胞免疫，激活效应细胞，打破免疫耐受，因此成为过继性细胞免疫治疗的新模式。淋巴因子激活的杀伤细胞是外周血单个核细胞经体外白细胞介素Ⅱ（IL-2）诱导产生的一种非特异性的杀伤细胞，由于不受 MHC 限制性，成为一种广谱的杀伤细胞，在过继性细胞免疫治疗中应用广泛。基因修饰的 T 细胞治疗是近年来

应用案例 10-2
过继性细胞免疫治疗

过继性免疫治疗的前沿。由于在肿瘤患者体内，肿瘤特异性的 T 细胞受体的亲和力已经降低，从而产生免疫耐受。为了解决这个问题，需要对 T 细胞进行基因修饰。一般是将肿瘤抗原高亲和力的 TCR 转化到患者 T 细胞中以及在 T 细胞表面增加肿瘤抗原受体，以获得对肿瘤细胞高亲和力的基因修饰 T 细胞，以实现对肿瘤细胞的特异性杀伤。

主动免疫治疗是通过肿瘤疫苗，如灭活肿瘤细胞疫苗或其他人工疫苗，特异性或非特异性地激活机体内的免疫应答，从而阻止肿瘤生长、发展和转移的一种治疗方式。肿瘤疫苗的类型有很多，主要包括肿瘤细胞疫苗、肿瘤抗原疫苗、独特型肿瘤疫苗、肿瘤病毒疫苗及核酸疫苗等。其中，肿瘤细胞疫苗是通过物理、化学或生物因素灭活肿瘤细胞，同时保持肿瘤细胞免疫原性的一种疫苗，此种疫苗研究较多，在临床上应用也比较广泛。肿瘤抗原疫苗是应用肿瘤特异性或相关抗原、多肽及多肽复合物等，特异性刺激免疫系统的一种疫苗。由于很多肿瘤特异性或相关抗原已知，借助其基因序列，可以人工生产该抗原的蛋白质、多肽及多肽与其他蛋白质的复合物，如热激蛋白（heat shock protein，HSP）等，用以研发肿瘤疫苗。独特型肿瘤疫苗是以抗体作为肿瘤抗原的内影像，模拟肿瘤抗原的结构，诱发机体产生特异性免疫应答的一种疫苗。独特型疫苗的优点在于对难以获得的肿瘤抗原，能够模拟其对机体的免疫激活，且由于其不含有肿瘤组织或细胞，安全性较高。肿瘤病毒疫苗是通过制备肿瘤诱发病毒的相关抗原或灭活病毒，实现机体对肿瘤细胞或病毒的特异性免疫。当前预防性肿瘤病毒疫苗在临床上已经投入使用，而治疗性肿瘤病毒疫苗在动物肿瘤模型中也获得了成功。核酸疫苗是将肿瘤抗原基因注射入机体内，使其表达肿瘤抗原而获得特异性免疫反应的一种疫苗。核酸疫苗的优点在于能够通过不断地表达蛋白质而对免疫系统进行持续性地刺激，且该疫苗较易生产和保存。缺点在于储藏、运输条件较为苛刻，且持续的免疫刺激有可能导致机体的免疫耐受。

 知识窗

免疫检查点在肿瘤治疗中的应用

2018 年，James Allison 和 Tasuku Honjo 分别因对免疫检查点分子 CTLA-4 和 PD-1 的研究工作获得诺贝尔生理学或医学奖。Allison 是美国著名的免疫学家，也是分离出 T 细胞抗原复合物蛋白质的第一人。他发现暂时抑制 T 细胞表面 CTLA-4 的活性，能提高免疫系统对肿瘤细胞的攻击，从而缩小肿瘤的体积。Honjo 是日本免疫学家、美国国家科学院外籍院士，1992 年他首先鉴定出 PD-1 为活化 T 细胞上的诱导型基因。这一发现为 PD-1 阻断建立癌症免疫治疗原理作出了重大贡献，并曾在 2013 年被 Science 杂志评为年度十大科学突破之首。CTLA-4 和 PD-1 都是活化 T 细胞表面表达的免疫检查点分子，具有向 T 细胞转导活化抑制信号的功能，是机体调节免疫应答和建立对自身抗原免疫耐受的重要"刹车"分子。在肿瘤组织微环境中，肿瘤细胞可以通过表达相应配体的方式，启动 T 细胞表面 CTLA-4 和 PD-1 分子的免疫抑制作用，导致肿瘤组织中浸润的 T 细胞失能，从而使肿瘤细胞逃避免疫系统的监视和清除。通过应用抗 CTLA-4 和抗 PD-1/PD-L1 分子的单抗药物，可以解除肿瘤组织对 T 细胞功能的抑制，从而发挥治疗肿瘤的作用。目前，这两种免疫检查点的抑制性单抗药物均已上市，并取得了良好的治疗效果，抗癌谱也在不断扩大。但如其他抗肿瘤治疗方法一样，以免疫检查点为基础的肿瘤免疫治疗也存在着疗效差、毒副作用大等缺点。不过随着现代生物医药技术的发展，通过调整给药剂量、联合用药等策略，有望进一步提高该疗法的治疗效果，降低其副作用，从而为战胜癌症、维护人类健康提供一种新的高效治疗手段。

10.5 移植免疫

移植免疫（transplantation immunity）是研究受者接受同种或异种移植物后产生的免疫应答，以及由此引起的移植排斥（transplantation rejection）的一门学科。移植物包括自体或异体的细胞、组织或器官等。其中，提供移植物的个体称为供者（donor），接受移植物的个体称为受者（recipient）或宿主（host），被移植的细胞、组织或器官等称为移植物（graft）。由于受者和供者遗传背景不一致，导致移植物遭受受者免疫系统攻击的免疫应答反应称为免疫排斥。移植免疫学研究的主要方向是通过对免疫排斥反应机制的研究，在临床上预测和控制受者免疫排斥反应的发生，使移植物在受者中能够长期发挥功能。

10.5.1 移植及移植排斥反应的类型

根据移植物的来源和类型，可将移植分为自体移植、同基因移植、异基因移植及异种移植 4 大类。

自体移植（autologous transplantation）是指移植物来源于受者本身。由于供者和受者是同一个体，此种情况下一般不会产生免疫排斥反应。

同基因移植（syngeneic transplantation）是指移植物来源的供者与受者的基因型相同或者非常近似，如同卵双胞胎之间的移植。同基因移植在一般情况下不会发生免疫排斥反应。

异基因移植（allogeneic transplantation）又称同种异体移植，是指移植物来源的供者与受者属于同一物种，但存在基因型差异的移植。此类型的移植在临床中使用最多，其免疫排斥反应的程度与基因型差异大小相关，基因型差异越大，免疫排斥反应越强。

异种移植（xenogeneic transplantation）是指在不同物种的个体间的移植。由于此种情况下遗传背景相差很大，因而能够引起严重的免疫排斥反应。

通常情况下，一般是宿主对供者移植物发生免疫排斥反应，称为宿主抗移植物免疫反应（host versus graft reaction，HVHR），而若移植物是免疫组织、器官等，如骨髓或其他免疫组织等，其中的免疫细胞能够对宿主进行攻击，这样产生的反应称为移植物抗宿主免疫反应（graft versus host reaction）。

宿主抗移植物免疫反应一般是由移植物抗原刺激宿主免疫系统产生的免疫应答反应，使移植物受损。按照对移植后发生排斥的时间可以分为超急排斥反应、急性排斥反应以及慢性排斥反应 3 大类。

超急排斥反应（hyperacute rejection）是指在移植后一天内发生的移植排斥反应。超急排斥反应的引起一般是由于宿主体内已经存在抗移植物抗原的抗体，如抗供者 ABO 血型抗原抗体、抗 HLA 抗原抗体等。免疫抑制剂一般对超急排斥反应效果较差。

急性排斥反应（acute rejection）是在移植后数天至一个月内发生的移植排斥反应。急性排斥反应的特征是在移植组织或器官中能够观察到大量的巨噬细胞和淋巴细胞，说明宿主机体免疫系统被激活从而攻击移植物。临床上常见的移植免疫反应属于此类，一般可以通过免疫抑制药物对急性排斥反应进行缓解。

慢性排斥反应（chronic rejection）是指在移植后数周至数年内发生的慢性炎症反应。慢性排斥反应的临床表现为移植物血管破坏导致的移植物功能受损，以及宿主肾功能慢性减退。人们对于慢性排斥反应的机理尚未完全了解。一般而言，免疫抑制药物对该类排斥反应作用较小，不能保护移植物在宿主体内长期发挥功能。

移植物抗宿主免疫反应一般见于对免疫缺陷患者采用骨髓移植或大量输血治疗中发生的免疫排斥反应。主要原因包括：宿主免疫系统功能缺乏；移植物中包含足量的识别宿主组织相容性抗原的免疫细胞，特别是成熟的 T 细胞；受者与供者 HLA 型别不符合等。

10.5.2 移植排斥反应的机制

移植排斥反应机制的研究源于皮肤移植实验（图 10-17）。实验发现在同种异体小鼠间进行皮肤移

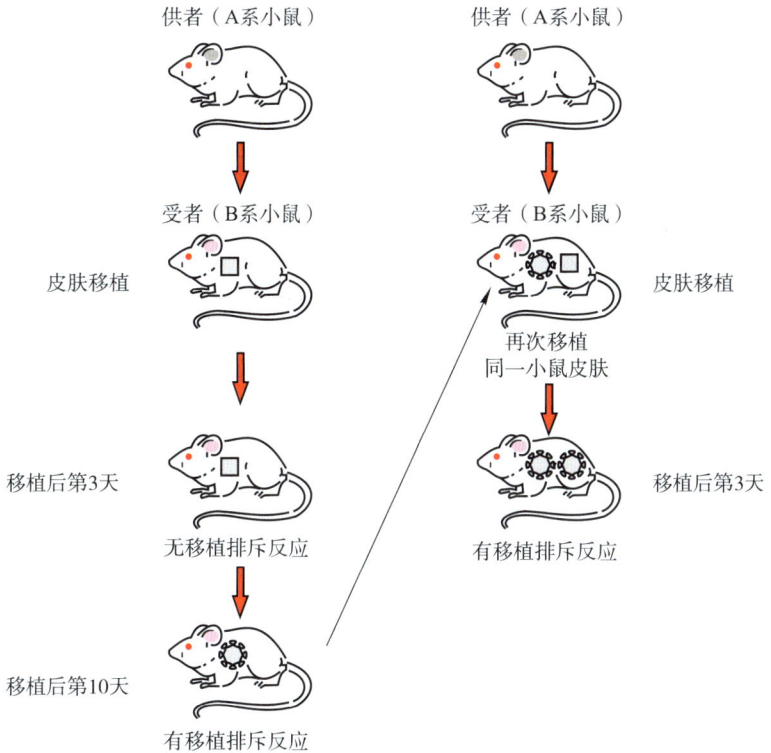

图 10-17　小鼠皮肤移植实验证明移植排斥反应是一种免疫应答反应

植，一般在 1 周至 10 天内会发生免疫排斥反应，称为初次排斥反应（first set rejection）；再次移植同一供者的皮肤后，在 3~4 天内发生强烈的排斥反应，称为再次排斥反应（second set rejection）。这说明移植排斥反应具有记忆性，其本质是一种免疫应答反应。

　　进一步研究发现，移植排斥反应主要是由组织相容性抗原（histocompatibility antigen）引起的。组织相容性抗原又称移植抗原（transplantation antigen），一般是由于等位基因不同而产生的多态性抗原，该抗原能够代表同种异体之间的个体性，因此在免疫排斥反应中起主要作用。组织相容性抗原按照引起免疫排斥反应的强弱分为主要组织相容性抗原和次要组织相容性抗原。主要组织相容性抗原（major histocompatibility antigen）能够引起急性排斥反应，其编码基因是一组紧密连锁的基因群，其编码的蛋白质复合物称为主要组织相容性复合体（major histocompatibility complex，MHC）。人类的 MHC 及其编码的系统又称人类白细胞抗原（human leucocyte antigen，HLA）。次要组织相容性抗原（minor histocompatibility antigen，MiHA）是指引起排斥反应程度较轻、速度较慢的排斥反应抗原。次要组织相容性抗原是 HLA 同型别者移植发生免疫排斥反应的主要原因。因此在临床移植中，在 HLA 型别相同的情况下应兼顾 MiHA 的匹配性，以减少免疫排斥反应。除主要和次要组织相容性抗原外，还存在其他组织相容性抗原，如 ABO 血型抗原及组织特异性抗原等，这些组织相容性抗原也是在临床移植中需要考虑的因素。

　　组织相容性抗原的识别和效应细胞主要是 T 细胞。通过动物移植实验的研究，人们发现将 T 细胞注射入皮肤移植的裸鼠体内会产生免疫排斥反应。进一步的研究发现，辅助 T 细胞亚群是免疫排斥反应的主要效应细胞。T 细胞对组织相容性抗原的识别机制包括直接识别和间接识别（图 10-18）。直接识别（direct recognition）是指供者的抗原提呈细胞直接将其表面的抗原 -MHC 分子复合物或 MHC 分子提呈给受者的 T 细胞，使之产生应答反应。直接识别无须通过受者的抗原提呈细胞，因而反应速度较快，在早期急性免疫排斥反应中起到重要作用。间接识别（indirect recognition）是指供者的抗原分子经由受者的抗原提呈细胞加工处理后，再以抗原 -MHC 分子复合物的形式呈递给 T 细胞，并使之产

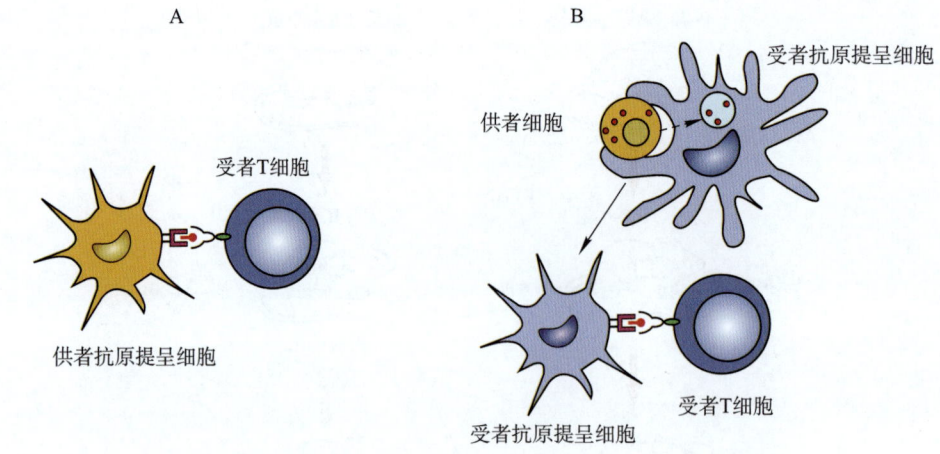

图 10-18　T 细胞对组织相容性抗原的直接识别（A）和间接识别（B）

生应答反应的一种抗原识别模式。间接识别在中晚期急性排斥反应及慢性排斥反应中起重要的作用。

10.5.3　移植排斥反应的免疫防治

移植的成功与否很大程度上取决于是否有效地对移植排斥反应进行防治。主要的防治方法包括选择合适的供者、使用免疫抑制剂及加强移植后的免疫监测等。

选择合适的供者是指尽可能地严格选择较理想的供者。选择的原则包括 ABO 血型、Rh 血型抗原相符，组织相容性抗原分型尽可能接近。在移植前进行常规的 HLA 分型，并对受者血清中细胞毒抗体进行测定。在必要的情况下，进行交叉配型（cross matching），即将供者和受者的淋巴细胞互为效应细胞测定交叉反应，并鉴定次要组织相容性抗原型别。

对移植物预处理和受者使用免疫抑制剂也是降低移植排斥反应的有效手段。由于 HLA 抗原系统十分复杂，几乎无法获得完全匹配的 HLA 的供者和受者，因此通常需要对移植物进行预处理和适当使用免疫抑制剂对受者进行干预。移植物的预处理主要是通过辐照或其他生物化学的方法去除移植物中的免疫细胞，从而降低移植排斥反应。免疫抑制剂干预主要是应用免疫抑制药物，如糖皮质激素、FK506、环孢霉素，以及一些中草药等非特异地抑制受者免疫系统，以减弱受者的免疫排斥反应。但过度使用免疫抑制剂会导致继发性免疫缺陷，有发生感染或肿瘤的风险。另外，移植前给受者多次输血，利用同种细胞使受者特异性地免疫耐受，也是提高移植物存活率的手段。

除选择合适的供受者及免疫抑制方法之外，移植后的免疫学监视在临床上也十分重要。一般而言，同种异体移植通常会发生免疫排斥反应。对免疫排斥反应的早期诊断有利于及早采取措施，提高移植物的存活期。主要的监测指标包括淋巴细胞亚群的数量测定、血清中细胞因子、抗体、补体及可溶性 HLA 分子等。现有的监测指标灵敏度低，无法特异性地反映免疫排斥反应，一般只能作为一种参考。建立高效、灵敏、特异的移植免疫监测方法是移植免疫学的重要研究方向之一。

 知识窗

移植排斥反应机制的发现

早期对于严重烧伤的患者，皮肤移植是唯一的方法。但一般情况下，移植的皮肤会被排斥。英国科学家 Peter Medawar 使用烧伤患者自身和兄弟的皮肤进行移植，发现烧伤患者兄弟的皮肤很快会被排斥，然而自身的皮肤却生长良好。通过显微镜发现，被排斥的皮肤组织中存在大量的淋巴细胞浸润，且排斥的程度与浸润细胞的数量成正比。如再次移植兄弟的细胞，则排斥反应加速，说明机体对这种排斥反应具有"记忆性"。通过进一步实验研究，1943 年，Medawar 在其发表的论文中指出"皮肤排斥的机制是一种主动的获得性免疫"。该发现极大地促进了移植领域的发展。1960 年，Medawar 因其在移植免疫学的贡献获得了诺贝尔生理学或医学奖。根据 Medawar 发现的原理，美国外科医生 Joseph Murray 成功地进行了同卵双胞胎间的肾移植，并于 1990 年获得诺贝尔生理学或医学奖。

开放讨论题

假设移植物短缺，有什么其他途径能够获得移植物？

思考题

1. 试比较各型超敏反应的发生机制及特点，以及各型超敏反应分别导致哪些常见病？
2. 自身免疫病导致组织损伤的机制有哪些？请举例分析。
3. 概述肿瘤免疫的主要效应细胞及其功能。
4. 移植免疫的主要效应细胞是什么？移植排斥反应是如何产生的？

推荐阅读

● 钱其军，田志刚，韩为东. 肿瘤的精准免疫治疗 [M]. 上海：上海交通大学出版社，2020.

点评：本书系统阐述了肿瘤免疫治疗的最新前沿进展，内容包括肿瘤抗原的精准分析、肿瘤疫苗、T 细胞免疫、NK 细胞免疫、免疫检查点抑制或激活、健康和肿瘤状态下精准免疫的评估等，可为读者深入学习和研究肿瘤免疫治疗提供参考借鉴。

● HOU A J, CHEN L C, CHEN Y Y. Navigating CAR-T cells through the solid-tumour microenvironment [J]. Nat Rev Drug Discov，2021，20（7）：531-550.

点评：本论文通过分析蛋白质和细胞工程策略，讨论克服技术障碍并产生具有增强肿瘤特异性和持续效应功能的下一代 CAR-T 细胞的潜在策略。

● YOSHIHARA E, O'CONNOR C, GASSER E, et al. Immune-evasive human islet-like organoids ameliorate diabetes [J]. Nature，2020，586（7830）：606-611.

点评：基于类器官移植的治疗将成为未来发展较快的一个新兴领域。本论文通过诱导多能干细胞生成人胰岛样类器官。生成的人胰岛样类器官能够分泌胰岛素，并通过移植治疗糖尿病疾病模型小鼠。

网上更多学习资源……

◆ 教学课件　　◆ 自测题　　◆ 参考文献

（邓光存、王宏伟、李乐、卢帅）

11 免疫防治

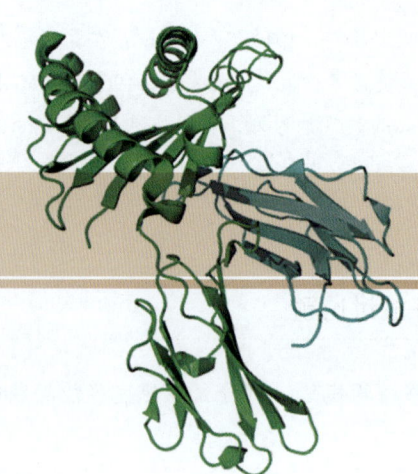

- **11.1 免疫预防**
  免疫预防概况；免疫预防分类；疫苗概述；疫苗的发展；疫苗的应用及前景

- **11.2 免疫治疗**
  免疫治疗分类；分子免疫治疗；细胞免疫治疗；免疫调节剂

人类用免疫的方法预防传染病有着悠久的历史。目前，随着卫生状况的改善和计划免疫的实施，人类在传染病的预防中取得了巨大成就。免疫预防已扩大到传染病以外的其他领域，疫苗的内涵及应用也得到了进一步拓展。除预防疾病的发生外，利用免疫学原理，针对疾病的发生机制，人为地调整机体的免疫功能，还可以达到治疗疾病的目的。随着生物技术的发展，已有多种重组细胞因子或免疫细胞用于临床治疗。

知识导图

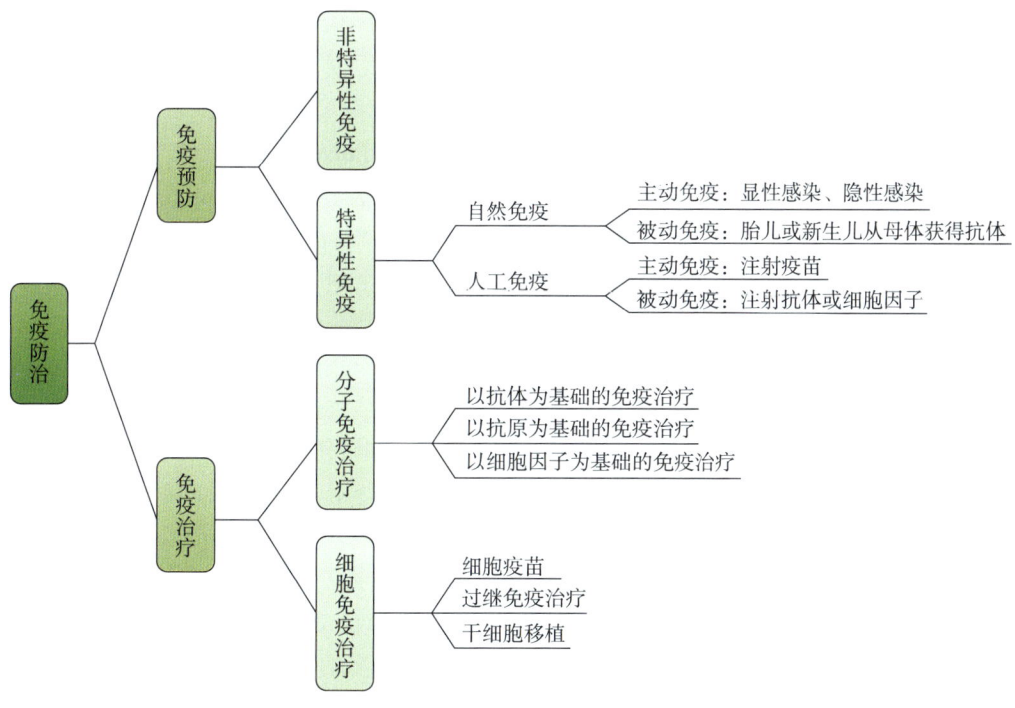

关键词

免疫预防　特异性免疫　免疫制剂　疫苗　佐剂　免疫检测　免疫抑制剂

11.1 免疫预防

机体受到病原体感染后会产生以保护性抗体和效应性 T 细胞为主的记忆性免疫保护。早在 18 世纪，人们就提出了疫苗研制"模拟自然感染过程"的策略，使得重大传染性疾病如天花、脊髓灰质炎、麻疹、白喉、百日咳等得到了有效控制或消灭，改变了人类的疾病谱，延长了人类的平均寿命。而针对非感染性疾病，通过研究其调节和指导免疫应答的规律，设计合理有效的疫苗和免疫佐剂，已经成为疫苗研究新的领域和热点。此外，抗体、抗毒素及细胞因子的发现和应用，使被动免疫也成为疾病预防的应急手段。

11.1.1 免疫预防概况

（1）免疫预防简史

有历史记载的最早文明中，诸如中国、埃及、印度和希腊都有传染病的记载。古希腊人首先了解到免疫的特性及其终生持续性。"immunity"一词就是在记录 14 世纪大瘟疫的资料中被首次使用的。

疫苗接种最早始于人痘接种预防天花的实践中。在公元 10 世纪末期，我国古籍通过鼻腔将天花病变的脓液或愈合疮的死痂接种给易感者，使他们获得免疫。尽管当时并不清楚原因，但人痘接种和自然感染相比很少导致严重的疾病，只是伴有温和的发疹和全身反应症状，其死亡率仅为

> 发现之路 11-1
> 天花与"种痘"

1%~2%，较自然感染的瘢痕也要少很多。虽然这种免疫方法存在严重缺陷，但就免疫力而言，无疑种痘是直接有效的方法。到18世纪60—70年代，英国医学博士Edward Jenner成功地完成了一次举世闻名的种"牛痘"实验。从而证实种牛痘能预防天花的安全性。牛痘的接种开辟了**免疫预防**（immunoprophylaxis）的新纪元。之后，著名免疫学家Louis Pasteur用"vaccine"定义这一免疫制剂，以纪念Jenner和他发明的牛痘。正是Jenner的伟大发现，使得天花终于在1979年被消灭了，标志着免疫预防的巨大成功。

在Jenner后80多年，Pasteur和另一位传染病的科学巨人Robert Koch拉开了疫苗免疫预防的序幕。Pasteur在实践中发现细菌在人工培养基上生长会丢失其毒性，如能够引起家禽霍乱的巴斯德菌，当其在体外培养条件下被"减毒"后将不再致病。1881年，经减毒的炭疽疫苗第一次被使用，而1885年首次在人体使用减毒狂犬病疫苗的成功，标志人类进入了一个预防接种的科学新纪元。随着巴斯德疫苗时代的发展，Albert Calmette和Camille Guerin从牛身上分离到了肺结核分枝杆菌，经过长达13年的213次传代培养后，成功在新生儿上进行了口服试验。由此卡介苗（Bacille Calmette-Guérin, BCG）诞生了，并很快由口服改为皮下注射，在预防粟粒性肺结核和结核性脑膜炎中有非常显著的效果。此外，某些疾病是由相关细菌分泌的强力外毒素引起的，如白喉和破伤风。1890年，Emil A. von Behring和Shibasaburo Kitasato发现了来源于马的白喉毒素抗体，并成功用于白喉治疗取得了一定的成功，这一成果最终获得了诺贝尔生理学或医学奖。在获取抗毒素时，培养上清液常混有粗制毒素，最初的主动免疫治疗白喉或破伤风时使用的是包含毒素和抗毒素的混合物。直到发现利用甲醛可使毒素变性，并仍具有诱导保护性的免疫原性，人们才真正认识到类毒素物质也是一种很好的疫苗。

> 发现之路 11-2
> 卡介苗的诞生

19世纪末20世纪初，微生物学和免疫学迅速发展，促使更多的免疫预防制品问世，由于有些微生物不易减毒，有的即使毒力消失，往往其免疫原性也随之消失，同时也可能存在毒力返祖的问题。于是许多学者开始致力于灭活疫苗的研究，大批灭活疫苗相继问世。Jonas E. Salk疫苗和Albert B. Sabin疫苗带来了抗病毒疫苗的革命。1930年，鸡胚尿囊绒毛膜上的组织培养技术的建立，促进黄热病和流感灭活疫苗的诞生。在John F. Enders成功培养脊髓灰质炎病毒基础上，Salk很快发展了灭活的脊髓灰质炎疫苗，即索尔克疫苗。但由于索尔克疫苗在生产技术上的失误，导致了疫苗中混有未灭活的病毒株而引起了149例感染小儿麻痹症，并有11人死亡。这一不幸事件推动了口服减毒活脊髓灰质炎疫苗，即沙宾疫苗的发展，并于1961年首次生产成功。随后，1963年成功研制出了Enders麻疹疫苗及其减毒麻疹疫苗，并最终成功利用麻疹-流行性腮腺炎-风疹-水痘四联疫苗防止了这4种疾病的传播。

> 应用案例 11-1
> 第一支癌症疫苗：HPV疫苗

随着分子生物学和基因工程技术的发展，乙肝疫苗的研制成功预示着疫苗分子时代的来临。从疫苗的组分来看，虽然脑膜炎双球菌的类毒素和多糖疫苗也是分子和亚基疫苗，但乙肝病毒表面抗原（HBsAg）的应用则代表了作为疫苗的单一蛋白质的新纯度水平，它是运用DNA重组技术制造的第一个疫苗，也是第一个可自组成22 nm病毒样颗粒的蛋白质样本，这种聚合增强了免疫原性。另外，全球有25亿乙肝携带者，其中20%~25%发展成慢性肝病，再以一定比例发展成原发肝癌，所以在某种意义上乙肝疫苗是历史上第一种抗癌疫苗。

随着天花的消灭及多种传染病有效疫苗的发展，世界卫生组织（WHO）提出将防控天花的经验用于另一些可被疫苗预防的疾病，即免疫接种扩展计划。该计划最初是为全世界每年出生的新生儿预防6种疾病：白喉、百日咳、破伤风、麻疹、脊髓灰质炎和结核。随后乙型病毒性肝炎、黄热病也陆续列入免疫接种扩展计划。1988年，WHO发起了另一项挑战，即在2000年前消灭脊髓灰质炎。2019年，新型冠状病毒感染（COVID-19）大规模暴发，截至2023年3月，WHO公布全球范围内正进行的临床前研究的新型冠状病毒疫苗共计199种，处于临床研究的新型冠状病毒疫苗共计183种。可见，疫苗的开发在传染病防治中起到了极为重要的作用。

（2）我国免疫预防概况

① 人用疫苗　2005 年 6 月，我国开始实施《疫苗流通和预防接种管理条例》，对疫苗实行分类管理。该条例的颁布开创了全新的疫苗流通体系，疫苗生产商的合法流通渠道由原来的 143 个接种点、疾控中心和医院增加到 700 多个。该条例在 2016 年 4 月经国务院批准后进行了修订，进一步加强了对疫苗的采购、配送、存储和接种等环节的管理。2007 年 12 月，《扩大国家免疫规划实施方案》发布，新增甲肝疫苗、流脑疫苗、乙脑疫苗、麻腮风疫苗、出血热疫苗、炭疽疫苗和钩端螺旋体疫苗 7 种计划免疫疫苗。近年来，我国在传统疫苗技术提升、新型基因工程疫苗品种开发等方面取得突破性进展，治疗性乙肝疫苗、SARS 疫苗等新产品已展开临床研究，Vero 狂犬疫苗、流脑 A+C 疫苗等新品种不断上市，乙型脑炎疫苗、流感裂解疫苗和狂犬病疫苗正走向国际市场。

② 动物疫苗　动物传染病的控制和消灭不仅对养殖业的健康发展至关重要，同时对人类健康意义重大，可以说动物疫苗是人类控制动物疫病最有效的手段。目前全国 70 家生产企业总的生产能力已经超过 4 000～50 130 亿头份。同时，基因工程技术推动了动物疫苗的快速发展。目前在我国获得注册并取得产品批准文号的兽用基因工程疫苗达 30 多个品种，其中禽用基因工程疫苗 21 种，猪用基因工程苗 9 种，牛、羊用基因工程疫苗各 1 种。《2012 年国家动物疫病强制免疫计划》列出了我国目前强制免疫的疫病类型，该计划对强制免疫的总体要求是，群体免疫密度常年维持在 90% 以上，其中应免畜禽免疫密度要达到 100%。2022 年，《全国畜间人兽共患病防治规划（2022—2030 年）》发布，提出了以"人病兽防、关口前移"精神为指导，针对高致病性禽流感、布鲁氏菌病、牛结核病和狂犬病等 8 种重点防治疾病，以及弓形虫病、钩端螺旋体病、沙门氏菌病等 16 种常规防治疾病和外来防范疾病，在政府主导、多方参与的机制下，力争到 2030 年重点防治病种得到有效控制，常规防治病种流行率稳定控制在较低水平。

（3）计划免疫

计划免疫是指根据特定传染病的疫情监测和人群免疫状况分析，按照规定的免疫程序有计划地进行人群预防接种，以提高人群免疫水平，控制或消灭相应传染病。计划免疫能够充分发挥疫苗的效果，有效控制传染病的流行。我国儿童计划免疫的常用疫苗有 5 种：卡介苗、脊髓灰质炎疫苗、百白破疫苗、麻疹活疫苗和乙肝疫苗。2021 年，国家免疫规划规定了"11 苗防 12 病"（表 11-1）。

表 11-1　国家免疫规划疫苗儿童免疫程序表（2021 年版）

可预防疾病	疫苗种类	接种途径	剂量	英文缩写	接种年龄
乙型病毒性肝炎	乙肝疫苗	肌内注射	10 μg 或 20 μg	HepB	出生时，1、2 月龄
结核病[1]	卡介苗	皮内注射	0.1 mL	BCG	出生时
脊髓灰质炎	脊灰灭活疫苗	肌内注射	0.5 mL	IPV	2、3 月龄
	脊灰减毒活疫苗	口服	1 粒或 2 滴	bOPV	4 月龄，4 周岁
百日咳、白喉、破伤风	百白破疫苗	肌内注射	0.5 mL	DTap	3、4、5、18 月龄
	白破疫苗	肌内注射	0.5 mL	DT	6 周岁
麻疹、风疹、流行性腮腺炎	麻腮风疫苗	皮下注射	0.5 mL	MMR	8、18 月龄
流行性乙型脑炎[2]	乙脑减毒活疫苗	皮下注射	0.5 mL	JE-L	8 月龄，2 周岁
	乙脑灭活疫苗	肌内注射	0.5 mL	JE-I	8 月龄 2 剂，2、6 周岁
流行性脑脊髓膜炎	A 群流脑多糖疫苗	皮下注射	0.5 mL	MPSV-A	6、9 月龄

续表

可预防疾病	疫苗种类	接种途径	剂量	英文缩写	接种年龄
	A 群 C 群流脑多糖疫苗	皮下注射	0.5 mL	MPSV-AC	3、6 周岁
甲型病毒性肝炎[3]	甲肝减毒活疫苗	皮下注射	0.5 mL 或 1.0 mL	HepA-L	18 月龄
	甲肝灭活疫苗	肌内注射	0.5 mL	HepA-I	18 月龄，2 周岁

注：[1] 主要指结核性脑膜炎、粟粒性肺结核等。[2] 选择乙脑减毒活疫苗接种时，采用 2 剂次接种程序。选择乙脑灭活疫苗接种时，采用 4 剂次接种程序；乙脑灭活疫苗第 1、2 剂间隔 7~10 天。[3] 选择甲肝减毒活疫苗接种时，采用 1 剂次接种程序。选择甲肝灭活疫苗接种时，采用 2 剂次接种程序。

（4）疫苗行业的特点及发展概况

疫苗行业是生物医药领域中比较高端的细分领域，具有较高的技术壁垒、资金壁垒和政策壁垒。全球 85% 的常规疫苗市场被辉瑞、默沙东、葛兰素史克、赛诺菲巴斯德全球四强所垄断。据 Merrill Lynch 研究报告，全球疫苗行业 2021—2025 年将持续以 17.3% 的复合年增长率不断发展，远高于同期整个制药行业的年增长值，发达国家计划疫苗的接种覆盖率已达 95%。预计到 2031 年，全球疫苗市场规模将超过 1 600 亿美元。目前，国际疫苗市场的大品种包括 HPV 疫苗、肺炎球菌结合疫苗、流感疫苗、百白破系列多联疫苗、麻腮风水痘四联疫苗和带状疱疹疫苗等。

中国疫苗市场是全球增长最快的市场之一，Ⅰ类与Ⅱ类疫苗市场分别保持 15% 与 20% 左右的增速。目前，国内疫苗市场规模已超过 1 200 亿元，传染病防治压力较大，对疫苗的需求量也不断增多。近年来，国家加大对生物产业的投资和政策扶持，国内疫苗企业产能与技术水平不断提升。

11.1.2　免疫预防分类

根据来源、作用特点及免疫预防的免疫学机制，免疫预防可分为非特异性预防和特异性预防两类。前者是指生来就有，通过遗传获得的非特异性防御功能；后者是指在生命过程中产生或获得的特异性防御功能。特异性预防又可分为主动预防和被动预防两大类，它们可以自然获得，也可通过人工的方法获得。

（1）主动非特异性预防

主动非特异性预防是指采用其他非直接相关抗原刺激机体产生免疫反应，以提高对靶病原体的免疫力，如卡介苗也可作为乙肝疫苗的佐剂。

（2）被动非特异性预防

被动非特异性预防是指采用非特异性免疫激活剂作用于机体而预防疾病的发生。这些免疫措施提高的非特异性免疫力，有助于加快或增强特异性免疫的产生，如白细胞介素、干扰素、胸腺素、免疫球蛋白等，一般与疫苗同时使用。

（3）主动特异性预防

主动特异性预防是指采用病原体抗原免疫机体，即接种疫苗的方法，使之产生特异性保护性免疫。

（4）被动特异性预防

被动特异性预防是指采用病原体抗原作用于机体后产生的特异性免疫效应分子或细胞来预防疾病的发生。其中，应用最多的是含特异性抗体的血清（即抗血清）或直接用抗体，常在高危人群中配合疫苗使用或紧急预防和治疗用，如马的破伤风抗血清、蛇毒抗血清。

11.1.3 疫苗概述

免疫预防的主要措施是接种疫苗，习惯上将细菌性制剂、病毒性制剂及类毒素制剂等人工主动免疫制剂统称为**疫苗**（vaccine），其基本性质包括有效性、安全性和实用性。

（1）疫苗的有效性

疫苗应当具有很强的免疫原性，接种后能够在大多数人中引起保护性免疫，使群体的抗感染能力增强。在疫苗设计中应当涉及两个方面的问题：一是确定保护性免疫是以体液免疫为主还是细胞免疫为主或二者兼具，如要最有效地清除细胞外的病原体，疫苗必须有激活 B 细胞产生抗体的能力，如果是细胞内病原体，疫苗应该能激活 $CD8^+$ T 细胞；二是能引起显著的免疫记忆，使保护性免疫维持较长时间。

抗原（免疫原）是免疫反应最强的调节剂。从某种意义上说，抗原决定了免疫反应的特异性、保护性和效果。因此，疫苗设计中最重要的是选择合适的免疫原。一般而言，免疫原的选择原则是：①优势抗原（优势表位）；②保护性抗原（保护性表位）；③保守性强的抗原或表位；④能引发长期记忆的抗原或表位。在此基础上，根据免疫原结构、功能关系和抗原组分的特性，还应考虑对抗原提呈细胞靶向基团的引入、抗原结构复杂性和分子大小等，以提高免疫原性。例如，用细菌的多糖成分免疫婴幼儿，18 个月龄以下者几乎都不产生抗体，但将细菌多糖连接于白喉类毒素后再免疫，效果十分显著。这是由于白喉类毒素提供了 T 细胞识别的表位，将细菌多糖引起的 T 细胞非依赖性应答转变为 T 细胞依赖性抗体应答。因此，高效疫苗的结构设计应以有效的免疫保护、免疫调节、免疫病理为基础。

此外，模拟自然感染途径接种，除引起体液免疫和细胞免疫外，还可以引起黏膜免疫来抵抗经黏膜入侵的病原体。细胞因子等新型佐剂与疫苗的共同使用，可以调节免疫应答的类型，增强疫苗免疫效果。

（2）疫苗的安全性

疫苗几乎都是用于健康人群，特别是儿童的免疫接种，其安全性是不容忽视的。灭活疫苗菌毒种为致病性强的微生物，应彻底灭活并避免杂蛋白和内毒素污染。活疫苗的菌种要求遗传性状稳定，无回复突变，无致癌性。各种疫苗都要尽量避免接种后的副作用，包括注射部位的红肿疼痛、高烧、癫痫发作、肺炎、脑炎，甚至死亡。

（3）疫苗的实用性

疫苗的可接受性十分重要，否则难以达到接种人群的高覆盖率。覆盖率是指接种者接种疫苗后接触病原体而没有发病的比例。由于人类固有的遗传变异，疫苗并非 100% 有效。在保证免疫效果的前提下应尽量简化接种程序，如采用口服疫苗、多价疫苗。同时要求疫苗易于保存运输，价格低廉。

11.1.4 疫苗的发展

疫苗的发展主要体现在疫苗组分（component）、疫苗递送系统（delivery system）及疫苗配方（formulation）的发展等几个重要方面。

（1）疫苗组分的发展

疫苗组分主要包括抗原和佐剂

① 抗原 经典疫苗是将病原体灭活或通过在非自然宿主及体外培养中传代而减毒，从而防止它在天然宿主中致病。虽然这种经典的免疫学方法已取得很大成功，但仍具有一些缺点，如无意中保留了部分活的病原体、毒力逆转、含有有害成分等。

通过对抗原进行纯化，人们制备了纯化组分疫苗（如肺炎球菌荚膜多糖疫苗）和亚单位疫苗（如乙型肝炎表面抗原亚单位疫苗、霍乱毒素 B 亚单位疫苗）。这些疫苗去除了病原微生物中的有害成分，安全有效。应用现代蛋白质化学工艺使细菌荚膜多糖与载体蛋白耦联，从而极大地改进了细菌多糖疫苗的有效性，成功制品如 b 型流感嗜血杆菌（Hib）荚膜多糖结合疫苗等。

现代分子生物学技术的应用推动了疫苗的研制。目前，基因工程疫苗代替了血源疫苗，成功地避免了血源疫苗的潜在危险。随着免疫学的发展和化学合成多肽技术的成熟，多肽疫苗、核酸疫苗近年来成为备受人们关注的新型疫苗。另外，因超抗原独特的作用特点及与自身免疫病、肿瘤等的密切关系，研究者提出了超抗原疫苗的研究思路，用于预防和治疗超抗原引起的疾病。

② 佐剂　佐剂（adjuvant）泛指一类能非特异性地通过物理或化学的方法与抗原结合而增强其特异性免疫的物质。通常对免疫原性差的抗原尤为重要。其可能的作用机制是：在淋巴细胞接触抗原的局部可浓缩抗原，起到储存效应；通过诱导细胞因子的产生，调节淋巴细胞的功能。目前世界上应用最广泛的疫苗佐剂为金属盐类，即凝胶型佐剂如 $Al(OH)_3$、$AlPO_4$、$Ca_3(PO_4)_2$ 等，而 $Al(OH)_3$ 是美国食品及药物管理局（FDA）唯一批准的人用佐剂。油乳剂如弗氏不完全佐剂，其作用机理与 $Al(OH)_3$ 类似，均为储存作用。

随着合成多肽疫苗和重组抗原疫苗等的研制，发现含 CpG 结构的细菌 DNA 或人工合成寡核苷酸，能够促进 Th1 型免疫应答，具有免疫佐剂（特别是 DNA 疫苗佐剂）的应用前景。此外，免疫刺激复合物（immune stimulating complex，ISCOM）、脂质体、细胞因子（如 IFN-γ 和 IL-2 等）也是新型佐剂研究的热点。佐剂的研究不仅能促进基因重组疫苗、DNA 疫苗等新型疫苗的开发，而且在揭示免疫系统机理研究中具有重要的意义。

ISCOM 是一种缓释的免疫制剂，主要含有胆固醇、磷脂、皂素及蛋白质，多为 30~40 nm 直径的二十面体对称结构，能够捕获大量蛋白质抗原分子并释放给 APC。对于免疫系统，ISCOM 更像一个易被 APC 吞噬的多价抗原，并且能够上调 MHC 分子的表达，促进细胞免疫尤其是 CTL 的细胞毒活性。

CpG 寡核苷酸是人工合成的一段含非甲基化胞嘧啶-鸟嘌呤的寡核苷酸链，其受体是 TLR9，能够诱导细胞因子的产生，活化 B 细胞、NK 细胞及 DC，对蛋白质疫苗和核酸疫苗均有明显的佐剂活性。寡核苷酸链的序列决定了佐剂活性的强弱，不同种属的最适基序不尽相同。

> **知识拓展 11-1**
> 黏膜免疫与抗原提呈

绝大多数非复制抗原仅在大剂量或多次给予时才产生黏膜免疫反应，且持续时间短。和系统性感染相比，黏膜的自然感染导致的免疫反应时间也相对较短，这些使得黏膜免疫佐剂特别重要。黏膜免疫佐剂包括许多可增强黏膜淋巴组织对抗原摄取的物质。例如，细菌、病毒能使大量的 DC 聚集在气管上皮并随后向淋巴结移行，提示工程化表达抗原的细菌或病毒可能提供足够的佐剂效应。目前较有效的黏膜佐剂有霍乱肠毒素、大肠杆菌肠毒素、破伤风毒素的 C 片段等。

（2）免疫递送系统的发展

递送系统是指通过合适的方式将抗原递送到免疫系统以启动免疫反应，与疫苗的效力直接相关。良好的疫苗递送系统可以将抗原高效递送到 MHC Ⅰ 或 MHC Ⅱ 类分子提呈途径中去，并有效提呈在细胞表面。迄今为止，可用于人类疫苗接种的递送系统依然有限。随着细胞生物学和抗原提呈机制的发展，抗原递送系统的发展趋向于微粒化和缓释化。

① 抗原的微粒化　研究表明，抗原沉积后免疫原性会得到提高。目前利用蛋白质的自组装特性或者人工设计微粒结构也可增强免疫反应。如鞭毛蛋白易于自组成多聚体，HBsAg 和 HBcAg 自组装成病毒样颗粒（VLP），这种颗粒不仅能增强自身的免疫性，对其他与之相连的抗原也有增强作用。脂质体、ISOCOM 等人工微粒体，均可诱导 Th1 应答和 Th2 应答，可显著提高多肽疫苗的递送效率和免疫原性。

② 抗原聚合作用和多聚体　将小分子或免疫原性差的抗原与聚合物结合，或者抗原与抗原结合形成聚合物可提高免疫原性，如抗原与聚丙烯、聚氧乙烯的聚合物、甘露糖聚合物或 β-1,3-葡萄糖聚合物结合等。有意思的是，抗原与甘露糖的耦联在氧化条件下进行时，聚合产物可选择性地激活 Th1 细胞反应，并伴随显著的细胞毒性 T 细胞应答、T 细胞分泌大量干扰素（IFN-γ），但只有低效价的抗体

产生；若反应是在还原条件下进行的，结果则相反，该聚合物将选择性地激活 Th2 反应，并伴随 IL-4 及 IgG1 抗体的产生，但只有低频率的 CTL 产生。

多肽抗原有更好的方法聚合。可通过固相合成多肽时氨基末端残基丙烯化，或者通过自由基诱导而使多肽聚合，也可将多肽抗原合成为以赖氨酸为核心的分支寡聚物（MAP）。

③ 抗原缓释化　弗氏佐剂、乳剂均是储存抗原、缓慢释放的传统方法。可被生物降解的微胶囊是疫苗递送系统发展的趋势，它能包裹免疫刺激分子和抗原，延长抗原的吸收。其作为一个长期贮存池，可以实现注射后在不同时间脉冲样缓释抗原。当前较为流行的微胶囊材料是聚乙丙交酯（PLG），它可通过水解降解，并且降解的快慢是可控的。这种递送系统有望将需要多次注射的疫苗变成更为方便的一次性注射，在免疫预防领域具有很高的应用价值。

④ 免疫途径的发展　免疫途径应根据相应病原体传染的免疫机理来选择。目前常用的接种途径有划痕法、注射法、口服法和吸入法。此外，作为无针肠道外接种疫苗替代方法的黏膜接种，因可消除感染危险，在安全性方面有着明显优点。随着口服或鼻腔接种系统的开发和临床评价，黏膜免疫技术将得到进一步的发展。

（3）疫苗的类型

① 减毒活疫苗（live-attenuated vaccine）　减毒活疫苗由经减毒或无毒力处理的细菌细胞或病毒组成。处理后它们的病原性降低，免疫原性保持不变。因为使用了活的可复制病原，接种者体内能产生大量的免疫原，所以更容易启动天然免疫和适应性免疫。此外，大多数减毒病原体同时提供 B 细胞和 T 细胞抗原表位，体液免疫和细胞免疫都能被激活。与传统制备方法不同，最新获得减毒株的方法是使用重组 DNA 技术直接将编码已知病原体毒性相关蛋白质的基因突变或除去，大大降低了回复突变的可能性。麻风腮疫苗属于此类疫苗。

② 灭活疫苗（inactivated vaccine）　灭活疫苗是由整个细菌、寄生虫或病毒通过 γ 射线或化学试剂（如甲醛）处理杀死灭活产生。灭活疫苗保持保护性抗原表位的结构，消除了病原体的复制或复活毒力的能力，其安全性较好，但免疫原性相对较弱。由于死疫苗主要诱导特异抗体的产生，为维持血清抗体的水平，往往需要加强免疫。值得注意的是，并不是所用病原体经灭活后均可以成为高效疫苗。灭活疫苗对细胞内病原体感染只能提供有限的防护，它不能通过内源性抗原加工途径实现 CTL 的活化和增殖，免疫效果有一定的局限性。甲肝疫苗属于此类疫苗。

③ 类毒素疫苗（toxoid vaccine）　当疾病的病理变化主要是由于强力外毒素或肠毒素引起时，类毒素疫苗就具有很重要的意义。如破伤风和白喉疫苗。类毒素是由外毒素分子甲醛处理制成的，因其失去外毒素的毒性，但保留了其免疫原性，接种后能够诱导产生中和外毒素的抗体，达到免疫效果。一般来说，肠毒素的类毒素很少，然而肠毒素型大肠杆菌的热稳定性肠毒素（LT）和霍乱毒素（CT）对应的去毒变构体可以诱导很好的黏膜免疫，也可作为黏膜免疫佐剂。

④ 亚单位疫苗（subunit vaccine）　亚单位疫苗是去除病原体中与激发保护性免疫无关甚至有害的成分，保留有效免疫原成分的疫苗。亚单位疫苗的成分来自病原体的一种蛋白质或多糖，其内至少包含一个保护性抗原表位。这种疫苗的主要优点是不使用病原体全部成分，从而避免了变异回复的风险和不相关的病原体成分引起的副作用。例如，无细胞百日咳疫苗是提取百日咳杆菌的丝状血凝素（FHA）等保护性抗原成分制成，其内毒素含量仅为全菌体疫苗的 1/2 000。又如，提取细菌的多糖成分制成了脑膜炎球菌、肺炎球菌多糖疫苗。

⑤ 结合疫苗（conjugate vaccine）　通过将一个能够提供 T 细胞表位的载体蛋白与细菌荚膜多糖连接，使其成为 T 细胞依赖性抗原。这种结合疫苗能够引起 T、B 细胞的联合识别，产生 IgG 类抗体，明显提高免疫效果。例如，b 型流感嗜血杆菌（Hib）结合疫苗是一种高效多糖亚单位疫苗，将 Hib 的 PRP 多糖抗原耦联到蛋白质载体，以诱发 T 细胞依赖的免疫应答。

⑥ 合成肽疫苗（synthetic peptide vaccine）　合成肽疫苗是根据抗原表位的氨基酸序列设计和合成

> 知识拓展 11-2
> 疫苗的不同分类方法

> 应用案例 11-2
> 新型冠状病毒疫苗研发：亚单位疫苗

的免疫原性多肽，以期用最小的免疫原性肽来激发有效的特异性免疫应答。同一种蛋白质抗原的不同位置上有不同免疫细胞识别的表位，如果合成的多肽上既有 B 细胞识别的表位，又有 T 细胞识别的表位，它就能同时诱导特异性体液免疫和细胞免疫。目前，利用计算机演绎法可预测 T 细胞识别表位，为肽疫苗的研制提供了重要的手段。由于肽疫苗分子小、免疫原性弱，常需要耦联载体才能诱导免疫应答。常用的载体有脂质体，可将合成肽分子运送至 APC 的胞质中，使其与 MHC Ⅰ 类分子结合，诱导特异性 CTL 应答。目前研究较多的主要是抗病毒感染和抗肿瘤的合成肽疫苗。

> **知识拓展 11-3**
> 转基因植物疫苗

⑦ 重组载体疫苗（recombinant vector vaccine） 重组载体疫苗是利用低毒或无毒的病毒或细菌作为载体携带病原体有效免疫原基因的重组体疫苗。感染宿主细胞后，重组载体疫苗基因的转录、翻译过程和病毒或细菌组分一样，使得大量所需抗原得以表达。如果将多种病原体的有关基因插入载体，则成为可表达多种保护性抗原的多价疫苗。目前使用最广的载体是痘苗病毒，由于其表达的外源基因很多，已用于甲型和乙型肝炎、麻疹、单纯疱疹、肿瘤等疫苗的研究。金丝雀痘病毒载体以比痘苗病毒更好的安全性用于免疫缺陷症患者。利用减毒伤寒沙门菌 Ty21a 株为载体的口服疫苗，可引起黏膜保护性免疫反应。

⑧ 核酸疫苗（nucleic acid vaccine） 核酸疫苗根据主要成分不同可分为 DNA 疫苗和 mRNA 疫苗。DNA 疫苗是将编码抗原蛋白质的基因和表达载体 DNA 重组，直接将其注射到体内，该类疫苗能模仿活病毒感染方式合成内源性抗原，并被提呈给 MHC Ⅰ 类分子诱导 $CD8^+$ T 细胞产生杀伤作用。与其他疫苗相比，DNA 疫苗具有潜在而巨大的优势：① DNA 疫苗是诱导产生细胞毒性 T 细胞应答为数不多的好方法之一；② 可以克服蛋白质亚单位疫苗易发生错误折叠和糖基化不完全的问题；③ 稳定性好，易于质控；④ 生产成本低；⑤ 理论上可以通过多种质粒的混合物或构建复杂的质粒来研制多价疫苗；⑥ 抗原合成稳定性好，可减少加强注射的剂量；⑦ DNA 疫苗还能完善婴儿的抗体应答，促进细胞内抗原的清除，防止母体抗体介导的抑制。然而，DNA 疫苗的缺点在于其导入的外源 DNA 可能会与宿主细胞自身的基因组整合，因此其安全性在研究和开发时须重点关注。mRNA 疫苗是一种将编码病原体（如病毒）或癌细胞抗原蛋白质的 mRNA 分子副本递送到机体免疫细胞中合成外源抗原蛋白质，并诱导机体产生适应性免疫反应，使机体识别和清除相应病原体或癌细胞的疫苗。mRNA 由封装在脂质纳米颗粒中的 RNA 复合制剂递送，保护 RNA 链并帮助它们在细胞中吸收。在此类疫苗的研发中，新技术和新方法主要集中于 mRNA 序列元件的改造、编码序列的修饰、递送系统的选择和改进，以及新疫苗类型的研发。目前，已上市和在研的 mRNA 病毒疫苗有新冠病毒疫苗（mRNA-1273、BNT162b2）、流感疫苗（HA mRNA-LNP）、呼吸道合胞病毒疫苗、寨卡病毒疫苗、埃博拉病毒疫苗和人类免疫缺陷病毒疫苗等。

11.1.5 疫苗的应用及前景

疫苗的发展和应用未限于传染病领域，已扩展到许多非传染性疾病领域。而且，疫苗已不是单纯的预防制剂，通过调整机体的免疫功能，已经成为有前途的治疗性制剂。

（1）疫苗的抗感染作用

抗感染作用仍然是未来应用疫苗的首要任务。不少传染病仍缺乏有效的疫苗，如艾滋病、疟疾、结核病、呼吸道感染、腹泻等，发病和死亡人数居高不下。新发现的传染病又不断增多，如丙型肝炎、埃博拉出血热、严重急性呼吸综合征（SARS）和禽流感等。传染病的控制依然任重而道远。

细菌联合疫苗的广泛使用，在某些疾病的预防取得显著的效果。联合疫苗是将不同抗原进行组合后制成的能针对多种病原体进行预防的疫苗，包括多联疫苗和多价疫苗。多联疫苗用于预防由不同微生物引起的传染病，如百白破三联疫苗、麻（疹）风（疹）腮（腺炎）三联疫苗。而多价疫苗仅预防由同种微生物的不同血清型引起的传染病，如（三价）口服脊髓灰质炎减毒活疫苗。尽管建立 2~5 联的联合疫苗，在理论上及实践中都被证明是可行的，但对联合疫苗的使用及有效性仍需要面对现实的问题,即很难实现一次免疫预防所有疾病,但用较少的接种次数来预防更多的疾病仍是今后疫苗研制的努力方向。病毒疫苗是当前预防和治疗许多病毒性疾病的主要方法。例如,病毒性肝炎疫苗、轮状病毒疫苗、HIV-1 疫苗及流感病毒疫苗等,其有效性的提升仍然面临着巨大挑战。

 知识窗

疫苗研发的挑战:HIV 疫苗

人类免疫缺陷病毒(HIV)是一种能攻击人体免疫系统的病毒,它靶向人体免疫系统中最重要的 $CD4^+$ T 细胞,破坏人体免疫功能。HIV 其包膜蛋白变异速率惊人,使病毒能够逃脱抗体的作用;HIV 还会以前病毒形式整合到宿主细胞基因组,从而达到逃脱 CTL 攻击的目的。这些对 HIV 疫苗研发的挑战是空前的。

科学家们已尝试了 200 种以上的 HIV 疫苗设计,包括灭活疫苗、减毒疫苗、亚单位疫苗载体及核酸疫苗等,迄今尚无有效的 HIV 疫苗问世。但有趣的"天然实验"提示我们不应放弃:在冈比亚有一部分特殊人群反复暴露于 HIV,但并不发生血清抗体阳转,也不发病。这些人表现出较强的 HIV 特异性 CTL 应答。同样,一些配偶为 HIV 阳性的人其血清也不发生阳转,而表现为 Th1 型 $CD4^+$ 免疫应答。

研究者通过 X 线衍射结晶技术发现了 HIV 如何利用 CD4 受体进入细胞内,以及广谱中和抗体是如何结合于 CD4 的结合部位来有效中和 HIV,这些发现将有助于 HIV 疫苗的开发。另外,研究 HIV 包膜蛋白的三聚体结构是 21 世纪的一个研究热点,有望获得一些新的研究思路。

(2)疫苗的抗肿瘤作用

一些病毒的感染与肿瘤的发生密切相关,这些病毒的疫苗可被看作是肿瘤疫苗。例如,EB 病毒疫苗可预防鼻咽癌,人乳头瘤病毒疫苗可预防宫颈癌。非病毒病因的肿瘤疫苗属于治疗性疫苗。肿瘤疫苗研制主要是根据肿瘤免疫的理论,增强机体的抗肿瘤免疫应答或直接杀伤肿瘤细胞达到治疗目的。例如,用某些免疫增强基因体外修饰自体 DC,再回输患者体内,以增强对肿瘤抗原的提呈能力;或用病毒载体携带肿瘤相关抗原基因在体内表达肿瘤抗原,以诱导特异性抗肿瘤效应。

(3)避孕疫苗的发展

避孕疫苗也是近年来活跃的研究领域,目前正在研制中的几种疫苗均有一定的抗生育效果。人绒毛膜促性腺激素(hCG)是维持早期妊娠的激素,用 hCG 免疫人体,产生的抗 hCG 可切断黄体营养而终止妊娠,如常用 hCG β 亚单位与破伤风类毒素连接制成的结合疫苗。透明带(zona pellucida,ZP)基因编码的 ZP3 蛋白是卵子表面的一种糖蛋白,是精卵细胞结合的位点。抗 ZP3 抗体能够阻止精卵结合,达到避孕的目的。另一种备选抗原是促黄体素释放激素(LHRH),此激素男、女均可用,控制生殖细胞和性激素的产生,如通过 D- 酪氨酸替代 LHRH 第 6 位甘氨酸合成的治疗性疫苗可有效、可逆地进行生育控制,并且该疫苗的临床试验表明,它可能替代睾丸手术,用于治疗进展期的前列腺癌。此外,还有用精子表面的酶或膜分子制成精子表面抗原疫苗等。

(4)负调疫苗与防止免疫病理损伤

已患病情况下用疫苗诱导所期望的免疫应答而进行特异性治疗是可行的。在自身免疫性疾病、变态反应与移植等情况需要下调免疫应答,这一类疫苗称为负调疫苗。负调疫苗的发展已经使疫苗成为治疗疾病的重要手段。

某些慢性感染导致的免疫病理损伤与免疫应答的类型有关,通过调节免疫功能有可能防止或减轻病理损伤。动物实验观察到血吸虫感染以 Th2 应答为主,常伴有肝的纤维化和结节形成。联合使用虫卵抗原和 IL-12 可诱导 Th1 应答,虽不能保护机体免受感染,但减轻了肝的损伤。使用人工的变应原肽段可封闭特异性 IgE,阻止肥大细胞脱颗粒,从而防止 I 型超敏反应的发生。

（5）疫苗的副作用

由于疫苗一般用于健康个体，且大多数疫苗是免疫系统发育尚不完全的婴儿和儿童使用，所以疫苗的"阴暗面"，即疫苗所产生的不良反应尤其值得关注。最有争议的是包含完整灭活百日咳菌的百日咳疫苗的不良反应，最普遍的反应就是发热、过敏、局部红肿痛、食欲减退和嗜睡等，严重不良反应是引起严重急性神经疾病。报道数据显示，自从美国使用百日咳疫苗，其发病率降低了50倍，但也伴有1%的脑损害和0.1%~4%的死亡率。

另一个值得关注的是脊髓灰质炎。沙宾疫苗病毒存在神经毒的返祖现象，其疫苗不良反应较为严重，美国曾在270万个口服脊髓灰质炎病毒疫苗剂量中发生过1次，在1985—1991年的7年间，英格兰和威尔士的1.84亿个免疫剂量中出现9次。由于麻痹性脊髓灰质炎的死亡率是5%~10%，所以考虑到危险-回报率，这种疫苗的使用还是有利的。麻疹疫苗、流行性腮腺炎疫苗和风疹疫苗等并不导致严重并发症，其不良反应相对较温和。此外，疫苗的辅料或佐剂也可引起炎症、脓肿等不良反应。更为严重的是疫苗偶尔会导致过敏反应、血小板减少症和急性关节炎，这些严重并发症的发生率小于10万分之一。

（6）免疫预防与疾病控制前景

> 知识拓展 11-4
> 我国动物疫苗的发展方向

许多疾病的根除主要归功于预防。在与传染病斗争中，疫苗已经成为免疫预防传染病的主要手段和措施。全球成功地消灭了天花，就是人类向疾病作斗争取得彻底胜利的最好证明。WHO从2000年开始领导全球根除脊髓灰质炎，通过国际免疫接种日等活动，使得脊髓灰质炎成为继天花之后第二个可能根除的疾病。麻疹是WHO列出的下一个全球要消除的疾病目标，但是目前面临的挑战是麻疹疫苗对9个月以内的婴儿无效，消除麻疹的障碍可能是4~6个月（母体来源的被动免疫消退）与9个月之间的易感婴儿。

在疾病控制和根除计划实施过程中，婴幼儿和老人的疫苗接种是特别需要注意的问题，这两个极端年龄的人群对新型和改良疫苗的设计提出了特殊的要求。一些疫苗需在最早期接种，方能达到最佳的效果，包括针对母婴传播性疾病的疫苗，如乙肝疫苗、丙肝疫苗等。也有一些适用于老年人的疫苗，如流感疫苗和肺炎球菌疫苗，而针对老人的免疫接种也需要采用不同的策略。随着科技的进步，用于免疫预防的更好的新型疫苗还会不断问世，为保障人类的健康作出贡献。

11.2 免疫治疗

在正常情况下，机体免疫系统能够发挥自身的免疫调节作用，抵抗外来病原体的感染，消灭机体发生的癌变细胞，及时清除自身反应性淋巴细胞从而防止自身免疫性疾病的发生。机体免疫功能异常可以导致多种疾病的发生，如自身免疫性疾病、免疫缺陷病和肿瘤等。针对疾病发生的机制，根据免疫学原理，利用物理、化学和生物学的手段人为地增强或抑制机体的免疫功能，达到治疗疾病目的的措施称为**免疫治疗**（immunotherapy）。

11.2.1 免疫治疗分类

（1）根据对机体免疫应答的影响分类

① **免疫增强疗法** 主要用于治疗感染、肿瘤和免疫缺陷等免疫功能低下的疾病。免疫增强疗法包括非特异性免疫增强剂、疫苗、抗体或淋巴细胞的过继免疫疗法、细胞因子疗法等。

② **免疫抑制疗法** 主要用于治疗超敏反应、自身免疫性疾病、移植排斥、炎症等免疫功能亢进性疾病。免疫抑制疗法包括非特异性免疫抑制剂、淋巴细胞及其表面分子的抗体、诱导免疫耐受的疫苗的应用等。

（2）根据治疗特异性分类

① 特异性免疫治疗　主要包括以下 3 种方式：

a. 接种疫苗　利用抗原可诱导特异性免疫应答的特点，在一定条件下，用抗原对机体进行免疫，使机体对该抗原产生特异性免疫应答或免疫耐受，达到治疗疾病的目的，如肿瘤疫苗诱导特异性抗肿瘤免疫应答。该疗法见效慢，但维持时间长。

b. 输注特异性免疫应答产物　直接给机体输注特异性免疫应答的产物——抗体或效应细胞，使机体立即获得针对某一特异性抗原的免疫力。该疗法见效快，但维持时间短。

c. 利用抗体特异性地剔除免疫细胞亚群或进行导向治疗　利用抗体反应的特异性，在体内特异性地去除某一类免疫细胞，如用抗 CD4 单克隆抗体剔除 $CD4^+$ T 细胞，以抑制机体的免疫功能；或者进行靶向性治疗（如肿瘤的靶向治疗），以提高疗效、降低毒副作用。

② 非特异性免疫治疗　包括非特异性免疫增强剂和免疫抑制剂的应用。其特点是作用没有特异性，对机体的免疫功能呈现广泛增强或抑制，易导致不良反应。

（3）根据治疗所用制剂的特点分类

① 主动免疫治疗（active immunotherapy）　给机体输入抗原性物质，激活机体的免疫应答，使机体自身产生抵抗疾病的能力。例如，创伤后破伤风类毒素的应用等均属于主动免疫治疗。

② 被动免疫治疗（passive immunotherapy）　将对疾病有免疫力的供者的免疫应答产物转移给受者，或自体免疫细胞体外处理后回输，以治疗疾病，该疗法又称过继免疫治疗（adoptive immunotherapy）。被动免疫治疗包括抗体、免疫效应细胞等的应用。

治疗性抗体和免疫效应细胞过继免疫治疗肿瘤已经取得了阶段性的成就。肿瘤过继性细胞免疫治疗（adoptive celluar immunotherapy）是指向肿瘤患者输入具有抗瘤活性的免疫细胞，直接杀伤肿瘤或激发机体抗肿瘤免疫效应，从而达到治疗肿瘤的目的。可用于单独治疗或辅助治疗肿瘤患者，提高疗效，改善患者生存质量。

11.2.2　分子免疫治疗

（1）以抗体为基础的免疫治疗

以抗体为基础的免疫治疗，主要用于抗感染、抗肿瘤和抗移植排斥反应。治疗性抗体主要包括多克隆抗体、单克隆抗体和基因工程抗体。其原理涉及中和毒素、介导溶解靶细胞、中和炎症因子、作为靶向性载体等。

① 多克隆抗体

a. 抗感染免疫血清　抗毒素血清主要用于治疗和紧急预防细菌外毒素所致疾病；人免疫球蛋白制剂主要用于治疗丙种球蛋白缺乏症和预防麻疹、传染性肝炎等。

b. 抗淋巴细胞丙种球蛋白　用人 T 细胞免疫动物制备免疫血清，再从免疫血清中分离纯化免疫球蛋白，将其注入人体，在补体的参与下使 T 细胞溶解破坏。常用于器官移植受者，阻止移植排斥反应的发生，延长组织器官的存活时间，也可用于治疗某些自身免疫性疾病。

② 单克隆抗体

a. 抗细胞表面分子的单抗　该类抗体在体内能识别和结合表达特定表面分子的细胞，在补体参与下使细胞溶解。如抗 T 细胞及其亚类的抗 CD3 单克隆抗体可选择性破坏 T 细胞，用于临床急性心、肝、肾移植排斥反应的治疗。在骨髓移植时还可用于清除骨髓中的成熟 T 细胞，防止移植物抗宿主病（GVHD）的发生。

b. 抗细胞因子的单抗　IL-1 和 TNF-α 是重要的炎症介质，在类风湿关节炎等慢性炎性疾病的发生和发展中起重要作用。用 IL-1 或抗 TNF-α 单抗中和相应细胞因子的活性，可以减轻炎症反应。infliximab 是抗 TNF-α 的单抗，能够迅速改善类风湿性关节炎的症状，促进 Crohn 病瘘管的愈合，但也会引起包括感染和自身免疫反应的不良作用，存在一定的风险。

单克隆抗体的应用：肿瘤治疗

单克隆抗体（McAb）除了在抗移植排斥反应的治疗中有很好的应用外，其另一重要应用是肿瘤治疗。抗人 CD20（Rituximab）是第一个用于临床癌症治疗的单抗。90% 的恶性 B 细胞淋巴瘤细胞表达 CD20，而在前 B 细胞、浆细胞及干细胞表面则不表达 CD20，因此 CD20 是很好的治疗靶点。其作用机制包括抗体依赖细胞介导的细胞毒作用（ADCC）和补体依赖的细胞毒作用（CDC）。Rituximab 作为化疗辅助性药物，在 B 淋巴瘤治疗中具有较好的疗效。另一种治疗性单抗是抗 Her-2 的抗体（Trastuzumab 或 herceptin）。Her-2 是表皮生长因子受体（FGFR）成员，参与乳腺癌的发生，20%～25% 的原发性乳腺癌患者 Her-2 蛋白过表达，因此是单抗治疗乳腺癌的理想靶点。

c. 抗体靶向药物治疗　利用抗肿瘤单克隆抗体特异识别肿瘤细胞的特点，将它作为靶向载体与各种杀伤分子，如毒素、抗癌药物、放射性核素等，进行化学耦联，可以构建成一种对肿瘤细胞具有高度特异的强杀伤活性的耦联分子，从而制备抗肿瘤单抗耦联物，又称免疫耦联物。根据耦联物中细胞杀伤分子的不同可将免疫耦联物分为 3 种。

放射免疫耦联物：用于与抗肿瘤单克隆抗体耦联的放射性核素主要有 ^{90}Y、^{131}I、^{111}In 等。这种放射性免疫耦联物可用于肿瘤的诊断与治疗。标记了大量高能核素的抗肿瘤单克隆抗体与肿瘤细胞结合后，可以通过辐射损伤杀死靶细胞及其周围的肿瘤细胞。例如，由 ^{90}Y 耦联抗 CD20，用于治疗非霍奇金淋巴瘤，疗效是单抗 Rituximab 的 2 倍。

免疫毒素：抗肿瘤单抗与毒素的耦联物又称免疫毒素（immunotoxin，IT）。用于制备 IT 的毒素主要有植物毒蛋白，包括蓖麻毒蛋白（ricin）、相思豆毒蛋白（abrin）及苦瓜毒蛋白（momordin）、天花粉蛋白等，它们可以通过灭活核糖体阻断蛋白质合成、杀伤靶细胞，以及细胞毒素，包括白喉外毒素（DT）、绿脓杆菌外毒素（PE）等，主要通过抑制延长因子 -2（eEF-2）阻断蛋白质合成、杀死靶细胞。目前仅有一种免疫毒素 Mylotarg 获得 FDA 批准用于急性髓样白血病的治疗。

化学免疫耦联物：抗肿瘤单克隆抗体与化疗药物的耦联物，用以制备这类靶向药物的化疗药物包括阿霉素（adriamycin）、氨甲蝶呤（MTX）等，主要通过阻断 DNA 合成来杀死靶细胞。化疗药物杀细胞作用比毒素低得多，增加抗体分子携带的药物分子数，可以增强其杀伤活性，但常会导致抗体活性的下降与丧失。

③ 基因工程抗体　目前所制备的单克隆抗体多为鼠源性的，治疗时人体可产生抗鼠源单抗的抗体（HAMA），从而影响疗效，甚至发生超敏反应，限制了临床应用和疗效。为此产生了基因工程抗体，即重组抗体。主要是通过 DNA 重组和蛋白质工程技术在基因水平上去除鼠源免疫球蛋白中 Fc 段和可变区中的骨架区，保留抗体结合抗原的特异性，降低免疫原性，如人 - 鼠嵌合抗体、人源化抗体、小分子抗体等。近年来发展的基因工程人抗体在临床应用中显示出其优越性。

（2）以抗原为基础的免疫治疗

抗原是引起免疫应答的始动因素，使机体产生免疫应答和保护性防御。针对机体异常的免疫状态，人工通过给予抗原以增强免疫应答或诱导免疫耐受来治疗疾病，称为以抗原为基础的免疫治疗。其策略主要有两种：一是增强机体对抗原的免疫应答，治疗感染、肿瘤等疾病；二是诱导免疫耐受，治疗自身免疫疾病、超敏反应性疾病等。

① 以抗原表位的形式进行免疫治疗　表位是抗原分子中决定抗原特异性的特殊化学基团，同时也是被 TCR 或 BCR 识别和结合的部位，利用表位直接诱导免疫应答是有效的途径。但由于目前对大多

数抗原的表位认识不足，其应用受到限制。此外，表位多为 8~12 个氨基酸组成的短肽或其他小分子，在体内容易降解。因此，可将抗原表位与载体结合作为疫苗。例如，HSP 具有 "伴侣抗原肽"的作用，从肿瘤组织中提取的 HSP 可结合不同的抗原肽，形成多种 HSP-肽复合物，这种复合物免疫后可激活多个 CTL 克隆，产生较强的抗肿瘤效应。

② 抗原以分子或片段的形式进行免疫治疗　利用重组 DNA 技术，产生大量的微生物或肿瘤细胞某一特定的蛋白质或片段抗原分子的重组抗原疫苗，如重组乙肝表面抗原疫苗。将编码特异性抗原的基因插入质粒中，构建重组载体，在体内表达相应抗原的 DNA 疫苗，如临床在研的 HIV 和疟疾 DNA 疫苗。还包括重组病毒疫苗和转基因植物疫苗等都能够通过增强机体免疫效应，成为基础免疫治疗的重要形式。此外，在动物模型中，通过口服抗原诱导免疫耐受治疗自身免疫性疾病也获得了成功，如口服髓磷脂碱性蛋白（MBP）治疗多发性硬化症。

(3) 以细胞因子及其拮抗剂为基础的免疫治疗

细胞因子具有广泛的生物学功能，不仅在机体免疫应答中具有重要作用，而且调节许多基本的生命活动。体内细胞因子的变化明显影响机体的生理或病理过程，调整机体细胞因子网络的平衡已经成为免疫治疗的重要对策。补充外源性细胞因子或阻断内源性细胞因子的病理作用是临床常用的免疫治疗方法。

① 细胞因子疗法　重组细胞因子已经用于肿瘤、感染、造血障碍等疾病的治疗。例如：IFN-α 对血液系统肿瘤毛细胞白血病的疗效显著，对病毒性肝炎、带状疱疹等也有一定疗效；IFN-β 主要用于治疗多发性硬化症；IFN-γ 的免疫调节能力较强，但治疗效果较弱；IL-2、IL-4、IFN、TNF-α 及 GM-CSF 等，具有直接或间接的抗肿瘤效应；TNF-α 对多种肿瘤有免疫效应，与化疗药物联合局部用药对转移性黑色素瘤和结肠癌等疗效显著；GM-CSF 和 G-CSF 治疗各种粒细胞低下，降低化疗后粒细胞减少程度；红细胞生成素 EPO 对治疗肾性贫血具有显著疗效；IL-11 用于肿瘤或化疗所致血小板减少症；等等。

② 细胞因子阻断疗法　其原理是通过抑制细胞因子的产生、阻止细胞因子与相应受体的结合或阻断结合后的信号转导，抑制细胞因子发挥生物学效应。例如：用 TNF-α 单抗可治疗类风湿关节炎；重组可溶性 I 型 TNF 受体（sTNFR I）可减轻类风湿关节炎的炎症损伤，也可缓解感染性休克；重组可溶性 IL-1 受体（sIL-1R）能够抑制移植排斥和实验性自身免疫病；重组可溶性 II 型 TGF-β 受体（sTGFβR II）能够阻断 TGF-β 介导的免疫抑制和致纤维化，在抗肿瘤和抗纤维化实验中疗效较好。此外，IL-1 受体拮抗剂（IL-1RA）对治疗炎症、自身免疫病等有一定疗效。

③ 细胞因子基因疗法　是将细胞因子或其受体基因导入机体内，使其在体内持续表达并发挥治疗效应。临床上常与其他疗法结合，如以细胞免疫为基础的细胞因子基因转染免疫效应细胞。

11.2.3　细胞免疫治疗

以细胞为基础的免疫治疗是指将自体或异体的造血细胞、免疫细胞或肿瘤细胞经体外培养、诱导扩增后回输机体，以激活或增强机体特异性免疫应答，如使用细胞疫苗、干细胞移植、过继免疫治疗等。

(1) 细胞疫苗

① 肿瘤细胞疫苗　包括灭活瘤苗、异构瘤苗等，是将自体或异体肿瘤细胞经物理、化学或生物学处理，使肿瘤细胞失去分裂增殖能力并保留其免疫原性而制成的瘤苗，但目前因这类疫苗作用的有限性和潜在的危险性而仍处于研究阶段。

② 基因修饰的瘤苗　是将肿瘤细胞用基因修饰的方法改变其遗传性状，降低致瘤性，增强免疫原性。例如，将编码 HLA 分子、协同刺激分子（如 B7）、细胞因子（如 IL-2、IFN-γ、GM-CSF）的基因转染肿瘤细胞，注入体内的瘤苗将表达这些免疫分子，从而增强抗肿瘤效应。

③ 树突状细胞疫苗　树突状细胞（DC）是人体内最有效的抗原提呈细胞，能够刺激体内初始T细胞的活化。通过直接或间接的方式促进B细胞增殖活化，调节体液免疫应答，并可刺激记忆T细胞活化，诱导再次免疫应答。将肿瘤患者外周血单个核细胞（PBMC）在体外用IL-4、GM-CSF等诱导扩增为具有强大抗原提呈功能的DC，再用肿瘤抗原、肿瘤抗原多肽负载于DC回输患者体内，诱导机体产生大量具有特异性细胞毒功能的T细胞，对肿瘤细胞发挥特异性杀伤作用。

（2）过继免疫治疗

过继免疫治疗是指自体的淋巴效应细胞经体外激活、增殖后回输患者机体，以直接杀伤肿瘤细胞或激发机体抗肿瘤免疫效应。

① 淋巴细胞激活的杀伤细胞（lymphokine activated killer cell，LAK细胞）　是肿瘤患者PBMC经体外IL-2刺激培养后诱导产生的一类杀伤细胞，其杀伤肿瘤细胞不需抗原致敏，且无MHC限制性。

② 肿瘤浸润淋巴细胞（tumor infiltrating lymphocyte，TIL）　是从手术切除的患者肿瘤组织中分离出来的浸润淋巴细胞，它们在体外经IL-2活化并增殖后，再回输入患者体内，具有比LAK细胞更强的杀肿瘤活性。

③ 细胞因子诱导的杀伤细胞（cytokine induced killer cell，CIK细胞）　是患者PBMC经抗CD3单克隆抗体、IL-2、IFN-γ、TNF-α等细胞因子体外诱导分化获得的具有$CD3^+CD56^+$表型的杀伤细胞，其增殖效率或杀伤活性均明显强于LAK细胞，对白血病和某些实体瘤有较好的疗效。

④ TCR-T　这类细胞是利用基因工程技术，将识别特定肿瘤抗原的T细胞受体转导修饰T细胞，以提高特异性识别肿瘤相关抗原（tumor associated antigen，TAA）的TCR的亲和力，赋予T细胞重新高效识别肿瘤细胞的能力，在体内发挥较强的抗肿瘤免疫效应。TCR-T疗法主要运用在黑色素瘤、肝癌、卵巢癌等肿瘤治疗中。

⑤ 嵌合抗原受体T细胞（chimeric antigen receptor T cell，CAR-T细胞）　是将抗体的单链可变区域（scFv）与T细胞表面受体嵌合于T细胞上，主要由3部分组成，即胞外区、跨膜区和胞内信号域。胞外区常为单链抗体（scFv），负责识别并结合靶抗原；跨膜区是铰链或间隔区，可将scFv锚定于细胞膜上；胞内信号域由CD3信号域和共刺激因子（CD28、4-1BB等）组成。当抗原被识别和结合后，产生的刺激信号传至胞内信号域，T细胞被激活并发挥效应功能。目前，CAR-T细胞主要应用于非实体肿瘤的治疗。

（3）造血干细胞移植

① 骨髓移植　是取患者自体或健康志愿者的骨髓经处理后回输给患者，骨髓中的干细胞进入患者体内分化、增殖，帮助患者一定程度恢复造血功能和免疫力。临床上用于治疗免疫缺陷病、再生障碍性贫血和白血病等。自体骨髓移植需要经处理后再进行回输，但难以除尽残余的白血病细胞，影响疗效。异体骨髓移植干细胞来源于HLA型别相配的供者，可采集骨髓、外周或脐带血，分离$CD34^+$干/祖细胞移植。但HLA配型相同的供体很难得到，且移植物抗宿主病的发生率很高，因此临床治疗受到限制。

② 外周血干细胞　外周血中干细胞数量很少（$CD34^+$细胞仅占0.01%～0.09%），但采集方便。采集前须用GS-CSF等细胞因子将干细胞从骨髓动员到外周血，可引起供者发热、骨痛、白细胞升高等不良反应。同样存在HLA配型困难的问题。

③ 脐血干细胞　脐带血中含有一定比例的干细胞，与骨髓相似（$CD34^+$细胞约为2.4%），其增殖能力强，HLA表达较低，免疫原性较弱，容易达到免疫重建，且来源方便，可部分代替同种异体骨髓移植。因此，脐带血被认为是极具潜力的干细胞来源。脐带血中的造血干细胞可以用来治疗多种血液系统疾病和免疫系统疾病，包括血液系统恶性肿瘤（如急性白血病、淋巴瘤等）、血红蛋白病（如地中海贫血）、骨髓造血功能衰竭、先天性免疫缺陷病、某些实体肿瘤（如神经母细胞瘤等）。

11.2.4 免疫调节剂

免疫调节剂是指可以非特异地增强或抑制免疫功能，广泛用于肿瘤、感染、免疫缺陷和自身免疫疾病治疗的制剂。它是一类分子结构和作用机制各不相同的物质，按其作用可分为免疫增强剂和免疫抑制剂。

（1）免疫增强剂

免疫增强包括免疫刺激、过继免疫和免疫重建。具有促进和调节免疫应答作用的制剂称为免疫增强剂。

① 免疫因子制剂　是指包括细胞因子在内的具有传递免疫信号、调节免疫效应的蛋白质分子。

a. 转移因子　是由致敏的淋巴细胞经反复冻融或超滤获得的低相对分子质量混合物，包括游离氨基酸、核酸和多肽等，因其介导迟发性超敏反应的转移而称为转移因子。临床上主要用于治疗免疫低下导致的疾病。

b. 免疫核糖核酸　是由抗原致敏的淋巴组织中提取的核糖核酸物质。免疫 RNA 具有传递特异性免疫信息的能力，主要作用于 T、B 细胞，诱导特异性免疫应答，临床上用于治疗肿瘤及病毒、真菌感染。

c. 胸腺素　是从小牛或猪胸腺中提取的可溶性多肽混合物，包括胸腺素、胸腺生长素等，可促进胸腺内前 T 细胞转化为 T 细胞，并进一步分化成熟为多种功能 T 细胞亚群，提高免疫功能，常用于感染性疾病的免疫治疗。

d. 细胞因子类　最早发现的是干扰素（interferon，IFN），具有抗病毒、抗肿瘤和免疫调节等功能。通过激活巨噬细胞和 NK 细胞杀伤肿瘤细胞；并且能够抑制多种致癌性 DNA 和 RNA 病毒复制，降低病毒诱发肿瘤的可能。肿瘤坏死因子（tumor necrosis factor，TNF）是一类能够直接诱导肿瘤细胞凋亡的细胞因子，主要分为 TNF-α 和 TNF-β，TNF-α 可用于肿瘤的辅助治疗。IL-2 是由多种免疫细胞分泌的参与多种免疫过程的细胞因子，它通过自分泌和旁分泌作用可促进自身活化增殖，产生免疫放大作用，可引起强烈的免疫效应。

② 化学制剂　一些化学制剂具有明显的免疫刺激作用，如左旋咪唑、西咪替丁、异丙肌苷、多聚核苷酸等都能通过不同的方式刺激机体的免疫功能。

a. 左旋咪唑（levamisole）　原为一种驱虫药，具有免疫增强作用。其作用方式是刺激吞噬细胞的吞噬功能，促进 T 细胞产生 IL-2 等细胞因子，增强 NK 细胞的活性等。左旋咪唑对免疫功能低下的机体具有较好的免疫增强作用，对正常的机体作用不明显。

b. 西咪替丁（cimetidine）　是一种组胺拮抗剂，可与组胺 2（H2）受体结合，竞争性地抑制组胺的作用。西咪替丁通过与抑制性 T 细胞的 H2 受体结合，可以阻止组胺对抑制性 T 细胞的活化作用，从而增强机体的免疫功能。研究表明，西咪替丁可以增强正常或免疫缺损小鼠的免疫功能，并能明显抑制肿瘤的生长。

c. 异丙肌苷（isoprinosine，ISO）　为人工合成的免疫调节剂。体外实验表明，ISO 能促进免疫功能，如 T 细胞增殖，活化 T 细胞花环形成及活化巨噬细胞。在组织培养中可抑制 DNA 和 RNA 病毒的复制，包括单纯疱疹病毒、腺病毒、牛痘病毒。体内试验证实，ISO 具有增强细胞免疫和抗病毒感染作用。此外，由于 ISO 的免疫调节作用和抗 HIV 活性，可能在 AIDS 的治疗中有一定疗效。

③ 微生物制剂　微生物及其提取的某些成分具有非特异刺激免疫功能的作用。

a. BCG　为牛型结核分枝杆菌的减毒活疫苗。它具有强的非特异免疫刺激作用，可活化巨噬细胞，增强 NK 细胞的活性，促进 IL-1、IL-2、IL-4、TNF 等多种细胞因子的产生，提高 APC 对抗原的摄取和提呈能力，增强 T 细胞对肿瘤抗原的识别能力，激发其细胞毒活性。BCG 目前已用于多种肿瘤的免疫治疗。

b. 短小棒状杆菌（CP） 是一种革兰氏阳性小型棒状杆菌，可以非特异地刺激机体免疫功能，其作用方式主要是活化巨噬细胞，促进 IL-1、IL-2 等细胞因子的产生。临床用于治疗黑色素瘤、肝癌、肺癌等有一定疗效。

c. CpG DNA 是细菌 DNA 片段中具有免疫激活作用的特定碱基序列，也称为 CpG 基序。含有 CpG 基序的寡核苷酸可活化 NK 细胞、APC、T 细胞等免疫细胞，诱导产生 IL-2、IFN-γ、TNF-α 等细胞因子，促进 APC 上调表达 MHC Ⅱ 类分子和共刺激分子并增强其抗原提呈能力，产生特异性细胞免疫和体液免疫。它作为佐剂或 DNA 疫苗的组分，应用于多种免疫治疗。

d. OK-432 是从溶血性链球菌弱毒株中提取的一种免疫增强剂。它可通过激活体内的 NK 细胞、CTL 细胞、巨噬细胞等多种免疫细胞，起到增强免疫功能的作用，在肿瘤免疫治疗中具有一定的作用。

④ 中药及其有效成分 许多药用植物，如黄芪、人参、枸杞、刺五加等都有明显的免疫刺激作用。一些中药方剂含有从中药中提取的多糖，如黄芪多糖、枸杞子多糖、刺五加多糖等具有增加抗体产生，促进 IL-2、IL-3、IFN-γ 等细胞因子的分泌，明显提高机体的细胞免疫和体液免疫功能。

（2）免疫抑制剂

免疫抑制剂是指在可接受剂量的范围内产生明显抑制效应的一类药物，常用于抑制器官移植的排斥反应和自身免疫疾病及过敏性疾病的治疗。因其作用靶点不同，临床常采用联合用药，以提高疗效，减少不良反应。

① 抗体 应用针对细胞表面抗原的抗体，可通过激活补体而介导补体依赖的细胞毒效应，选择性清除特定细胞亚群。例如，抗淋巴细胞 γ 球蛋白、抗 CD3 单克隆抗体、抗胸腺细胞抗体可杀伤 T 细胞，抗 CD25 抗体可杀伤激活的 T 细胞。此外，抗 IL-1 或抗 TNF 可减轻炎症反应，用于治疗类风湿关节炎等慢性炎症性疾病。

② 化学制剂 用于免疫抑制治疗的化学制剂大部分用于抗肿瘤药物，主要有烷化剂和抗代谢药两大类。

a. 烷化剂 常用的烷化剂包括氮芥、苯丁酸氮芥、环磷酰胺等。它们的作用主要是抑制 DNA 的复制和蛋白质合成，阻止细胞增殖分裂。淋巴细胞被抗原活化后，进入增殖、分化阶段，对烷化剂的作用敏感，因此可以达到抑制免疫应答的作用。依分裂速度不同，B 细胞比 T 细胞敏感，T_S 细胞比 Th 细胞敏感，因此对体液免疫作用更强。此外，环磷酰胺有直接的抗炎作用，对治疗自身免疫疾病和器官移植排斥反应是有益的。

b. 抗代谢药 用于免疫抑制的抗代谢药主要有两大类：嘌呤和嘧啶的类似物、叶酸拮抗剂。前者如硫唑嘌呤，主要通过干扰 DNA 复制而起作用，小剂量能够明显抑制 T 细胞免疫，抑制细胞免疫强于体液免疫，临床主要用于抑制器官移植排斥反应；后者有甲氨蝶呤等，主要通过干扰蛋白质合成起作用，对体液免疫和细胞免疫均有抑制作用。甲氨蝶呤还可抑制中性粒细胞趋化，减少 IL-1、IL-2、IL-6 的产生，具有较强的抗炎作用，临床主要用于治疗自身免疫性疾病和肿瘤。

③ 激素 许多激素都可以通过神经-内分泌-免疫网络参与免疫应答的调节。糖皮质激素具有明显的抗炎和免疫抑制作用，对单核-巨噬细胞、中性粒细胞、T 细胞、B 细胞均有较强的抑制作用，因此在临床广泛应用于抗炎及各型超敏反应性疾病的治疗。在器官移植中，糖皮质激素也是常用的免疫抑制剂。

④ 真菌代谢产物 一些真菌的代谢产物具有选择性较好的强免疫抑制作用，主要有环孢素 A 和 FK-506。

a. 环孢素 A（cyclosporin A，CsA） 环孢素 A 是从真菌代谢产物中分离的含 11 个氨基酸的环形多肽。作为一类作用强、毒性小的细胞免疫制剂，环孢素 A 尤其对 Th 细胞活化呈高度选择性抑制作用，主要通过阻断 T 细胞内 IL-2 基因转录，抑制 IL-2 依赖的 T 细胞活化。

b. FK-506 是从真菌代谢产物中分离的大环内酯类抗生素。与环孢素 A 作用机制相似，FK-506

可选择性地抑制早期 T 细胞活化和细胞毒性 T 细胞的产生,且作用比环孢素 A 强 10~200 倍。FK-506 与环孢素 A 合用具有明显的协同作用。

⑤ 中药及其有效成分　一些中药具有不同程度的免疫抑制作用。目前我国研究开发的雷公藤多甙是效果较为肯定的免疫抑制剂。研究证明,雷公藤多甙能明显抑制小鼠的细胞免疫和体液免疫功能,可作用于免疫应答的感应阶段,即 T 细胞识别抗原的早期,抑制淋巴细胞转化,能明显延长皮肤、心和肾等移植物的存活时间,在骨髓移植中能降低移植物抗宿主反应(GVHR)的强度,并与环孢素 A 具有协同作用。

开放讨论题

1. 什么是肿瘤疫苗?肿瘤预防性疫苗是通过哪些策略发挥保护作用的?
2. 细胞免疫治疗的发展方向有哪些?

思考题

1. 新型疫苗的发展方向有哪些?
2. 免疫分子治疗和免疫细胞治疗各有哪些措施?

推荐阅读

- PARDI N, HOGAN M J, PORTER F W, et al. mRNA vaccines—a new era in vaccinology [J]. Nat Rev Drug Discov, 2018, 17 (4): 261-279.

点评:本论文针对目前多种传染病和癌症的 mRNA 疫苗在动物模型与临床试验中的研究进展进行了系统性的回顾及探讨。

- LIN M J, SVENSSON-ARVELUND J, LUBITZ G S, et al. Cancer vaccines: The next immunotherapy frontier [J]. Nat Cancer, 2022, 3 (8): 911-926.

点评:本论文总结了最新的肿瘤疫苗分类方式及研究进展,呼吁对肿瘤疫苗早期试验进行准确的免疫监测,从而进一步推进高效肿瘤疫苗的开发和应用。

- PALUCKA K, BANCHEREAU J. Dendritic-cell-based therapeutic cancer vaccines [J]. Immunity, 2013 (39): 38-48.

点评:本论文基于数据库信息,对全球树突状细胞(DC)肿瘤疫苗临床试验概况进行了全面分析,并提出了未来 DC 肿瘤疫苗临床研究的发展趋势和存在的问题。

网上更多学习资源……

◆ 教学课件　　◆ 自测题　　◆ 参考文献

(王婷、李勇)

12

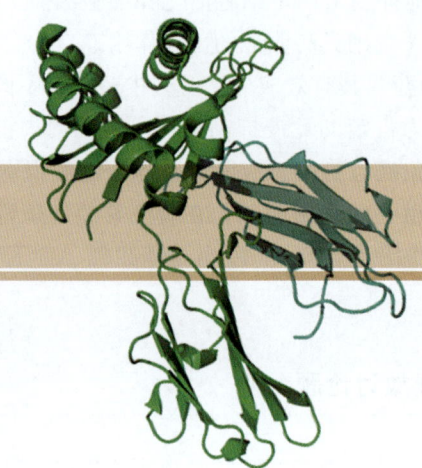

免疫学检测技术

- **12.1 血清学检测技术**
  免疫沉淀试验检测技术；免疫凝集试验检测技术；补体结合试验检测技术；中和试验检测技术；免疫比浊分析
- **12.2 免疫电泳技术**
  微量免疫电泳技术；对流免疫电泳技术；火箭免疫电泳技术；交叉免疫电泳技术；亲和免疫电泳技术；免疫固定电泳技术；免疫印迹技术
- **12.3 免疫标记技术**
  酶免疫标记技术；免疫荧光标记技术；生物素-亲和素标记技术；免疫胶体金标记技术；放射免疫标记技术
- **12.4 免疫组织化学技术**
  免疫荧光组织化学技术；免疫酶组织化学技术；亲和免疫组织化学技术；免疫金银组织化学技术；双重或多重免疫组织化学技术
- **12.5 免疫细胞分析技术**
  外周血免疫细胞的分离、纯化和鉴定；免疫细胞功能测定；免疫复合物的检测方法
- **12.6 其他免疫学检测技术**
  免疫沉淀技术；免疫共沉淀技术；染色质免疫沉淀技术；RNA免疫沉淀；免疫PCR技术

免疫学检测技术是依据抗原抗体特异性反应原理建立的各种检测与分析技术，以及利用这些技术建立的各种相关试剂的制备方法。本章简要介绍免疫血清学技术、免疫电泳技术、免疫标记技术、免疫组织化学技术、免疫细胞分析技术和新出现的其他免疫技术。免疫技术已用于人及其他动物、植物和微生物等各个领域，成为当今生命科学研究领域不可缺少的技术手段。

▶ 知识导图

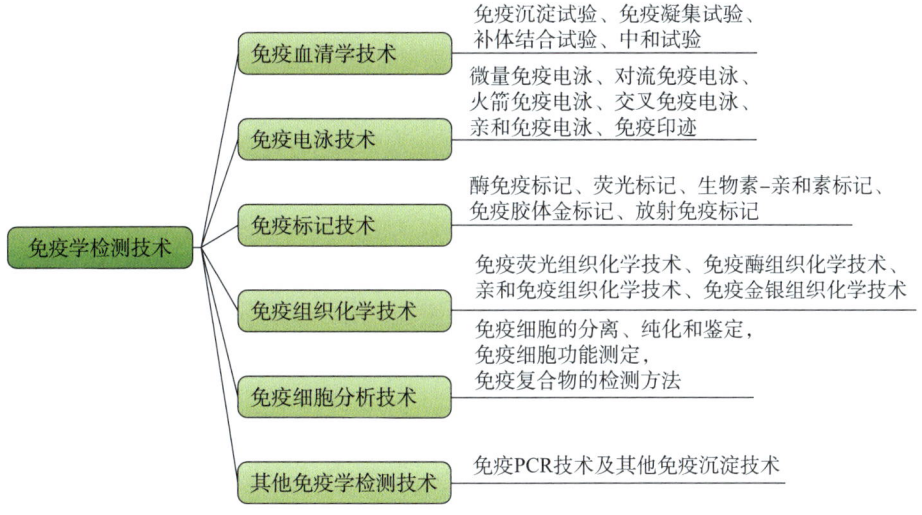

▶ 关键词

血清学试验　免疫标记　免疫印迹　免疫组织化学　免疫细胞　免疫 PCR

12.1　血清学检测技术

由于抗体主要存在于动物（人）血清中，所以**血清学试验**通常采集血清来进行体外的抗原/抗体检测与分析。血清学试验的一般特点是特异性与交叉性，即一种抗体只与其相应的抗原决定簇结合，具有高度的特异性；同时具有亲和性与解离性，抗原、抗体的结合就像酶与底物、激素与其受体的结合一样，不是化学反应而是非共价键可逆的结合，既具有亲和性，也具有解离性。抗原决定簇和抗体可变区的互补构型，造成两分子间有较强的亲和力；抗原、抗体的结合比例需要适当，抗原或抗体过多或过少，都不能形成大的抗原 – 抗体复合物。影响血清学试验的因素有反应温度、酸碱度和离子浓度等，这些因素对抗原和抗体分子上各基团的解离性和电荷特性有重要的影响。

12.1.1　免疫沉淀试验检测技术

免疫沉淀是可溶性抗原与相应抗体在溶液或凝胶中接触，可形成肉眼可见的抗原 – 抗体复合物沉淀。沉淀形成的主要原因是抗原、抗体分子表面的疏水基团相互接近，进而有效地排出它们之间的水分子。免疫复合物的形成通常分两步：第一步是抗原与相应抗体的特异性结合，这受抗原与抗体分子间的力，如范德瓦耳斯力、氢键、疏水基团与亲水基团之间的相互作用力等因素控制；第二步是形成肉眼可见的免疫复合物晶格，其决定因素包括抗原与抗体比例、相对分子质量大小、盐浓度、反应温度、抗原与抗体的绝对浓度及抗原与抗体反应的亲和力等。利用抗原和抗体可发生沉淀反应这一特征，可用已知抗原（或抗体）检测未知抗体（或抗原）的存在及其含量。

◆知识拓展 12–1
免疫沉淀试验

（1）单向免疫扩散检测技术

单向免疫扩散（single immunodiffusion）是指抗原或抗体这两种成分中只有一种成分扩散，根据形式可分为试管法和平板法两种。如果将抗体与琼脂混合，置抗原于凝胶孔中，抗原则呈辐射状扩散，在孔的周围与抗体形成可溶性的免疫复合物，它们继续向外扩散，与更多的抗体结合，达到抗原与抗体的等电点时，即形成一个沉淀环。由于试验过程中抗原向四周扩散，故又称为单向辐射状免疫扩散。

（2）双向免疫扩散检测技术

双向免疫扩散（double immunodiffusion）是指抗原和抗体在同一凝胶内都扩散，彼此相遇后形成特异性的沉淀线。该法是将抗原与抗体分别加入同一凝胶板中两个相隔一定间距的小孔内，使两者进行相互扩散，当抗原、抗体浓度之比相适宜时，彼此相遇形成一白色弧状沉淀线。双向免疫扩散包括试管法和平板法，较常用的是平板法。平板法由 Orjan Ouchterlony 首先采用，是抗原抗体鉴定的最基本方法之一。当两抗原的决定簇相同时，则与抗体形成的沉淀线吻合（图 12-1A）；若两抗原的决定簇完全不同时，则与抗体所形成的沉淀线呈不相关的交叉线（图 12-1B）；若两种抗原有部分决定簇相同时，则与抗体形成呈部分吻合或部分交叉的沉淀线（图 12-1C）。

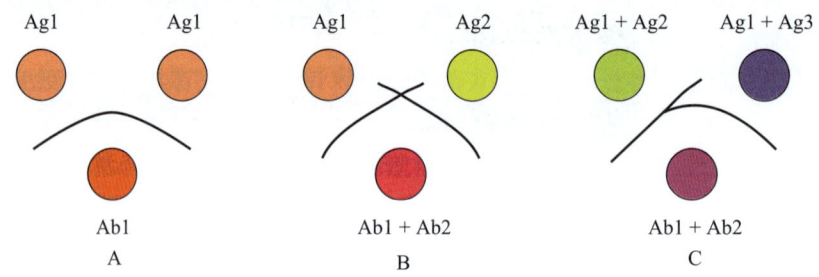

图 12-1　抗原 – 抗体沉淀线示意图

（3）逆向免疫扩散检测技术

逆向免疫扩散（reversed immunodiffusion）指将一定浓度的抗原（或其他蛋白质抗原）加入琼脂糖凝胶中，加入一定体积的抗体，在一定浓度盐离子参与下，扩散中与抗原起沉淀反应而形成沉淀环，沉淀环大小与抗体浓度的对数呈线性关系。主要用于抗血清制品、荧光抗体及酶标记抗体等抗体蛋白量测定。

（4）Ascoli 环状沉淀检测技术

将可溶性抗原层积于抗体之上，如果两者相对应，因抗血清蛋白浓度高，比重较抗原大，所以可在抗原、抗体两液接触界面形成白色的沉淀环，此处抗原抗体反应生成的沉淀在一定时间内不下沉。

12.1.2　免疫凝集试验检测技术

凝集反应是指细菌、红细胞等颗粒性抗原或表面覆盖抗原的颗粒状物质（如红细胞、聚苯乙烯胶乳等）与相应抗体结合，在一定条件下形成肉眼可见的凝集团块现象。早在 1896 年，Georges F. Widal 就利用伤寒患者血清与伤寒杆菌发生特异性凝集的现象，有效地诊断了伤寒，这是最早用于病原体感染诊断的免疫凝集实验，也称作肥达试验。1930 年的诺贝尔生理学或医学奖授予了 Karl Landsteiner，他在 1900 年发现一些人的血浆可以使另外一些人的红细胞凝集，从而发现了人类 ABO 血型系统。由于凝集试验灵敏度高，方法简便，如今已成为通用的免疫学试验，广泛地应用于临床检验。凝集反应中，适量电解质的加入是为了破坏颗粒抗原的双电层，促使凝集现象出现。

知识拓展 12-2
免疫凝集试验

（1）直接凝集反应

颗粒性抗原（如细菌、红细胞、螺旋体等）在有电解质存在条件下，可直接与相应抗体结合，出现肉眼可见的凝集团块，称为直接凝集反应。参加凝集反应的抗原称为凝集原，抗体称为凝集素。常见的直接凝集试验有玻片凝集试验和试管凝集试验两种。

①玻片凝集试验　玻片凝集试验为定性试验方法，一般用已知抗体作为诊断血清，与受检颗粒性

抗原（如菌液或红细胞悬液）一起滴在玻片上，混匀数分钟后，即可用肉眼观察凝集结果，出现颗粒凝集即为阳性反应，说明待检抗原与已知抗体相对应。

②试管凝集试验 试管凝集试验是指用已知颗粒抗原作为诊断试剂，在试管内与一系列倍比稀释的血清发生混合反应，通过肉眼或低倍镜观察凝集现象，此为半定量试验。

（2）间接凝集反应

将可溶性抗原（或抗体）先吸附或耦联于一种与免疫反应无关、适当大小的颗粒性载体表面，在适量电解质存在的条件下，出现的特异性凝集现象称为间接凝集反应或被动凝集反应。由于这种反应适用于多种可溶性抗原的检测，其敏感度要比直接凝集反应高 2~8 倍，因此被广泛应用于临床检验。间接血凝反应是将抗原（或抗体）包被于红细胞表面，成为致敏的载体，然后与相应的抗体（或抗原）结合，从而使红细胞被动地拉聚在一起，出现可见的凝集现象，因此也称为被动血凝反应。红细胞上包被抗原，用以检测抗体的血凝反应称正向间接血凝反应；红细胞上包被抗体，用以检测抗原的血凝反应则称为反向间接血凝反应。如先将可溶性抗原（或抗体）与相应的抗体（或抗原）混合，然后再加入用抗原或抗体致敏的红细胞，则能抑制原先的血凝现象，称为正向（或反向）间接血凝抑制实验。间接凝集抑制反应也是一种间接凝集实验，该试验中的诊断试剂是抗原致敏的颗粒性载体及相应的抗体，让标本先与抗体试剂作用，然后加入致敏的载体进行观察，标本中不存在相同抗原则出现凝集现象；标本中存在相同抗原则无凝集现象。可根据凝集反应是否出现凝集现象来检测标本中是否存在与致敏抗原相同的抗原成分。同理，如用抗体致敏的载体及相应的抗原作为诊断试剂来检测标本中的抗体，此时称为反向间接凝集抑制反应。

（3）胶乳凝集试验

胶乳凝集试验也是一种间接凝集试验，它是以聚苯乙烯胶乳微粒作为惰性载体，抗原（或抗体）与胶乳结合后，直接与待测标本中抗体（或抗原）起凝集反应的测定方法。如果将含有可溶性抗原的待检标本与已知抗体混合，充分作用，若抗原、抗体相对应，则发生特异性结合。再加入抗原致敏的胶乳颗粒，由于抗体已被结合而不再出现可见的凝集现象，此种测定方法称胶乳凝集抑制试验。早在 1956 年，Singer 等便首先以胶乳吸附 IgG，检测了人血清中的类风湿因子。

（4）协同凝集反应

金黄色葡萄球菌细胞壁成分中的 A 蛋白能与人及多种哺乳动物（猪、兔、豚鼠等）血清中的 IgG 类抗体 Fc 段结合成为致敏的颗粒载体。特异性 IgG 的 Fc 段与金黄色葡萄球菌 A 蛋白结合后，$F(ab')_2$ 段暴露在金黄色葡萄球菌体表面，仍保持其与相应抗原特异性结合的活性，当与相应的细菌、病毒或可溶性抗原反应时，可借助特异性抗体 $F(ab')_2$ 段与相应抗原相互连接而呈现凝集现象。如果金黄色葡萄球菌上标记的抗体与受检抗原相对应，便会发生凝集现象。

（5）抗球蛋白试验

机体受某些抗原刺激后可产生不完全抗体，由于这种抗体体积较小、长度短，只能与颗粒抗原相结合（又称单价抗体），因而不能出现肉眼可见的凝集反应。抗球蛋白试验（antiglobulin test）由 Robin Coombs 于 1945 年建立，故又称为库姆斯试验（Coombs test），是检测抗红细胞不完全抗体（IgG 类）的一种很有效的方法。Coombs 首先根据"抗体存在于球蛋白，注入异种动物的球蛋白又是抗原"的原理，将含有不完全抗体的血清球蛋白免疫异种动物获得抗球蛋白抗体，此种抗体可以起到桥梁作用，连接已结合有不完全抗体的抗原，产生肉眼可见的凝集反应。抗球蛋白试验包括直接库姆斯试验和间接库姆斯试验两类方法。临床检验上按应用范围和试验方法的不同，将抗球蛋白试验分为抗人球蛋白试验和抗人球蛋白消耗试验。

（6）冷凝集试验

冷凝集试验主要用于由肺炎支原体引起的原发性非典型性肺炎的辅助诊断。由肺炎支原体感染引起的原发性非典型性肺炎患者的血清中常含有较高的寒冷红细胞凝集素，简称冷凝集素，它能与患者自身红细胞或"O"型人红细胞于4℃条件下发生凝集，在37℃时又可逆性完全散开。

12.1.3 补体结合试验检测技术

> **知识拓展 12-3**
> 补体结合试验

利用补体能与抗原-抗体复合物结合的性质，可建立一系列有补体参与的试验。补体参与的检测技术可分为两类：一类是补体与细胞的免疫复合物结合后直接引起溶细胞的可见反应；另一类是补体与抗原-抗体复合物结合后不引起可见反应，但可用指示系统来测定补体是否已被结合，从而间接地检测反应系统是否存在抗原-抗体复合物。补体参与的检测技术主要有补体结合试验、免疫黏附血凝试验、被动红细胞溶解试验、补体依赖性细胞毒试验等，其中补体结合试验最为常用。补体结合试验（complement fixation test，CFT）是用可溶性抗原，如蛋白质、多糖、类脂、病毒等，与相应抗体结合后，其抗原-抗体复合物可以结合补体，但这一反应肉眼不能察觉，如再加入致敏红细胞（溶血系统或称指示系统），即可根据是否出现溶血反应，判定反应系统中是否存在相应的抗原和抗体。

12.1.4 中和试验检测技术

> **知识拓展 12-4**
> 中和试验

根据抗体能否中和病毒的感染性而建立的免疫学试验称为中和试验（neutralization test）。中和试验极为特异和敏感，在病毒学研究中是一项十分重要的技术手段，主要用于病毒感染的血清学诊断、病毒分离株鉴定、不同病毒株抗原关系分析、疫苗免疫效力与免疫血清质量评价和测定动物血清中是否存在抗体等。

凡能与病毒结合，使其失去感染力的抗体称为中和抗体。能与细菌外毒素结合，中和其毒性作用的抗体称为抗毒素。病毒可刺激机体产生中和抗体，中和抗体与病毒结合后使病毒失去吸附细胞的能力，从而丧失感染力，病毒与其特异性的中和抗体相遇之后发生的作用，类似于化学中的酸碱中和反应，所以称这种作用为中和作用。这种中和作用不仅具有严格的种、型特异性，而且还表现出量的特性，即一定量的病毒必须有相应数量的中和抗体才能被完全中和。中和试验是以病毒对宿主或细胞的毒力为基础的，所以首先需要根据病毒特性选择合适的细胞培养物、鸡胚或实验动物，然后测定病毒毒力效价，再比较用被检血清和正常血清中和后的毒价。最后根据产生的保护效果差异来判定被检血清中的抗体中和病毒的能力，即中和效价。

12.1.5 免疫比浊分析

免疫比浊分析将现代光学测量仪器与自动化分析检测系统相结合，应用于沉淀反应，是抗原抗体结合的动态测定方法，可对各种液相介质中的微量抗原、抗体，以及药物和其他小分子半抗原物质进行定量测定。

可溶性抗原与相应抗体特异结合，当两者比例合适时，在特殊的缓冲液中它们快速形成一定大小的免疫复合物，使反应液出现浊度变化，反应液浊度与待测抗原量呈正相关，然后可利用现代光学测量仪器对浊度进行测定，从而检测抗原含量。

目前，临床常用的免疫比浊分析法有透射比浊法、散射比浊法和免疫胶乳比浊法3种类型。

12.2 免疫电泳技术

免疫电泳（immunoelectrophoresis）是指一定量可溶性的抗原物质与相应抗体借用琼脂糖为载体在一定电场强度下以合适的比例加速结合形成复合物，并以沉淀线（或峰）的形式表现出来，通过观察和分析沉淀线（或峰）的性质而对抗原、抗体进行定性定量。由此可见，免疫电泳是琼脂平板电泳和双相免疫扩散两种方法的结合，即先将抗原样品在琼脂平板上进行电泳，使其中的各种成分因电泳迁移率的不同而彼此分开，然后加入抗体做双相免疫扩散，把已分离的各抗原成分与抗体在琼脂中扩散而相遇，在二者比例适当的地方，形成肉眼可见的沉淀弧。免疫电泳的种类很多，常用的有微量免疫电泳、火箭免疫电泳、交叉免疫电泳、亲和免疫电泳及免疫固定电泳等。

12.2.1　微量免疫电泳技术

微量免疫电泳是在凝胶介质中将区带电泳法与免疫双扩散相结合的一种免疫化学方法。该方法是将血清在琼脂或琼脂糖中进行电泳，在一定电场强度下，由于血清中各种蛋白质（主要是免疫球蛋白）的分子大小及电荷状态和电荷量不同，泳动速率也各不相同，使各自组分得到分离，然后在电泳轴的平行方向挖一长槽，加入抗血清，则抗原与相应抗体相遇，出现沉淀弧线（图 12-2）。根据各蛋白质所处的电泳位置，可分为清蛋白（Alb）区，球蛋白 α_1 区、α_2 区、β 区和 γ 区。

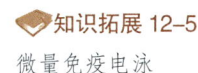
知识拓展 12-5
微量免疫电泳

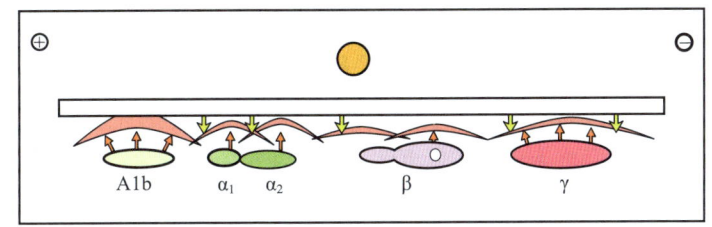

图 12-2　微量免疫电泳模式图

12.2.2　对流免疫电泳技术

当抗原和抗体在琼脂介质中电泳时，由于抗体的 pI 比较高，在适当的 pH 下抗体带正电而抗原带负电，故在电场中抗体向阴极方向移动而抗原向阳极方向移动，直至相遇后出现沉淀线。其原理与双向免疫扩散相同，但具有方法简便、快速且一次电泳可以检测多个样品等特点。对流免疫电泳较多地用于许多疾病的临床诊断，如乙肝表面抗原（HBsAg）、甲胎蛋白（AFP）的检测，血吸虫病、棘球蚴病（又称包虫病）等的抗体检测。

知识拓展 12-6
对流免疫电泳

12.2.3　火箭免疫电泳技术

抗原在含有抗体的琼脂糖凝胶中电泳时，在电场的作用下，抗原向一个方向移动并逐步与凝胶中的相应抗体结合形成沉淀，含量逐渐减少，最终全部沉淀在适当的位置形成形状如火箭的峰，故称为火箭免疫电泳。沉淀峰的高度与抗原浓度成正比，与抗体浓度成反比，因此可用于抗原的定量测定。此法又称为单向电泳扩散免疫沉淀试验，是单项免疫扩散与电泳技术的结合。

12.2.4　交叉免疫电泳技术

交叉免疫电泳由 Newton Ressler 首先建立，实际上是琼脂区带电泳和火箭电泳的结合。该方法分两步进行：第一步是将抗原在适宜 pH（一般为 pH 8.6）的琼脂糖中进行第一向电泳，将其中各成分进行分离；第二步是通过与第一向电泳垂直的方向上进行第二向电泳，抗原与抗体相遇时，会出现一个弧形的沉淀峰（图 12-3）。第二向电泳形成的每一个沉淀峰表示一种抗原成分，峰的面积与抗原量成正比，而与琼脂中抗体的含量成反比。

12.2.5　亲和免疫电泳技术

外源凝集素（lectin）具有和糖蛋白结合的特性，故可用作亲和层析糖蛋白的配体，在交叉免疫电泳的第一向电泳中加入游离的外源凝集素，则样品中的糖蛋白由于和外源凝集素结合而迁移率降低，

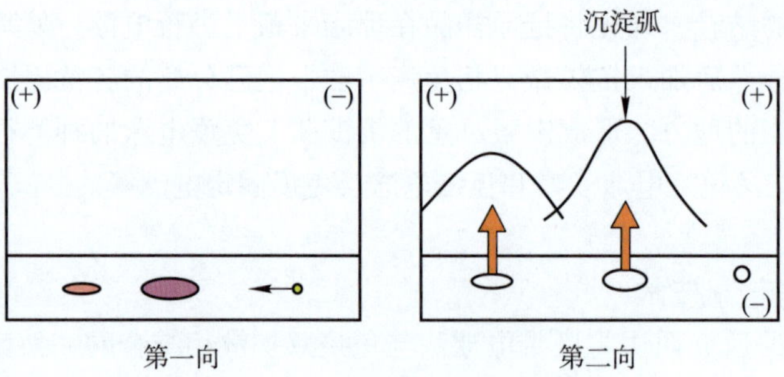

图 12-3 交叉免疫电泳示意图

知识拓展 12-7
亲和免疫电泳

由此识别与外源凝集素结合的蛋白质，确定结合的蛋白质的性质及其异质性，推测外源凝集素和糖蛋白的亲和力大小，预测制备分离的结果。例如，刀豆蛋白 A（ConA）是常用的糖蛋白亲和层析配体。

12.2.6　免疫固定电泳技术

免疫固定电泳（immunofixation electrophoresis，IFE）将区带电泳与免疫沉淀反应相结合。该法原理与免疫电泳类似，不同之处是区带电泳后，直接用抗血清作用于被测分离的蛋白质，或将浸有抗血清的滤纸贴于其上，抗原与对应抗体直接发生沉淀反应，使抗原在电泳位置上被免疫固定。

免疫固定后的区带为单一免疫复合物沉淀带，与同时电泳而未经免疫固定的标本相比较，可判明该蛋白质为何种成分，以对样品中所含成分及其性质进行分析、鉴定。

12.2.7　免疫印迹技术

1979 年，Harry Towbin 等将分析 DNA 的 Southern 印迹法技术扩展到蛋白质研究领域，并与特异灵敏的免疫分析技术相结合，称之为"Western 印迹法"（Western blotting），也称为免疫印迹技术或转移印迹技术。该技术是以生物物理学方法（凝胶电泳高效分离）和免疫化学特异性反应（固相免疫测定）相结合而建立的一种新的生化、免疫电泳技术，其灵敏度能达到标准固相放射免疫分析的水平，无需像免疫沉淀法那样必须对靶蛋白进行放射性标记。Western 印迹法是将蛋白质借高分辨率的 PAGE 电泳有效分离成许多蛋白质区带，分离后的蛋白质带经电转移至一种固相支持体如硝酸纤维素膜（NC 膜）上，然后以抗体为探针，与附着于固相支持体的靶蛋白所呈现的抗原表位发生特异性反应，结合于固相支持体的抗体可用多种 2 级免疫学试剂（如 ^{125}I 标记的 A 蛋白或抗免疫球蛋白，辣根过氧化物酶或碱性磷酸酶耦联的 A 蛋白或抗免疫球蛋白等）检测。较常用的两种电转移方法为半干印迹法和湿印迹法，半干印迹法是凝胶与固相支持物夹在缓冲液浸湿的滤纸之间，然后通电 10~30 min；湿印迹法是凝胶-支持体夹心物浸入转移缓冲液中进行电转移，至少需要 45 min 或过夜。先将待检测样品溶解于含有去污剂和还原剂的溶液中，经过 SDS-PAGE 分离各组分，然后通过印迹技术把分离样品几乎原位、定量转移到 NC 膜上。随后进行类似间接 ELISA 法检测抗原的反应，即用特异抗体与 NC 膜上的靶抗原反应，结合上的抗体可用与辣根过氧化物酶或碱性磷酸酶耦联的抗免疫球蛋白进行反应，最后通过与酶的底物发生显色反应来做检测。

知识拓展 12-8
免疫印迹技术

微课讲解 12-1
免疫印迹实验操作

12.3　免疫标记技术

免疫标记技术是将已知抗体或抗原标记上易显示的物质，通过检测标记物来反映抗原-抗体反应的情况，从而间接地测出被检抗原或抗体的存在与否或量的多少。常用的标记物有荧光素、放射性同位素、酶、铁蛋白、胶体金及化学（或生物）发光剂等。免疫标记技术具有灵敏、特异、快速、定性、定量、定位等特点，是目前应用最广泛的免疫学检测技术之一。

12.3.1 酶免疫标记技术

酶免疫分析（enzyme immunoassay，EIA）是结合了抗原-抗体反应的特异性和酶高效催化反应的专一性，利用酶催化底物反应的生物放大作用，提高特异性抗原-抗体免疫学反应检测敏感性的一种标记免疫技术。它以酶作为标记物，与抗体或抗原连接，当相应的抗原或抗体作用后，通过酶催化底物的颜色反应进行抗原、抗体的定性和定量，亦可用于组织中抗原或抗体的定位研究，即酶免疫组织化学技术。酶免疫分析可以实现在细胞或亚细胞水平上示踪抗原或抗体的所在部位，或在微克甚至纳克水平上对其进行定量。免疫酶结合物可分为酶标记抗原和酶标记抗体。酶结合物标记方法要求技术简单、产率高，不影响酶和抗体（抗原）的生物活性，所得酶标记物稳定，较少形成酶与酶、抗体与抗体、抗原与抗原的聚合物。目前多采用戊二醛交联法和过碘酸氧化交联法。

12.3.2 免疫荧光标记技术

免疫荧光标记技术（immunofluorescence technique），是标记免疫技术中发展最早的一种技术，是在免疫学、生物化学和显微镜技术基础上建立起来的一项免疫检测标记技术。其原理是将已知的抗体或抗原分子标记上荧光素，当与其相对应的抗原或抗体起反应时，在形成的复合物上就带有一定量的荧光素，在荧光显微镜下就可以看见发出荧光的抗原抗体结合部位，检测出抗原或抗体。利用免疫荧光标记技术，除了可以对目标分子进行定性和定位外，还可通过检测荧光素所发出的荧光强度，实现对蛋白质抗原或抗体的定量检测。常用的荧光素有以下几种。

① 异硫氰酸荧光素（fluorescein isothiocyanate，FITC） 最大吸收光谱为 490~495 nm，最大发射光谱为 520~530 nm，呈黄绿色荧光。

② 四乙基罗丹明（lissamine rhodamine B，RB200） 最大吸收光谱为 570 nm，最大发射光谱为 595~600 nm，呈明亮橙色荧光。

③ 四甲基异硫氰酸罗丹明（tetramethyl rhodamine-6-isothiocyanate，TRITC） 最大吸收光谱为 550 nm，最大发射光谱为 620 nm，呈橙红色荧光。

免疫荧光标记技术主要应用于微生物学、免疫学、病理学及免疫组织化学等实验中，同时在临床上也得到了广泛应用，特别是在肿瘤诊断方面具有广泛的应用前景。

12.3.3 生物素-亲和素标记技术

生物素-亲和素系统（biotin avidin system，BAS）利用了 1 个免疫球蛋白分子可耦联 3~5 个生物素分子，1 个亲和素分子可结合 4 个生物素分子的特性，使传统的灵敏度较高的酶免法的灵敏度又有明显的放大。生物素（biotin，B）分子式为 $C_{10}H_{16}O_3N_2S$，相对分子质量为 244.31，pI 为 3.5，可从含量较高的卵黄（α型）和肝组织（β型）中提取，也可合成。

将酶标记在生物素或亲和素上，借助生物素与亲和素的高度亲和力、生物素能与抗体结合的特点，应用于 ELISA、放射免疫、免疫荧光、免疫电镜等技术中，可显著提高检测的敏感性。

12.3.4 免疫胶体金标记技术

免疫胶体金标记（immunologic colloidal gold signature，ICS）主要利用了金颗粒具有高电子密度的特性，金标蛋白质结合处在显微镜下可见黑褐色颗粒，当这些标记物在相应的配体处大量聚集时，肉眼可见红色或粉红色斑点，因而用于定性或半定量的快速免疫检测中，这一反应也可以通过银颗粒的沉积被放大，称之为免疫金银染色。目前在医学检验中的应用主要是免疫层析法（immunochromatography）和快速免疫金渗滤法（dot-immunogold filtration assay，DIGFA），用于检测乙肝表面抗原（HBsAg）、人绒毛膜促性腺激素（hCG）和抗双链 DNA A 抗体等，具有简单、快速、准确和无污染等优点。

目前临床上多采用的胶体金法早孕检测试纸条和新冠病毒检测试纸条（图12-4）。例如，胶体金法早孕检测试纸条的原理是：用鼠抗人绒毛膜促性腺激素（hCG）单克隆抗体和兔抗鼠 IgG 多克隆抗体分别标记于固相硝酸纤维素膜上，胶体金标记的抗 β-hCG 单克隆抗体及其他试剂制成，应用层析式双抗体夹心法原理检测尿液中 hCG，用于妊娠早期辅助诊断。

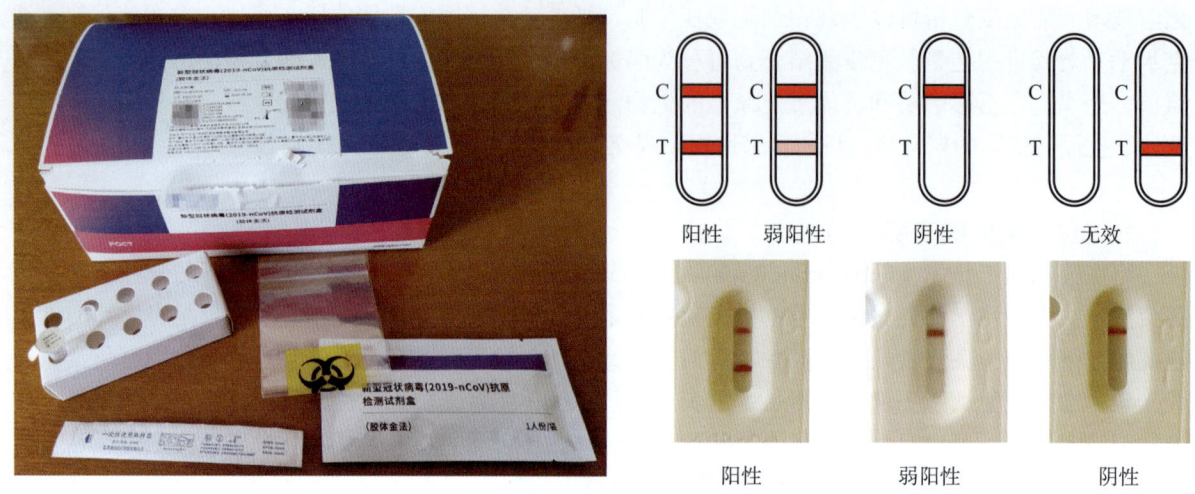

图 12-4　胶体金法检测新型冠状病毒

12.3.5　放射免疫标记技术

放射免疫分析（radioimmunoassay，RIA）是以过量的未标记抗原与放射性物质标记的抗原，竞争性地与抗体结合，形成有放射性的抗原-抗体复合物与无放射性的抗原-抗体复合物，并有过剩的标记抗原与未标记的抗原，然后通过离心、沉淀等方法，将抗原-抗体复合物与游离抗原分离，分别测定其放射性强度并与标准曲线比较，即可对未标记的待测抗原进行定量。RIA 法常用的同位素有 ^{125}I、^{131}I、^{3}H、^{14}C、^{32}P。利用 RIA 法测定血清蛋白灵敏度高、特异性强，可准确定量到 ng/mL 水平。但早期的方法操作麻烦，耗时长，且有放射性污染。近年来，随着单克隆抗体的应用，RIA 的灵敏度又有了较大提高，且操作大为简化，并已有商品试剂盒供应，使用方便。

时间分辨荧光免疫分析（time-resolved fluoroimmunoassay，TRFIA）是一种非同位素免疫分析技术，它用镧系元素标记抗原或抗体，根据镧系元素螯合物的发光特点，用时间分辨技术测量荧光，同时检测波长和时间两个参数进行信号分辨，可有效地排除非特异荧光的干扰，极大地提高了分析灵敏度。解离增强镧系元素荧光免疫分析（dissociation enhanced lanthanide fluoroimmunoassay，DELFIA）是时间分辨荧光免疫分析中的一种。这种分析方法使用了解离增强步骤，它用具有双功能基团结构的螯合剂，使其一端与铕（Eu）连接，另一端与抗体/抗原分子上的自由氨基连接，形成 Eu 标记的抗体/抗原，经过免疫反应之后生成免疫复合物。由于这种复合物在水中的荧光强度非常弱，因此加入一种增强剂，使 Eu 从复合物上解离下来，自由 Eu 同增强剂中的另一种螯合剂螯合形成一种胶态分子团，这种分子团在紫外线的激发下能发出很强的荧光，信号增强百万倍。

12.4 免疫组织化学技术

免疫组织化学技术（immunohistochemistry technique）也称为免疫细胞化学（immunocytochemistry），是利用标记物标记的抗体与组织或细胞的抗原反应，结合形态学检查，对抗原进行定性、定量和定位检测的技术。该技术应用抗体与抗原结合具有高度特异性的免疫学原理和组织化学原理，利用带显示剂（如荧光素、酶、金属离子和同位素等）标记的抗体，在组织细胞原位通过抗原-抗体特异反应和组织化学的呈色反应，借助光学显微镜或电子显微镜在细胞、亚细胞水平检测各种抗原物质（如蛋白质、多肽、酶、激素、病原体及受体等）并对相应抗原进行定性、定位或定量测定。

12.4.1 免疫荧光组织化学技术

（1）免疫荧光组织化学的原理

免疫荧光组织化学是根据抗原-抗体反应的原理，先将已知的抗原或抗体标记上荧光素，再用这种荧光抗体（或抗原）作为探针检查细胞或组织内的相应抗原（或抗体）。在细胞或组织中形成的抗原-抗体复合物上含有标记的荧光素，荧光素受激发光的照射后会发出明亮的荧光（黄绿色或橘红色），利用荧光显微镜观察荧光所在的细胞或组织来确定抗原或抗体的性质和定位，并可利用定量技术测定含量。

> 知识拓展 12-9
> 荧光产生原理

（2）免疫荧光组织化学染色方法

用荧光抗体示踪或检测组织细胞内相应抗原的方法称为荧光抗体法。按标记方法可分为直接法、间接法和补体法。

① **直接法** 直接法是用已知特异性抗体与荧光素结合制成特异性荧光抗体，并直接用于细胞或组织抗原的检测。该方法特异性强、简便、快速，常用于肾穿刺、皮肤活检和病原体检查，但是一种荧光抗体只能检查一种抗原，敏感性较差。

> 知识拓展 12-10
> 组织石蜡切片与冰冻切片的制作

② **间接法** 间接法是先用特异性抗体（第一抗体）与组织细胞标本的抗原反应，随后用缓冲液洗去未与抗原结合的抗体，再用间接荧光抗体（第二抗体）与结合在抗原上的抗体结合，形成抗原-抗体-荧光抗体复合物。间接法荧光亮度可比直接法增强3~4倍，灵敏性显著提高。另外，该方法只需要制备一种种属间接荧光抗体，可以适用于同一种属产生的多种第一抗体的标记，这是目前应用最为广泛的方法。

③ **补体法** 补体法分为直接和间接检查组织内免疫复合物两种方法。直接检查组织内免疫复合物的方法是用抗补体C3荧光抗体直接作用于组织切片，与其结合在抗原-抗体复合物上的补体反应，形成抗原-抗体-补体-抗补体荧光抗体复合物，在荧光显微镜下呈现阳性荧光的部位就是免疫复合物上补体存在部位。该方法常用于肾穿刺组织活检诊断等。间接检查组织内免疫复合物的方法是将新鲜补体与第一抗体混合，同时加在待测组织切片上，经37℃孵育后，如发生抗原-抗体反应，补体就结合在此复合物上，再用抗补体荧光抗体与结合的补体反应，形成抗原-抗体-补体-荧光抗体的复合物。此法优点是只需一种荧光抗体即可用于检查各种不同种属来源的第一抗体，但易出现非特异性染色，加之补体不稳定，每次需采新鲜豚鼠血清，操作复杂，因此应用较少。

> 知识拓展 12-11
> 间接免疫荧光染色法

12.4.2 免疫酶组织化学技术

免疫酶组织化学技术的方法分为直接法、间接法、酶桥法、PAP法和APAAP法，直接法与间接法与免疫荧光法大致相同，其中PAP法和APAAP法应用较为广泛，不过PAP的制备较为复杂，而APAAP法建立在PAP法的基础上，能有效弥补PAP法的不足。这里主要介绍一下常用的酶桥法、PAP

法和 APAAP 法。

（1）酶桥法

酶桥法使用第二抗体作为"桥"，将效价高、特异性强的抗酶抗体连结在与组织抗原结合的第一抗体上，再将酶结合至抗酶抗体后，经酶促反应呈色后可显示抗原的分布。酶桥法显著提高了反应的敏感性，但是由于溶液中的酶往往不能全部与抗酶抗体相结合，过量的酶与组织中的其他成分发生非特异性结合而导致染色背景较深，因此该方法未得到广泛使用。

（2）PAP 法

为了规避酶桥法特异性不佳的缺陷，Ludwig A. Sternberger 于 1970 年建立了过氧化物酶-抗过氧化物酶（peroxidase antiperoxidase，PAP）法，并加以改良。PAP 法将酶和抗酶抗体在使用前先制成稳定的酶-抗酶抗体复合物（PAP 复合物），稀释后使用，从而解决了酶与抗酶抗体的比例难以确定的问题。PAP 复合物是由 3 个辣根过氧化酶（horseradish peroxidase，HRP）分子和 2 个抗 HRP 抗体分子结合形成的一个排列呈五角形结构的分子。PAP 复合物小而稳定，穿透性较好，容易达到抗原部位。PAP 法灵敏度比酶桥法高 20 倍，有学者认为其灵敏度是免疫荧光法的 100~1 000 倍，而且非特异染色极轻微，因此使用广泛，并且已成为石蜡包埋组织免疫组织化学的标准方法之一。

（3）APAAP 法

碱性磷酸酶抗碱性磷酸酶法（alkaline phosphatase anti-alkaline phosphatase，APAAP）是在 PAP 法的基础上，用碱性磷酸酶（alkaline phosphatase，AKP）替代 HRP 而建立的一种方法。APAAP 法原理与 PAP 法相似，即将 AKP 和抗 AKP 抗体制成复合物（APAAP），第一抗体与特异性抗原结合，第二抗体起桥联作用，其中一个 Fab 段连接第一抗体，另一个 Fab 段连接 APAAP 复合物中的抗 AKP 抗体，通过 APAAP 复合物中的碱性磷酸酶催化底物显色，以鉴定相应抗原。通过 APAAP 复合物中的 AKP 催化底物显色来显示抗原物质的存在。该方法由于使用免疫桥联技术，故其敏感性高，结果易于判断，同时又减少了内源性酶的影响，特异性强。目前该方法已广泛用于淋巴细胞分化抗原、活化抗原、MHC Ⅰ 类抗原、MHC Ⅱ 类抗原表达的检测等。

（4）多聚螯合物酶法

1995 年，丹麦 Dako 公司推出二步法 EnVision 试剂。该试剂的问世，标志着多聚螯合物酶二步法技术的诞生。EnVision 复合物是将 HRP 或 AKP 和第二抗体（抗鼠或抗兔 IgG）同时标记在一个多聚化合物（葡聚糖）上，即形成酶-多聚化合物-第二抗体的巨大复合物。每分子 EnVision 复合物中约含 70 个分子的 HRP 和 10 个分子的第二抗体。第一抗体识别抗原后，EnVision 复合物中的第二抗体与第一抗体结合，进而用酶作用于底物显色定位。EnVision 复合物中的 HRP 绝对数量相当高，具备高度信号放大作用，因此 EnVision 法敏感性显著高于其他方法。同时，动物体内不存在该多聚化合物，因而无非特异性干扰，背景染色浅。另外，不同公司相继推出了 Epson 法、UIP 法、PicTure™-plus 法，以及超敏的 PicTure™-plus 法和 Power Vision™ 法，其原理是利用具有惰性的高分子多聚化合物为骨架，将多个第二抗体分子或特异性第一抗体分子和酶结合在一起，形成酶-多聚化合物-抗体分子巨大复合物，使得检测变得异常简单。

> 知识拓展 12-12
> HE 染色法

12.4.3　亲和免疫组织化学技术

随着免疫组化技术的发展和新的亲和物质对（如亲和素与生物素、激素与受体、植物凝集素与糖类、葡萄球菌 A 蛋白与 IgG 的 Fc 片段等）的发现，免疫组化技术从抗原-抗体的特异性反应发展到更为广泛的利用亲和物质对的特异结合反应进行标记来放大信号及显色的阶段。亲和组织化学（affinity histochemistry）就是利用这些物质对之间的高度亲和特性，将酶、荧光素等标记物与亲和物质连接，对抗原或者其他靶物质进行定位和定量的方法。亲和组织化学技术的发展使免疫组化反应的灵敏度显著提高，非特异反应明显降低。

（1）亲和素 - 生物素标记系统

亲和素 - 生物素标记系统用于免疫组织化学染色的方法主要有 3 类：①亲和素 - 生物素 - 过氧化物酶复合物（avidin-biotin-peroxidase complex，ABC）技术是通过 ABC 复合物中亲和素的桥梁作用，将 ABC 复合物与生物素化的抗体结合在一起达到检测抗原的目的。ABC 的配制是将亲和素与酶标生物素按一定比例结合。②酶标亲和素 - 生物素（labeled avidin-biotin，LAB）技术是制备生物素化抗体和酶标亲和素，利用生物素 - 亲和素的亲和作用，将酶标亲和素连接到抗原 - 抗体复合物上以显示被检测的抗原；如将该法中的亲和素换成链霉亲和素（streptavidin），LAB 法即成 LsAB 法，或称 SP 法。③桥联亲和素 - 生物素（bridged avidin-biotin，BAB）技术是用生物素分别标记抗体和酶，然后以亲和素为桥，将两者连接在一起。根据染色过程中是否使用第二抗体，上述 3 类技术均有直接法和间接法之分。

（2）葡萄球菌 A 蛋白与 IgG

葡萄球菌 A 蛋白（staphylococcal protein A，SPA）是金黄色葡萄球菌细胞壁的一种蛋白质成分，相对分子质量为 4.2×10^4，pI 为 5.1，含有 4 个高度相似的 Fc 片段结合区，对热稳定。SPA 能与人和多种哺乳动物 IgG 的 Fc 片段非特异结合，这种结合是双价的，即 1 个分子 SPA 能与 2 个 IgG 分子结合。因此，可以将 SPA 与荧光素或酶等结合后作为第二抗体使用。

（3）CSA 法

催化放大系统（catalyzed signal amplification system，CSA）是在链霉亲和素 - 生物素法的基础上发展而来，其原理是增加了生物素化的酪胺基团分子，通过 HRP 的催化作用，使酪胺基团分子与抗原抗体结合部位形成一个共价结合位点，导致大量的生物素沉积在信号位点上，再一次滴加链亲和素 -HRP 复合物时，可使原始信号得到几何级数放大。CSA 法比 EnVision 法还要敏感 20 ~ 100 倍，但是由于 CSA 法步骤流程多、孵育时间长、内源性生物素的干扰等原因，染色背景不如 EnVision 法。

12.4.4 免疫金银组织化学技术

胶体金是氯金酸（$HAuCl_4$）在还原剂（如白磷、抗坏血酸、枸橼酸三钠、硼氢化钠和鞣酸等）作用下聚合成一定大小（直径 3 ~ 60 nm）的金颗粒，并由于静电作用形成一种稳定的胶体状态、带负电的疏水胶溶液。该技术是以胶体金作为示踪标志物或显色剂，应用于抗原 - 抗体反应的一种新型免疫标记技术。用胶体金标记第一抗体、第二抗体或其他能特异性结合免疫球蛋白的分子（如葡萄球菌 A 蛋白）等作为探针，就能对组织或细胞内的抗原进行定性、定位，甚至定量研究。由于它不存在内源酶干扰及放射性同位素污染等问题，且利用不同颗粒大小的胶体金还可以作双重甚至多重标记，使定位更加精确，因此已成为继荧光素、酶、同位素及乳胶标记技术之后的一种新型标记技术。现已广泛应用于电镜、流式细胞仪、免疫印迹、蛋白质染色、生物芯片、体外诊断试剂的制备等领域。

（1）免疫金银染色法

免疫金染色是当特异性抗体与抗原结合后，用金标二抗或金标 SPA 与结合抗原的特异性一抗结合，形成抗原 - 抗体 - 金标抗体复合物，此时在光镜下可见红色颗粒物复合物，其特点是简便、快速，但要求金标抗体浓度高，而且金颗粒直径大于 20 nm。免疫金银法（immunogold-sliver method，IGSM）或称免疫金银染色法（immunogold-sliver staining，IGSS）是在免疫金染色的基础上，在还原剂对苯二酚存在的情况下，通过在含银离子（Ag^+）的显影液中的还原反应，在抗原 - 抗体反应部位的金粒子周围形成很多银原子（Ag）沉淀层，光学显微镜下即可看到阳性反应部位呈清晰的棕黑色，从而放大显示不易被光镜定位的金粒，显示出组织中抗原的部位。IGSS 可分直接法、间接法和搭桥法，这些方法不仅提高了灵敏度，同时金标记抗体还可以稀释 10 倍以上后应用，已成为最为灵敏而又经济的方法之一。

（2）常用的免疫胶体金免疫组化检测技术

① 免疫胶体金染色的光学显微镜观察　对于组织细胞样本可用胶体金标记的抗体进行染色，也可

在胶体金标记的基础上，以银显影液增强标记，使被还原的银原子沉积于已标记的金颗粒表面，可明显增强胶体金标记的敏感性。由于胶体本身呈淡至深红色，因此也适合进行光学显微镜观察。如果应用银加强的免疫金银法，则更便于光学显微镜观察。

② 免疫胶体金染色的电子显微镜观察　由于金颗粒具有高电子密度的特性，在电子显微镜下清晰可辨，因此金标记技术能在保持组织和细胞原有细微结构的基础上，对被测抗原或抗体进行组织或细胞的定位观察。同时，用胶体金标记的抗体或抗抗体与负染病毒样本或组织超薄切片结合，然后进行负染色，可用于病毒形态的电子显微镜观察和病毒检测。

12.4.5　双重或多重免疫组织化学技术

双重或多重标记是利用免疫学和细胞化学原理，在同一组织细胞样本上同时利用或先后利用不同颜色的荧光素或酶促产物，或利用不同直径大小颗粒胶体金来原位示踪组织细胞内两种或两种以上的抗原分子，达到在同一细胞或亚细胞水平直观显示不同抗原成分间的功能关系，或进行定性、定位和定量研究的一项标记染色技术。

（1）双重或多重免疫荧光标记染色

双重荧光标记最常用的绿色荧光是 FITC 或 Alexa Fluor488，红色荧光有 TRITC、TE、得克萨斯红、RB200 或 Alexa Fluor594 等。常用的双重免疫荧光标记的间接法中，所用抗体试剂可为异种动物抗体，也可为同种动物抗体。多重染色技术方法敏感、特异，但由于荧光素间吸收光和发射光波长存在差异，需选用各自特定的激发滤光片分别观察或二次曝光显影，样本不宜长期保存。

（2）双重或多重免疫酶标记染色

双重或多重免疫酶染色法是在同一样本上，以酶催化不同底物可呈现不同颜色产物来标示两种或两种以上抗原为理论基础所建立起来的免疫标记染色方法。该方法的特点是在光学显微镜下可以同时观察，样品保存时间较长，一次曝光即可成像。

（3）双重或多重免疫金标记

电子显微镜下的双重免疫标记染色不是靠颜色区分，而是靠标记物的不同电子密度或颗粒的不同大小来区别不同抗原，有别于光学显微镜下的双重免疫标记方法。常用的方法多为双重免疫金标记，该方法优点是高电子密度、分辨率高、抗原定位精确、颗粒大小可人工控制、标记试剂易制备，缺点是试剂质量要求高、非特异吸附导致背景干扰大。

12.5　免疫细胞分析技术

知识拓展 12-13
外周血免疫细胞的分离

免疫细胞泛指所有参与免疫应答或与免疫应答有关的细胞及其前身，包括造血干细胞、淋巴细胞、单核/巨噬细胞及其他抗原提呈细胞、粒细胞、红细胞、肥大细胞等。在免疫应答中起核心作用的是淋巴细胞。从大的细胞群体来说，淋巴细胞分为 T、B、NK、K 细胞等，其中 T 细胞和 B 细胞为主要免疫活性细胞，它们接受抗原刺激后能发生特异性免疫应答，T 细胞介导细胞免疫应答，B 细胞介导体液免疫应答。辅佐细胞（accessory cell，A 细胞）是能捕捉、加工、处理抗原，并将抗原提呈给抗原特异性淋巴细胞的一类免疫细胞，故又称抗原提呈细胞（antigen presenting cell，APC）。APC 包括单核吞噬细胞系统及树突状细胞等，除参与抗原提呈，它还具有其他许多重要的生物学功能。其他免疫细胞主要指各种粒细胞，如中性粒细胞、嗜酸性粒细胞、嗜碱性粒细胞及肥大细胞等。近年来发现红细胞除有携带和运输氧的功能外，还具有免疫功能。

12.5.1 外周血免疫细胞的分离、纯化和鉴定

（1）免疫细胞的分离、纯化和鉴定

外周血含有多种细胞成分，包括淋巴细胞、单核细胞、粒细胞、红细胞和血小板等。它们的理化特性例如细胞大小、密度、表面电荷和黏附能力等存在差异，以此可分离不同的细胞群体。此外，还可以根据细胞的吞噬能力及细胞膜上的特异性标志（表面抗原及受体），采用不同的选择性分离法。

人外周血中红细胞与白细胞的比例为 600∶1~1 000∶1，两类细胞的沉降速率不同，据此加以分离。自然沉降法是利用红细胞自然沉降速率较快加以自然分离，方法简便，对细胞损伤少，但纯度差。利用高分子聚合物促使红细胞凝集成串钱状，从而加速红细胞沉降，使之与白细胞分离。常用的高分子聚合物有明胶、右旋糖酐、聚乙烯吡咯烷酮（PVP）及甲基纤维素等。采用低渗处理法纯化分离白细胞，在低渗透压下使混杂的红细胞裂解。同样的原理，可以利用氯化铵处理法纯化分离白细胞。

① 外周血单个核细胞的分离　外周血单个核细胞（PBMC）包括淋巴细胞和单核细胞，可利用各种血细胞和单个核细胞比重之间的差异，通过密度梯度离心法可将各种血细胞与单个核细胞分离开，常用聚蔗糖-泛影葡胺分层液密度梯度离心法。磁珠分选法和流式分选法是近年来发展起来的新方法。

② 淋巴细胞的分离　单核细胞有吞噬和黏附能力，利用这些特性，可以去除单个核细胞群中的单核细胞来制备纯淋巴细胞悬液。利用单核细胞和粒细胞容易吸附于玻璃纤维上的特性，加以去除。

a. T 细胞和 B 细胞的分离　根据两种细胞膜表面标志及黏附能力等的不同，可将其加以分离。以往常用的方法有尼龙棉柱法、E 花环形成法等，但随着免疫磁珠分离法和流式分选法等方法的出现，尼龙棉柱法和 E 花环形成法已很少应用。免疫磁珠分离法是将抗特异细胞表面抗原的抗体结合于磁珠上形成免疫磁珠，通过磁力作用，将混合体系中与磁珠结合的细胞分离出来。流式细胞分选法是对细胞（或微粒）的物理、生理、生化、免疫、遗传、分子生物学性状及功能状态等进行定性或定量检测的一种现代细胞分析技术。

b. T 细胞亚群的分离　人 T 细胞分为辅助/诱导性和抑制/杀伤性等细胞亚群。两群细胞的细胞膜上分别有 CD4 和 CD8 分子，当它们与相应的鼠抗人单克隆抗体结合后，在补体的参与下，可溶解相应的 T 细胞亚群，从而分离出另一种细胞亚群，所以可利用补体介导的细胞分离法实现 T 细胞亚群的分离。T 细胞亚群的成员具有各自表面标记物，因此可以利用这些特征实现对 T 细胞亚群的分离与纯化。CD3 是 T 细胞亚群共同的表面标志，因此可以先通过 CD3$^+$ 细胞（即荧光参数）确定截取范围，之后通过表型 CD3$^+$/CD4$^+$/CD8$^-$ 和 CD3$^+$/CD4$^-$/CD8$^+$ 分别分选出 CD4$^+$T 细胞和 CD8$^+$T 细胞。对 Th 细胞亚群的分选，可以用细胞因子对已经纯化分选出的 CD4$^+$T 细胞进行选择性诱导，使其分化为需要的细胞亚群，并利用各自的特征性细胞因子/转录因子进行鉴定。常用于人 Treg 细胞分选的表面标记物是 CD4$^+$CD25$^+$CD127^{low}。

c. NK 细胞的分离　NK 细胞即自然杀伤细胞，是一群具有自然杀伤能力的淋巴细胞，它们不需要 Ag 激活就能直接杀伤肿瘤细胞。NK 细胞无黏附作用，它的形态是一种大颗粒淋巴细胞（LGL），成熟的 NK 细胞离开骨髓进入周围免疫器官，主要分布在脾和外周血中，约占外周血的 3%。可利用 Percoll 不连续密度梯度离心法分离 NK 细胞。目前多采用流式细胞分选法，利用荧光标记的抗 CD3、抗 CD16 抗体标记细胞，通过流式分选的方法可以得到高度纯化的 NK 细胞。当然也可以同时用荧光标记的 CD56 抗体标记细胞，流式分选 CD56^{bright} 和 CD56^{dim} 的 NK 细胞亚群分别进行研究。

③ 单核细胞的分离　单核细胞具有吸附于固相表面的特性，把单个核细胞放于玻璃或塑料平皿内，37℃孵育一定时间后，吸附于平皿壁上的细胞即为单核细胞，未吸附的细胞为淋巴细胞。通过吸附分离法（贴壁法）能够获得单核细胞，经非特异酯酶染色（单核细胞为阳性）可证明其纯度，台盼蓝拒染法计算其存活率应大于 95%，还有 Percoll 离心法等。但是，这些方法所分离的细胞纯度较低，可通过磁珠法和流式细胞仪分选高纯度的单核细胞，并加以鉴定。

④ 人外周血中性粒细胞制备　利用右旋糖酐加速红细胞沉降，将富含白细胞的上层液用淋巴细胞分层液进行离心分离，使粒细胞沉于管底而与淋巴细胞和单核细胞分离。对分离后的细胞进行 Ly6G/6C-PE-鼠多克隆抗体和 CD11b-FITC-鼠多克隆抗体双染后，用流式细胞仪检测人外周血中性粒细胞的纯度。

⑤ 树突状细胞分离　树突状细胞（DC）在人外周血中含量很少，仅占血中单个核细胞的 0.1%～1%。它具有一些不同于其他细胞的特性：可以黏附于玻璃、塑料、尼龙毛、葡聚糖等，但过夜培养后，便失去黏附性、具有较低的比重和不表达 Fc 受体等特性。这些特性可供分离纯化树突状细胞。为得到较高纯度的 DC，可用包被抗 Ig 的红细胞、单核细胞与包被抗红细胞抗体（溶血素）的红细胞以形成花环的方法去除 B 细胞和单核细胞；也可将 T 细胞、B 细胞和单核细胞分别与其相应抗体及补体做细胞毒试验加以去除，通过密度梯度离心得到纯化的 DC。采用密度梯度离心法分离外周血中的单个核细胞，再以黏附法分离出单核细胞，经重组人粒细胞-巨噬细胞集落刺激因子 GM-CSF 和 IL-4 诱导后，再经 TNF-α 刺激 DC 成熟。从外周淋巴器官中分离纯化 DC，将动物经高剂量的辐射照射或腹腔注射环磷酰胺清除淋巴细胞，而对 DC 的表型和功能未造成明显影响。分离处理动物的外周淋巴器官或其他组织后，经酶消化制备成单细胞悬液，根据 DC 的物理特征或表面标记分子，通过 Percoll 密度梯度离心、流式细胞分选和免疫磁珠分选法分离纯化 DC。通过流式细胞术鉴定分选 DC 的纯度。

（2）分离细胞的保存

为了继续保持细胞的活力和延长寿命，必须供给其充分的营养和适宜的生活环境，以减低细胞代谢能力，维持其活力。

① 红细胞的保存　红细胞保存在 4℃冰箱，可保存 2～4 周。长期保存采用低浓度甘油超速冷冻法，此法是将红细胞快速冷冻并保存于液氮（-196℃）。使用前从液氮中取出，立即在振荡下于 40℃水浴中解冻，并进行洗涤。

② 淋巴细胞的保存　采用低温冷冻保存淋巴细胞，保存时应注意下列几点：细胞应达到一定的数量，终浓度为 $(0.6～2)×10^7$/mL；采用合适的冷冻保护剂，最常用 10% 二甲基亚砜（DMSO）；使用能耐低温的冷冻保藏管；冷冻降温的速率一般为 1～2℃/min；复苏后应达到一定的恢复率；复苏时要快速。

12.5.2　免疫细胞功能测定

临床上通过检测免疫细胞的数量和功能，可判定机体的免疫状态，进而阐明某些疾病的发病机制，为疾病的诊断和治疗提供依据。

（1）淋巴细胞功能测定

① T 细胞功能体外测定

淋巴细胞数量比例的变化往往会导致免疫缺陷病、自身免疫疾病及肿瘤等疾病。因此，检测外周淋巴细胞的数量、比例，有助于判断机体细胞水平，对疾病的认识、发展、病情的变化及临床诊疗的指导均有十分重要的意义。

传统的淋巴细胞测定方法为 E 花结试验。人类 T 细胞表面具有绵羊红细胞（SRBC）受体，称 E 受体。该受体在体外能与绵羊红细胞结合，从而形成玫瑰花结样细胞团，可用来计数 T 细胞。该试验有助于细胞免疫缺陷病的诊断和疗效观察，有助于对恶性肿瘤、严重病毒或真菌感染、活动期自身免疫疾病患者进行疗效观察和预后判断。

目前，T 细胞数量检测主要有以下方法。

a. 免疫荧光法　通过直接或间接检测 T 细胞标志物（T 细胞表面的 CD3、CD4、CD8）来了解外周血的 T 细胞数量及亚群变化。

b. 磁珠分离法　利用磁珠表面的抗体与 T 细胞表面的特定抗原，使磁珠结合 T 细胞，然后利用磁场将结合有 T 细胞的磁珠分离出来，即可得到高纯度的、含有已知细胞表面标记物的细胞群或细胞亚群，如可采用抗 CD3 特异性抗体的免疫磁珠分离 T 细胞。

c. 流式细胞术　用荧光素标记的单克隆抗体对一组混合的细胞群中带有能被抗体特异性识别的表面抗原的靶细胞进行荧光标记，借助荧光激活细胞分选器，可对细胞进行快速而准确的鉴定和分类。流式细胞术常用于 T 细胞功能检测。

② B 细胞膜表面 Ig（SmIg）测定　B 细胞表面有一种类似血中 Ig 的结构，包括 IgM、IgD、IgG 等，是 B 细胞特有的标志，故可用来鉴定 B 细胞。

a. 免疫微球法检查 SmIg　用人工合成的羧化聚苯乙烯微球（胶乳直径 5～10 μm，以共价键交联的方法和抗人 Ig 联结成免疫微球），能与 B 细胞表面的 SmIg 结合形成花结样细胞团簇，可用普通显微镜计数。免疫微球的淋巴细胞为 SmIg 阳性细胞，求出 SmIg 阳性细胞即 B 细胞的百分数。

b. 免疫荧光法测定 SmIg　细胞周边出现线状荧光的淋巴细胞为 SmIg 细胞即 B 细胞，计算 B 细胞百分率。如用抗 Ig 单价荧光抗体，可测出不同类别的 SmIg。

③ 淋巴细胞亚群检测　各种淋巴细胞亚群的表面分化抗原具有特异性，目前以分化族（CD）统一命名，可通过免疫组化技术等检测以分析各亚群的数量及比值关系，有助于了解机体的免疫状态并诊断某些疾病。

a. T 细胞亚群检测　T 细胞可分为细胞毒性 T 细胞（Tc）、抑制性 T 细胞（Ts）、迟发型超敏反应性 T 细胞（TDTH）、诱导 – 辅助性 T 细胞（Ti/Th）及反抑制性 T 细胞（Tcs）等亚群。目前可用相应的单克隆抗体（McAb）检测 CD3（全 T 细胞），CD4（Th）、CD8（Ts/Tc）的阳性率来进行研究。试验方法主要有免疫荧光法、APAAP 免疫酶标法和荧光激活细胞分类仪（FACS）检测 T 细胞亚群的方法。

b. B 细胞亚群的检测　对 B 细胞特异性的单克隆抗体也有多种，其中有代表性的是 CD19（Leu-12B_4）、CD20（Leu-16B_1）和 CD22（Leu-14B_3），其检测方法与 T 细胞检测方法相同。

④ T 细胞功能的体内试验法　体内致敏（或未致敏）的 T 细胞被特异性抗原（或有丝分裂原）激活后，产生的淋巴因子引起局部皮肤充血、水肿、细胞浸润，通过观察这些变态反应变化阳性与否或强度如何，可以判定 T 细胞的功能变化。本试验属皮肤迟发型变态反应试验，过敏试验主要有结核菌素（OT）皮试、链激酶 – 链道酶（SK-SD）皮试、植物血凝素（PHA）皮试、二硝基氯苯（DNCB）皮试。T 细胞体内增殖检测常用的方法有羧基荧光素二乙酸盐琥珀酰亚胺脂（CFSE）法和 BrdU 掺入法。CFSE 法是将 CFSE 标记的 T 细胞过继给受体小鼠并在其体内活化与增殖，取出淋巴器官后，采用荧光抗体标记 T 细胞，流式细胞仪可检测其 CFSE 分裂情况。BrdU 是一种胸腺嘧啶脱氧核苷类似物，可通过竞争掺入 S 期细胞单链 DNA 核苷酸序列替代胸腺嘧啶，使用 BrdU 抗体能特异性识别标记物，可达到检测增殖细胞的目的，以反映细胞增殖情况。

⑤ 淋巴细胞功能实验室检测法

a. 淋巴细胞转化试验　T 细胞在体外培养过程中受有丝分裂原或特异性抗原刺激后，可向母细胞转化。转化淋巴细胞可发生一系列变化，根据这些变化建立了不同的测定方法。首先是形态学方法，PHA 可与 T 细胞膜上的受体结合，使腺苷酸环化酶活化，导致 cAMP 增多，从而使 T 细胞发生转化，出现细胞变大、胞质扩大、空泡、核仁明显、核染色质疏松等变化。其次是 ^{3}H-TdR 掺入法，形态学方法虽然简单，但培养条件、细胞涂片和镜检等均可引起误差，故趋向于被 ^{3}H-TdR 掺入法取代。

◆知识拓展 12-14
淋巴细胞转化试验

b. 淋巴细胞毒试验　活化的细胞毒性 T 细胞（CTL）可杀伤相应的靶细胞，可用同位素标记、免疫荧光法等检测其杀伤活性。国外多用 ^{51}Cr 释放试验，但由于 ^{51}Cr 半衰期短，不适用于需较长培育时间的细胞毒实验。目前国内多采用 ^{125}I- 尿嘧啶核苷（UdR）标记来检测 CTL 毒性。

c. 流式细胞仪计数法　T 细胞在增殖时细胞的数量增加，因此可以采用 T 细胞表面标志（CD4 或 CD8）耦联的荧光抗体，并利用流式细胞仪控制相同的上样体积，通过设置已知数量的内参照，对群体内的 T 细胞进行准确计数，达到定量分析 T 细胞增殖的目的。

d. CFSE法　无色的 CFSE 通过细胞膜进入细胞后，可被细胞内酯酶催化分解成荧光强度高的物质，其结构上的琥珀酰亚胺侧链，可与多种细胞内蛋白质（如细胞骨架蛋白）的游离氨基相结合，从而使细胞标记上高荧光强度的 CFSE。随着细胞的分裂，被标记细胞的荧光强度平均分配到两个子细胞，每分裂一代荧光强度减半，这样通过流式细胞仪检测分析，即可了解细胞分裂增殖的情况。

⑥ Th 与 Ts 功能的测定　在抗原刺激下，B 细胞分化增殖为能产生抗体的细胞，最后产生 IgM、IgG 等抗体。这一过程受到 Th 和 Ts 的控制，在 T、B 细胞混合培养时，通过检测 Ig 抗体的产生，可判定 Th/Ts 的功能。

⑦ B 细胞产生免疫球蛋白能力的检测　对组织切片或分离的单个核细胞产生的免疫球蛋白（Ig）进行检测，可明确产生 Ig 或特异抗体的部位，以用于深入研究 B 细胞及与 Ig 产生有关的 T 细胞和巨噬细胞的辅助及抑制功能。利用放射免疫电泳（RIEP）检查法用于 B 细胞合成 Ig 能力的测定。检测淋巴系统肿瘤细胞的 Ig 或其亚单位的合成能力，可作为诊断 B 细胞系统肿瘤的依据。用美洲商陆丝裂原（PWM）的 Ig 合成法，由于只有加入 T 细胞时才能诱导 B 细胞产生 Ig，因此该合成法可用于检测 T 细胞（尤其是 Th/Ts）的功能。

⑧ NK 细胞功能测定　NK 细胞功能测定一般采用乳酸脱氢酶（LDH）法。其原理是，LDH 是活细胞胞质内含酶之一，在正常情况下，不能透过细胞膜。当靶细胞受到效应细胞的攻击而损伤时，细胞膜通透性改变，LDH 可释放至介质中，释放出来的 LDH 在催化乳酸生成丙酮酸的过程中，使氧化型辅酶Ⅰ（NAD^+）变成还原型辅酶Ⅰ（NADH），后者再通过递氢体——吩嗪二甲酯硫酸盐（PMS）还原碘硝基氯化氮唑蓝（INT）或硝基氯化四氮唑蓝（NBT）形成有色的甲臜类化合物，在 490 nm 或 570 nm 波长处有一高吸收峰，利用读取的吸光度值，经过计算即可得 NK 细胞活性。

⑨ 树突状细胞功能检测

a. 吞噬功能检测　DC 在非成熟期具有较强的吞噬功能，而成熟 DC 的吞噬功能减弱，因而 DC 吞噬功能的变化通常可作为检测 DC 成熟程度的重要指标之一。检测 DC 吞噬功能时，可采用荧光素标记的大分子蛋白质（如 FITC-BSA）与 DC 共孵育，然后利用流式细胞仪检测荧光强度来反映 DC 吞噬功能。

b. NO 检测　某些 DC 亚群受到特定刺激后会产生一氧化氮（NO）发挥负向免疫调节作用。NO 检测一般采用 Griess 法和高效液相色谱法。

c. 细胞因子检测　DC 在活化后会分泌多种细胞因子和趋化因子，可利用 ELISA 试剂盒来检测细胞培养液上清中细胞因子的含量或采用胞内染色法利用流式细胞仪进行检测。

d. 抗原提呈功能检测　DC 是最重要的抗原提呈细胞，目前检测小鼠 DC 抗原提呈功能最常用的体系是抗原特异性 TCR 转基因小鼠来源的 T 细胞，在该抗原存在的情况下与 DC 共孵育后可检测 DC 增殖情况，以及 DC 通过 MHC Ⅱ类分子和 MHC Ⅰ类分子提呈抗原的能力。

⑩ 淋巴因子的检测　白细胞介素（IL）是体内一大类淋巴因子，这些因子与其他淋巴因子在调节机体的免疫功能方面担负着重要功能，检测其产生和免疫细胞对其反应能力，可用于淋巴细胞功能或其他免疫功能检查。

（2）吞噬细胞功能测定

> **知识拓展 12-15**
> 吞噬细胞功能测定

白细胞促凝血活性（LPCA）是人外周血白细胞在体外受植物血凝素（PHA）等作用，并再次接触后被激活所产生的一种结合在细胞表面的促凝血活性因子。这种因子是由淋巴细胞和单核细胞协同产生的，活性的高低可反映机体的细胞免疫水平。将白细胞悬液与细菌混合，中性粒细胞将细菌吞噬，以此可判断中性粒细胞的吞噬力。而巨噬细胞能吞噬异种细胞。因此，将巨噬细胞与鸡红细胞、荧光标记细菌等混合，可判断吞噬细胞的吞噬能力。还可以通过测定其对肿瘤细胞的吞噬杀伤作用，以及通过测定巨噬细胞表面表达的吞噬识别受体等方法来间接确定巨噬细胞的杀伤活性，Hoechst 33342 释放法是较为简单易行的检测巨噬细胞吞噬杀伤活性的方法之一。

（3）红细胞免疫功能检测

1981 年，Israel Siegel 等提出"红细胞免疫系统"的新概念，引起学术界关注。人及多种动物红细胞与白细胞一样，也具有重要的免疫功能，其基础是红细胞表面具有 C3b 受体（C3bR）。红细胞可通过其表面的 C3bR，发挥清除免疫复合物（IC）、促进吞噬、提呈抗原及激活补体等多种作用。因此，后续建立的检测红细胞免疫功能的各种方法，也多以红细胞表面的 C3bR 为基础设计。现已建立的方法主要有标准红细胞免疫黏附试验、红细胞 SPA 混合花环试验、单克隆抗体库姆斯试验、抗 C3bR 单克隆抗体法、酶联免疫吸附试验、放射配体结合法、红细胞促吞噬作用测定法等。

12.5.3 免疫复合物的检测方法

抗原与抗体分子比例不同，形成的复合物大小也不一样。当抗原量与抗体量比例合适时，常形成较大分子的不溶性复合物，一般相对分子质量大于 100 万，沉降系数大于 19 S，它在体内易被吞噬细胞捕获、吞噬和清除。当抗原量大大超过抗体量时，形成细小的可溶性复合物，相对分子质量小于 50 万，沉降系数小于 6.6 S，容易通过肾小球滤孔随尿液排出体外。只有当抗原量略多于抗体量时，形成中等大小的可溶性复合物，相对分子质量在 50 万～100 万，沉降系数 8.8～19 S，它既不易被吞噬细胞清除，又不能通过肾小球滤孔排出，可较长时间地在血流中循环。循环中的可溶性免疫复合物称为循环免疫复合物（CIC），其检测方法分"抗原特异"和"抗原非特异"两类。前者通过区别游离的抗原和与抗体结合的抗原，选择性地测定含有某种特定抗原的免疫复合物，在已知由某种抗原引起的免疫病理反应的疾病中可用此类方法；后者则不考虑形成免疫复合物的抗原性质，根据免疫球蛋白分子在结合抗原以后发生的物理学和生物学特性的改变进行检测。由于体内形成的 CIC 可能涉及多种抗原－抗体系统，所以临床上多采用此法。

> 知识拓展 12-16
> 抗原非特异性检测免疫复合物

（1）抗原非特异性检测法

① 物理方法　该法根据 IC 分子量、表面电荷和溶解度的特性设计，如 PEG 测量方法、冷沉淀法、选择性超滤法、超速离心法等。聚乙二醇沉淀法是较常用的方法，聚乙二醇（PEG）可引起蛋白质沉淀。

② 分子受体方法　该法基于某些活性分子上的补体和 Fc 受体可以与 IC 结合的原理设计。例如，基于 C1q 与免疫球蛋白分子 Fc 片段上的补体结合点结合的能力，设计出一种 C1q 结合试验。

a. 补体技术　血清中的循环免疫复合物，可与内源性 C1 结合。被检血清于 56℃加温能破坏结合的 C1，空出补体结合位置。加入豚鼠血清（外源性 C1），免疫复合物可与之结合，使试验系统中致敏红细胞不发生溶血。本方法只能检测与补体结合的循环免疫复合物，抗补体的任何因素均能干扰本试验。PEG 沉淀补体消耗试验（PEG-CC）是用低浓度 PEG 将循环免疫复合物沉淀，沉淀物中加入补体，再用溶血反应检测补体消耗率。

b. 胶固素结合试验　胶固素是牛血清中的一种正常蛋白质成分，能与循环免疫复合物上的补体 C3 活化片段 C3d 结合，将其包被于固相载体上。待测血清中循环免疫复合物与之结合，再加酶标记的抗人 IgG，以底物显色，即可测知循环免疫复合物含量。

c. C1q 结合试验　抗体与抗原结合后，重链 C_H2 段的补体结合部位随即暴露，补体中的识别单位 C1q 能迅速与之结合。免疫复合物与 C1q 结合可用多种方法检测，但 C1q 制品不易精制，且纯品不稳定，因此该法不常用。

d. C1q 偏离试验　先将同位素标记的 C1q 与灭活血清标本混合，再加抗体致敏的绵羊红细胞，温育后离心，检测红细胞上的放射活性。红细胞的放射活性与免疫复合物的量呈负相关。

e. 液相法　先将同位素标记的 C1q 与灭活过的血清标本混合作用，再加入 0.5%（终浓度）的 PEG，将结合了 C1q 的 CIC 沉淀下来，通过检测沉淀物中的放射活性来计算 CIC 的含量。

③ 细胞受体方法　该法基于一些细胞具有可以与 IC 结合的补体受体和（或）Fc 受体的原理设计，

如 Raji 细胞技术、人红细胞法、血小板聚集试验等。这些方法具有良好的敏感性和特异性，然而需要活细胞培养或细胞分离，影响因素多、重复性差。

a. Raji 细胞技术　Raji 细胞是从 Burkin 淋巴瘤患者体内分离的一种 B 细胞株。Raji 细胞表面除了有 C3b 受体，还有 C1q 和 C3d 受体，但无表面免疫球蛋白，因此 Raji 细胞能与带有补体的免疫复合物结合。先在塑料管中加一定量的 Raji，再加入待检血清；充分作用后离心洗涤；最后加入荧光素标记的抗人 IgG，洗涤后细胞表面显现荧光为试验阳性。但荧光法只能做定性检测。或可加入同位素标记的抗人 IgG，离心洗涤后检测沉淀细胞的放射活性，以热聚合 IgG 作为参考标准，从而求得待测标本中 CIC 的含量。

b. 人红细胞法　人红细胞表面具有 C3b 受体，可与带有补体成分的 CIC 相结合。将待检血清与 4% 的人 O 型红细胞悬液等量混合，37℃温育后离心洗涤；加入同位素标记的抗人 IgG 抗体，再温育洗涤后测定红细胞的放射活性；最后以热聚合 IgG 作为参考标准计算出标本中 CIC 含量。该法只能检测已结合补体的 CIC。

c. 血小板聚集试验　人体血液循环中的血小板呈分散状，血小板相互间黏附的特性称为血小板聚集性。在特定的连续搅拌条件下，于富含血小板的血浆（PRP）中加入诱导剂（如 ADP），血小板激活后 GP Ⅱb-Ⅲa 复合物暴露出纤维蛋白原的受体并与其结合而导致血小板聚集，PRP 浊度变小，光电管将浊度变化转变成电讯号，并在记录仪上描记出聚集曲线，由此可计算出血小板聚集的程度。

④ 葡萄球菌 A 蛋白试验　该法利用 PEG 沉淀血清中的 IC，并将其吸附到富含 A 蛋白的金黄色葡萄球菌上，然后与 ^{125}I-A 蛋白结合，测定 ^{125}I 辐射活性。然而，这种方法只能检测 IgG1、IgG2 和 IgG4 形成的 IC，这是由于葡萄球菌 A 蛋白分子上缺乏 IgG3 的 Fc 受体。抗球蛋白技术基于 CIC 可以被设计成与类风湿因子或抗核抗体结合，如抗球蛋白测试。

以上每种方法都有其不同的影响因素，因此不同测试方法获得的结果并不总是一致的，并且由于缺乏统一的标准作为对照，通常很难比较各个实验室的测试结果。因此，在检测 CIC 时多种方法可用于同时测定。

（2）抗原特异性检测法

① 含甲状腺球蛋白复合物（TG-IC）的测定　在 TG-IC 中的免疫复合物以游离抗原决定簇与包被于固相载体上的抗 IC 结合，TG-IC 中的人 IgG 又与随后加入的酶标记抗人 IgG 反应，再加入底物溶液后即可呈色。

> 知识拓展 12-17
> 抗原特异性检测免疫复合物

② 含 HBsAg 循环免疫复合物（HBs-IC）的测定　在 HBs-IC 中的 HBsAg 以其游离抗原决定簇与包被于固相载体上的抗 HBs 结合，酶标记抗人 IgG 抗体与 HBs-IC 中的 IgG 反应，加底物使其呈色。可以用胃蛋白酶消化法，用 3.5%PEG6000 使 HBs-IC 沉淀（游离 HBsAg 不沉淀或沉淀极微），在 pH 2~3 条件下，用胃蛋白酶消化 HBs-IC，使抗 HBs 破坏而 HBsAg 的抗原决定簇重新暴露，检测 HBsAg 以间接证实 HBs-IC 的存在。

12.6　其他免疫学检测技术

12.6.1　免疫沉淀技术

免疫沉淀（immunoprecipitation，IP）是利用抗原与抗体特异性反应来纯化和富集目的蛋白质的一种方法。通常是从复杂的溶液中（如细胞或组织裂解液等）富集目的蛋白质（即靶抗原）。目前常用的方法是用固相载体沉淀靶抗原，即首先将抗目的蛋白质的特异性抗体预先固定在一种不溶性的固相支持物或基质上（如琼脂糖或磁珠），然后与含有目的蛋白质的细胞裂解液孵育，使目的蛋白质结合到固定化的抗体上；最后从固定化的免疫复合物上洗脱、收集目的蛋白，以达到检测抗原或目标蛋白质的目的。另外，游离、未结合的抗体也能在细胞裂解液或其他复杂溶液中形成免疫复合物，形成的免疫复合物再结合在不溶性固相支持物上。抗目的蛋白质的抗体与细胞裂解液中相应的蛋白质结合后，将其与蛋白 A/G（protein A/G）耦联的琼脂糖或磁珠孵育（其中蛋白 A/G 为微生物来源的蛋白质，可以与多种动物免疫球蛋白的 Fc 段结合）。最后通过离心得到蛋白 A/G- 抗体 - 目的蛋白质的复合物沉淀，洗涤除去未结合的蛋白质后，剩下与基质结合的即是纯化的抗原 - 抗体复合物。复合物重悬于电泳上样缓冲液中，在高温及还原剂的作用下，目的蛋白质与抗体解离，离心收集上清液，此上清液中包括有抗体、目的蛋白质和少量的杂蛋白质。最后利用 SDS-PAGE、免疫印迹或质谱分析方法纯化、鉴定目的蛋白质。免疫沉淀技术中常用预固定抗体的方法，但如果目的蛋白质浓度低、抗体对抗原的亲和力或结合力弱时，采用游离抗体的方法更有利于形成免疫复合物。

随着研究的深入，人们将免疫沉淀方法与其他方法相结合，在此基础上衍生出许多更为复杂的相关技术。基于这些技术的发展，经免疫沉淀从细胞裂解物中分离出的单个蛋白质不仅可以用于研究其特性、结构、表达、活性或个别蛋白质的修饰，也可用于研究靶蛋白质与其他蛋白质或核酸之间的相互作用等。

12.6.2 免疫共沉淀技术

免疫共沉淀（co-immunoprecipitation，Co-IP）是在免疫沉淀技术的基础上衍生出来的用于研究蛋白质相互作用的一种实验方法。当细胞在非变性条件下裂解时，细胞内存在的蛋白质 - 蛋白质间的相互作用被保留下来。用抗体将相应抗原蛋白质沉淀的同时，与该蛋白质特异性结合的其他蛋白质分子也会被一起沉淀出来。Co-IP 是确定两种蛋白质在完整细胞内生理性相互作用的有效方法。

12.6.3 染色质免疫沉淀技术

染色质免疫沉淀（chromatin immunoprecipitation，ChIP）是分析细胞内生理状态下 DNA 结合蛋白质与基因组 DNA 相互作用的技术，它能真实、完整地反映结合在 DNA 序列上的调控蛋白，是目前研究体内蛋白质与 DNA 相互作用的重要工具。

在活细胞状态下用甲醛交联后裂解细胞，分离其染色体，利用超声或酶处理等方法将其随机切断为一定大小的片段，通过特异性抗体沉淀目的蛋白质与 DNA 交联的复合物，对目的蛋白质与 DNA 片段进行富集。在一定的条件下（如低 pH 或酶的作用），使 DNA 与蛋白质之间的交联逆转，释放 DNA 片段。通过对目标 DNA 片段的纯化和检测，获得蛋白质与 DNA 相互作用的信息。ChIP 不仅可以检测体内反式作用因子与 DNA 的动态作用，还可用于研究组蛋白的各种共价修饰与基因表达间的关系。

ChIP 与基因芯片和测序技术相结合形成的 ChIP-on-chip 和 ChIP-Seq 技术，用于高通量的筛选与已知蛋白质因子结合的未知 DNA 靶点和研究反式作用因子在整个基因组上的分布模式及组蛋白修饰情况等，尤其是 ChIP-Seq 技术能够高效地在全基因组范围内检测与反式作用因子、组蛋白等互作的 DNA 区段信息。这些技术的应用将有助于深入理解 DNA- 蛋白质相互作用的调控网络。

12.6.4 RNA 免疫沉淀

RNA 免疫沉淀（RNA immunoprecipitation，RIP）的原理与 ChIP 类似，但 RNA 免疫沉淀是用来研究细胞内与蛋白质结合的 RNA 在基因表达调控中的作用。RIP 是研究细胞内 RNA 与蛋白质结合情况的技术，是了解转录后调控网络动态过程的有力工具。

RIP 技术是运用针对目的蛋白质的特异性抗体把相应的目的蛋白质 -RNA 复合物沉淀下来，然后经过分离纯化就可以得到结合在复合物上的 RNA，获得的 RNA 可以通过定量 RT-PCR 和 cDNA 测序等方法对其进行分析。RIP 也可以结合芯片技术（RIP-Chip）或高通量测序技术（RIP-Seq）的方法了解整体水平的 RNA 变化情况。

12.6.5 免疫 PCR 技术

免疫 PCR（immuno-PCR，Im-PCR 或 iPCR）是将抗原抗体反应的特异性和 PCR 扩增反应的极高灵敏性结合起来建立的一种微量抗原检测方法。Im-PCR 是目前为止最为敏感的抗原分子检测方法，理论上可测到一个抗原分子的存在。该方法是在酶联免疫吸附测定（ELISA）的基础上建立起来的一种方法，用具有高效放大效应的 PCR 扩增系统代替 ELISA 中的酶催化底物显色。

Im-PCR 由待检抗原、特异性抗体、连接分子、DNA 报告分子和 PCR 扩增体系等部分组成。首先将待检抗原进行包被，然后与相应的特异性抗体结合形成抗原–抗体复合物。而当待检抗原的量很低或者难以吸附导致包被率很低时，也可以采用先包被特异性抗体，然后来捕捉待检抗原的方法。

与 ELISA 方法一样，与待检抗原对应的抗体的特异性和亲和力将影响 Im-PCR 的特异性和敏感性，故一般选用单克隆抗体（为了便于与 DNA 报告分子结合，常采用生物素标记的抗体）。DNA 报告分子可以直接标记到特异性抗体上，但为了方法的通用性，采用一些连接分子来连接抗体和 DNA 报告分子。连接分子应用最广泛的是亲和素（1 个亲和素分子可结合 4 个生物素分子），亲和素一方面结合生物素标记的抗体，另一方面连接生物素化的 DNA 报告分子，形成抗体–亲和素–DNA 报告分子的复合物。另外，叶绿素、链霉亲和素及重组葡萄球菌 A 蛋白–亲和素嵌合蛋白（因其具有结合 IgG 和生物素的两个位点）等也可作为连接分子。DNA 报告分子为一段序列已知、可以被有效扩增的 DNA 片段。为了避免出现非特异性的扩增，长度应选用 200~500 bp 为宜。DNA 报告分子除通过直接标记到抗体上外，也可以将其生物素化后借助连接分子连接到抗体上。Im-PCR 的扩增系统与传统 PCR 一样。扩增的 PCR 产物可以通过电泳（琼脂糖或聚丙烯酰胺凝胶）检测。如果需要定量检测时，应按相应的定量方法进行。

开放讨论题

1. 总结免疫电镜技术在生物医学领域的应用。
2. 如何利用免疫胶体金标记技术原理制备快速检测早孕试纸条？
3. 试述免疫沉淀和免疫凝集试验的区别。
4. 乳腺上皮细胞与免疫细胞在分离、鉴定方法方面有何异同？

思考题

1. 简述免疫血清学反应的特异性和交叉性在应用中的意义。
2. 琼脂糖凝胶免疫扩散试验的用途有哪些？
3. 免疫酶组织化学染色常用的方法有哪些？
4. 免疫胶体金检测技术的类型有哪些？
5. 简述淋巴细胞转化实验的方法和应用价值。

推荐阅读

● 科利根,比勒,马古利斯,等. 精编免疫学实验指南 [M]. 曹雪涛,等译. 北京:科学出版社,2016.

点评:本书是国际权威的生命科学实验方法学丛书《现代免疫学方法》的精华版,涵盖目前免疫学常用实验技术的基本原理、标准方案和最新进展。

● 谢克勤. 酶组织化学与免疫组织化学原理和技术 [M]. 济南:山东大学出版社,2014.

点评:该书详尽介绍了酶组织化学相关理论、原理与实验操作技术,有利于学生深入学习和了解免疫组织化学的基本理论和技术。

网上更多学习资源……

◆ 教学课件 ◆ 自测题 ◆ 参考文献

(周学章、曾瑾、杨胜利、何玉龙)

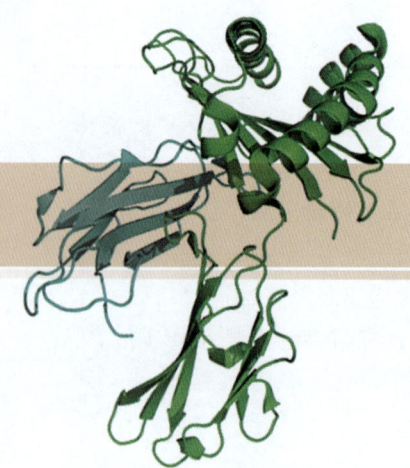

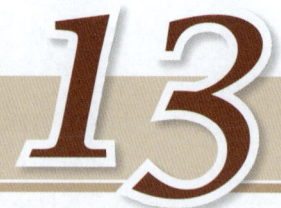

抗原、抗体制备技术

- **13.1 抗原制备技术**
  天然抗原的制备与应用；人工抗原的制备与应用

- **13.2 疫苗制备技术**
  疫苗制备概述；疫苗的基本制备技术；传统疫苗的制备与应用；基因工程疫苗的制备与应用；mRNA 疫苗的制备与应用

- **13.3 抗体制备技术**
  多克隆抗体的制备；单克隆抗体的制备；基因工程抗体的制备；抗体的大规模制备

抗原是诱导机体产生免疫应答的基本物质，而经由免疫应答反应生成抗体是机体对抗疾病的重要方式。与疾病发生相关抗原的发现和制备是临床诊断和治疗的重要前提，也是预防型和治疗型疫苗设计的关键依据。在现代生物学研究和疾病的预防及治疗中，抗原、抗体和疫苗的设计及制备技术起到越来越重要的作用。本章介绍了不同来源的抗原、抗体和疫苗的制备方式和可能的应用方向。此外，近年来分子生物学技术和基因工程技术的飞速发展也为抗原、抗体和疫苗的研发提供了新的发展方向，并已成为相关领域的研究热点，本章也引入了该部分内容。

知识导图

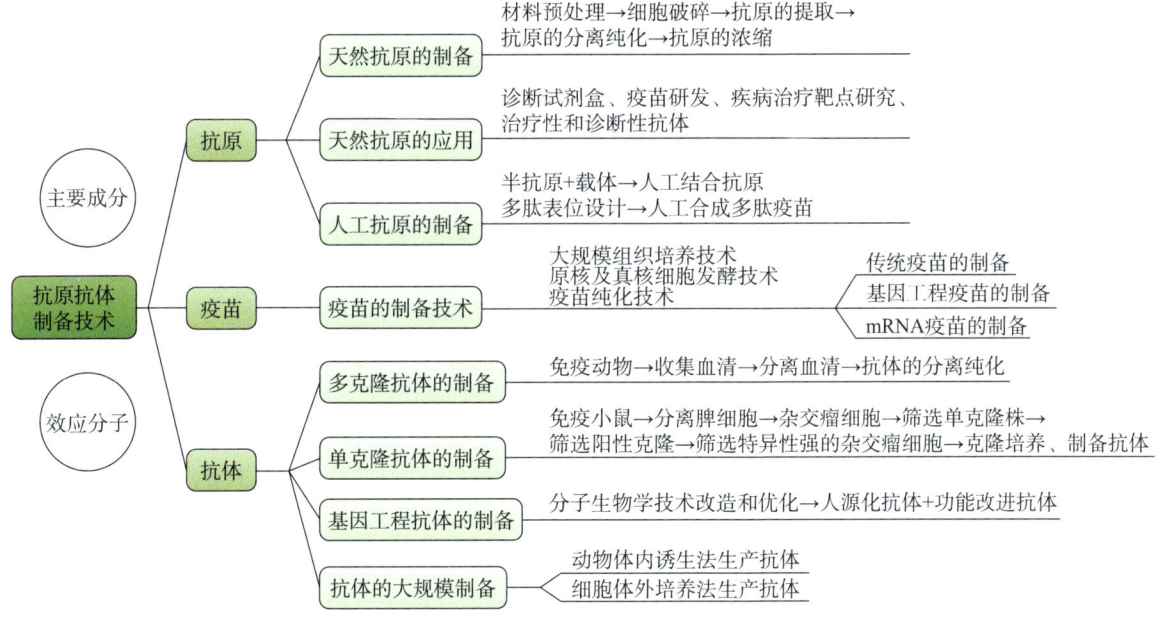

关键词

天然抗原　人工抗原　佐剂　传统疫苗　基因工程疫苗　单克隆抗体　多克隆抗体　基因工程抗体

13.1 抗原制备技术

抗原的制备研究是免疫学研究和应用的重要领域，通过分离纯化技术、基因工程手段及多肽合成技术制备高纯度的抗原是疾病诊断、预防、治疗、抗体制备等研究和应用工作的重要组成部分。

13.1.1 天然抗原的制备与应用

天然抗原一般是大分子物质，广泛存在于自然界。从病原微生物中分离纯化抗原是感染性疾病诊断、预防和治疗的基础，获得高纯度的抗原可以用于诊断试剂盒的研制、疫苗的制备、疾病治疗靶点的研究，以及治疗性和诊断性抗体的制备。蛋白质、多肽、糖类和脂类是天然抗原的主要组分，从细菌或细胞中分离的生物大分子物质，必须进一步分离纯化才能获得可用于后续研究的抗原纯品。天然抗原的制备是一件十分复杂细致的工作，高纯度抗原的制备工作涉及物理学、化学和生物学等多个领域的综合知识。根据抗原物理和化学特性建立起来的分离、纯化方法主要涉及两个方面：一方面，利用混合物中几个组分分配率的差别将它们分配到可用机械方法分离的两相或多个物相中，如盐析、有机溶剂抽提、层析和结晶等；另一方面，把混合物置于单一物相中，通过物理力场的作用使各组分分配于不同的区域而达到分离的目的，如电泳、超速离心和超滤等。由于组织细胞内存在着许多分子结构和理化性质不同的抗原物质，其分离方法也不一样；即使对同一类大分子物质，因选材不同，所使用的方法也有很大差别。

抗原物质的制备流程，主要包括以下阶段：材料预处理、细胞的破碎、抗原的提取、抗原的分离纯化、抗原的浓缩和保存。具体内容如下。

(1) 材料预处理

材料的选择主要根据抗原制备的目的而定，通常选择含量高、制备工艺简单、成本低的材料。如果制备的抗原来源于动物和人体的组织及其肿瘤组织等，通常要进行预处理，包括剔除结缔组织、脂肪组织等，并将组织块剪碎。若取材后不立即进行抗原的提取，则应在超低温冰箱或者液氮中冷冻保存。

(2) 细胞的破碎

> **知识拓展 13-1**
> 细胞的破碎技术

除了提取体液和组织间液内的多肽、蛋白质或酶不需粉碎细胞外，凡要提取组织内、细胞膜上及胞内的生物活性物质，都必须将组织和细胞粉碎，使待分离物质充分释放到溶液内。细胞破碎的方法很多，根据是否施加作用力可分为机械法和非机械法两大类。机械法包括高压匀浆法和超声破碎法等，已广泛应用于大规模生产中，而非机械法中的酶裂解法主要应用于实验室。不同的组织、细胞的破碎难易不一，因此所使用的破碎方法也不相同，需要综合考虑下列因素：细胞的数量和细胞壁的强度、产物对破碎条件（温度、化学试剂、酶等）的敏感性。如脑、胰、肝组织，用普通匀浆器研磨即可；肌肉、心等则需绞碎后再作匀浆。

(3) 抗原的提取

一般说来，抗原的提取是指在分离纯化前期，将经过预处理或粉碎的细胞置于一定条件和溶剂中，让被提取物充分释放出来，然后利用一种溶剂对不同物质的溶解度不同，从混合物中分离出一种或多种组分。该步骤贯穿于抗原分离纯化的整个过程中，如在分离蛋白质和核酸过程中，用氯仿反复提取蛋白质，用苯酚反复抽提分离 DNA 和 RNA 等。影响提取的因素主要来自被提取物在提取溶剂中的溶解度大小，以及它由固相分散到液相的难易。在抗原提取过程中所选用溶剂的性质、pH、离子强度、温度和介电常数等因素非常重要，在抗原的分离纯化中必须充分考虑这些因素。

① 蛋白质和酶的提取　不同的蛋白质由于其结构的差异，它们溶解度也各不相同。大部分蛋白质都可溶于水、稀盐、稀酸或稀碱溶液，少数与脂类结合的蛋白质则易溶于乙醇、丙酮和丁醇等有机溶剂中。蛋白质的溶解性质对选择提取所用溶剂具有重要意义。

a. 水溶液提取　蛋白质的提取以水溶液为主，特别是稀盐溶液和缓冲液对蛋白质稳定性好、溶解度大，是最常用的溶剂。由于不同蛋白质溶解所需盐浓度差别很大，并且蛋白质的溶解度和稳定性与 pH 关系很大，所以在水溶液提取蛋白质过程中应注意选择合适的盐浓度和 pH。此外，为防止蛋白质变性、降解而失活，提取过程通常保持温度在 0~4℃。对少数耐高温的蛋白质和酶，可适当提高温度，有利于分离除去杂蛋白质，如胃蛋白酶、酵母醇脱氢酶及许多多肽激素可选择 37~50℃ 条件下提取，分离提取效果优于低温提取。

b. 有机溶剂提取　一些不溶于水、稀盐、稀酸或稀碱溶液的蛋白质和酶，常用不同比例的有机溶剂来提取。例如，以 70%~80% 的乙醇提取麸蛋白；以 60%~70% 的酸性乙醇提取胰岛素，既可抑制水解酶对胰岛素的破坏，又可除去大量杂蛋白质；以丁醇提取某些存在于微粒体和线粒体的酶，以及与脂质结合的蛋白质和酶，效果较好。有机溶剂提取法对 pH 及温度的选择范围较广。

② 核酸的提取　核酸是两性化合物，在一定的等电点下可溶于水，不溶于乙醇等有机溶剂。细胞内的核酸常和蛋白质结合成核蛋白。核糖核蛋白和脱氧核糖核蛋白在不同浓度的电解质溶液中的溶解度有显著区别，在一定浓度范围的氯化钠溶液中，脱氧核糖核蛋白的溶解度随着氯化钠浓度增加而逐渐下降，但当氯化钠浓度再增加时，脱氧核糖核蛋白的溶解度重新增加。常用 0.14 mol/L 氯化钠溶液提取核糖核蛋白，以 1 mol/L 氯化钠溶液提取脱氧核糖核蛋白。核糖核蛋白和脱氧核糖核蛋白的溶解度与溶液的 pH 密切相关，所以调节氯化钠溶液的浓度和 pH，可使核糖核蛋白和脱氧核糖核蛋白分离开来。

a. RNA 的提取　RNA 在细胞中主要有 3 种类型，即 rRNA、tRNA 和 mRNA。其中 mRNA 极不稳定，提取时要求条件较严格；当细胞破碎后，用酸处理即可分离得到 tRNA；rRNA 占全部 RNA 的 80% 以上，比较稳定，一般提取的大分子 RNA 主要成分即为 rRNA。苯酚法是目前提取不降解的 RNA 最有效的方法。

b. DNA 的提取　DNA 主要存在于细胞核中，天然状态的 DNA 绝大多数是以脱氧核糖核蛋白形式存在。一般先分离得到脱氧核糖核蛋白，再将蛋白质除去，从中分离 DNA。

（4）抗原的分离纯化

抗原的分离纯化是制备抗原的关键，方法较多，技术复杂。一般必须根据抗原的特性，包括相对分子质量大小、等电点、蛋白质的极性等选择合适的分离纯化方法。如提纯蛋白质和酶时混有核酸，提纯核酸时混有蛋白质或多糖，一般可用专一性酶水解、有机溶剂抽提、选择性分步沉淀等方法处理，小分子物质常在整个制备过程中用多次的液相与固相互相转化分离或最后用透析方法除去。而对 RNA 和 DNA 的分离，以及不同结构的蛋白质、酶、核酸之间的分离而言，情况更为复杂，可用盐析法、有机溶剂沉淀法、等电点沉淀法、吸附法、结晶法、电泳法、超速离心法、柱层析法等方法处理。其中盐析法、等电点法、结晶法用于蛋白质、酶的提纯较多；有机溶剂抽提和沉淀法用于核酸提纯较多；柱层析法、梯度离心法在蛋白质和核酸的提纯中应用十分广泛。

> 知识拓展 13-2
> 色谱技术在蛋白质分离纯化中的应用

① 盐析法　盐析法可用于多种非电解质的分离纯化，也是蛋白质和酶的分离提纯工作中广泛使用的方法。其原理是蛋白质、酶在低盐浓度下的溶解度随着盐液浓度升高而增加（此时称为盐溶）；当盐浓度不断上升时，蛋白质和酶的溶解度又以不同程度下降并先后析出，称为蛋白质的盐析。盐析法能根据不同蛋白质和酶在一定浓度的盐溶液中溶解度降低程度的不同而达到彼此分离。

蛋白质盐析常用中性盐，主要有硫酸铵、硫酸镁、硫酸钠、氯化钠、磷酸钠等。其中应用最广的是硫酸铵，其优点是温度系数小而溶解度大，在其溶解度范围内，许多蛋白质和酶都可以盐析出来，而且硫酸铵价廉易得，分段效果比其他盐好，不容易引起蛋白质变性。其他的中性盐如硫酸钠、磷酸钠等的盐析作用比硫酸铵好，但由于溶解度太低，受温度影响大，故应用不广泛。

② 有机溶剂沉淀法　有机溶剂能降低溶液的电解常数，从而增加蛋白质分子上不同电荷的引力，导致溶解度的降低；另外，有机溶剂与水的作用能破坏蛋白质的水化膜，导致蛋白质沉淀析出。利用蛋白质在一定浓度的有机溶剂中的溶解度差异而分离的方法，称为有机溶剂分段沉淀法，常用于蛋白质或酶的提纯。使用的有机溶剂多为乙醇和丙酮。有机溶剂沉淀蛋白质分辨率比盐析法好，溶剂易除去。其缺点是易使酶和具有活性的蛋白质变性，对于某些敏感的酶和蛋白质，使用有机溶剂沉淀尤其要注意。

③ 等电点沉淀法　利用蛋白质在等电点时溶解度最低，并且各种蛋白质又具有不同等电点的特性进行分离的方法，称为等电点沉淀法。但蛋白质在等电点时仍有一定的溶解度，会导致沉淀不完全，同时许多蛋白质的等电点十分接近，所以单独使用此法效果不理想，大多用于提取后去除杂蛋白质。

④ 膜分离技术　膜分离技术包括超滤、反渗透析、电渗透、微孔过滤等，其中超滤技术应用最为广泛。超滤分离主要是根据蛋白质相对分子质量大小进行分离。超滤膜可以在一定的压力下工作，使得小分子物质透过规定孔径的超滤膜，而截留住大分子物质。超滤设备可以方便地应用于抗原的浓缩、脱盐、除菌、去病毒和热源等。

⑤ 高速离心法　可基于相对分子质量大小和密度等因素，通过高速离心方法对蛋白质或其他生物大分子抗原物质进行分离。例如差速离心法，即通过低速离心和高速离心交替进行，分离大小差异的抗原颗粒的方法；密度梯度离心法，即通过密度梯度离心，使各类相对分子质量的颗粒得以分离的方法，常用于病毒性抗原的分离制备。超速离心分离或密度梯度离心仅适用于少数大分子抗原及一些密度较轻的抗原，而不适用于大多数中、小分子抗原。

⑥ 离子交换法　离子交换层析（ion exchange chromatography，IEC）也称为吸附层析，是以具有

离子交换性能的物质作固定相，利用它与流动相中的离子进行可逆交换的性质来分离离子型化合物的一种方法。蛋白质和酶都具有电解质性质，故可用离子交换法进行分离提纯。离子交换层析广泛应用于抗原的纯化，它具有同时分离多种离子化合物，灵敏度高，重复性、选择性好，分离速度快，交换容量大和相对成本低等优点，是当前最常用的蛋白质分离技术。

离子交换剂的类型很大程度上决定了离子交换层析的效果。首先是确定离子交换剂电荷基团，选择阳离子交换剂或阴离子交换剂应考虑蛋白质本身的稳定性，以及目标蛋白质和样品中其他分子的结合特性。主要取决于被分离的物质在其稳定的pH下所带的电荷，如果带正电荷，则选择阳离子交换剂，反之则选择阴离子交换剂。由于弱酸型或弱碱型离子交换剂不易使蛋白质失活，故一般分离蛋白质等大分子物质常用弱酸型或弱碱型离子交换剂。其次是对离子交换剂基质的选择，如纤维素、葡聚糖、琼脂糖等离子交换剂亲水性较强，适合于分离蛋白质等大分子物质。

此外，离子交换剂颗粒大小也会影响分离的效果。离子交换剂颗粒一般呈球形，颗粒的大小通常以目数（mesh）或者颗粒直径（mm）来表示，目数越大表示直径越小。离子交换层析柱的分辨率和流速也都与所用的离子交换剂颗粒大小有关。一般来说，颗粒小，分辨率高，但平衡离子的平衡时间长，流速慢，颗粒大则相反。所以大颗粒的离子交换剂适合于对分辨率要求不高的大规模制备性分离，而小颗粒的离子交换剂适于需要高分辨率的分析或分离。

⑦ 凝胶过滤层析　凝胶过滤层析又称为凝胶排阻层析、分子筛层析、凝胶渗透层析等。它是以多孔凝胶填料为固定相，按分子大小顺序分离样品中各个组分的液相色谱方法。凝胶过滤层析是生物化学中一种常用的分离手段，它具有设备简单、操作方便、样品回收率高、实验重复性好，特别是不改变样品生物学活性等优点，因此广泛用于蛋白质、核酸、多糖等生物大分子的分离纯化和鉴定等。

用于凝胶过滤法中的凝胶基质具有立体网状结构，筛孔颗粒一致，且呈柱状颗粒。筛孔的大小有一个严格控制的范围，取决于凝胶基质理化性质。凝胶颗粒孔径的大小决定分离物质分子大小的范围。大分子物质由于直径较大，不易进入凝胶颗粒的微孔，而只能分布于颗粒之间，所以在洗脱时向下移动的速度较快，也就说大分子物质先流出柱子。小分子物质除了可在凝胶颗粒间隙中扩散外，还可以进入凝胶颗粒的微孔中，在向下移动的过程中，从一个凝胶内扩散到颗粒间隙后再进入另一凝胶颗粒，如此不断地进入和扩散，直径越小的分子在凝胶内扩散的速度越慢，在柱中停留的时间也越长。常用的凝胶过滤层析的填充料有交联葡聚糖凝胶（cross-linked dextran gel，商品名 Sephadex）、琼脂糖凝胶、聚丙烯酰胺凝胶和聚苯乙烯凝胶等。

⑧ 亲和层析　生物分子间存在很多特异性的相互作用，它们之间都能够专一且可逆地结合，这种结合力就称为亲和力。亲和层析（affinity chromatography，AC）是利用耦联亲和配基的亲和吸附介质为固定相吸附目标产物，使目标产物得到分离纯化的液相层析法。

亲和层析是通过将具有亲和力的两个分子中一个固定在不溶性基质上，利用分子间亲和力的特异性和可逆性，对另一个分子进行分离纯化。被固定在基质上的分子称为配体，构成亲和层析的固定相称为亲和吸附剂。进行亲和层析分离时，首先需选择与待分离抗原有亲和力的物质作为配体，并将配体共价结合在适当的不溶性基质上。将制备的亲和吸附剂装柱平衡，当样品溶液通过亲和层析柱时，待分离物质就与配体发生特异性结合，从而留在固定相上；而其他杂质不能与配体结合，仍保留在流动相中，并随洗脱液流出，这样层析柱中就只有待分离的生物分子。通过适当的洗脱液将其从配体上洗脱下来，就得到了纯化的待分离物质。抗原和抗体的作用具有高度的专一性，并且它们的亲和力极强，因此用适当的方法将抗体结合到层析柱上，便可有效地分离和纯化各自互补的抗原。这种以抗原、抗体中的一方作为配基亲和吸附另一方的分离系统称为免疫亲和层析（immunoaffinity chromatography，IAC）。免疫亲和层析纯化一般可分为3个步骤：抗体亲和层析柱的制备、将抗原结合到抗体微珠基质上和从层析柱上洗脱抗原。

(5) 抗原的浓缩

浓缩是低浓度溶液通过除去溶剂（包括水）变为高浓度溶液的过程。上述方法中涉及的沉淀（包括盐析和有机溶剂沉淀）的方法，广义上来说也是一种浓缩，即经过沉淀后再调整为合适的浓度。但有时经过柱层析分离纯化的抗原，往往被大量的洗脱剂稀释，导致溶液体积较大而抗原浓度较低，往往需要采用其他方法进行浓缩。抗原浓缩的主要方法包括：蒸发法、冰冻法、吸收法和超滤法等。

(6) 抗原的保存

抗原在分离纯化和浓缩后，应采取合适的方法保存，一般可分为干态保存和液态保存。由于温度对蛋白质抗原的影响较大，在绝大多数情况下应采取低温保存。此外，抗原在保存时一般需加入适量的防腐剂和稳定剂，也可以加入白蛋白类的保护剂，用于保持蛋白质抗原的活性和稳定性。

需长期保存的抗原或者在以后的研究中具有相应要求的抗原在纯化后必须经过灭菌处理，实验室对于抗原常用的灭菌方法主要采用过滤除菌，微孔滤膜的孔径应小于 0.2 μm。选取滤膜的孔径应考虑到抗原的浓度、溶液的黏稠度等。

13.1.2 人工抗原的制备与应用

(1) 人工结合抗原

将无免疫原性或者具有弱免疫原性，但具有抗原性的半抗原与载体耦联，形成载体-半抗原复合物，这种复合物称为**人工结合抗原**。如一些小分子多肽、某些药物等仅能与相应的抗体发生结合反应，但不能刺激机体产生抗体，将这些半抗原与大分子载体结合后形成的复合物，则可以刺激机体产生相应的抗体。人工结合抗原的制备主要涉及载体和耦联剂。

① 蛋白质载体　具有较强免疫原性的蛋白质载体是目前应用较多的人工抗原结合载体，常用的有人血清白蛋白（HSA）、牛血清白蛋白、牛甲状腺球蛋白、钥孔血蓝蛋白（KLH）等，其中以牛血清白蛋白最常用。蛋白质与半抗原的结合可定位于游离氨基、羧基、酰胺、巯基、吲哚基、咪唑基、胍基等活性基团。

② 多肽类聚合物　常用多聚赖氨酸、多聚谷氨酸、多聚混合氨基酸等，这些多聚物的相对分子质量达十几万至几十万，与半抗原结合后可诱发机体产生高亲和力、高特异性及高滴度的抗血清。

③ 大分子聚合物和某些颗粒　聚乙烯吡咯烷酮、活性炭等大分子聚合物都可与半抗原结合，加入弗氏佐剂后可诱导动物产生高效价的抗体。

④ 半抗原-载体的连接　半抗原与载体的连接通常可用物理和化学方法进行。物理吸附的载体有羧甲基纤维素、聚乙烯吡咯烷酮等，它们借电荷与微孔吸附半抗原。化学法则是利用某些功能基团将半抗原连接到载体上，半抗原上的游离氨基和游离羧基可直接与载体连接。不带有氨基或羧基的半抗原，需使其转变为带有游离氨基或游离羧基的衍生物，才能与载体连接。目前半抗原与载体的连接方法包括碳化二亚胺法、戊二醛法、混合酸酐法、过碘酸氧化法等。不具有游离羧基和游离氨基的半抗原，可通过琥珀酸酐法、羧甲基羟胺法、重氮化的对氨基苯甲酸法或氯乙酸钠法处理，生成游离羧基或游离氨基，为其与载体的结合提供活性基团。

⑤ 佐剂的使用　佐剂是一种能够增强抗原诱导的免疫应答强度或者改变免疫应答类型的物质，一般可以分为两大类：化合物类和生物佐剂。目前实验研究中应用最多的是弗氏佐剂（Freund's adjuvant）。弗氏佐剂分为弗氏不完全佐剂和弗氏完全佐剂。弗氏不完全佐剂由液体石蜡与羊毛脂混合而成。在不完全佐剂中加卡介苗或死的结核分枝杆菌，即为弗氏完全佐剂（FCA）。生物佐剂的应用也越来越广泛，它采用细胞因子如粒细胞-巨噬细胞集落刺激因子（GM-CSF）和热激蛋白等，其特点是可以增强细胞免疫应答，从而应用于以刺激细胞免疫应答为目的的肿瘤和感染性疾病的治疗性疫苗的研制。

(2) 人工合成多肽抗原

决定抗原特异性的基本结构或化学基团就是抗原表位（epitope），或称为抗原决定簇（antigenic

determinant）。抗原表位一般由 5~15 个氨基酸残基构成。采用化学方法用氨基酸合成表位多肽，可以作为人工合成多肽抗原，用于刺激机体产生相应的免疫应答。近年来，随着生物信息学技术的发展，对 T 细胞和 B 细胞表位的预测分析，使得人工合成多肽抗原在免疫学研究中受到广泛重视。

① 多肽抗原的预测、分析、设计　在已知抗原蛋白质序列的情况下，如何选择免疫原性较强的多肽片段合成抗原表位肽，是获得针对抗原的特异性抗体的关键因素。通常采用 Kyte 和 Doolittle 于 1982 年创立的疏水指数学说，以及 Chou 和 Fasman 于 1974 年创立的 R 转角二级结构的预测方法，通过计算机辅助选择合适的抗原肽链序列，这些方法可以选择出蛋白质抗原表面的线性表位结构。

② 人工合成多肽抗原的耦联　人工多肽一般需要和蛋白质载体耦联，形成完全抗原后才能刺激机体产生免疫应答。在与载体耦联之前，与蛋白质载体相连的肽链中的末端残基需要通过乙酰化或酰胺化修饰，以维持它们天然的状态。修饰能降低肽的极性并对肽链的降解性有重要的影响。依据应用目的选择一段 10~15 个氨基酸的序列，并通过化学合成方式合成这条肽。如序列中不含有半胱氨酸残基，可以在它的氨基端或者羧基端加上一个半胱氨酸，通过它再利用 m-苯甲酰马来酰亚胺酯（MBS）使肽链与载体蛋白相连。如果这条序列的末端含有一个半胱氨酸残基，可以选择利用戊二醛法作为耦联方法。

③ 使用双功能团试剂将合成肽耦联至载体蛋白　钥孔血蓝蛋白（KLH）能够被 MBS 激活，也可以直接购买被 KLH 激活的 MBS。硫代-m-苯甲酰马来酰亚胺酯（硫代 MBS）、氯化琥珀胆碱-4-（N-马来酰亚胺-甲基）-环己烷-1-羧酸盐酯（SMCC）和其硫酸化的类似物，含有一个对 pH 稳定的马来酰亚胺的硫代 SMCC，可作为 MBS 的替代物。这些硫代试剂能够溶解于水，而其他种类只能溶解在有机溶剂中。

13.2　疫苗制备技术

疫苗是一种生物制备的病原体模拟物，通常由被杀死的、弱化的病原体或从病原体中提取的一种或多种蛋白质或多糖制成。疫苗与病原体一样，可以产生抗原性并诱导免疫反应，但没有病原体的致病性。在生理学上，疫苗会引发免疫反应并激活固有免疫和适应性免疫，从而导致抗体和记忆细胞的产生，并在未来增强免疫反应。

13.2.1　疫苗制备概述
（1）疫苗的基本组成

疫苗的基本组成包括抗原、佐剂、防腐剂、稳定剂、灭活剂、其他活性组分，以及盐类等非活性组分。疫苗的基本性质包括免疫原性、安全性和稳定性。

① 抗原　抗原是疫苗中最主要的产生保护性免疫反应的有效活性成分，决定了疫苗的特异免疫原性。异物性、理化特性和特异性是构成抗原的 3 个基本条件。

大多数生物活性抗原都可用作制备疫苗，如细菌、灭活病毒、活病毒或通过多次传代得到的减毒株、类毒素、有效蛋白质组分、细菌多糖、合成多肽及核酸等。有效的抗原能够激发机体的细胞免疫应答或（和）体液免疫应答，促进致敏淋巴细胞或保护性抗体的生成，从而针对特异的细菌或病毒感染起到有效预防作用。

② 佐剂　佐剂是能增强抗原特异性免疫应答的制剂，除此之外，也应该具有安全性和稳定性。疫苗制备中最常用的佐剂为铝佐剂和油制佐剂。

③ 防腐剂　为避免液体疫苗在保存期间被微量细菌污染，通常加入适宜的防腐剂，如硫柳汞、2-苯氧乙醇、氯仿等。大部分的灭活疫苗都使用防腐剂。另外，也有一些疫苗含有抗生素以防止疫苗储

存期间的细菌生长。

④ 稳定剂　为保证作为抗原的病毒或其他微生物存活并保持免疫原性，疫苗中常加入适宜的稳定剂或保护剂，如冻干疫苗中常用的乳糖、明胶、山梨醇等。

⑤ 灭活剂　细菌或病毒抗原的灭活方法包括物理方法（如加热、紫外线照射等）和化学方法（如丙酮、酚、甲醛等）。但为保证疫苗的安全性，在灭活抗原后必须及时从疫苗中除去化学灭活剂。

⑥ 缓冲剂和等渗剂　当向疫苗中添加少量酸或碱时，缓冲溶液可抵抗pH的变化，通常是盐，使疫苗保持与人体相似的pH。等渗剂是为了保持疫苗等渗（以减少局部反应），可添加盐，通常为氯化钠。

⑦ 表面活性剂和乳化剂　这些试剂类似洗涤剂。常用的表面活性剂为吐温80（Tween 80或Polysorbate 80），由山梨糖醇和油酸制成。

（2）疫苗的制备过程

① 疫苗制备的基本过程　因为疫苗种类的差异，其制备方法各异，但一般来说，经典疫苗的制备过程包括：选择培养基或细胞进行菌株或毒株的大量繁殖；收集培养物并进行提纯；半成品的检定、稀释和分装；成品的质量鉴定（图13-1）。随着基因工程技术的进步，疫苗研制方法发生了革命性的变化，新疫苗的开发得以加速，疫苗的制备方法更加多样化。

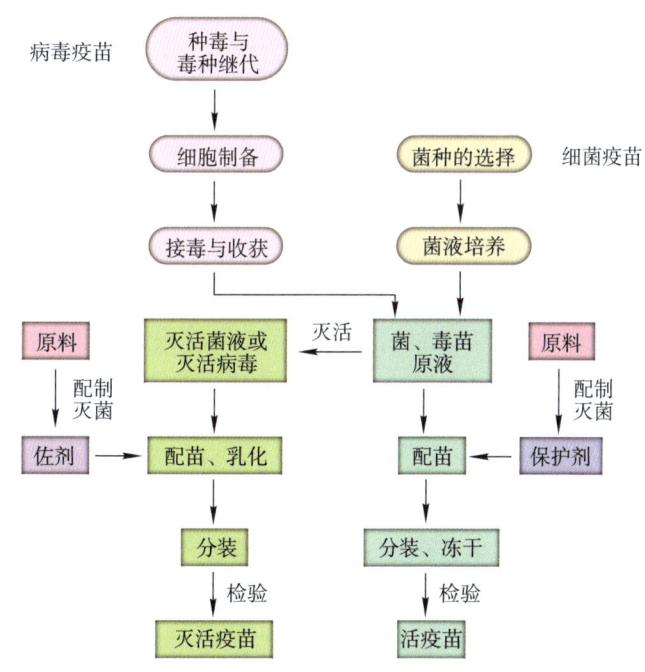

图13-1　经典疫苗制备的基本过程图

② 疫苗的质量控制　疫苗的质量鉴定包括以下几方面内容。

a. 理化检定　以物理或化学分析手段检测疫苗的有效成分及杂质含量。检测内容主要包括物理性状检测、蛋白质含量测定、防腐剂和吸附剂含量测定、纯度测定和可能有害物含量测定等。理化检测的项目根据疫苗制品的不同而有不同要求，必须达到灵敏、快速、准确的要求。随着核酸疫苗、亚单位疫苗、基因重组疫苗等新型疫苗的出现，理化检测的项目也相应逐步增加。目前我国疫苗理化检定项目参照《中华人民共和国药典（2020年版）》3部，新增项目必须通过中国药品生物制品检定机关认证，并编入该制品的检定规程。

b. 安全检定　疫苗的安全检定是确保疫苗安全使用的必需措施。成品和半成品疫苗，以及用以制备疫苗的菌种、毒种等都需要进行安全检定。检定内容包括一般性安全检查，如无菌试验、热原试验、灭菌、灭活和减毒情况检查，外源因子检查，过敏性物质检查等。疫苗的安全检定还应包括以实验动物进行的急性和亚急性毒性试验等。

c. 效力检定　疫苗效力检定是检测疫苗有效性的重要内容，目的在于了解疫苗制品能否达到预期效果。效力检定试验主要包括免疫原性检测，即活菌数测定、病毒滴度测定、抗毒素和类毒素单位测定、小鼠半数有效量（50% effective dose，ED_{50}）测定，以及动物保护力试验，血清学试验等。

d. 稳定性检定　稳定性是鉴定疫苗质量的重要指标。稳定性试验包括长期稳定性试验和加速稳定性试验，分别检测疫苗在常规保存温度及较高温度（一般为37℃）下，存放一定时间之后的真实稳定性，以确定保存期，并对其做出评价。

随着新型疫苗制品的不断出现和免疫学技术的发展，疫苗检定技术和方法也不断更新。然而，任何新的检定方法都应进行可信性研究和标准化，并经国家检定机关认证后方可正式使用。目前世界各国的疫苗生产企业和研究单位都在实施药品生产质量管理规范（good manufacturing practice，GMP），以确保其产品质量。GMP是在药品生产全过程中，用科学、合理、规范化的条件和方法保证生产出优良药品的一整套科学管理方法。1969年，WHO发布了药品生产质量管理的GMP《技术报告系列》（*WHO Technical Report Series*），随后各国都制定了适合本国的GMP标准。1988年，我国颁布了《药品生产质量管理规范》，并进行了多次修订。目前，我国推行的是国家食品药品监督管理总局发布的GMP指南（2023版）。

13.2.2　疫苗的基本制备技术

随着科学技术的迅猛发展，各种新技术的不断涌现为疫苗的发展奠定了良好的基础。从原来经验性的传统生产方式到利用基因工程技术制备基因工程重组疫苗，疫苗制备技术的发展在人类控制疾病的进程中起着重大的作用。

疫苗的基本制备技术与细胞（细菌）培养、基因工程菌的发酵技术及后期的分离纯化技术密切相关。自20世纪60年代起大规模组织培养技术得以完善，使许多依赖于细胞培养技术获得的疫苗制品成功推出。20世纪70年代，超速离心、超滤、各种层析技术等蛋白质分离纯化技术的发展和完善，又进一步推动了精制疫苗的发展，使得早期粗制疫苗中可能包含的杂质甚至毒性物质得以除去，有效地提高了疫苗的免疫原性和安全性。20世纪80年代，随着基因工程技术的快速发展，基因工程疫苗从研发走向了市场化，成为疫苗发展的重点。基因工程技术可针对一些不能或难于培养的病原、有潜在致癌性或免疫病理作用的病原、常规疫苗免疫效果差的病原及副反应大的病原等研制新型疫苗，特别是多价疫苗，如用痘苗病毒为载体插入甲肝病毒HAV、EB病毒或单纯疱疹病毒等的外源基因而制成多价活疫苗，从而诱导机体对多种病原的免疫保护。

（1）大规模细胞培养技术

① 细胞培养技术　细胞培养是指在体外模拟体内环境（无菌、适宜温度、酸碱度和一定营养条件等），使细胞生存、生长、繁殖并维持主要结构和功能的一种方法。细胞培养也称细胞克隆技术或细胞培养技术，其起源可以追溯到20世纪初。细胞培养的实验应用广泛，可在体外培养的细胞类型多种多样。克隆细胞群或特定细胞类型具有同质性，组分明确的培养系统消除了遗传或环境变量的干扰，因此培养的细胞具有高度重复性和一致性的特性。

② 大规模细胞培养技术　大规模细胞培养技术是指在人工设定的条件下（如pH、温度和溶氧等），在细胞工厂或细胞生物反应器（bioreactor）中高密度大量培养细胞用于生产生物制品的技术。1962年，Capstick等首先成功进行了仓鼠肾细胞（BHK）的大规模悬浮培养，标志着大规模细胞培养技术的建立。此后，随着细胞培养原理和方法的日趋完善，特别是近年来微载体培养技术的出现，使得细胞产量得以大幅提高，从而使大规模组织培养技术趋于成熟。目前应用大规模细胞培养技术已成功生产了包括甲型肝炎疫苗、乙型肝炎疫苗、脊髓灰质炎疫苗、流行性乙型脑炎疫苗、狂犬病疫苗、

口蹄疫疫苗等在内的多种人用和兽用疫苗。

体外培养的细胞按其对生长基质的依赖性，可以分为两类：一类为贴壁依赖型细胞，需要附着于带适量电荷的固体或半固体表面才能生长，大多数动物细胞即属于这一类，包括非淋巴组织细胞和许多异倍体细胞；另一类是非贴壁依赖型细胞，无须附着于固体表面即可生长，包括来源于血液、淋巴组织的细胞和许多肿瘤细胞，以及某些转化细胞。按细胞类型的不同，可采用贴壁培养、悬浮培养和固定化培养等方法进行大规模培养。

无论是贴壁细胞还是悬浮细胞，就操作方式而言，其深层培养均可分为分批式、流加式、半连续式、连续式和灌注式5种。

（2）原核及真核细胞发酵技术

发酵（fermentation）最早指酵母作用于果汁或发芽谷物时产生二氧化碳的现象，其本质是生物为获得能量进行的氧化-还原反应。现代生物学的发展拓展了发酵的定义。就生物制品学而言，即为培养生物细胞（包括真核细胞和原核细胞）获得产物的过程。

传统疫苗可通过大规模的细胞或细菌体外培养（即菌体发酵）来制备。而对于基因工程疫苗来说，通常是将能编码某种特定病原体抗原或抗原表位的DNA片段插入某一适当的表达载体（多为质粒载体），然后通过转化或转染将其导入宿主细胞，使其在宿主细胞内表达，通过一系列的下游分离纯化过程获得所需产物。选择合适的表达系统（包括表达载体和宿主细胞）是高效表达所需目的产物的前提，而优化培养工艺使得宿主细胞处于良好的生长状态，达到高密度发酵则是目的产物获得高效表达的关键。

① 表达系统的选择　多种因素能够影响目的基因在宿主细胞中的转录、翻译并加工成所需产物的过程，而合适表达体系的选择是获得目的产物高效表达的前提，常用的有原核表达体系中的大肠杆菌（*Escherichia coli*）表达系统、真核表达体系中的酵母表达系统、哺乳动物细胞表达系统和昆虫细胞表达系统。大肠杆菌表达系统是目前研究得最为详尽并得以广泛应用的一种成熟的、基于原核生物的基因表达系统。但由于大肠杆菌不具备分泌系统，产物多以包涵体形式存在，不易进行分离纯化，且缺乏蛋白质加工系统，产物缺乏糖基化而易被降解，易产生内毒素等缺点制约了其应用。真核表达系统具有多方面优势，如：表达调控机制比较清楚，遗传操作相对简单；具有原核生物无法比拟的翻译后修饰加工系统；不含有特异性的病毒，不产毒素；大规模发酵工艺简单，成本低廉；表达产物可分泌至胞外，利于分离纯化，表达量较高；等等。

② 发酵技术的最优化控制　在原核发酵系统中，无论是基因工程菌还是各类生产传统疫苗的菌种，其生长发育过程普遍可分为停滞期、对数生长期、稳定期和衰退期4个阶段。为最大限度获得产物，应给予最适菌体生长和产物表达的培养条件，包括适宜的培养基组成，合适的培养温度、pH、稳定的比生长速率，适宜的溶解氧及营养物质的合理流加等，以期诱导菌体进行高密度发酵。

真核细胞与原核细胞发酵技术有着显著的区别，因而相对于原核表达系统而言，不易达到高密度发酵。但由于真核细胞能对其产物进行化学修饰，使之具有完整的生物学功能，并具有产物胞外分泌性表达、利于分离纯化等优点而广泛应用于生产实践。目前国内外在该领域的研究热点多着重于如何完善细胞培养条件、提高得率等方面。

③ 发酵罐及检测控制系统　发酵罐即大规模生物反应器，是发酵工业的基本设备，可为细胞生长提供最优化环境。常用发酵罐主要包括搅拌式生物反应器、气升式生物反应器和中空纤维式生物反应器。此外，还有运用透析袋或透析膜对细胞进行透析培养的透析袋或膜式生物反应器、根据固定化技术进行培养的流化床式反应器、结合气升式反应器和流化床式反应器优点的气液双升式反应器等。

（3）疫苗的纯化技术

无论是在传统疫苗还是基因工程疫苗的制备过程中，收取的含有目的产物的培养液的组分非常复杂，所以必须经过产物的分离纯化后，才能获得高纯度且符合产品要求的制品。

① 疫苗纯化技术的种类　由于针对不同的疫苗制品有相应的制备要求，需选用不同的分离纯化路线。但一般都包括了两个基本阶段：初级分离和纯化精制。在初级分离阶段，其任务主要是分离细胞和培养液，破碎细胞释放产物（如果产物在胞内），浓缩产物并去除大部分杂质等，常用方法包括各种细胞破碎的方法，以及离心沉降法、膜分离技术和各种沉淀方法（如盐析技术、乙醇沉淀法、聚乙二醇沉淀法）等；在纯化精制阶段，则采用高分辨率的方法，使产物和杂质尽量分开，直至达到所需的质量标准，可选用的方法有各种层析方法，如凝胶过滤技术、离子交换层析等。

② 疫苗纯化技术的应用　相对于病毒性疫苗、亚单位疫苗和基因工程疫苗而言，细菌性全菌体疫苗的生产纯化工艺更为简单，可经过收集菌体、洗涤、离心等步骤制备纯化疫苗。如果还需进一步制备精制疫苗，则可根据制备要求采用密度梯度离心、凝胶过滤、离子交换层析等方法进行提纯，以去除杂质。

对于病毒性疫苗和基因工程疫苗来说，通常需先经过细胞培养阶段诱导病毒进行增殖或目的产物的表达，然后释放病毒或表达产物，再经一系列后处理过程制备疫苗。对于一些可致细胞病变的病毒性疫苗，如脊髓灰质炎疫苗、流行性乙型脑炎疫苗、麻疹疫苗等，以及实现胞外表达的基因工程疫苗来说，不需采用人工手段进行细胞破碎即可释放病毒和产物。而对于一些不引起细胞病变的疫苗，如甲型肝炎疫苗，以及胞内表达的基因工程疫苗，如重组乙肝表面抗原来说，则需先通过反复冻融、超声破碎、高压匀浆等人工方法进行细胞破碎以释放病毒及产物，然后通过离心、过滤、沉淀等方法获得粗制疫苗。粗制疫苗中通常抗原含量较低，且可能含有一些杂质和过敏性物质，因此需要进一步的精制纯化。目前较为常用的纯化精制方法包括密度梯度离心、超滤、离子交换层析、凝胶过滤等。

13.2.3　传统疫苗的制备与应用

（1）灭活疫苗

① 细菌性灭活疫苗和类毒素的制备　细菌性灭活疫苗总的来讲可分4类：全菌体、菌体加毒素产物、类毒素和组分疫苗。全菌体疫苗和类毒素的制备（图13-2）均需由细菌培养开始，前者是用菌体做进一步加工，后者则对细菌分泌的外毒素进行加工。针对不同的疫苗采用的制备技术不尽相同，但其主要程序相似。

a. 全菌体类　全菌体类疫苗主要是通过全菌体中的各类保护性抗原刺激宿主的免疫系统，从而达到预防该种疾病的目的。全菌体灭活疫苗的典型例子就是伤寒灭活疫苗，该疫苗共有3种，根据制备成活菌液后所使用的灭活方法进行分类，分别是丙酮灭活疫苗、加温加酚灭活疫苗和我国采用的福尔马林灭活疫苗。丙酮灭活疫苗按1:3的比例加入菌液和丙酮进行灭活；加温加酚灭活疫苗是将收取的菌液经56℃加温灭活1h后，再加入酚（最终含量为0.5%）作为防腐剂；福尔马林灭活疫苗的方法是将收取的菌液加入福尔马林（最终含量为1%），置37℃灭活24h后待进一步加工。

百日咳灭活疫苗是另一个典型的全菌体疫

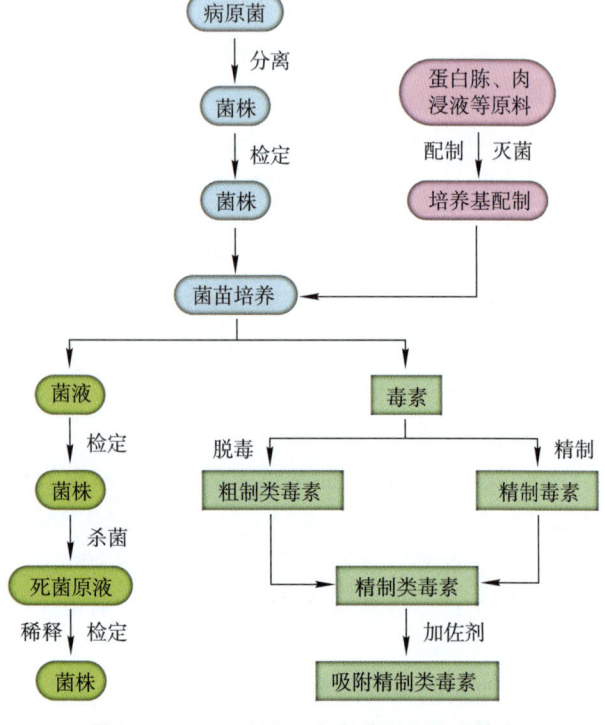

图13-2　灭活疫苗和类毒素制备技术流程

苗，接种宿主后能起到显著的免疫效果，疫苗的免疫效果与菌种的优劣有关，但其缺点在于普遍存在的副反应。无细胞百日咳疫苗是利用百日咳杆菌的某些组分，其免疫保护效果较全细胞百日咳疫苗好，同时避免了全细胞疫苗的副反应。吸附精制百日咳疫苗是以无细胞百日咳疫苗为基础发展起来的精制疫苗，其主要组分中有百日咳毒素，即白细胞增多促进因子和丝状血凝素两种主要免疫原。制备该类疫苗的基本技术是在改良的包姜氏琼脂培养基或其他优化的培养基上取培养合格的百日咳杆菌，制备原液后将上清液或全培养物以沉淀、密度梯度离心、柱层析和凝胶吸附等方法处理，从而提取得到高纯度的抗原。以福尔马林或戊二醛处理方法进行抗原的解毒，解毒过程中可加入少量赖氨酸、明胶和吐温 80 等成分，以达到使抗原充分解毒而维持其免疫原性不受损害的目的。解毒后可用透析法去除解毒剂，抗原通过超声波处理成悬液，疫苗中加入防腐剂（硫柳汞）的最终浓度不得超过 0.01%。

b. 菌体加毒素产物类　该类疫苗的组成可分为两部分：首先是菌体成分，主要作用是由菌体上的保护性抗原刺激机体产生抗体，以起到免疫防护作用；其次是毒素产物，虽然依疫苗种类不同其组成也不尽相同，但其共同的特点是都可通过福尔马林直接处理形成类毒素，从而发挥作用，霍乱弧菌灭活疫苗就属于这一类。在疫苗作用过程中菌体和毒素都有重要的作用，霍乱单一菌体灭活疫苗接种后仅能产生 56% 的保护率，而菌体加毒素疫苗的保护率则可增加至 64%。目前制备该类疫苗的技术流程如图 13-3 所示。

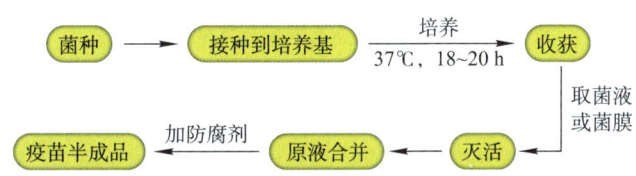

图 13-3　菌体加毒素类疫苗制备技术的简要流程

c. 类毒素　多种致病菌在其生长繁殖过程中能产生特异性的毒性物质，其中能够从菌体扩散或者自溶后释放到菌体外的毒素称为外毒素。外毒素是致病菌的代谢产物，同时也是制备类毒素的原料。以福尔马林处理或加温处理去除外毒素毒性而仍保留免疫原性的毒素称为类毒素。类毒素是一种免疫制剂，多用于细菌毒素性疾病的预防，包括白喉、破伤风、肉毒、气性坏疽、霍乱、葡萄球菌感染等，习惯上人们也将这一类制剂包括在预防免疫用的疫苗中。

在制备类毒素时，要特别注意细菌培养基的成分中不能含有可引起人体毒性反应或过敏反应的物质。在制备过程中，要特别重视脱毒试验和毒性逆转试验。类毒素生产制备的简要流程如图 13-4 所示。

在选用和制备致病菌的外毒素时还需注意维持其强毒力、组织亲和性和免疫原性，既要保证外毒素能选择性地作用于某些组织和细胞，刺激机体产生特异性中和本身毒素的抗毒素，又能自然或人为地转变为无毒性但仍保持免疫原性。此外，类毒素制备时会有毒性逆转现象的发生。类毒素的毒性发

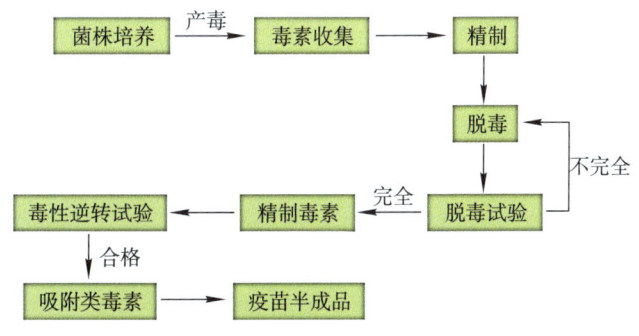

图 13-4　类毒素疫苗制备技术的简要流程

生逆转与其脱毒条件有密切关系。

d. 组分疫苗　由于细菌致病性和其抗原性有着密切的关系，所以全菌体疫苗在应用中常表现出明显的副作用。将致病菌体内主要的抗原物质分离出来，用以诱导人体产生相应的保护性抗体是疫苗制备的理想目标。流行性脑脊髓膜炎 A 群多糖疫苗是第一个依靠化学提纯方法制备的细菌源性疫苗。由人体分离得到的多数脑膜炎球菌均具有荚膜抗原，菌体细胞壁上的特异性多糖是流脑分型的物质基础，也是已知数种多糖疫苗如流脑、肺炎、流感嗜血杆菌等的有效保护性抗原。目前国内外已有 A 群、C 群、A + C 群和 A + C + Y + W135 群等多种单价、二价及四价流脑多糖疫苗，可预防除 B 群外的所有流脑致病菌群引起的疾病。我国主要的流脑致病菌群为 A 群，仅生产 A 群冻干疫苗。以 A 群流脑多糖疫苗为例，其主要制备技术流程如图 13-5 所示。

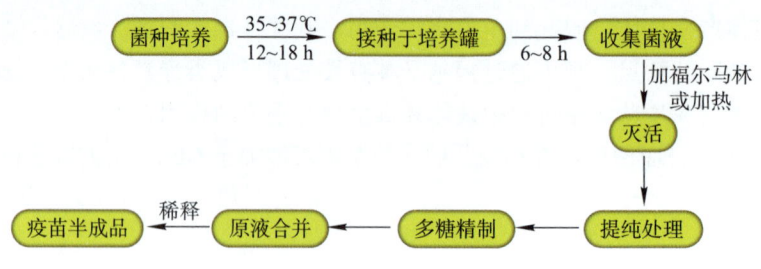

图 13-5　流脑多糖疫苗制备技术的简要流程

多糖疫苗制备时应注意以下事项：疫苗生产所用液体培养基中不得含有与十六烷基三甲基溴化铵形成沉淀的成分；培养基中不得含有过敏原物质；灭活时需确保杀菌安全并且不损伤菌体多糖。

② 灭活疫苗的应用　灭活疫苗作为传统疫苗的一部分，最初是在 19 世纪末和 20 世纪初针对霍乱、鼠疫和伤寒开发的。现已有针对许多病原体的灭活疫苗，包括病毒性流感、脊髓灰质炎、狂犬病、甲型肝炎和一些 COVID-19 疫苗，以及细菌性伤寒、霍乱、鼠疫和百日咳疫苗等。由于灭活的病原体往往比活的病原体引起较弱的机体免疫反应，一些灭活疫苗可能需要免疫佐剂和多次"加强"注射，以引发针对病原体的有效免疫反应。

> 知识拓展 13-3
> 肿瘤多肽疫苗

（2）减毒活疫苗

减毒活疫苗是由活病毒或细菌组成的一类疫苗。这些活病毒或细菌通过反复传代培养、用伽马射线或紫外线照射、诱导突变体和基因删除或修改等方法处理后，降低了病原微生物的毒力（致病能力），但仍保持其活力（免疫原性）。将这种疫苗接种到身体内，不会引起疾病的发生，但病原体可以引发机体免疫反应，刺激机体产生特异性的记忆 B 细胞和记忆 T 细胞，起到获得长期或终生保护的作用。与灭活疫苗相比，减毒活疫苗具有产生更强、更持久的免疫反应和免疫起效快等多方面的优点，但其缺点在于仍具有潜在的致病危险（有可能因发生逆行突变而在人体内恢复毒力）。因此，减毒活疫苗通常更适合一般健康人群，因单剂通常是安全且非常有效的。然而，有些人群不能接种减毒活疫苗，因为病原体对于他们的风险较大（如老年人或免疫缺陷病患者）。对于这些人群，可以通过接种灭活疫苗得到保护。根据来源，可将减毒活疫苗分为两大类：细菌性减毒活疫苗和病毒性减毒活疫苗。

13.2.4　基因工程疫苗的制备与应用

（1）基因工程病毒疫苗

① 基因工程病毒疫苗的抗原结构特征　根据病毒的蛋白质衣壳外是否有一层包膜可将其分为两类：包膜病毒和无包膜病毒。一般来讲，包膜病毒的中和抗原为病毒包膜糖蛋白，而无包膜病毒的中和抗原定位于核衣壳上。目前已开发应用或正在开发的基因工程疫苗主要是将这些中和抗原在表达系统中进行表达，如乙肝病毒 S 基因（图 13-6）已分别在酵母系统和哺乳动物细胞中进行表达，所制备

的疫苗已成功地用于预防乙肝病毒感染，该疫苗是目前世界上唯一成功的基因工程疫苗，也是应用最广的。

绝大多数病毒的中和抗原为立体结构依赖性，如果经由基因工程技术表达的抗原能够保持较好的天然立体结构，其诱导免疫保护反应的能力会明显增强，这也是能否应用基因工程技术成功开发疫苗的关键。在以往的疫苗开发中偏重于诱导发生体液免疫的效果，近年来随着对免疫反应分子基础的深入了解，人们已经开始关注疫苗的细胞免疫效果，目前治疗性疫苗已成为研究热点之一。此类疫苗主要是通过不同途径把微生物抗原提呈给免疫系统，刺激机体的特异性 CTL 效应性应答。然而，这些抗原诱导发生的细胞免疫普遍较弱。在疫苗的开发中，为提高疫苗的细胞免疫反应强度，往往将两种以上抗原联合，

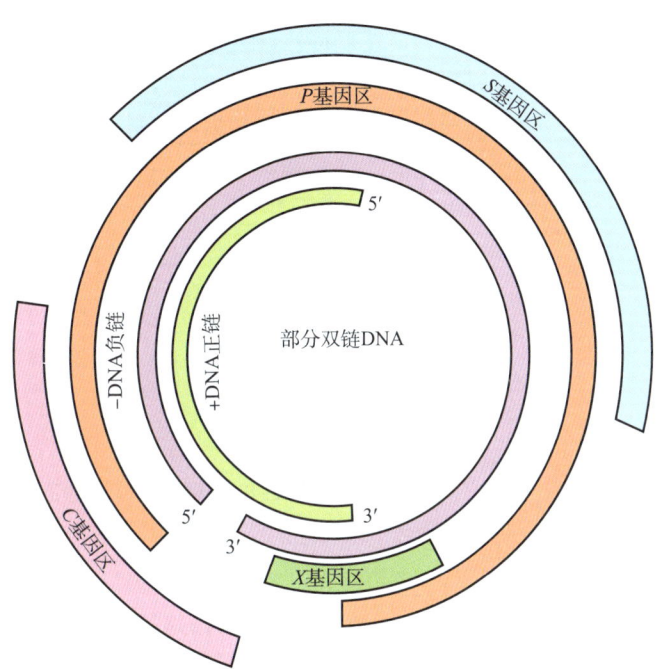

图 13-6 乙肝病毒的基因结构

特别是在 B 细胞表位上结合 T 细胞表位，以达到改善和增强机体的免疫应答的目的。此外，抗体依赖细胞介导的细胞毒性作用（ADCC）也是清除细胞内病毒的途径之一，研究证明 HIV 抗 P24 抗体可介导溶解 HIV 感染细胞的 ADCC 过程，显示核心蛋白也有可能被用作疫苗抗原。因此，以抗原为基础设计基因工程疫苗时，不仅应考虑到增强机体的体液免疫和细胞免疫，也应充分考虑到其他途径。

② 基因工程病毒疫苗 随着基因工程技术的迅速发展，基因工程病毒疫苗现已成为疫苗研发的重要方向，但大部分基因工程病毒疫苗仍然处于研究阶段或临床观察阶段。乙肝基因工程疫苗是首先获得批准生产的基因工程疫苗。

a. 重组酵母乙肝病毒疫苗 默克（MSD）公司首先利用酵母表达系统研制成功乙肝疫苗制备技术，即通过将改造的 HBV S 基因和 pBR322 质粒重组，与酵母的 DNA 复制起点连接构建穿梭质粒，转化啤酒酵母细胞，在一定条件下 HBsAg 可在酵母细胞中进行表达。在大规模发酵后，收集并破碎细胞，经过硅胶吸附、疏水层析和凝胶过滤等纯化过程后，可得到纯化的 HBsAg。1986 年底，美国 FDA 正式批准使用重组酵母乙肝病毒疫苗，我国于 20 世纪 90 年代初开始分两条生产线同时引进 MSD 公司的生产技术，现均投入生产（图 13-7）。

b. 重组 CHO 细胞乙肝病毒疫苗 将 HBV S 基因片段重组到含有 SV40 早期启动子的质粒中，转化 CHO 细胞，通过筛选并培养得到高表达分泌型 HBsAg 的细胞株。由于表达的 HBsAg 可分泌到细胞液中，纯化工艺相对简单，常用半饱和硫酸铵沉淀、溴化钾超速离心及超过滤后进行疏水柱或凝胶柱层析，将纯化后的抗原经氢氧化铝佐剂吸附以制备疫苗。我国成功研制出该工艺制备的乙肝疫苗，目前在我国已有数条生产线在生产该种乙肝疫苗（图 13-8）。

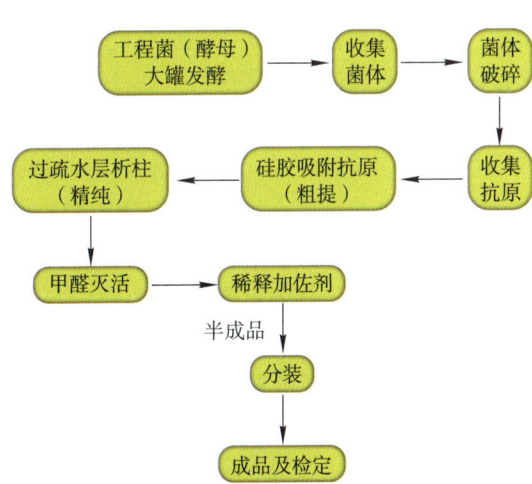

图 13-7 重组酵母乙肝病毒疫苗的制备流程

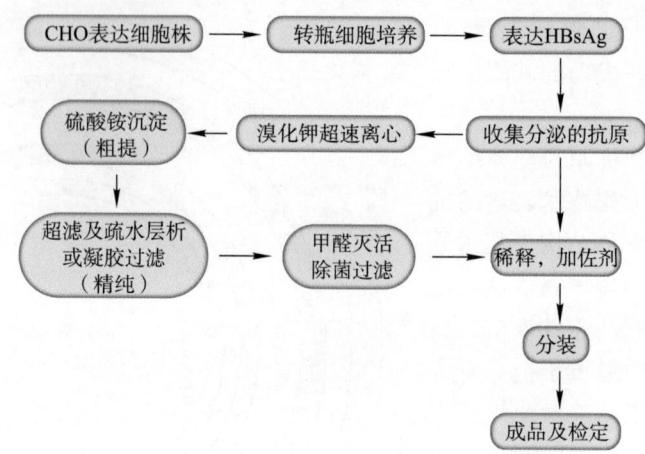

图 13-8　重组 CHO 细胞乙肝病毒疫苗的制备流程

c. 重组痘苗病毒乙肝疫苗　痘苗病毒是大分子 DNA 病毒，较容易插入外源病毒基因。将含有痘苗病毒启动子基因的质粒与另一个含有 HBsAg 基因的质粒重组构建成表达载体，通过痘苗病毒在细胞中增殖，HBsAg 可分泌到细胞外。收集细胞上清液，经过纯化可获得高纯度 HBsAg，然后经氢氧化铝佐剂吸附以制备疫苗。虽然我国已成功研制出该系统表达的乙肝疫苗，但由于该系统用鸡胚细胞培养，工艺较为繁杂，且表达量仅有 $1\,\mu g/mL$，故并没有进入大规模的生产。

对于某些危害较大的病毒，由于其结构的特殊性，不能采用传统的技术研制疫苗，如人类免疫缺陷病毒（HIV）、丙型肝炎病毒（HCV）、戊型肝炎病毒（HEV）和人乳头瘤病毒（HPV）等，对这类病毒的感染尚无有效的治疗措施。基因重组技术使此类疫苗的研制成为可能。默沙东公司的九价 HPV 疫苗于 2014 年在美国获批上市，是用于预防 HPV 感染引起的宫颈癌，可以预防 HPV 6、11、16、18、31、33、45、52 和 58 型共 9 种病毒，涵盖 90% 以上类型的宫颈癌，并于 2018 年经国家药品监督管理局批准在中国上市。2019 年，厦门万泰沧海生物公司研制的"馨可宁"获批成为首个预防 HPV 16、18 型的国产 HPV 疫苗。此后，云南沃森生物公司在 2022 年获批上市了重组二价 HPV 疫苗。国产二价 HPV 疫苗的上市销售，打破了国外对于二价 HPV 疫苗的长期垄断。

（2）基因工程细菌疫苗

① 基因工程细菌疫苗的优势　传统细菌性疫苗虽然在人类免疫预防中发挥了很大作用，但也存在着一些问题。如全菌体疫苗的接种不良反应高，个别疫苗甚至可能会有潜在的有害（如致癌）物质；组分疫苗的纯化抗原较难得到，且成本较高等。基因工程技术自问世以来，对细菌疫苗的研制和生产带来了很大推动作用。同传统细菌疫苗相比，基因工程细菌疫苗具有比较容易得到大量纯度较高的抗原和安全性更高两个显著优势。此外，针对某些利用传统疫苗难以解决的问题，基因工程细菌疫苗技术提供了新型细菌疫苗开发的新方向。

② 基因工程细菌疫苗的制备技术　目前制备基因工程细菌疫苗主要有 3 种方法：表达重组抗原、用基因工程技术制备活疫苗及用基因工程技术制备 DNA 疫苗。

用基因工程构建菌株表达抗原，经纯化后用于疫苗的制备，该方法是基因工程最基本的方法，也是目前应用最为广泛的方法。例如，将霍乱毒素 B 亚单位的基因克隆后在大肠杆菌中表达，经纯化得到霍乱毒素 B 亚单位，将其与灭活的霍乱菌体混合制备成霍乱疫苗，该疫苗效果目前正在进行临床评估中。此外，霍乱毒素 B 亚单位也可被当作佐剂应用于其他疫苗的研究和生产。

用基因工程技术制备活细菌疫苗是基因重组技术的延伸，由此制备的活疫苗不同于采用自然传代和化学诱变而得到的减毒株（或无毒株），而是完全有别于原始菌株的新细菌疫苗株，且能表达不同来源的多种抗原。

而用基因工程技术制备 DNA 疫苗是自 20 世纪 90 年代开始研发的新型疫苗，该方法的原理是利用重组技术将编码抗原的核苷酸序列克隆到质粒 DNA 上，扩增质粒并提取质粒 DNA 后接种宿主，诱导机体产生免疫保护。目前正在开展研究的 DNA 疫苗包括结核杆菌 DNA 疫苗、幽门螺杆菌 DNA 疫苗等。

13.2.5　mRNA 疫苗的制备与应用

（1）mRNA 疫苗的特征

mRNA 疫苗是继灭活疫苗、减毒活疫苗、亚单位疫苗和病毒载体疫苗后的第三代疫苗，具有针对病原体变异反应速度快、生产工艺简单、易规模化扩大生产等特点。与传统疫苗相比，mRNA 疫苗的优点是易于设计、速度快、生产成本低、可诱导细胞免疫和体液免疫，以及不与基因组 DNA 相互作用。并且 mRNA 疫苗的制备是一种更安全的方法，其大量生产只需要合成非传染性致病片段作为抗原，不涉及病原体培养。由于这些疫苗的生产完全基于实验室，生产过程可以标准化，并能快速大规模合成，以对抗突发的疫情和传染病大流行。

mRNA 疫苗的主要缺点是：①稳定性低。mRNA 容易被宿主 RNase 降解，需要开发高效安全的递送系统来封装 mRNA 疫苗。②储存的温度条件严苛。由于 mRNA 很脆弱，一些疫苗为避免降解必须保存在非常低的温度下（-80℃～-60℃），因此需要开发在更高温度下保存的技术平台。③有副作用。mRNA 疫苗的反应原性与传统的非 RNA 疫苗相似，然而对自身免疫反应敏感的人群可能会对 mRNA 疫苗产生不良反应，疫苗中的 mRNA 链可能会引发意想不到的免疫反应。为了尽量减少这种情况，mRNA 疫苗中的 mRNA 序列常被设计为模仿宿主细胞产生的序列。④有潜在风险。因 2020 年之前没有任何 mRNA 技术平台（药物或疫苗）被授权用于人类，因此仍存在未知风险。

（2）mRNA 疫苗的制备技术

合成功能性 mRNA 疫苗是在实验室中使用无细胞系统生产的。设计一种 mRNA 疫苗的核心是制备编码靶抗原/蛋白质片段的 mRNA 转录本序列和递送系统。生产 mRNA 疫苗的步骤（图 13-9）主要包括：①目标基因设计。通过测序分析和鉴定病原的抗原靶基因，将基因序列进行优化、合成并插入质粒 DNA 中。②质粒生产与纯化。将携带靶基因的质粒转化到大肠杆菌中，通过发酵生产后进行质粒的提取和纯化。③抗原 DNA 的线性化与纯化。将制备的质粒用限制性内切酶处理，使 DNA 模板线性化并进行纯化。④mRNA 合成与纯化。利用反转录酶体系将 DNA 转录为 mRNA，并根据需要对生成的 mRNA 进行修饰以增强蛋白质翻译、提高稳定性及降低免疫原性，最后通过亲和层析或其他层析与过滤技术进行分离和纯化，获得 mRNA 终产物。⑤mRNA 与脂质体质控分析。将纯化的 mRNA 在分子水平上进行表征，以验证序列并评估 mRNA 修饰效果，同时分析递送载体的脂质组成和纯度。⑥制剂、灌装和成品加工。将 mRNA 与递送载体（如脂质纳米颗粒或其他脂质或糖类）进行混合，配制成脂质纳米颗粒制剂，然后进行灭菌、无菌灌装，包装成 mRNA 疫苗产品，并装入超低温冰箱进行储存和运输。

（3）COVID-19 mRNA 疫苗

自 2019 年新型冠状病毒感染（corona virus disease 2019，COVID-19）疫情暴发以来，mRNA 疫苗受到了广泛关注。该疾病的病原体新型冠状病毒迅速变异并不断进化，挑战了全球科学界的疫苗开发。科学家在对新型冠状病毒进行全基因组测序和结构分析后，选择了编码刺突蛋白的基因用于开发 mRNA 疫苗。2020 年 12 月，辉瑞-拜恩泰科和莫德纳公司开发了首批基于脂质纳米颗粒递送系统的 mRNA 疫苗，并被美国 FDA 批准用于 COVID-19 的紧急预防接种。我国中生复诺健生物科技（上海）有限公司研发的 mRNA 疫苗于 2023 年 1 月获得国家药品监督管理局药物临床试验批件，于 3 月启动 Ⅰ 期临床研究，研究结果显示安全性好，对奥密克戎各类变异株具有较好的交叉中和保护，并于同年 6 月 6 日启动 Ⅱ 期临床试验。并且该公司已经在上海建成了从设计到生产的 mRNA 疫苗药物中试研发平台，以及年产能 20 亿剂的智能化 mRNA 疫苗生产车间，短时间内可针对突发传染性疾病构建研发平台

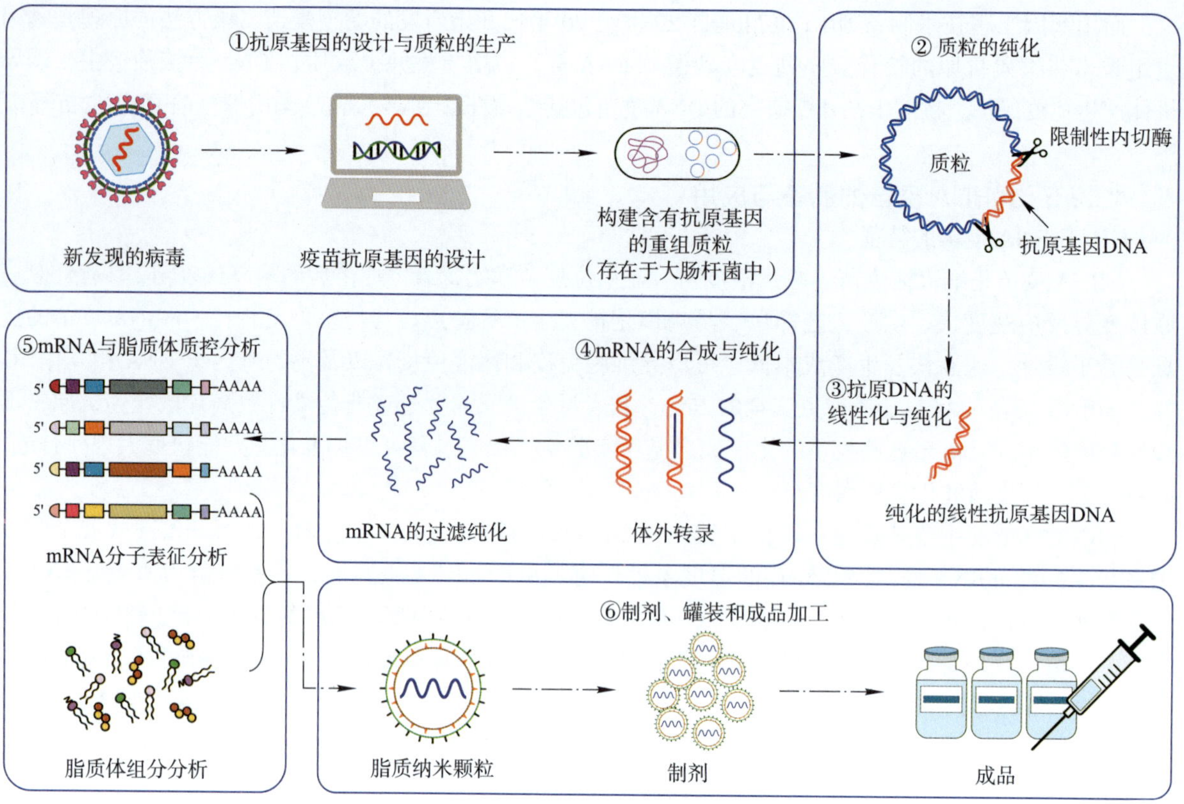

图 13-9　mRNA 疫苗制作过程示意图

并快速规模化生产，有效提升我国应对突发公共卫生事件的防控能力与水平。

综上所述，随着分子生物学和免疫学等学科的快速发展，利用现代生物技术开发新型疫苗引起了人们的高度重视。特别是 COVID-19 的暴发促使全球科学家尝试选择多种疫苗设计技术研制能够有效应对世界各地和特定流行病阶段的疫苗。科学家在疫苗研发中的创造性和技术突破，以及完全开放的基础科学数据，使得可以在新的技术平台上直接针对特别明确的敏感靶点开发新型疫苗。这些新型疫苗主要包括 mRNA 疫苗、纳米颗粒疫苗、病毒载体疫苗、基因缺失活疫苗、遗传重组疫苗、合成肽疫苗和抗独特型抗体疫苗。

13.3　抗体制备技术

> 应用案例 13-1
> 双特异性抗体的制备

> 应用案例 13-2
> 抗体免疫耦联物的技术应用

基于抗体对抗原识别的高度特异性，人工制备的抗体在临床诊断、治疗及实验室研究中被广泛地应用。目前，人工制备的抗体主要包括多克隆抗体、单克隆抗体及基因工程抗体。早期的抗体制备是通过将抗原免疫动物，以获取抗相应抗原的血清来实现的。一般而言，抗原包含多种不同的表位，因此所获得的血清中包含多种抗体，也称为**多克隆抗体**（polyclonal antibody，pAb）。为获得更高特异性、均质的抗体，Kohler 和 Milstein 通过融合免疫小鼠脾细胞和骨髓瘤细胞，建立了获得只识别单一的、特定的抗原决定簇的单克隆抗体（monoclonal antibody，McAb）技术。该技术的建立极大地拓宽了抗体应用的范围，同时单克隆抗体也成为解决生物学、医学中许多问题的重要工具。然而，通过小鼠制备的单克隆抗体也存在诸多问题。例如，鼠源的单克隆抗体作为异种蛋白质在临床治疗中会引发人抗小鼠抗体（human anti-mouse antibody，HAMA）反应，这将不利于临床治疗。随着分子生物学、基因工程、结构生物学和生物信息学的发展，目前已经能够通过对单克隆抗体的改造以获取所需性质的抗体。通过分子生物学技术改造制备的抗体通常称为**基因工程抗体**（genetic engineered antibody）。

13.3.1 多克隆抗体的制备

多克隆抗体是针对不同抗原决定簇的抗体混合物，一般是由向动物体内注射异源抗原，获得抗血清（antiserum）制备而成（图 13-10）。免疫所用的动物包括哺乳动物和禽类，主要是羊、马、猪、家兔、大鼠、小鼠、豚鼠、鸡等。免疫动物的选择由所需多克隆抗体的用途、用量而定，同时也与所使用的抗原的性质有关。

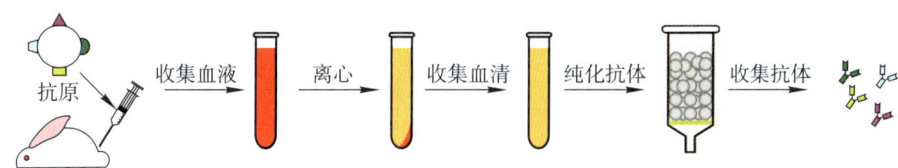

图 13-10　多克隆抗体的制备

抗原初次进入动物体内时需要经过一段潜伏期（一般为 7~10 天）才能产生抗体。初始产生的抗体量较低，其成分主要是 IgM。在经历过一段高峰期后，抗体生成量逐渐降低，这是机体对抗原的初次免疫应答。当再次注射相同抗原进入已免疫过的动物后，血清中的抗体迅速出现，且高峰期持续较长，其成分主要是 IgG，这是机体对抗原的再次应答反应。因此，抗原注射的时间间隔应适宜，时间太短则无法产生再次免疫效果，间隔太长则让第一次免疫反应效果减弱。

一般而言，为了制备针对某一特定抗原的多克隆抗体，在抗原注射时会辅以佐剂（adjuvant）。佐剂的作用是非特异性地增强机体的免疫反应，当佐剂和抗原一起注入机体后，会增加机体的抗体产量。此外，多克隆抗体产生的效果也与抗原注射的途径、剂量有关。注射的途径一般包括皮下多点注射、静脉注射、肌肉注射、腹腔注射、淋巴结注射及多途径联合注射等。抗原注射的剂量与注射的途径、所选的免疫动物及是否加入佐剂密切相关。

多克隆抗体的制备具有简单、廉价、速度快等优点，但是还存在一些问题。首先，多克隆抗体的制备需要大量的、高纯度的抗原，这在一定程度上限制了多克隆抗体的应用范围。其次，不同的动物对同一抗原产生的免疫反应具有个体差异，由于多克隆抗体需要不断免疫动物获得，这使不同批次的多克隆抗体在质量上会有所差异。第三，多克隆抗体所识别的不是同一抗原决定簇，存在着与其他抗原产生交叉反应的隐患，从而限制了多克隆抗体在检测和临床治疗中的应用。

13.3.2 单克隆抗体的制备

单克隆抗体是针对单一抗原决定簇的抗体。研究发现，一种浆细胞只能产生一种识别特定抗原决定簇的抗体，但是浆细胞不能无限地分裂。而肿瘤细胞能够无限地分裂但不产生抗体。单克隆抗体制备的原理就是将只分泌一种抗体的浆细胞与骨髓瘤细胞融合，获得杂交瘤细胞（hybridoma），得到的杂交瘤细胞兼具不断分泌抗体和长期存活的特性，这使特异性抗体大规模的生产和应用成为可能（图 13-11）。

与多克隆抗体制备类似，单克隆抗体的制备首先是要用抗原刺激动物发生免疫反应，使其产生抗体。一般而言，所选用的动物是小鼠，所注射的抗原也需辅以佐剂（如弗氏佐剂等），使动物机体产生足够的针对该抗原的免疫反应。免疫动物后可从小鼠脾中获得产生抗体的浆细胞，然后将浆细胞和骨髓瘤细胞融合，使产生抗体的浆细胞永生化。融合的方法主要包括聚乙二醇（polyethylene glycol，PEG）融合和电融合。

细胞融合后，需要筛选出分泌特异性抗体的融合细胞。由于细胞融合后，反应体系中存在 3 种细胞：融合杂交瘤细胞、未融合的浆细胞及未融合的骨髓瘤细胞。为方便筛选，融合所使用的骨髓瘤细胞一般是次黄嘌呤-鸟嘌呤磷酸核糖转移酶（hypoxanthine-guanine phosphoribosyl transferase，HGPRT）缺陷型或是胸苷激酶（thymidine kinase，TK）缺陷型细胞。HGPRT 和 TK 是嘌呤补救合成途径的关键酶，一旦正常的从头合成途径受阻，细胞将无法合成 DNA 和 RNA，从而无法维持正常的生理功能。通常使用的选择试剂是 HAT，即次黄嘌呤（hypoxanthine）、氨基蝶呤（aminopterin）与胸腺嘧啶脱氧核苷（thymidine）的混合物。其中氨基蝶呤能够抑制核苷酸从头合成途径，正常细胞能够通过次黄嘌呤和胸腺嘧啶脱氧核苷合成 DNA 与 RNA，而 HGPRT 和 TK 缺陷型的细胞则无法合成，从而不能存活。浆细胞含有 HGPRT 和 TK，能够合成细胞所需的 DNA 和 RNA，但无法长期存活。只有融合后的杂交瘤细胞在加入 HAT 后既能合成 DNA 和 RNA，又能够长期存活，因此能够被筛选出来。

在实际的动物免疫过程中，因为所注射的抗原一般具有多个抗原决定簇，所以从脾中取出的浆细胞实际上是分泌多种抗体的群体。因而，需要进一步的筛选来获得针对某一特定抗原决定簇的杂交瘤细胞。通常使用的方法包括有限稀释法、软琼脂法、显微操作法及荧光流式分选法，以获得效价较高的单一克隆细胞株。

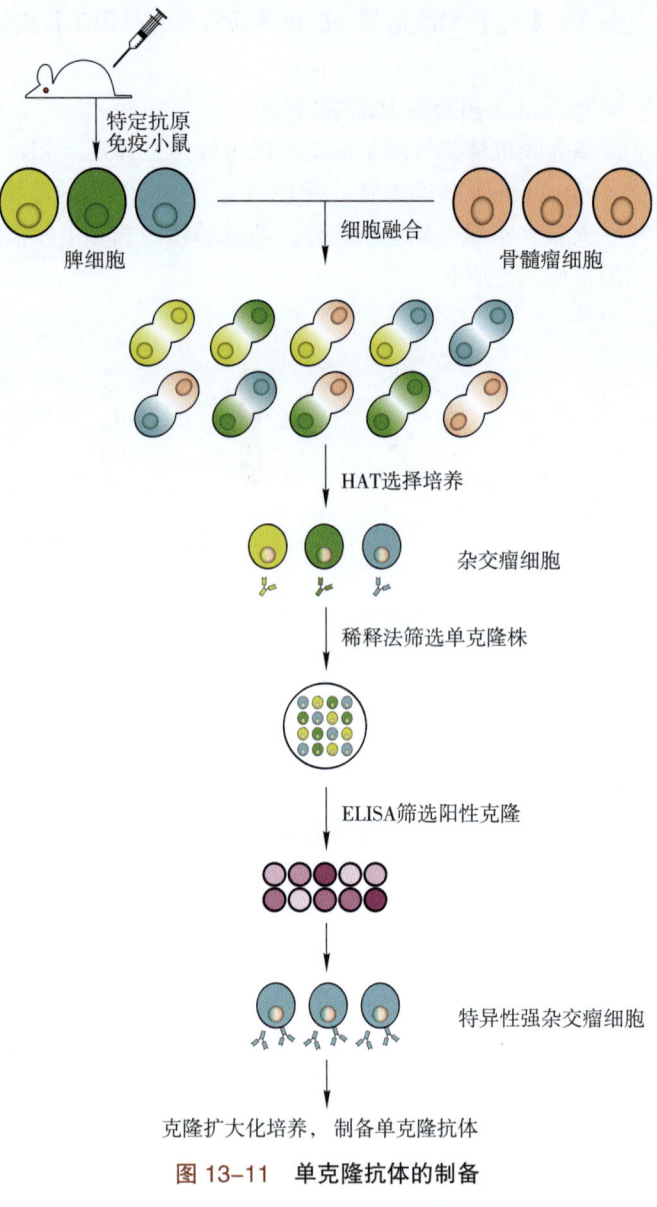

图 13-11　单克隆抗体的制备

相对多克隆抗体而言，单克隆抗体制备较为费时且对技术的要求比较高，但是其优点也较为突出。首先，单克隆抗体是由永生的杂交瘤细胞所分泌，一旦获得相应的杂交瘤细胞，将可长期生产单克隆抗体，不需要不断地免疫动物。其次，由于单克隆抗体只识别一种抗原决定簇，其特异性较高，较少发生交叉反应，因而在临床诊断、检测和治疗领域得到广泛的应用。尽管单克隆抗体拥有诸多优点，但仍存在一些难以克服的缺点，限制了抗体的应用。例如，单克隆抗体是小鼠细胞产生的抗体，在临床治疗中会产生人抗鼠抗体（HAMA）反应，从而不能直接用于人体内。因此，一般需要针对抗体进行改造以减少其免疫原性。

13.3.3　基因工程抗体的制备

基因工程抗体是应用分子生物学技术进一步改造、优化后的抗体，主要包括抗体的人源化及抗体功能的改进。

（1）抗体的人源化

由于鼠单克隆抗体在人体内容易产生免疫应答反应，为降低这种反应，一般需要对所得到的单克隆抗体进行结构上的改造。最初使用的方法是嵌合抗体（chimeric antibody），即将鼠源单克隆抗体的可变区与人源单克隆抗体的恒定区进行拼接组成嵌合抗体（图 13-12）。由于抗体的可变区保存完好，嵌合抗体与抗原的亲和力基本保持不变。但是由于嵌合抗体仍然存在鼠源的可变区域，在临床应用中仍然会产生 HAMA 反应。因此，嵌合抗体并不能完全解决异源免疫反应的问题。

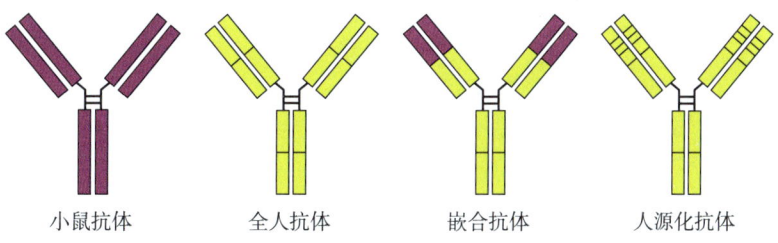

图 13-12　抗体的人源化模式

在嵌合抗体的基础上，人们提出了人源化抗体（humanized antibody）的方案，该方案是将具有抗原结合功能的鼠源互补决定区（complementary determination region，CDR）移植到人抗体可变区的框架区（framework region，FR）内，从而减少抗体的免疫原性（图 13-13）。尽管人源化抗体在临床治疗中获得了很大的成功，但由于人源 FR 区和鼠源 CDR 区域不一定能完全匹配，抗体的人源化存在降低抗体亲和力的风险，因此人源化抗体也存在一定的限制。

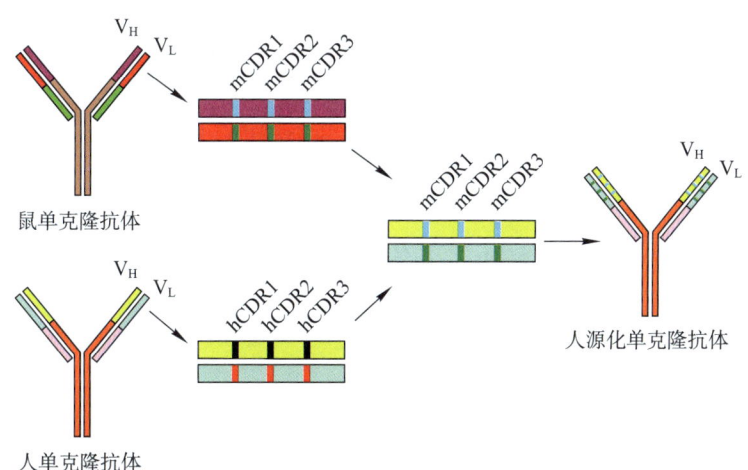

图 13-13　抗体的人源化过程

应用分子生物学和基因工程，人们发明了直接获取全人单克隆抗体的技术。方法之一是使用噬菌体展示技术筛选人抗体，另外一种方法是使用全人抗体基因工程转基因动物获得人抗体。噬菌体展示技术筛选人抗体的具体方法是使用噬菌体载体展示人抗体可变区片段，通过多轮筛选的方法获得与相应抗原结合的噬菌体，从而获得与抗原特异性结合的抗体（图 13-14）。噬菌体一般选择丝状噬菌体，以其 pⅢ 蛋白作为展示蛋白质连接抗体片段，以融合蛋白的方式在噬菌体表面表达。大多数噬菌体抗体库的抗体片段采用的是单链抗体（single-chain variable fragment，scFv）模式，另外一些采用抗原结合片段（fragment antigen-binding，Fab）模式，还有一些采用双链抗体模式（图 13-15）。

> **知识拓展 13-4**
> 通过噬菌体库筛选全人抗体

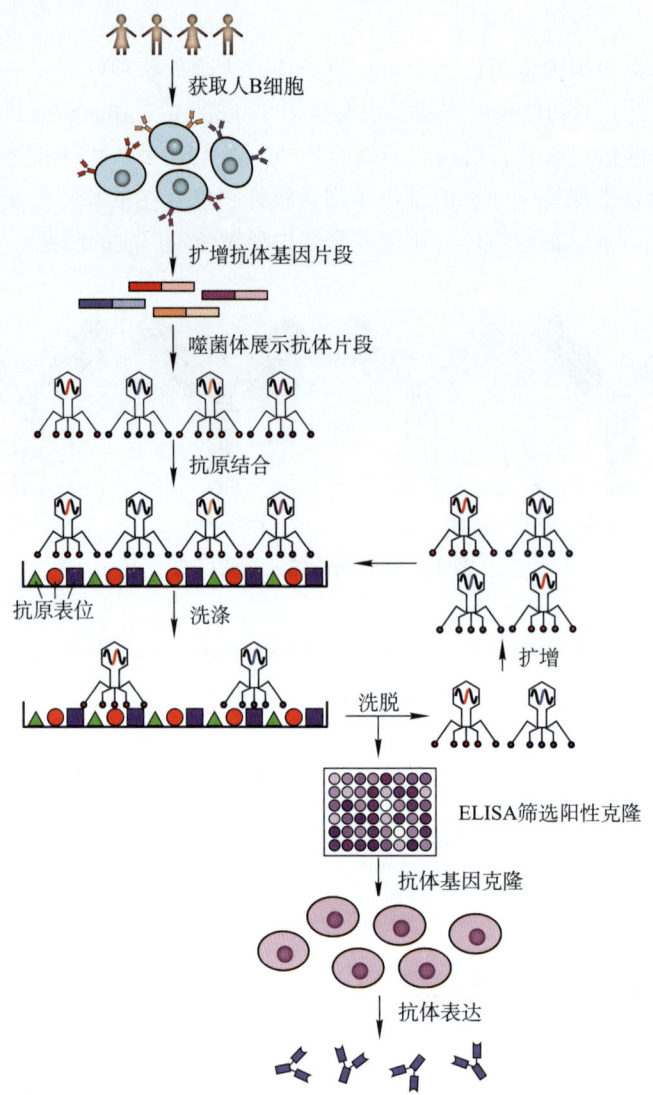

图 13-14　噬菌体抗体库的构建和筛选

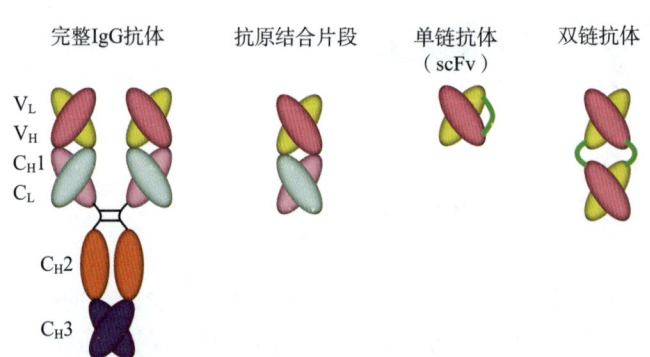

图 13-15　基因工程抗体的多种形式

通常而言，噬菌体展示技术可以构建两大类型抗体库：免疫抗体库和天然抗体库。免疫抗体库的可变区基因一般来自针对特定抗原的免疫人群，其中的可变区基因高度偏向于能识别抗原的抗体。因此，从免疫抗体库筛选得到的抗体的亲和力一般较高。天然抗体库的可变区基因没有偏好性，因此可以从中筛选得到针对各种各样抗原的抗体。天然抗体库的可变区基因一般来自未免疫人群。总体上，由噬菌体抗体库筛选得到的抗体亲和力与相应的抗体库容量成正比，较小的抗体库一般能筛选得到亲和力常数 K_d 在 $10^{-6} \sim 10^{-7}$ mol/L 的抗体，而较大的抗体库能筛选得到较高亲和力的抗体，其 K_d 则能够达到 10^{-9} mol/L。噬菌体展示技术极大地加快了抗体筛选的流程，并使筛选得到多功能化、高亲和力抗体成为可能。

除用噬菌体库筛选全人抗体外，随着动物克隆技术的发展，从转基因动物中筛选人抗体成为可能。转基因动物制备全人抗体是将人抗体基因转入动物中，以替换动物的抗体生成基因，再通过单克隆抗体技术筛选得到针对特异抗原的抗体（图13-16）。使用转基因动物制备抗体的优点是所筛选得到的抗体是完整的抗体，而非抗体片段。不足之处包括所产生抗体的糖基化模式与人抗体不同，其介导的抗体生理活性与全人抗体有一定的差异。近年来，通过转基因技术将人源抗体基因移植到缺乏原有抗体基因小鼠体内，使小鼠表达的抗体具有人源序列，进而再通过传统杂交瘤技术制备全人源抗体的转基因鼠杂交瘤抗体制备技术得到长足的发展。通过此种方法，能够获得亲和力极高的全人源单克隆抗体。相较于通过传统的杂交瘤技术及人源化改造嵌合抗体，该技术产生的全人源抗体更具免疫多样性，并能有效避免免疫系统介导的排斥反应发生。目前，噬菌体展示抗体库筛选技术和转基因鼠杂交瘤抗体制备技术各具特点和优势，在抗体的筛选中应用较广。

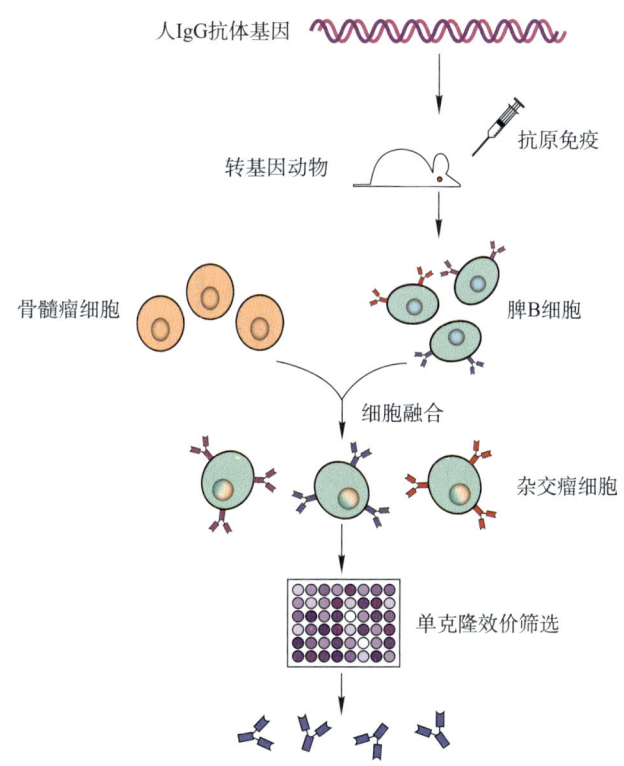

图13-16　通过转基因动物制备人抗体

（2）抗体功能改进

抗体功能的改进包括提高抗体的生物学活性、抗体亲和力成熟及改善抗体的药代动力学特性等。

抗体生物学活性的改进主要是通过改变抗体的大小或氨基酸残基以获得所需要的生物学特性。例如，完整的抗体相对分子质量较大，一般为 1.5×10^5，对一些实体瘤组织穿透性较弱，因此可以通过分子生物学改造，获得该抗体的功能片段，如 scFv、Fab 片段，这些片段相对分子质量较低，有较强的组织穿透力，在肿瘤的临床检测中能起到较好的作用。另外，在抗体治疗肿瘤的过程中，抗体依赖细胞介导的细胞毒作用（antibody dependent cell-mediated cytotoxicity，ADCC）十分重要，而 ADCC 由抗体 Fc 片段介导，因此一般通过基因工程改造抗体 Fc 片段，获得更高的抗体 ADCC 活性以取得更好的疗效。

> **知识拓展 13-5**
> 抗体体内亲和力成熟的意义

抗体的体外亲和力成熟（affinity maturation）主要是通过基因工程的方法改造抗体的可变区从而提高抗体和抗原亲和力的过程（图 13-17），这与体内抗体通过体细胞高频突变（somatic hypermutation）而产生的天然亲和力成熟有一定的相似性。抗体亲和力成熟的策略主要包括易错 PCR（error-prone PCR）、DNA 混编（DNA shuffling）及链置换（chain shuffling）的方法。

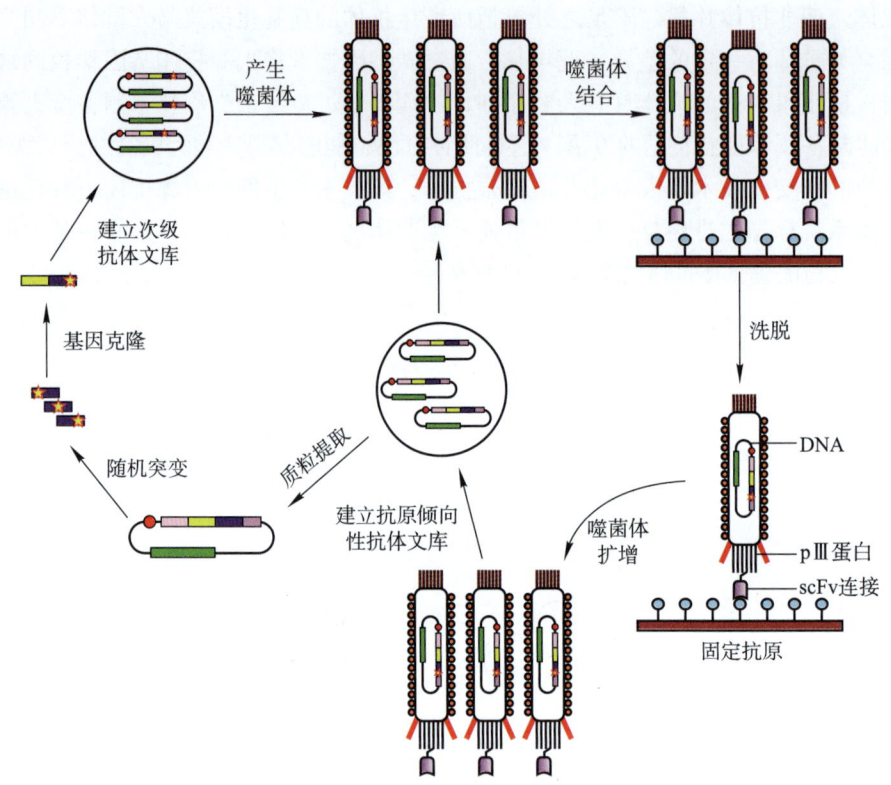

图 13-17　抗体体外亲和力成熟

为使抗体更好地在临床治疗中得以应用，除了对其生物学活性和亲和力进行改造以外，抗体药代动力学的改善也十分重要。抗体药代动力学的改进主要包括提升抗体在血浆中的半衰期、提高抗体在靶位点的分布等。总体而言，抗体药代动力学改进的方向是增加抗体在治疗靶点的有效浓度，从而提升抗体的治疗效果。近年来，一些新技术的突破引领了具有新型功能的抗体药物发展。例如，抗体-药物耦联物（antibody-drug conjugate，ADC）通过化学接头将具有高度细胞毒性的小分子与抗体药物耦联，通过抗体，小分子高效靶向目标细胞达到杀伤，在肿瘤治疗中具有较大的应用前景。此外，单域抗体（VHH，也称纳米抗体）、抗体蛋白水解靶向嵌合体（antibody-based PROTAC，AbTAC）、类 TCR 抗体等新型抗体的设计与改造也是抗体功能改造技术的前沿领域。

13.3.4　抗体的大规模制备

随着抗体大量在临床检测、治疗及实验室研究中应用，如何获得大量的、高纯度的、生物活性好的抗体变得至关重要。目前，大量制备抗体的方法主要有两大系统，一种是动物体内诱生法，另一种是细胞体外培养法。

（1）动物体内诱生法生产抗体

目前，单克隆抗体在通常情况下均采用动物体内诱生生产。主要的体内抗体生产的方法是在小鼠腹腔内注射杂交瘤细胞。由于杂交瘤细胞与小鼠骨髓瘤细胞组织相容性一致，因此在小鼠腹腔内能够形成肿瘤和诱导腹水的产生，从而获得稳定效价的单克隆抗体。具体的方法是先通过异十八烷或液体石蜡注射至 BALB/c 小鼠或与 BALB/c 小鼠杂交的 F_1 代小鼠腹腔，使之致敏。8~10 天后，向小鼠腹腔注射 10^6~10^7 个杂交瘤细胞。4~5 天后，小鼠腹部胀大，可采集腹水。腹水的采集可以通过 2~3 次连续采集的方法，也可通过在腹水量最大时一次采集的方法。通常而言，每只小鼠可采集 5~20 mL 腹水。动物体内诱生法生产抗体操作简便、经济，且所产生的抗体滴度较体外细胞培养法高，其使用的范围非常广泛。不过，动物体内诱生法也有其自身无法克服的问题。首先，由于动物体内生产的抗体多含有动物来源的多种杂蛋白质，从而增加了后期纯化的成本。其次，动物体内生产的抗体有污染动物病毒的危险，这不利于抗体的临床应用。再次，在动物体内生产抗体的工艺不易放大，无法适应工业大规模生产的需求。

（2）细胞体外培养法生产抗体

由于单克隆抗体的需求量日益增加，工业上单克隆抗体的大规模制备通常使用细胞体外培养的方法。近年来，随着细胞大规模培养技术的迅速发展，细胞体外培养法生产抗体技术日益成熟。随着分子生物学和细胞工程的发展，基因工程抗体已经能够在各种表达体系中表达，包括大肠杆菌、酵母细胞、哺乳动物细胞、昆虫细胞、转基因动植物等。表达系统的选择与所需抗体的性质、抗体生产的成本相关。

大肠杆菌表达系统生产成本低、周期短、操作简单，是一种应用比较广泛的抗体表达系统。大肠杆菌抗体表达系统是通过将抗体基因插入到合适的原核表达载体内进行表达，为获得高产量的抗体，一般都会对载体及宿主菌进行选择和优化改造。在高效表达的情况下，所表达的抗体通常会形成包涵体，这是由于合成蛋白质聚集的速率高于蛋白质折叠的速率。形成包涵体的抗体蛋白质一般要经过变性、复性的过程来恢复其活性。为避免抗体蛋白质在变性、复性过程中失去活性，抗体也可以通过分泌型表达获得。分泌型表达是通过引导序列将抗体表达产物引导至大肠杆菌的周质腔内。较常见的引导序列包括 PelB（果胶酶基因）、OmpA（外膜蛋白基因）等。一般而言，分泌型抗体表达的产量要比包涵体表达低，但其生产的抗体折叠正确且不易被降解。尽管原核表达的优点较多，但由于其不能够对所生产的抗体进行糖基化修饰及对完整抗体表达效率低，在一定程度上限制了其应用的范围。

酵母表达系统作为真核表达系统，由于其廉价、周期短、能大规模生产等特点，在抗体的生产中日益得到广泛的应用。常用的酵母表达系统宿主包括酿酒酵母（Saccharomyces cerevisiae）、毕赤酵母（Pichia pastoris）、汉逊酵母（Hansenula polymorpha）及乳酸克鲁维酵母（Kluyveromyces lactis）等，其中以甲醇营养型毕赤酵母的应用最为广泛。毕赤酵母使用的 AOX1 启动子能够使外源蛋白质的表达量达到总蛋白质量的 20%~30%，且可以通过引导序列高水平地将表达抗体分泌到几乎无蛋白质的培养基中，便于抗体的纯化过程。与大肠杆菌表达系统不同，酵母表达系统很少产生包涵体，且不产生内毒素，这在一定程度上降低了后期纯化的复杂度。尽管酵母表达系统作为一种真核表达系统能够使抗体糖基化，但是其糖基化位点和糖基化程度与人抗体仍存在差距。

随着细胞工程的发展，使用哺乳动物细胞生产抗体也成为可能。一般情况下，哺乳细胞产生抗体的产量较低，但随着哺乳动物细胞株和载体的优化及筛选系统的成熟，哺乳动物细胞表达系统的抗体产量已得到了很大的提高。迄今为止，抗体药物的生产主要使用的是哺乳动物细胞表达系统。哺乳动物细胞宿主主要包括非淋巴类细胞系，如 CHO、BHK、HEK293 等，以及淋巴类细胞系，如 NS0、SP2/0 等，其中以 CHO 表达系统应用最为广泛。此外，载体的优化也是提高抗体生产效率的重要因素。其中以通过选择标记基因提高载体的拷贝数最为常见。通常使用的选择性标记扩增基因包括二氢叶酸还原酶（dihydrofolate reductase，DHFR）基因和谷氨酰胺合成酶（glutamine synthease，GS）基因。

DHFR 是细胞代谢过程中一个重要的酶，其扩增表达系统对提升抗体的产量非常有效，但是由于在高浓度竞争性底物抑制剂氨甲蝶呤（methotrexate，MTX）的选择压力下，*dhfr* 基因容易发生突变而降低其与 MTX 的结合能力，抗体基因拷贝数的扩增就比较低，不利于高表达细胞株的筛选。相比 *dhfr* 基因而言，*GS* 基因扩增表达系统是通过增加甲硫氨酸硫黄酰胺（methionine sulfoximine，MSX）的浓度使 *GS* 基因得以扩增，比较稳定，不易发生突变，因此更容易筛选得到较高抗体产量的细胞株。整体而言，哺乳动物细胞表达系统作为主要的抗体表达系统有生物活性高、无须诱导等优点，但是其生产成本相对较高，操作较复杂，影响表达效率的因素较多，还需进一步研究改进，以实现抗体在哺乳动物细胞中的高效表达。

除以上几种常见的抗体表达体系以外，昆虫细胞表达体系及转基因动植物表达体系也在抗体生产中有着一定的应用。昆虫表达系统主要是通过昆虫杆状病毒构建，具有与其他高等真核表达系统类似的翻译后修饰及折叠能力，且蛋白质表达量较高。随着昆虫表达系统的逐步成熟，昆虫表达系统将能够在抗体生产中得到广泛的应用。随着动物基因工程的发展，转基因动物表达系统生产抗体也成为可能。转基因动物表达系统具有生产成本低、翻译后修饰好、容易分离纯化的优势，主要存在的问题是转基因动物较难获得及抗体的表达水平低。相信随着动物克隆技术的进一步发展，应用转基因动物表达系统生产抗体将会得到进一步改进。应用转基因植物表达抗体是将抗体基因通过农杆菌或基因枪的方法导入到植物细胞生产抗体。转基因植物表达系统的优势在于可以大规模生产，且生产成本较低，不足之处在于外源基因在植物中表达量较低，因此在大规模生产应用前，还需进一步研究如何提高其抗体产率。

（3）抗体的纯化

抗体纯化是抗体生产下游技术中的重要环节，一般是包括对抗体的粗产物进行初级提取和精细纯化的过程。

初级提取主要是从发酵液或培养液中去除菌体、细胞、大量的杂蛋白质并对粗产物进行浓缩的过程，其方法包括离心、超滤和盐析等，其中以盐析的方法最为常见。盐析主要是利用蛋白质在不同盐浓度中溶解度的差异初步分离所需要的蛋白质。工业上盐析通常使用的是硫酸铵。硫酸铵溶解度受温度影响小，且不易使抗体蛋白质变性，是良好的盐析试剂。若要获得更高纯度的抗体，在经过初级提取后，需要进一步精细纯化来得到高纯度抗体。

抗体精细纯化的方法主要包括离子交换层析法和亲和层析法。离子交换层析主要是根据蛋白质等电点的差异将蛋白质分离，由于离子交换层析介质稳定、不易脱落，在工业药用抗体的纯化中使用广泛。亲和层析主要是通过抗体与载体基质进行特异的、可逆性的结合将抗体纯化的方法。通常所使用的纯化抗体的亲和层析载体基质包括蛋白 A、蛋白 G、蛋白 A/G、蛋白 L 等。由于亲和层析方法简单易用，与抗体特异性结合能力较强，因此在实验室和一些工业应用中使用较多。

🗨 开放讨论题

1. 近年来利用色谱法进行抗原分离和纯化有哪些重要的进展？
2. 基于人工抗原开发出的疫苗有哪些重要用途？
3. 如何提高基因工程疫苗的免疫原性？
4. 什么是癌症疫苗？癌症预防性疫苗是如何发挥其保护作用的？
5. 获得高产量的抗体表达菌株或细胞系的方法有哪些？

思考题

1. 抗原分离提纯的常用方法有哪些？
2. 影响离子交换柱层析法分离蛋白质抗原的主要因素和原理是什么？
3. 试述如何基于肿瘤相关抗原开发治疗性疫苗。
4. 基因工程疫苗的优越性有哪些？其局限性又体现在什么方面？
5. 如何进行疫苗质量和安全性评估？
6. 概述抗体制备的各种表达系统及其优缺点。
7. 基因工程抗体的改造方向有哪些？

推荐阅读

- AYYAR B V, ARORA S. Affinity chromatography：Methods and protocols [M]. New York：Humana Press，2023.

点评：本书涵盖了亲和色谱的各个方面及其应用示例，可指导读者纯化各种分子靶标，如抗体、细胞外囊泡和重组蛋白质等。

- 郭慧琛，孙世琪. 动物病毒样颗粒技术 [M]. 北京：科学出版社，2022.

点评：本书详细介绍了病毒样颗粒的基本特征及其在基础研究、药物提呈、疫苗工程等方面的应用价值，系统描述了多种制备病毒样颗粒的系统，以及目的蛋白质纯化鉴定的基本方法和产业化生产的思路方法，对学习和研究新型疫苗技术具有重要的参考价值。

- 冯仁青，郭振泉，宓捷波. 现代抗体技术及其应用 [M]. 2 版. 北京：北京大学出版社，2022.

点评：本书详细介绍了抗原、抗体的相关理论，三代抗体的制备原理与方法，以及抗体在体外检测和抗体药物在定向治疗中的应用，可作为学习和研究现代抗体技术的参考书。

- OOSTINDIE S C, LAZAR G A, SCHUURMAN J, et al. Avidity in antibody effector functions and biotherapeutic drug design [J]. Nat Rev Drug Discov，2022，21（10）：715-735.

点评：本论文分析了抗体亲和力与抗体药物特性及功能的关系，并讨论了改造抗体亲和力在抗体药物设计中的应用，对于了解抗体药物的研发具有较好的参考价值。

网上更多学习资源……

◆ 教学课件　　◆ 自测题　　◆ 参考文献

（李勇、刘瑞田、卢帅）

附录 I　名词缩略语简表

英文缩写	英文全称	中文名称
Ab	antibody	抗体
AC	affinity chromatography	亲和层析
ADCC	antibody dependent cell-mediated cytotoxicity	抗体依赖细胞介导的细胞毒作用
AFP	α-fetoprotein	甲胎蛋白
Ag	antigen	抗原
AICD	activation-induced cell death	活化诱导的细胞死亡
AID	autoimmune disease	自身免疫病
AIDS	acquired immunodeficiency syndrome	获得性免疫缺陷综合征
ALS	antilymphocyte serum	抗淋巴细胞血清
AM	adhesion molecule	黏附分子
ANA	anti-nuclear antibody	抗细胞核抗体
APC	antigen presenting cell	抗原提呈细胞
ATS	ataxia telangiectasia syndrome	毛细血管扩张共济失调综合征
B	biotin	生物素
BA/LAB	labeled avidin-biotin technique	酶标亲和素－生物素技术
BAB/BRAB	bridged avidin-biotin technique	桥联亲和素－生物素技术
BALT	bronchial-associated lymphoid tissue	支气管相关淋巴组织
BCG	Bacille Calmette-Guérin	卡介苗
BCR	B cell antigen receptor	B 细胞抗原受体
Breg cell	regulatory B cell	调节性 B 细胞
BSAP	B cell lineage-specific activator protein	B 细胞特异激活蛋白质
Bm	memory B cell	记忆 B 细胞
C	constant region	恒定区
CD	cluster of differentiation	白细胞分化抗原
CDR	complementary determination region	互补决定区
C_H	constant region of heavy chain	重链恒定区
ChIP	chromatin immunoprecipitation	染色质免疫沉淀
CHO cell	chinese hamster ovary cell	中国仓鼠卵巢细胞
CIK cell	cytokine induced killer cell	细胞因子诱导的杀伤细胞
CK	cytokine	细胞因子

续表

英文缩写	英文全称	中文名称
CKR	cytokine receptor	细胞因子受体
C_L	constant region of light chain	轻链恒定区
CLIP	class Ⅱ-associated invariant chain peptide	Ⅱ类分子相关恒定链肽段
Co-IP	co-immunoprecipitation	免疫共沉淀
CR	complement receptor	补体受体
CSF	colony stimulating factor	集落刺激因子
CTL	cytotoxic T lymphocyte	细胞毒性T细胞
DA	differentiation antigen	分化抗原
DAF	decay accelerating factor	衰变加速因子
DC	dendritic cell	树突状细胞
DN	double-negative	双阴性细胞
DP	double-positive	双阳性细胞
DT	diphtheria toxin	白喉毒素
E	antigen epitope	抗原表位
EGF	epithelial growth factor	表皮生长因子
EIA	enzyme immunoassay	酶免疫分析
ELISA	enzyme-linked immunosorbent assay	酶联免疫吸附测定法
ELISPOT	enzyme-linked immunospot assay	酶联免疫斑点测定法
EPO	erythropoietin	红细胞生成素
ERAP1	endoplasmic reticulum aminopeptidase 1	内质网氨基肽酶1
Fab	fragment antigen-binding	抗原结合片段
Fas	TNF receptor superfamily member 6	也称Apo1或CD95，是TNF受体超家族成员6
FasL	Fas ligand	Fas配体
Fc	fragment crystallizable	可结晶片段
FCA	Freund's complete adjuvant	弗氏完全佐剂
FCMA	flow cytometry	流式细胞术
FcR	Fc receptor	免疫球蛋白Fc部分C端的受体
FcRn	neonatal fcR	新生Fc段受体
FDC	follicular DC	滤泡树突状细胞
FGF	fibroblast growth factor	成纤维细胞生长因子
FHA	filamentous hemagglutinin	丝状血凝素
FHL	factor H-like protein	H因子样蛋白
FHR	factor H related protein	H因子相关蛋白
FITC	fluorescein isothiocyanate	异硫氰酸荧光素
FR	framework region	抗体框架区
GALT	gut-associated lymphoid tissue	肠相关淋巴组织

续表

英文缩写	英文全称	中文名称
GC	germinal center	生发中心
G-CSF	granulocyte-colony-stimulating factor	粒细胞集落刺激因子
GF	growth factor	生长因子
GM-CSF	granulocyte-macrophage colony-stimulating factor	粒细胞-巨噬细胞集落刺激因子
GPI	glycosyl phosphatidylinositol	糖基磷脂酰肌醇
GVHD	graft-versus-host disease	移植物抗宿主病
HBsAg	hepatitis B surface antigen	乙型肝炎病毒表面抗原
HBs-IC	HBsAg immune complex	HBsAg免疫复合物
HLA	human leucocyte antigen	人类白细胞抗原
HPV	human papillomavirus	人乳头瘤病毒
HRF	homologous restriction factor	同种限制因子
HRP	horseradish peroxidase	辣根过氧化酶
HSP	heat shock protein	热激蛋白
HVGR	host versus graft reaction	宿主抗移植物免疫反应
HVR	hypervariable region	高变区
IAC	immunoaffinity chromatography	免疫亲和层析
IC	immune complex	抗原-抗体免疫复合物
ICAM	intercellular adhesion molecule	细胞间黏附分子
ICS	immunologic colloidal gold signature	免疫胶体金标记
Id	idiotype	独特型
IDD	immunodeficiency disease	免疫缺陷病
IEC	ion exchange chromatography	离子交换层析
IFN	interferon	干扰素
IFR	interferon regulatory factor	干扰素调节因子
Ig	immunoglobulin	免疫球蛋白
Ig fold	immunoglobulin fold	免疫球蛋白折叠
IGF	insulin-like growth factor	胰岛素样生长因子
IgSF	immunoglobulin superfamily	免疫球蛋白超家族
IGSM	immunogold-sliver method	免疫金银法
IGSS	immunogold-sliver staining	免疫金银染色法
Ii	invariant chain	恒定链
IIP	interferon-inducible protein	干扰素诱导蛋白
IL	interleukin	白细胞介素
INH	esterase inhibitor	酯酶抑制剂
iNOS	inducible nitrogen oxide synthase	诱导型一氧化氮合酶
IP	immunoprecipitation	免疫沉淀

续表

英文缩写	英文全称	中文名称
iPCR/Im-PCR	immuno-PCR	免疫 PCR
Ir gene	immune response gene	免疫应答基因
IRMA	immunoradiometric assay	免疫放射测定法
IT	immunotoxin	免疫毒素
ITAM	immunoreceptor tyrosine-based activation motif	免疫受体酪氨酸激活基序
ITIM	immunoreceptor tyrosine-based inhibition motif	免疫受体酪氨酸抑制基序
ITSM	immunoreceptor tyrosine-based switch motif	免疫受体酪氨酸的转换基序
KIR	killer immunoglobulin-like receptor	杀伤细胞免疫球蛋白样受体
KLH	keyhole limpet hemocyanin	钥孔血蓝蛋白
KSHV	Kaposi's sarcoma herpesvirus	卡波济肉瘤相关疱疹病毒
LAHS	lymphoma-associated hemophagocytic syndrome	淋巴瘤相关嗜血细胞综合征
LAK cell	lymphokine activated killer cell	淋巴细胞激活的杀伤细胞
LATS	long-acting thyroid stimulator	长效作用甲状腺刺激物
LDC	lymphoid dendritic cell	淋巴样树突状细胞
LFA	lymphocyte function-associated antigen	淋巴细胞功能相关抗原
LGL	large granule lymphocyte	大颗粒淋巴细胞
LHRH	luteinizing hormone-releasing hormone	促黄体素释放激素
LPCA	leukocyte procoagulant activity	白细胞促凝血活性
LR	leukoregulin	白细胞调节素
LT	labile toxin	热稳定性肠毒素
LTi	lymphoid tissue inducer	淋巴组织诱导
MIIC	MHC class II compartment	MHC II类区室
MAC	membrane attack complex	膜攻击复合物
MACF	macrophage chemotactic activating factor	巨噬细胞趋化活化因子
MALT	mucosal-associated lymphoid tissue	黏膜相关淋巴组织
MAP	mitogen-activated protein	丝裂原活化蛋白
MAPK	mitogen activated protein kinase	丝裂原活化蛋白激酶
MASP	MBL-associated serine protease	MBL 相关的丝氨酸蛋白酶
MBL	mannose binding lectin	甘露糖结合凝集素
McAb	monoclonal antibody	单克隆抗体
mCKR	membrane-bound cytokine receptor	膜结合型细胞因子受体
M-CSF	macrophage-CSF	巨噬细胞集落刺激因子
MDC	myeloid dendritic cell	髓样树突状细胞
MHC	major histocompatibility complex	主要组织相容性复合体
MHC-EH	MHC-extended haplotype	MHC 扩展单体型
MIF	macrophage migration inhibitory factor	巨噬细胞游走抑制因子

续表

英文缩写	英文全称	中文名称
mIg	membrane Ig	膜结合型免疫球蛋白
mIgD	membrane IgD	膜结合型 IgD
MiHA	minor histocompatibility antigen	次要组织相容性抗原
miRNA	microRNA	微 RNA
MIS	mucosal immune system	黏膜免疫系统
MPS	mononuclear phagocyte system	单核吞噬细胞系统
mRF	monoclonal rheumatoid factor	单克隆类风湿因子
Mφ	macrophage	巨噬细胞
NALT	nasal-associated lymphoid tissue	鼻相关淋巴组织
NBT	nitrotetrazolium blue chloride	硝基氯化四氮唑蓝
NK cell	natural killer cell	自然杀伤细胞
NKG	natural killer cell group	自然杀伤细胞类
NKP	natural killer cell progenitor	自然杀伤细胞祖细胞
NKT cell	natural killer T cell	自然杀伤 T 细胞
NLR	NOD-like receptor	NOD 样受体
OSA	2′,5′-oligoadenylate synthetase	2′,5′- 寡聚腺苷酸合成酶
OT	old tuberculin	旧结核菌素
pAb	polyclonal antibody	多克隆抗体
PAF	platelet activating factor	血小板活化因子
PAMP	pathogen-associated molecular pattern	病原相关分子模式
PAP	phosphatidic acid phosphatase	磷脂酸磷酸酶
PBMC	peripheral blood mononuclear cell	外周血单个核细胞
PCV	post-capillary venule	毛细血管后微静脉
PD-1	programmed death 1	程序性死亡 1
PDGF	platelet-derived growth factor	血小板源生长因子
PD-L1	programmed death ligand1	程序性死亡配体 1
PHA	positive indirect hemagglutination reaction	正向间接血凝反应
PI3K	phosphatidylinositol 3-hydroxy kinase	磷脂酰肌醇 -3- 羟激酶
PIDD	primary immunodeficiency disease	先天性免疫缺陷病
PKR	dsRNA-dependent protein kinase	双链 RNA 依赖性蛋白激酶
PLA$_2$	phospholipase A$_2$	磷脂酶 A$_2$
PLC	phospholipase C	磷脂酶 C
pMHC	peptide-major histocompatibility complex	抗原肽 - 主要组织相容性复合体
PRR	pattern recognition receptor	模式识别受体
PTK	protein tyrosine kinase	蛋白酪氨酸激酶
PTP	protein tyrosine phosphatase	蛋白酪氨酸磷酸酶

续表

英文缩写	英文全称	中文名称
rEGF	recombinant epidermal growth factor	重组表皮生长因子
RF	rheumatoid factor	类风湿因子
rG-CSF	recombinant granulocyte-colony stimulating factor	重组粒细胞集落刺激因子
RHD	rheumatic heart disease	类风湿性心脏病
rhEPO	recombinant human erythropoietin	重组人红细胞生成素
rhIFN	recombinant human interferon	重组人干扰素
rhIL	recombinant human interleukin	重组人白细胞介素
RIA	radioimmunoassay	放射免疫法
RIG	rabies immunoglobulin	狂犬病免疫球蛋白
RIP	RNA immunoprecipitation	RNA 免疫沉淀
RNI	reactive nitrogen intermediate	反应性氮中间物
ROI	reactive oxygen intermediate	活性氧中间体
RPHA	reversed passive hemagglutination assay	反向间接血凝反应
rSK	recombinant sphingosine kinase	重组鞘氨醇激酶
RSS	recombination signal sequence	重组信号序列
SARS	severe acute respiratory syndrome	严重急性呼吸综合征
SC	secretory component	分泌成分
SCF	stem cell factor	干细胞因子
scFv	single-chain variable fragment	单链抗体
SCID	severe combined immunodeficiency	重症联合免疫缺陷病
sCKR	soluble cytokine receptor	可溶性细胞因子受体
scRNP	small cytoplasmic ribonucleoprotein	小分子胞质内核糖核蛋白
SIDD	secondary immunodeficiency disease	继发性免疫缺陷病
sIg	secreted Ig	分泌型免疫球蛋白
sIgA	secretory IgA	分泌型 IgA
SIgAD	selective immunoglobulin A deficiency	选择性 IgA 缺陷病
SLE	systemic lupus erythematosus	系统性红斑狼疮
SmIg	surface membrane immunoglobulin	膜表面免疫球蛋白
snRNP	small nuclear ribonucleoprotein	核内小核糖核蛋白
SP	secretory piece	分泌片
SP cell	single-positive cell	单阳性细胞
SPA	staphylococcal protein A	葡萄球菌 A 蛋白
SRBC	sheep red blood cell	绵羊红细胞
SRID	single radial immunodiffusion	单向辐射状免疫扩散
SV40	simian virus 40	猴病毒 40
T1DM	diabetes mellitus type I	I 型糖尿病

续表

英文缩写	英文全称	中文名称
TAA	tumor associated antigen	肿瘤相关抗原
TAP	transporter associated with antigen processing 或 transporter of antigenic peptide	抗原加工相关转运蛋白或抗原加工相关转运体
TB	tuberculosis	结核病
Tc cell	cytotoxic T cell	细胞毒性 T 细胞
TCR	T cell receptor	T 细胞受体
TD-Ag	thymus dependent antigen	胸腺依赖性抗原
TDTH cell	delayed-type hypersensitivity T cell	迟发型超敏反应性 T 细胞
T_E cell	effector T cell	效应 T 细胞
TGF	transforming growth factor	转化生长因子
TGF-β	transforming growth factor-β	转化生长因子β
TG-IC	thyroglobulin-antithyroglobulin immune complex	甲状腺球蛋白免疫复合物
Th cell	helper T cell	辅助性 T 细胞
TI-Ag	thymus independent antigen	胸腺非依赖性抗原
TIL	tumor infiltrating lymphocyte	肿瘤浸润淋巴细胞
TK	thymidine kinase	胸苷激酶
TLF	trypanosome lysis factor	锥虫溶解因子
TLR	Toll-like receptor	Toll 样受体
TLR-4	Toll receptor 4	Toll 样受体 4
T_M cell	memory T cell	记忆 T 细胞
Tn cell	naive T cell	初始 T 细胞
TNC	thymic nurse cell	胸腺哺育细胞
TNF	tumor necrosis factor	肿瘤坏死因子
TNFRSF	tumor necrosis factor receptor superfamily	肿瘤坏死因子受体超家族
TNFSF	tumor necrosis factor superfamily	肿瘤坏死因子超家族
TPO	thrombopoietin	血小板生成素
Treg cell	regulatory T cell	调节性 T 细胞
TRFIA	time-resolved fluoroimmunoassay	时间分辨荧光免疫分析
TRITC	tetramethyl rhodamine isothiocyanate	四甲基异硫氰酸罗丹明
Ts cell	suppressor T cell	抑制性 T 细胞
TSA	tumor specific antigen	肿瘤特异性抗原
TSAb	thyroid stimulating antibody	甲状腺刺激抗体
TSC	thymus stromal cell	胸腺基质细胞
V	variable region	可变区
VEGF	vascular endothelial cell growth factor	血管内皮细胞生长因子
V_H	variable region of heavy chain	重链可变区

续表

英文缩写	英文全称	中文名称
V_L	variable region of light chain	轻链可变区
WAS	Wiskott-Aldrich syndrome	Wiskott-Aldrich 综合征
XSCID	X-linked severe combined immunodeficiency disease	X 连锁重症联合免疫缺陷病

续表

英文缩写	英文全称	中文名称

附录 II　索引

Ⅰ型超敏反应　152
Ⅰ型糖尿病　159
Ⅱ型超敏反应　155
Ⅲ型超敏反应　156
Ⅳ型超敏反应　158
Ⅰ型细胞因子受体家族　59
Ⅱ型细胞因子受体家族　59
Ⅲ型细胞因子受体家族　59
B 淋巴细胞　20,129
B 细胞表位　31
B 细胞抗原受体　23
IL-17 受体家族　60
MHC 基因多态性　131
MHC 限制性　83
NK 细胞　128
RNA 免疫沉淀　217
Tc 细胞　129
Treg 细胞　128
T 淋巴细胞　19,128
T 细胞表位　31
T 细胞受体　8

A

阿蒂斯反应　157

B

白细胞介素　55
半抗原　27
伴随免疫　146
鼻相关淋巴组织　18
病原体相关分子模式　88
补体　24,109,124
补体系统　90
哺乳动物细胞表达系统　243

C

肠相关淋巴组织　18
超敏反应　151

D

大肠杆菌表达系统　243
大规模细胞培养技术　228
单核细胞　127
单克隆抗体　237
单向免疫扩散　199
等电点沉淀法　223
低带耐受　116
递送系统　186
独特型　46,126
独特型网络　126
多克隆抗体　236

F

法氏囊　15
反向免疫学　10
防腐剂　226
放射免疫测定　65
非 MHC 基因　121
非特异性预防　184
肥大细胞　22,152
分化抗原　22
辅助受体　97

G

干扰素　55
高带耐受　116
共同抗原　31
共有链　60

骨髓 13
固有免疫 4,87

H

合成肽疫苗 187
获得性免疫 90
获得性免疫缺陷综合征 167

J

基因工程抗体 238
集落刺激因子 55
甲胎蛋白 170
间接凝集反应 201
减毒活疫苗 187,232
交叉反应 31
酵母表达系统 243
结合疫苗 187
巨噬细胞 127

K

抗病毒感染 140
抗核抗体 162
抗寄生虫感染 146
抗体 38,122
抗体依赖细胞介导的细胞毒作用 40
抗细菌感染 135
抗原 27,185,226
抗原-抗体免疫复合物 123
抗原表位 30,225
抗原分子 122
抗原加工处理 91
抗原受体库多样性 132
抗原提呈细胞 20,91,210
抗原性 27
抗真菌感染 143
可溶性细胞因子受体 60
克隆选择学说 7
库姆斯试验 201

L

类毒素 231
类毒素疫苗 187

类风湿关节炎 159
离子交换层析 223
粒细胞 22
淋巴毒素 57
淋巴结 15
流式细胞术 65,213

M

毛细血管扩张共济失调综合征 166
锚定残基 78
酶联免疫斑点测定 65
酶联免疫吸附测定 65
酶免疫分析 205
免疫 2
免疫PCR 218
免疫标记技术 204
免疫沉淀 199,216
免疫电泳 202
免疫防御 4
免疫放射测定 65
免疫分子 22,122
免疫共沉淀 217
免疫监视 4
免疫耐受 115,159
免疫黏附作用 114
免疫器官 13
免疫球蛋白 24,38
免疫球蛋白超家族 59
免疫缺陷病 164
免疫调节 119
免疫突触 97
免疫稳定 4
免疫系统 2
免疫细胞 210
免疫学 2
免疫印迹技术 204
免疫应答 4
免疫应答基因 120
免疫荧光标记技术 205
免疫预防 10,182
免疫原性 27
免疫诊断 10

免疫治疗　10
免疫组织化学技术　207
灭活剂　227
灭活疫苗　187
模式识别受体　88
膜分离技术　223
膜攻击复合物　112

N

耐受原　35
脑 – 肠轴　131
内源性抗原　92
逆向免疫扩散　200
黏附分子　23
黏膜免疫系统　18
凝集反应　200
凝集素途径　113
凝胶过滤层析　224

P

旁路激活途径　112
脾　17

Q

嵌合抗体　239
亲和层析　224
趋化因子　58
趋化因子受体家族　60

R

染色质免疫沉淀　217
人工结合抗原　225
人类白细胞抗原　177
人源化抗体　239

S

神经 – 内分泌 – 免疫调节网络　130
生长因子　57
湿疹血小板减少伴免疫缺陷综合征　166
适应性免疫　4,96
嗜碱性粒细胞　152
噬菌体展示技术　239
受体分子　125
树突状细胞　21
双向免疫扩散　200
宿主抗移植物免疫反应　176

T

特异性预防　184
体液免疫　103
天然抗原　221
调理作用　40,114
同基因移植　176
同种型　46
同种异型　46
同种异型抗原　33
吞噬细胞　89
脱颗粒　153

W

外源性抗原　92

X

系统性红斑狼疮　159
细胞毒性 T 细胞　171
细胞因子　24,54,124
细胞因子风暴　63
细胞因子受体　58
消除性免疫　146
胸腺　14
胸腺非依赖性抗原　34,104
胸腺依赖性抗原　34,104
血清学试验　199
血小板活化因子　157

Y

亚单位疫苗　187
盐析法　223
移植抗原　177
移植免疫　175
异基因移植　176
异嗜性抗原　34
异种移植　176
疫苗　185

隐蔽抗原 33

Z

直接凝集反应 200
中和试验 202
中和作用 6
中枢免疫器官 13
肿瘤坏死因子 57
肿瘤抗原 32
肿瘤特异性抗原 170

肿瘤相关抗原 32,170
重症联合免疫缺陷病 166
主要组织相容性复合体 71,177
自然杀伤细胞 20
自身免疫 159
自身免疫病 159
自体移植 176
组织相容性抗原 24
佐剂 186,225,226

郑重声明

高等教育出版社依法对本书享有专有出版权。任何未经许可的复制、销售行为均违反《中华人民共和国著作权法》，其行为人将承担相应的民事责任和行政责任；构成犯罪的，将被依法追究刑事责任。为了维护市场秩序，保护读者的合法权益，避免读者误用盗版书造成不良后果，我社将配合行政执法部门和司法机关对违法犯罪的单位和个人进行严厉打击。社会各界人士如发现上述侵权行为，希望及时举报，我社将奖励举报有功人员。

反盗版举报电话　（010）58581999　58582371
反盗版举报邮箱　dd@hep.com.cn
通信地址　北京市西城区德外大街4号　高等教育出版社知识产权与法律事务部
邮政编码　100120

读者意见反馈

为收集对教材的意见建议，进一步完善教材编写并做好服务工作，读者可将对本教材的意见建议通过如下渠道反馈至我社。

咨询电话　400-810-0598
反馈邮箱　gjdzfwb@pub.hep.cn
通信地址　北京市朝阳区惠新东街4号富盛大厦1座　高等教育出版社总编辑办公室
邮政编码　100029

防伪查询说明

用户购书后刮开封底防伪涂层，使用手机微信等软件扫描二维码，会跳转至防伪查询网页，获得所购图书详细信息。

防伪客服电话　（010）58582300